최신 출제경향을 반영한

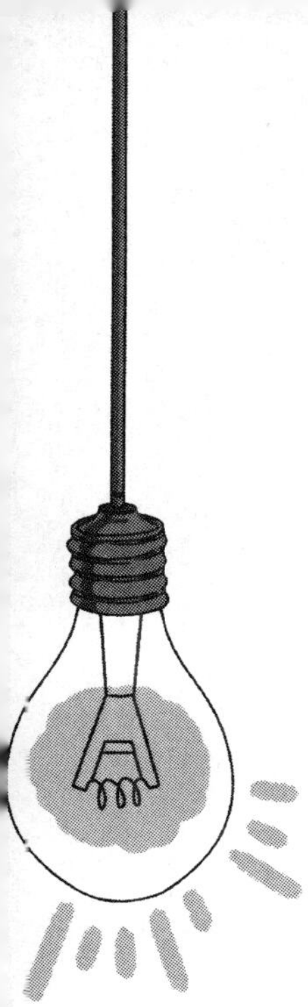

# VACCINE
# 작업치료사 문제집

occupational therapist

2nd edition

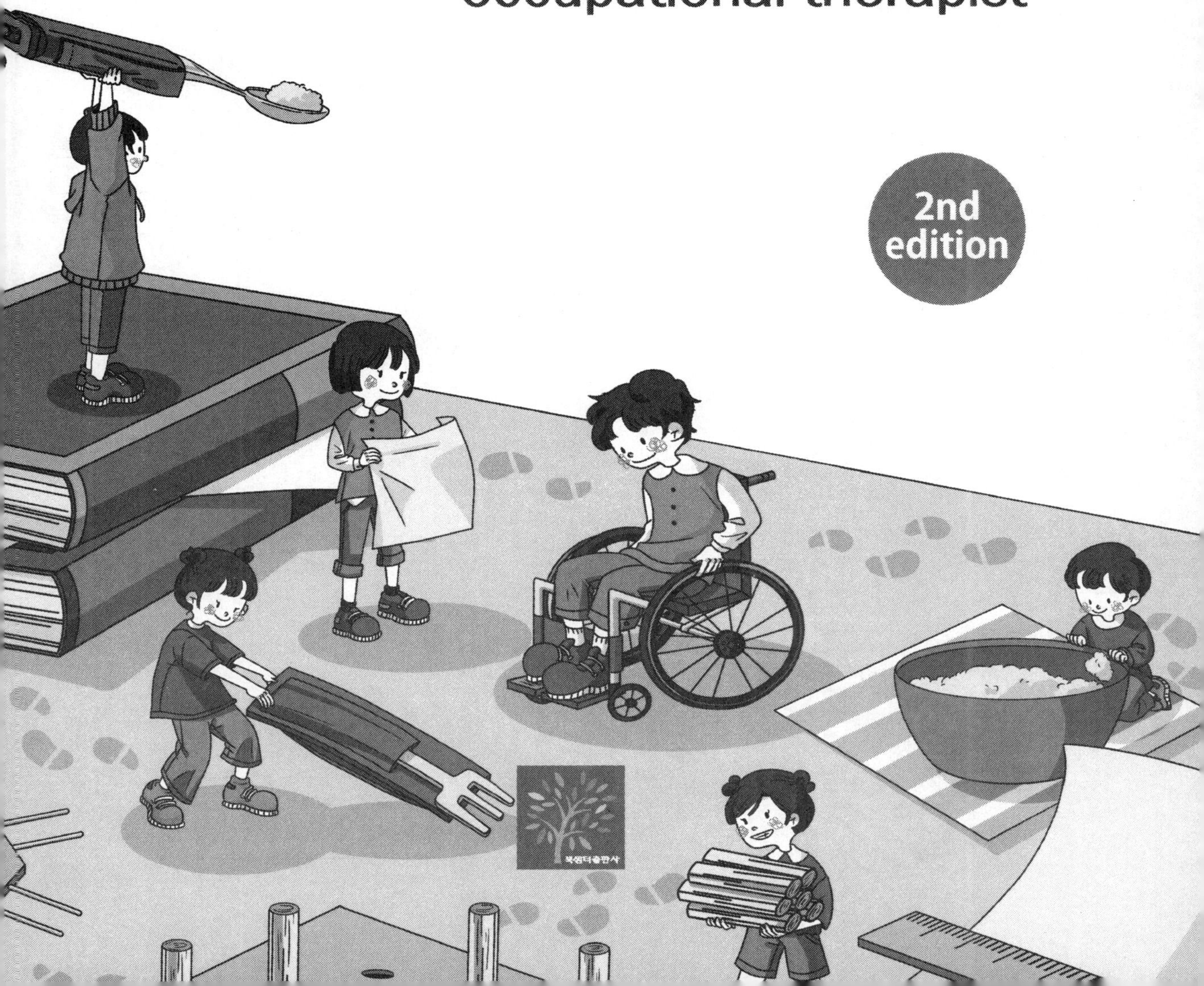

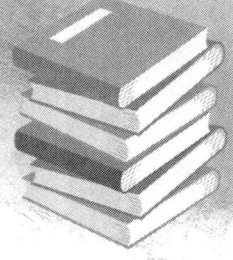

주의 인자하심에 따라 나를 대해 주시고,
주의 인생 교과서로 나를 가르치소서 (시편 119 : 124)

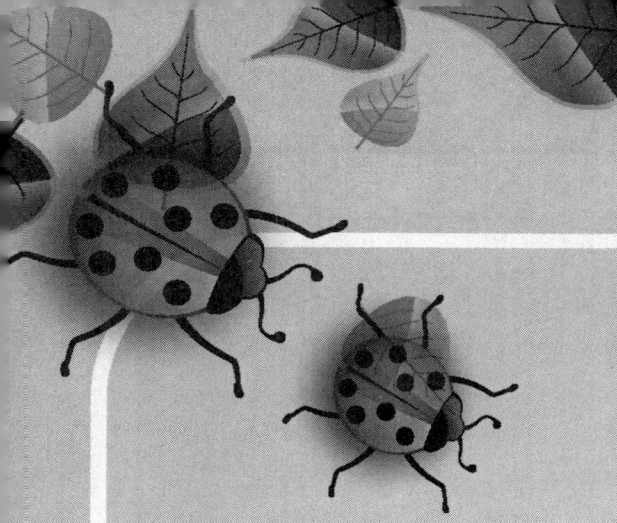

# 머리말

    작업치료 국가시험은 1969년 첫 면허 발급을 시작으로 2018년에는 46회를 맞이하게 되었다. 국가시험를 통해 1만 명이 넘는 작업치료사를 배출하였으며 현재는 60여개 학교에서 매년 2천명 이상의 졸업생들이 작업치료의 영역을 넓혀가고 있다. 작업치료를 공부하는 학생들이 책으로 배운 내용을 임상에 쉽게 적용시키기 위해 국시원에서는 실기의 비중을 높여 더욱 더 실력 있는 치료사들을 배출하길 원한다. 또한 현대사회에서 작업치료사들이 할 수 있는 분야가 더욱 넓어짐에 따라 작업치료사들은 정확한 전공지식을 바탕으로 예리한 판단력이 필요하다. 이에 본서는 미래의 작업치료사들이 튼튼한 지식을 쌓고 성장하여 나아갈 지표가 되고자 한다.

    본서는 작업치료 국가시험를 준비하는 학생들이 부담 없이 공부할 수 있는 실전 교과서이다. 국가시험 유형에 맞추어 회 차 별로 정리되어 있기에 학생들은 시간 관리를 통해 개인 페이스를 조절할 수 있고, 국가시험의 전체적인 흐름을 경험할 수 있다. 또한 비중이 높아진 실기에 대비하기위해 그림이 아닌 실제 사진을 첨부하도록 노력하였고, 다양한 케이스를 접할 수 있도록 노력하였다.

    마지막으로 이 책이 나올 수 있도록 도와주신 북샘터출판사 이태환 대표님에게 감사의 말씀을 드리고, 같이 작업한 여러 교수님들과 임상 선생님들에게도 감사의 말씀을 드리고 싶습니다.

    끝으로 미약하지만 이 책을 통해 좋은 치료사가 되고, 국가시험 전원 패스를 기도하겠습니다.

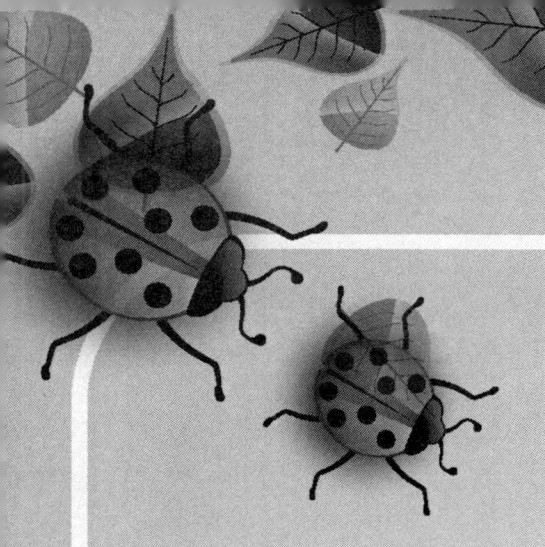

# 차 례

**1회 문제**
   1교시 ·················································································································· 7
   2교시 ·················································································································· 45
   3교시 ·················································································································· 99

**2회 문제**
   1교시 ·················································································································· 127
   2교시 ·················································································································· 165
   3교시 ·················································································································· 215

**3회 문제**
   1교시 ·················································································································· 243
   2교시 ·················································································································· 281
   3교시 ·················································································································· 331

**4회 문제**
   1교시 ·················································································································· 361
   2교시 ·················································································································· 401
   3교시 ·················································································································· 453

**5회 문제**
   1교시 ·················································································································· 481
   2교시 ·················································································································· 519
   3교시 ·················································································································· 571

# 1회

## 1교시

## 01. 손목의 맥박을 측정할 때 관련된 혈관은?

1) 자동맥
2) 노동맥
3) 지라동맥
4) 속음부동맥
5) 앞교통동맥

**해설** 위팔동맥이 팔꿈치를 지나 아래팔로 내려오면서 노동맥과 자동맥으로 갈라진다. 노동맥은 아래팔의 바깥쪽에서 위팔노근과 얕은손가락굽힘근 사이를 주행하여 손목의 바깥쪽을 향해 내려오며, 자동맥과 함께 손바닥 쪽에서 2개의 동맥활을 형성하면서 끝이 난다. 보통 맥박을 짚을 때 손목 부위의 노동맥의 맥박을 짚게 된다.

답 ②

## 02. 유방을 양육하는 동맥은 어느 것인가?

1) 목갈비동맥
2) 척추동맥
3) 깊은위팔동맥
4) 가쪽가슴동맥
5) 어깨밑동맥

**해설** 겨드랑동맥의 주요가지는 가슴봉우리동맥, 가쪽가슴동맥, 어깨밑동맥, 앞뒤 위팔휘돌이 동맥이 있는데, 이중 가쪽가슴동맥은 여성에게서 유방으로 가는 가쪽젖샘가지가 발달 되어 있다.

답 ④

## 03. 다음 중 식도에 관한 설명 중 옳은 것은?

1) 점막윗층에 점액을 분비 하는 식도샘이 존재한다.
2) 식도의 신경은 교감신경의 지배를 받는다.
3) 식도에는 뼈대근육과 민무늬근육이 모두 존재한다.
4) 후두의 연속으로 기관과 심장 뒤로 내려간다.
5) 길이 약 20cm의 근육성 관이다.

**해설** 식도
- 점막밑층에 점액을 분비 하는 식도샘이 존재한다.
- 식도의 신경은 부교감신경의 지배를 받는다.
- 식도에는 뼈대근육과 민무늬근육이 모두 존재한다.
- 인두의 연속으로 기관과 심장 뒤로 내려간다.
- 길이 약 25cm의 근육성 관이다.

답 ③

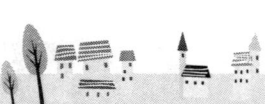

## 04. 다음 중 월경기에 박리되는 것은?

1) 자궁속막
2) 자궁관
3) 난자
4) 월경황체
5) 난소간막

**해설** 자궁속막은 치밀층과 해면층으로 구성되며 월경기에 탈락된다.

답 ①

## 05. 미뢰(taste bud)를 가장 많이 함유하고 있어서 미각과 관계가 깊은 유두는?

1) 유곽유두(vallate papilla)
2) 엽상유두(foliate papilla)
3) 사상유두(filiform papilla)
4) 미뢰유두(taste bud papilla)
5) 버섯유두(fungiform papilla)

**해설** 유곽유두는 분계고랑(분계구)의 앞에 8~12개 존재, 맛봉오리가 잘 발달되어 미각 감지를 한다.

답 ①

## 06. 다음 중 혀에 관한 설명 중 옳은 것은?

1) 촉각을 감지한다.
2) 음식을 입안에서 후두로 보낸다.
3) 혀를 내미는 근육으로 혀밑신경의 지배를 받는다.
4) 내인성근은 4방향으로 배열되어 있다.
5) 혀의 맛봉오리는 단맛, 짠맛, 쓴맛 3가지를 감지한다.

**해설** 혀
- 미각을 감지한다.
- 음식을 입안에서 인두로 보낸다.
- 혀를 내미는 근육으로 혀밑신경의 지배를 받는다.
- 혀를 구성하는 내인성근은 가로, 세로, 수직 3방향으로 배열되어 있다.
- 혀의 맛봉오리는 단맛, 짠맛, 쓴맛, 신맛 4가지를 감지한다.

답 ③

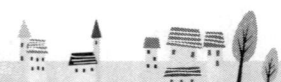

## 07. 다리뇌 등쪽부분에서 기시되는 가장 굵은 혼합 뇌신경은?

1) 얼굴신경
2) 미주신경
3) 삼차신경
4) 시각신경
5) 후각신경

**해설** 삼차신경은 다리뇌의 옆에서 가는 운동뿌리와 굵은 감각뿌리로 시작되며 삼차신경절을 거치면서 크게 세 가지 분지를 내어서 눈신경, 위턱신경, 아래턱신경으로 나누어진다.

답 ③

## 08. 오줌(urine)을 생산하는 주체는 무엇인가?

1) 콩팥깔때기
2) 콩팥단위
3) 콩팥굴
4) 콩팥피라밋
5) 콩팥유두

**해설** 콩팥단위는 콩팥의 구조와 기능상 기본단위이며, 한쪽 콩팥에 약 100만개가 있다.

답 ②

## 09. 열쇠를 잡을 때 엄지를 검지 쪽으로 움직이는 근육은?

1) 엄지모음근
2) 엄지맞섬근
3) 짧은엄지 벌림근
4) 짧은엄지 굽힘근
5) 벌레근

**해설** 엄지모음근은 엄지모음에 관여하며 2~3번째 손허리뼈에 이어 엄지의 첫 마디뼈에 바닥부분에 닿으며 자신경의 지배를 받는다.

답 ①

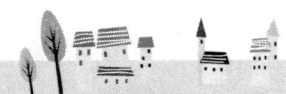

## 10. 다음 중 특수감각에 속하는 것은 무엇인가?

1) 청각
2) 통각
3) 압각
4) 온각
5) 촉각

**해설**
- 피부감각 : 촉각, 통각, 온각, 압각
- 5대 감각 : 촉각, 시각, 청각, 후각, 미각
- 특수감각 : 시각, 청각, 미각, 후각

답 ①

## 11. 다음 중 씹기에 관여하는 근육은?

1) 볼근(협근, buccinator m.)
2) 깨물근(교근, masseter m.)
3) 널판근(판상근, splenius m.)
4) 두힘살근(이복근, digastric m.)
5) 목빗근(흉쇄유돌근, sternocleidomastoid m.)

**해설** 씹기 근육에는 깨물근, 관자근, 안쪽날개근, 가쪽날개근이 있다.

답 ②

## 12. 관자엽 안쪽에 위치하며 둘레계통에 일부분을 차지하며 손상시 기억력과 학습장애를 일으키는 곳은?

1) 시상하부
2) 띠이랑
3) 소뇌
4) 해마
5) 시각겉질

**해설** 해마의 앞쪽은 갈고리이랑의 위쪽 뒤부분을 형성하고 시상하부의 기능도 조절하며, 해마는 뇌의 다른 부위로 신호를 전달하는 중요한 원심성 신경섬유 역할을 하며 학습과 기억에 관여한다.

답 ④

**13.** 척수막은 3겹으로 되어 있다. 밖에서부터의 순서는?

1) 거미막 - 연질막 - 경질막
2) 연질막 - 거미막 - 경질막
3) 경질막 - 연질막 - 거미막
4) 경질막 - 거미막 - 연질막
5) 연질막 - 경질막 - 거미막

**해설** 뇌척수막(3겹) : 경질막 - 거미막 - 연질막

답 ④

**14.** 다음 중 안장관절에 해당하는 것은?

1) 손목뼈사이관절
2) 팔꿉관절
3) 손목손허리관절
4) 노자관절
5) 무릎관절

**해설** 안장관절은 관절면이 말안장처럼 생겼으며 직각방향으로 움직이는 관절로 굽히고 펴고 돌림운동과 벌렸다 오므렸다가 가능하다. 안장관절에는 손목 손허리 관절(CMC가 있다.)

답 ③

**15.** 뼈대(skeleton)의 주요 기능에 해당하는 것은?

1) 비타민합성
2) 체온유지
3) 신체운동
4) 항체생산
5) 혈액생산

**해설** 뼈대의 주요기능은 버팀작용, 장기보호, 혈액생산, 무기질저장, 지렛대역할 등이다.

답 ⑤

## 16. 소화기관 중 집단수축운동을 하는 곳은?

1) 위
2) 작은창자
3) 빈창자
4) 샘창자
5) 잘록창자

**해설** 잘록창자는 집단수축운동을 한다.

답 ⑤

## 17. 강한 식균 작용이 있으며, 만성염증 시 증가하는 것은?

1) 적혈구(RBC)
2) 염기구(basophil)
3) 단핵구(monocyte)
4) 호산구(eosinophil)
5) 림프구(lymphocyte)

**해설**
- 강한 식균작용이 있으며 만성염증시 증가하는 것은 단핵구이다.
- 강한 식균작용이 있으며 급성염증시 증가하는 것은 중성구이다.

답 ③

## 18. 다음 중 토리에 관한 설명 중 옳은 것은?

1) 혈액이 여과되는 곳이다.
2) 모세혈관이 곧고 길게 형성 되어 있다.
3) 보우만 주머니 밖에 있다
4) 여과막 손상시 혈뇨만 소변으로 나오게 된다.
5) 콩팥의 청소 능력이 300이하인 경우 토리 기능이 이상하다고 판단한다.

**해설** 토리
- 모세혈관이 그물망처럼 형성 되어 있다.
- 보우만 주머니 내에 있다
- 여과막이 손상되면 적혈구 · 알부민이 소변으로 나온다.
- 콩팥의 청소 능력이 60이하인 경우 토리 기능이 이상하다고 판단한다.

답 ①

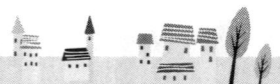

## 19. 다음 중 지라(spleen)에 대한 설명으로 옳은 것은?

1) 대부분의 백혈구가 파괴되는 곳이다.
2) 간 밑에 위치한다.
3) 무게는 약 70g이다.
4) 재생이 잘되는 한 쌍의 장기이다.
5) 가장 큰 림프기관이다.

**해설** 지라의 무게는 약 170g이고 위의 뒤쪽 가로막 밑에 위치하며, 대부분의 적혈구가 파괴되는 곳이다. 전신의 림프기관 중량의 약 25%를 차지한다.

답 ⑤

## 20. 후두근육의 수축운동 장애가 있어 말을 하기가 곤란하다면 어떤 신경의 손상 여부를 조사해야 하는가?

1) 혀밑신경    2) 더부신경    3) 미주신경
4) 혀인두신경    5) 삼차신경

**해설** 후두의 근육은 미주신경의 가지들은 위후두신경과 되돌이후두신경의 지배를 받는다.

답 ③

## 21. 다음 중 그물체에 관한 설명 중 옳은 것은?

1) 수면상태에서 그물체의 기능은 향상된다.
2) 각성, 수면, 의식 등의 기능을 조절해준다.
3) 눈 운동을 조절한다.
4) 우리 몸의 체온을 조절한다.
5) 생명유지에 직접적으로 관계되지 않는다.

**해설**
- 그물체는 수면과 각성, 의식 등 대뇌 겉질의 기능 조절이나 호흡 및 심장혈관기능과 관계된 내장기능의 조절, 감각전달 조절, 골격근 운동기능의 조절 등 여러 중요한 기능에 관여한다. 대체적으로 뇌줄기 덮개 중앙부에 위치하며 생명의 유지에 직접적으로 관계되는 원시적인 기능을 담당한다.
- 그물체의 흥분이 고조되면 의식이 뚜렷해지는데, 흥분성이 낮아지면 의식이 몽롱해진다. 수면 상태에서는 그물체의 기능은 저하된다.

답 ②

## 22. 입에서부터 항문까지, 소화관(gastointestinal tract)의 구성 순서가 옳은 것은?

1) 입안 - 후두 - 식도 - 위 - 작은창자 - 큰창자 - 항문
2) 입안 - 인두 - 후두 - 위 - 큰창자 - 작은창자 - 항문
3) 입안 - 식도 - 인두 - 위 - 작은창자 - 큰창자 - 항문
4) 입안 - 인두 - 식도 - 위 - 작은창자 - 큰창자 - 항문
5) 입안 - 식도 - 후두 - 위 - 작은창자 - 큰창자 - 항문

해설 소화관의 구성은 입안 - 인두 - 식도 - 위 - 작은창자 - 큰창자 - 항문이다.

답 ④

## 23. 다음 중 시상하부의 기능으로 옳은 것은?

| 가. 항상성유지 | 나. 옥시토신 생성 |
| 다. 정상체온유지 | 라. 호흡조절 |

1) 가, 나, 다
2) 가, 다
3) 나, 라
4) 라
5) 가, 나, 다, 라

해설 시상하부는 항이뇨호르몬과 옥시토신을 생성하고 체온조절, 음식섭취량 조절한다. 자율신경계통 기능의 통합이라고 할 수 있다.

답 ①

## 24. 다음 중 콩팥(Kidney)에 대하여 설명으로 옳은 것은?

1) 아랫면에 부신이 부착되어 있다.
2) 매분 혈액 통과량은 심장박출량의 약 1/2이다.
3) 오른쪽 콩팥은 왼쪽 콩팥보다 낮게 위치한다.
4) 열째등뼈와 열두째등뼈 사이에 위치한다.
5) 복막속장기이다.

> **해설** 콩팥은 복막뒤장기로 열한째등뼈~세째허리뼈 사이에 걸쳐 있으며, 간 때문에 오른쪽 콩팥은 왼쪽 것보다 낮게 위치한다. 매분 혈액 통과량은 심장 박출량의 1/4이며, 위쪽에 부신이 얹혀있다.
>
> 답 ③

## 25. 다음 중 신경과 그 기능의 연결이 옳은 것은?

1) 미주신경 - 대화, 삼킴시 혀의 운동
2) 눈신경 - 안구의 위빗근 지배
3) 혀인두신경 - 귀밑샘에서 타액 분비를 조절
4) 도르래 신경 - 안구 망막의 시각담당
5) 갓돌림 신경 - 얼굴 표정근의 수축

> **해설**
> • 혀밑신경 - 대화 및 삼킴시 혀의 운동에 관여
> • 눈신경 - 눈확 및 이마 부위의 피부 지배
> • 도르래 신경 - 안구의 위빗근을 지배
> • 갓돌림 신경 - 안구의 가쪽 곧은근 지배
>
> 답 ③

## 26. 우리 몸의 보호, 감각, 체온조절, 비타민 D합성, 그리고 신진대사에 따른 노폐물을 배출하는 기관은?

1) 피부  2) 간  3) 부신
4) 콩팥  5) 땀샘

> **해설** 피부의 기능 : 장기보호, 체온조절, 감각작용, 호흡작용, 흡수 및 분비작용, 비타민 D저장
>
> 답 ①

## 27. 다음 중 위팔뼈에서 볼 수 있는 구조물은?

1) 팔꿈치 오목
2) 부리돌기
3) 칼돌기
4) 원뿔인대결절
5) 봉우리빗장관절

**해설**
- 위팔뼈 : 팔꿈치 오목은 위팔뼈와 자뼈를 맞게 하고 팔꿈치 관절을 맞출 수 있게 한다.
- 어깨뼈 : 부리 돌기
- 복장뼈 : 칼돌기
- 빗장뼈 : 원뿔인대결절, 봉우리빗장관절

답 ①

## 28. 뼈대근육의 조직을 설명한 것이다. 옳은 것은?

1) 아세틸콜린에 의해 수축을 일으킨다.
2) 자율신경의 지배를 받는다.
3) 가로무늬불수의근이다.
4) 가로세관은 두동이를 형성한다.
5) 근육세포는 원통형이며 단핵세포이다.

**해설** 뼈대근육은 운동신경에서 분비하는 아세틸콜린에 의하여 수축반응을 일으킨다.

답 ①

## 29. 다음 중 대뇌 활동과 관계 있는 것은?

1) 고환올림근반사
2) 항문반사
3) 배벽반사
4) 조건반사
5) 무릎반사

**해설** 무조건반사를 바탕으로 생후경험이나 학습을 통하여 얻어진 반사를 조건반사라고 하는데, 이는 대뇌겉질의 기능이다.

답 ④

## 30. 다음 중 근방추에 관한 설명 중 옳은 것은?

1) 방추속신경세포로 구성되어 있다.
2) 근방추를 싸고 있는 근육 섬유들은 방추 바깥 신경세포라고 한다.
3) 팔, 다리에 가장 많이 분포 되어 있고 손과 발의 작은 근육에 풍부하다.
4) 뼈대 근육의 길이와 속도의 변화에 관한 정보를 말초신경계통에 보낸다.
5) 중앙이 넓고 양끝은 두껍다.

**해설**
- 방추속 근육세포로 구성되어 있다.
- 근방추를 싸고 있는 근육 섬유들은 방추 바깥 근육세포라고 한다.
- 팔, 다리에 가장 많이 분포 되어 있고 손과 발의 작은 근육에 풍부하다.
- 중앙이 넓고 양끝은 얇다
- 뼈대 근육의 길이와 속도의 변화에 관한 정보는 중추신경계통에 제공한다.

답 ③

## 31. 다음 중 공중보건의 역할로 옳은 것은?

1) 국민건강증진관련 사업을 수행한다.
2) 농어촌 보건의료를 위한 공중보건의사, 보건진료원 및 보건진료소는 지도할 수 없다.
3) 구강건강은 치과에서 하도록 한다.
4) 식품위생 설비를 제작한다.
5) 의료인은 지도할 수 없다.

**해설** 공중보건의 역할 : 공중보건은 건강과 관련된 모든 영역을 다루기 때문에 기능과 그 역할이 매우 다양하다.
- 국민건강증진, 보건교육, 구강건강 및 영양개선사업
- 감염병의 예방, 관리 및 진료
- 모자보건 및 가족계획사업
- 노인보건사업
- 공중위생 및 식품위생
- 의료인 및 의료기관에 대한 지도 등에 관한 사항
- 의료기사, 의무 기록사 및 안경사에 대한 지도 등에 관한 사항
- 응급의료에 관한 사항
- 농어촌 보건의료를 위한 특별조치법에 의한 공중보건의사, 보건진료원 및 보건진료소에 대한 지도 등에 관한 사항

답 ①

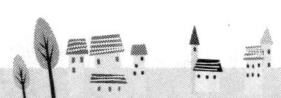

## 32. WHO 헌장에 규정된 건강의 정의를 가장 잘 설명한 것은?

1) 육체적, 정신적, 사회적 안녕이 완전한 상태
2) 질병은 없고, 육체적인 건강을 유지하는 상태
3) 질병이 없고, 허약하지 않은 일상적인 상태
4) 정치적, 경제적, 사회적으로 건강한 상태
5) 정신적, 육체적, 경제적으로 안녕한 상태

> **해설** WHO가 규정한 건강의 정의 "건강이란 단순히 질병이 없고 허약하지 않은 상태만을 의미하는 것이 아니고 육체적, 정신적 건강과 사회적 안녕이 완전한 상태"를 뜻한다.
>
> 답 ①

## 33. 공중보건학의 역사 중 포괄보건의료의 필요성이 제기된 시기는 언제인가?

1) 고대기    2) 발전기    3) 확립기
4) 여명기    5) 중세기

> **해설** 발전기
> 1960년대 이후 보건의료에 대한 지역사회의 다양한 요구에 부응하기 위해 포괄보건의료의 필요성이 대두되어 공중보건학과 치료의학은 조화로운 변화를 이루어 가고 있다.
>
> 답 ②

## 34. 태아가 모체로부터 태반이나 수유를 통하여 항체를 얻는 면역은?

1) 인공수동면역
2) 인공능동면역
3) 자동능동면역
4) 선천성면역
5) 자연수동면역

> **해설** 자연수동면역은 태아가 모체로부터 태반이나 수유를 통하여 항체를 얻는 면역이다.
>
> 답 ⑤

## 35. 다음 중 호흡기계를 통해 숙주에 침입하는 감염병은?

1) 매독
2) 백일해
3) 콜레라
4) 파상풍
5) 일본뇌염

**해설**
- 호흡기계 : 디프테리아, 백일해, 홍역, 두창, 유행성이하선염, 풍진, 인플루엔자, 중증급성호흡기증후군, 신종인플루엔자
- 소화기계 : 콜레라, 이질, 장티푸스, 파라티푸스, 식중독, 영아설사증, 폴리오, 감염성 간염, 파상열
- 성기점막, 피부 : 매독, 임질, 연성하감
- 점막, 피부 : 트라코마, 파상풍, 페스트, 발진티푸스, 일본뇌염

답 ②

## 36. 생물테러감염병 또는 치명률이 높거나 집단 발생의 우려가 큰 감염병은?

1) 제1급 감염병
2) 제2급 감염병
3) 제3급 감염병
4) 제4급 감염병
5) 제5급 감염병

**해설** 제1급 감염병(총 17종)
에볼라바이러스병, 마버그열, 라싸열, 크리미안콩고출혈열, 남아메리카출혈열, 리프트밸리열, 두창, 페스트, 탄저, 툴라레미아, 야토병, 신종감염병증후군, 중증급성호흡기증후군(SARS), 중동호흡기증후군(MERS), 동물인플루엔자, 인체감염증, 신종인플루엔자, 디프테리아

답 ①

## 37. 다음 중 성기점막, 피부를 통해 숙주에 침입하는 감염병은?

1) 매독
2) 한센병
3) 콜레라
4) 파상풍
5) 일본뇌염

**해설**
- 호흡기계 : 결핵, 한센병, 두창, 디프테리아, 성홍열, 수막구균성수막염, 인플루엔자, 백일해, 홍역, 유행성이하선염, 폐렴
- 소화기계 : 콜레라, 이질, 장티푸스, 파라티푸스, 식중독, 영아설사증, 폴리오, 감염성 간염, 파상열
- 성기점막, 피부 : 매독, 임질, 연성하감
- 점막, 피부 : 트라코마, 파상풍, 페스트, 발진티푸스, 일본뇌염

답 ①

## 38. 비타민 B1 결핍시 나타나는 증상은?

1) 성장정지　　2) 체중감소　　3) 구순염
4) 설염　　5) 각기증상

**해설**
- B2 결핍시 성장정지, 체중감소, 구순염, 설염 증상이 나타난다.
- B1 결핍시 각기증상, 식욕부진, 피로감을 초래한다.

답 ⑤

## 39. Winslow가 규정한 공중보건의 목표는?

1) 모든 주민의 건강과 장수의 생득권 실현
2) 주민의 모든 질병치료를 우선 실현
3) 주민의 모든 감염병 감염예방
4) 모든 주민의 문화생활 실현
5) 모든 주민의 행복권 쟁취

**해설** 조직적인 지역사회의 노력을 통하여 질병을 예방하고 생명을 연장시키며, 신체적 그리고 정신적 효율을 증진시키는 기술이며 과학이라고 정의

답 ①

## 40. 다음 중 신말더주의(Neo-Malthusism)의 인구 규제방법인 것은?

1) 만혼　　2) 피임　　3) 성순결
4) 독신생활 장려　　5) 성욕의 도덕적 억제

**해설** 영국의 Francis Place와 John S. Mill은 피임에 의한 산아조절을 주장하였다.

답 ②

## 41. 인구변환 3단계설 중 1단계에 해당하는 것은?

1) 잠재적 성장단계로 인구가 정체되는 단계
2) 사망률이 점점 감소되는 단계
3) 인구가 급속하게 증가하는 단계
4) 인구의 급속한 성장을 거친 후 감소하는 단계
5) 현상유지 또는 감소하는 인구감소 단계

**해설**
- 1단계(고출생, 고사망) : 공업화되지 못한 국가에서 흔히 볼 수 있는 잠재적 성장단계에 있는 나라가 해당되며 인구가 정체되는 단계이다.
- 2단계(고출생, 저사망) : 공업화된 국가에서 의식주의 생활수준 향상과 의약의 발전에 의해 사망률은 점점 감소되지만 고출생률을 그대로 지속되어 인구가 급속하게 증가하는 단계로 안정이 예견되는 나라이다.
- 3단계(저출생, 저사망) : 인구의 급속한 성장을 거친 후 감소기의 상태로 인구가 현상유지 또는 감소하는 인구감소단계이다.

답 ①

## 42. 질병의 관리대책을 수립하는데 자료로 사용되며 발병 시기에 관계없이 조사 당시에 질병을 가지고 있는 모든 사람을 대상으로 하는 질병 통계는?

1) 이환율   2) 발병률   3) 유병률
4) 발생률   5) 치명률

**해설** 유병률은 질병의 관리대책을 수립하는데 자료로 사용되며, 질병의 원인을 조사 하는데는 도움이 되지 않는다. 발병 시기에 관계없이 조사 당시에 질병을 가지고 있는 모든 사람을 대상으로 하는 질병 통계이다.

답 ③

## 43. X세에 이른 사람이 X세 이후 평균 몇 년을 더 살 수 있는가의 연수를 말하는 것은?

1) 생존률   2) 평균수명   3) 평균여명
4) 생존수   5) 사망수

**해설** X세에 이른 사람이 X세 이후 평균 몇 년을 더 살 수 있는가의 연수를 말하는 것을 평균여명이라하고 평균수명이란 출생 직후 평균여명이다.

답 ③

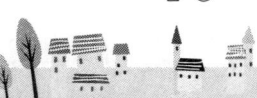

## 44. 다음 측정치의 중앙값은?

| 1, 3, 5, 2, 6, 4, 7 |
|---|

1) 1  2) 2  3) 4
4) 6  5) 7

**해설** 중앙값이란 어떤 집단의 개체 측정치를 크기의 순서로 나열했을 때 그 중앙에 오는 위치적 대표값이라 한다.

답 ③

## 45. 어깨관절의 최대 PROM이 180° 이며, 중력제거 시 최대 AROM이 180° 중력을 이기고 AROM 85° 굽힘 하였을 때 MMT 등급으로 옳은 것은?

1) Poor-  2) Poor+  3) Fair
4) Fair+  5) Good

**해설** 중력이 제거된 상태에서 완전한 관절가동범위까지 움직였으며, 중력에 대항해서 불완전한 관절가동범위까지 움직이므로 P+이다.

| 등급 | 정의 | 내용 |
|---|---|---|
| 5 | 정상(N) | 최대의 저항과 함께 중력에 대항하여 완전한 관절가동범위까지 움직임 |
| 4 | 우(G) | 중등도의 저항과 함께 중력에 대항해서 완전한 관절가동범위까지 움직임 |
| 3+ | 양+(F+) | 약간의 저항과 함께 중력에 대항하여 완전한 관절가동범위까지 움직임 |
| 3 | 양(F) | 중력에 대항해서 완전한 관절가동범위까지 움직임 |
| 3- | 양-(F-) | 중력에 대항해서 불완전한 관절가동범위(50% 이상)까지 움직임 |
| 2+ | 가(P+) | 중력에 대항해서 불완전한 관절가동범위(50% 미만)까지 움직임 |
| 2 | 가(P) | 중력이 제거된 상태에서 완전한 관절가동범위까지 움직임 |
| 2- | 가(P-) | 중력이 제거된 상태에서 불완전한 관절가동범위까지 움직임 |
| 1 | 불가(T) | 근수축이 느껴지지만, 동작은 일어나지 않음 |
| 0 | 영(0) | 아무런 근수축도 느껴지거나 보이지 않음 |

답 ②

## 46. 도수근력검사의 과정으로 옳은 것은?

1) 치료사는 클라이언트에게 검사 동작을 미리 보여 주지 않는다.
2) 맥박 때문에 엄지의 사용을 피한다.
3) 대상운동을 제거하기 위해 검사하는 부위의 원위부를 고정한다.
4) 제동검사는 통증을 유발해도 계속 진행한다.
5) 근육의 근위부에 저항을 준다.

> **해설** 도수근력검사의 과정
> 치료사는 클라이언트에게 동작을 보여주거나 알려 주어야 하고 근육군 촉지를 위해 손가락(대체적으로 둘째손가락과 셋째손가락의 끝-맥박 때문에 엄지의 사용을 피해야 한다)을 놓고 클라이언트가 동작을 반복하도록 한다. 치료사는 외부의 움직임을 제거하고 근육군을 분리하고 정확한 검사 동작을 유지하며 대상운동을 제거하기 위해 검사하는 부위의 근위부를 고정한다. 제동검사는 통증을 유발하지 않아야 하고 근육의 원위부에 저항을 줘야한다.
>
> 답 ②

## 47. 상지 관절가동범위와 클라이언트 자세가 올바르게 짝지어진 것은?

1) 어깨 굽힘(Shoulder flexion) : 위팔은 중립된 자세로 엎드려 눕는다.
2) 어깨 수평벌림(Shoulder horizontal abduction) : 팔꿈치 관절은 편 상태로 손바닥은 위로 향하게 앉는다.
3) 아래팔 엎침(Forearm pronation) : 아래팔이 중립이 된 상태에서 팔꿈치를 90°구부려 앉는다.
4) 손목 자뼈치우침(Wrist ulna deviation) : 손목은 중립, 손가락은 자연스럽게 굽힌 상태로 앉는다.
5) 손허리손가락의 벌림(Metacarpophalangeal abduction) : 앉은 자세에서 아래팔을 뒤침하고 손목은 중립하여 손가락을 펴서 테이블에 올려 놓는다.

> **해설** 관절가동범위
> 1) 어깨 굽힘(Shoulder flexion) : 위팔을 중립된 상태로 앉은자세나 누운자세
> 2) 어깨 수평벌림(Shoulder horizontal abduction) : 팔꿈치 관절은 편 상태로 손바닥은 아래로 향하게 해서 앉는다.
> 4) 손목 자뼈치우침(Wrist ulna deviation) : 아래팔은 엎침상태로 손바닥이 테이블면에 닿도록 하고 손가락은 자연스럽게 편 상태로 앉는다.
> 5) 손허리손가락의 벌림(Metacarpophalangeal abduction): 아래팔을 엎침하고 손가락은 곧게 펴서 테이블위에 올려놓는다.
>
> 답 ③

## 48. 관절가동범위가 올바르게 짝지어진 것은?

1) 목 굽힘(Cervical flexion) : 0~40도
2) 목 돌림(Cervical rotation) : 0~80도
3) 목 폄(Cervical extention) : 0~45도
4) 목 가쪽 굽힘(Lateral flexion) : 0~40도
5) 척추 가쪽 굽힘(Spinal lateral flexion) : 0~45도

> **해설**
> 1) 목굽힘(Cervical flexion) : 0~45도
> 2) 목돌림(Cervical rotation) : 0~60도
> 4) 목 가쪽 굽힘(Lateral flexion) : 0~45도
> 5) 척추 가쪽 굽힘(Spinal lateral flexion) : 0~40도
>
> 답 ③

## 49. 다음이 설명하는 특수검사는 무엇인가?

> 검사 목적은 회전근띠의 열상 검사로 대상자에게 어깨관절을 90°로 벌림시킨 자세에서 팔을 천천히 내린다. 이상이 있을 경우 90°벌림 상태에서 팔을 부드럽게 내리지 못한다.

1) 애드손(Adson) 검사
2) 테니스 엘보(Tennis elbow) 검사
3) 팔떨어뜨리기(Drop arm) 검사
4) 요르가손(Yergason) 검사
5) 루스(Roos) 검사

> **해설** 팔떨어뜨리기(Drop arm) 검사
> 검사 목적은 회전근띠의 열상 검사로 대상자에게 어깨관절을 90°로 벌림시킨 자세에서 팔을 천천히 내린다. 이상이 있을 경우 90°벌림 상태에서 팔을 부드럽게 내리지 못한다.
>
> 답 ③

## 50. 다음이 나타내는 반사(Reflex)의 종류는 무엇인가?

> 반사가 있는 클라이언트는 네발로 균형을 유지하면서 양쪽 무릎과 양손으로 체중을 지지할 수 없으며 머리를 고정 못하고 정상적으로 길 수 없다. 이것은 팔과 목이 이동을 위해 펴면 한쪽 다리나 양쪽 다리의 굽힘이 증가한다.

1) 비대칭적 긴장성 목반사
2) 대칭적 긴장성 목반사
3) 긴장성 미로반사
4) 양성지지반응
5) 교차신전반응

**해설** 대칭적 긴장성 목반사(STNR)
반사가 있는 클라이언트는 네발로 균형을 유지하면서 양쪽 무릎과 양손으로 체중을 지지할 수 없으며 머리를 고정 못하고 정상적으로 길 수 없다. 이것은 팔과 목이 이동을 위해 펴면 한쪽 다리나 양쪽 다리의 굽힘이 증가한다.

답 ②

## 51. 돌림근띠근(rotator cuff)의 열상 여부를 알아보기 위한 검사는?

1) 요르가손 테스트(Yergason test)
2) 팔 떨어뜨리기 검사(drop arm test)
3) 어깨관절 탈구에 대한 불안 검사(apprehension test)
4) 티넬 징후(tinel sign)
5) 테니스 엘보 검사(tennis elbow test)

**해설**
- 요르가손 테스트 : 상완이두근 건이 상완이두근 구내에 견고하게 있는지를 보는 검사
- 팔 떨어뜨리기 검사 : 회전근개의 열상을 알아보기 위한 검사
- 견관절 탈구에 대한 불안 검사 : 견관절 탈구 검사
- 티넬 징후 : 신경 내의 신경종 위에 압통을 유발하는 검사
- 테니스 엘보 검사 : 테니스 엘보의 동통을 재현하기 위한 검사

답 ②

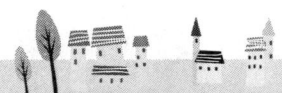

## 52. 다음이 설명하는 반사는 정상적인 자세 역학 반사 중 무엇에 대한 설명인가?

> 공간에서 머리의 정상적인 자세유지와 몸통에 대한 머리의 상대적인 정상위치를 유지하고 설정하는 자동적 반사이다.

1) 정위반응
2) 평형반응
3) 보호반응
4) 굽힘회피반사
5) 양성 지지반응

**해설** 정위반응
공간에서 머리의 정상적인 자세유지와 몸통에 대한 머리의 상대적인 정상위치를 유지하고 설정하는 자동적 반사이다.

답 ①

## 53. 대칭적 긴장성 목반사에 있어서, 침대에서 휠체어나 휠체어에서 침대로의 이동이 어려운 이유로 가장 옳은 것은?

1) 팔과 목이 이동을 위해 펴면 한쪽 다리만 굽힘이 증가한다.
2) 팔과 목이 이동을 위해 펴면 양쪽 다리 모두 폄이 증가한다.
3) 팔과 목이 이동을 위해 펴면 한쪽 다리나 양쪽 다리의 굽힘이 증가한다.
4) 팔과 목이 이동을 위해 펴면 한쪽 다리만 폄이 증가한다.
5) 팔과 목이 이동을 위해 펴면 한쪽 다리나 양쪽 다리의 굽힘이 감소한다.

**해설** 대칭적 긴장성 목반사에 있어서, 침대에서 휠체어나 휠체어에서 침대로의 이동이 어려운 이유
• 팔과 목이 이동을 위해 펴면 한쪽 다리나 양쪽 다리의 굽힘이 증가한다.
• 이로 인해 이동하다가 바닥으로 떨어진다.

답 ③

## 54. 다음이 설명하는 평가에 대해 옳은 것은?

> 두 눈을 감고, 두 발을 모은 채 20~30초간 서 있도록 하며 주관적 판단으로 과도한 흔들림이나 균형 상실이 나타난 경우 비정상적으로 판단한다.

1) 롬버그 검사
2) 텐더 롬버그 검사
3) 한발서기 검사
4) 기능적 뻗기 검사
5) 버그 균형검사

**해설** 롬버그 검사
두 눈을 감고, 두 발을 모은 채 20~30초간 서 있도록 하며 주관적 판단으로 과도한 흔들림이나 균형 상실이 나타난 경우 비정상적으로 판단한다.

답 ①

## 55. 다음 중 발이 땅에서 공중에 떠있는 상태를 말하는 유각기(swing phase)에 포함되는 것은 무엇인가?

1) Initial contact
2) Loading response
3) Midstance
4) Midswing
5) Terminal stance

**해설**

| Stride (gait cycle) | | | | | | | |
|---|---|---|---|---|---|---|---|
| 입각기(stance) | | | | 유각기(swing) | | | |
| weight acceptance | | single limb support | | limb advance men | | | |
| initial contact | loading response | mid stance | terminal stance | pre swing | initial swing | mid swing | terminal swing |

답 ④

## 56. 다음 설명을 읽고, 어떤 장애에 대한 설명인지 옳은 것은?

> 실제 사물을 적절하게 사용할 수 없는 것으로 나타나는 개념적 결핍이다. 클라이언트는 종이 접기와 그것을 봉투에 넣는 것과 같은 적절한 순서로 연속되는 활동에 어려움이 있다. 예를 들어 클라이언트는 숟가락으로 글씨를 쓰려고 시도한다.

1) 착의행위상실증(Dressing apraxia)
2) 관념운동행위상실증(Ideomotor apraxia)
3) 관념행위상실증(Ideational apraxia)
4) 입체인식불능증(Astereognosis)
5) 서화감각불능증(Agraphesthesia)

**해설** 관념행위상실증(Ideational apraxia)
실제 사물을 적절하게 사용할 수 없는 것으로 나타나는 개념적 결핍이다. 클라이언트는 종이 접기와 그것을 봉투에 넣는 것과 같은 적절한 순서로 연속되는 활동에 어려움이 있다.
예를 들어 클라이언트는 숟가락으로 글씨를 쓰려고 시도한다.

답 ③

## 57. 다음 설명을 읽고, 무엇을 평가하기 위한 것인지 적절한 것을 고르시오.

> • 시야를 가리고 무작위로 물체를 만지게 함
> • 주머니나 지갑에 손 넣고 열쇠 찾기, 어두운 방에서 전기 스위치 찾기를 가능하게 하는 기술

1) 입체인지지각(Stereognosis)
2) 서화감각(graphesthesia)
3) 고유수용성감각(proprioceptive sense)
4) 운동 감각(kinesthesia)
5) 통증감각(pain prick)

**해설** 입체인지지각은 일반적인 물체나 기하학적 모양을 시각적 단서 없이 촉각지각에 의해 인식할 수 있는 지각기술이다. 주머니나 지갑에 손 넣고 열쇠 찾기, 어두운 방에서 전기 스위치 찾기를 가능하게 하는 기술이다. 평가방법으로는 환자의 손을 책상위에 손등을 보이게 놓은 상태로 환자의 시야를 가린다. 물체를 무작위 순서로 뽑아서 조작하도록 허락하고 격려해준다.

답 ①

## 58. 시야손상(Visual Field deificit)에 대한 설명으로 옳은 것은?

1) 안보이는 쪽의 직접적인 탐색을 시도한다.
2) 탐색패턴은 무작위적이고 일반적으로 비효율적이다.
3) 과제의 어려움과 상관없이 노력 수준이 일관적이지 않다.
4) 탐색패턴은 오른쪽에 대해 비대칭적이다.
5) 클라이언트는 과제를 빠르게 수행한다.

> 해설
> 2) 탐색패턴은 안보이는 시야쪽은 생략된다.
> 3) 과제에 필요한 시간은 어려운 정도에 따라 더 걸린다.
> 4) 탐색패턴은 조직화 되고 일반적으로 효과적이다.
> 5) 클라이언트는 수행도의 정확도를 위해 다시 살펴본다.

답 ①

## 59. 간이인지판별검사(MMSE-K)로 추정할 수 있는 세부 항목이 아닌 것은?

1) 지남력 손상  2) 실행 능력 손상  3) 언어 기능 손상
4) 단기 기억력 손상  5) 문제해결 능력 손상

> 해설
> 간이인지판별검사의 세부항목으로는 지남력, 기억등록, 주의집중 및 계산, 기억회상, 언어적 기억, 판단력 검사가 있다. 그러므로 실행능력에 손상이 있는지 여부는 판단할 수 없다.

답 ②

## 60. 예견기억(Prospective memory)에 대한 평가로 옳은 것은?

1) 한글 창조자의 이름 묻기  2) 샌드위치 만드는 방법 묻기
3) 오후 스케줄에 대해 묻기  4) 담당 치료사의 이름 물어보기
5) 본인의 생일 물어보기

> 해설  예견기억
> 앞으로 일어나기로 되어있는 사건을 기억하는 능력이며, 예를 들면 오후 늦은 약속 스케줄을 아는 것을 말한다.

답 ③

**61.** 무엇인가 잘라보고 싶은 아이가 나중에 커서 의사가 되는 방어기제는 무엇인가?

1) 부정
2) 합리화
3) 동일시
4) 이상화
5) 승화

> **해설** 승화
> 수용 불가능한 소망을 사회적으로 수용할 만한 행동으로 전환 하는 것

답 ⑤

**62.** 다음의 예시는 방어 기제에 대한 예시이다. 어떤 방어기제를 말하는가?

> 치료사가 자신의 삶을 옭아맨다고 고소한 환자가 후에 치료사에게 꽃을 가져다준다.

1) 부정(denial)
2) 투사(projection)
3) 취소(undoing)
4) 합리화(rationalization)
5) 전환(conversion)

> **해설** 취소(undoing)
> 반대 행동을 통해 전에 했던 일을 만회하려고 노력하는 것

답 ③

**63.** 방어기제와 가장 비슷한 것은 무엇인가?

1) 자아(ego)
2) 억제(suppression)
3) 현실 검증(reality testing)
4) 의식(conscious)
5) 대상(object)

> **해설** 억제(suppression)
> 의식적인 조절이나 그것을 부정하는 것으로 불안이나 갈등을 통제하려는 시도. 억제는 의식적이며 방어 기제와는 비슷하지만 다른 것으로, 불안을 해결하고자 하는 목적은 같다.

답 ②

64. 작업치료사 1명이 2명의 환자를 동시에 30분 치료하였다. 청구 가능한 수가는 무엇인가?

1) 단순작업치료
2) 복합작업치료
3) 특수작업치료
4) 일상생활동작훈련
5) 삼킴장애재활치료

> **해설** 단순작업치료
> 1인의 작업치료사가 2인 이상의 환자를 상대로 동시에 10분 이상의 훈련을 실시하는 경우에 산정한다.
>
> 답 ①

65. 다음 중 발달에 관한 설명으로 옳은 것은?

1) 발달은 말초신경계의 분화과정이다.
2) 발달은 사회적 환경에는 영향을 받지 않는다.
3) 발달은 성숙과 경험사이의 상호작용에 의한다.
4) 발달은 원위부에서 근위부로 이어진다.
5) 발달은 다리 쪽에서부터 머리 쪽으로 이루어진다.

> **해설**
> • 발달은 중추신경계의 분화과정이며, 사회적 환경에도 영향을 받는다.
> • 발달의 원칙 : 발달은 근위부의 안정성이 먼저 발달 하여야 손과 다리의 다양한 기능이 가능하다.
>
> 답 ③

66. 다음 중 옷 입기(Dressing)의 발달 순서로 옳은 것은?

> 가. 끈 없는 신발 신음
> 나. 옷 입기 중 한 동작을 혼자 할 수 있음
> 다. 도움 없이 쉽게 발을 신발에 넣지만 어느 쪽 신발이 맞는 신발인지 선택하는 데는 도움이 필요로 함

1) 가 - 나 - 다
2) 나 - 다 - 가
3) 나 - 가 - 다
4) 다 - 가 - 나
5) 다 - 나 - 가

> **해설** 가. 30~36개월   나. 13개월   다. 24개월
>
> 답 ②

## 67. 인지기능의 발달 단계를 다음과 같이 4단계로 나타낸 사람으로 옳은 것은?

감각운동기 → 전조작기 → 형식적 조작기 → 구체적 조작기

1) Freud  2) Rogors  3) Erikson
4) Piaget  5) Kohlberg

**해설** piaget
인지발달 단계를 감각운동기, 전조작기, 구체적 조작기, 형식적 조작기로 설명하였다.

답 ④

## 68. 작업치료사가 환자를 평가하고 기록하고 재평가 할 때 사용하는 것은 무엇인가?

1) SOAQ  2) SOAP  3) SCIS
4) SCAP  5) SDSQ

**해설** SOAP
의료기록을 체계화하는 시스템의 일부로서, Dr. Lawrence weed에 의해 소개되었다.

답 ②

## 69. 다음 중 SOAP에 사용하는 약어 중 진단을 뜻하는 것은 무엇인가?

1) a  2) AP  3) Dx
4) FH  5) Fx

**해설** 진단
Dx(diagnosis)

답 ③

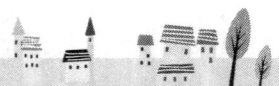

## 70. 작업치료사가 문서화를 하는 목적으로 가장 옳은 것은?

1) 작업치료 서비스와 클라이언트 간의 관계는 반영하지 않는다.
2) 작업치료 서비스의 제공에 대한 근거를 남긴다.
3) 환자의 관점으로만 정보를 입력하여야 한다.
4) 치료사의 임상적 추론은 반영하지 않는다.
5) 클라이언트의 치료를 연대적으로 기록하지 않는다.

> **해설** 문서화의 목적
> - 작업치료 서비스의 제공에 대한 근거와 이러한 서비스와 클라이언트 간의 관계에 대한 근거를 명료하게 한다.
> - 치료사의 임상적 추론과 전문적 판단을 반영한다.
> - 작업치료의 관점으로 클라이언트에 대한 정보를 전한다.
> - 클라이언트 상태, 제공된 작업치료 서비스, 클라이언트의 결과를 연대적으로 기록한다.
>
> 답 ②

## 71. 진료에 관한 기록의 보존 기간으로 옳은 것은?

1) 처방전 : 3년
2) 수술기록 : 15년
3) 간호기록부 : 5년
4) 진단서 : 2년
5) 사망진단서 : 2년

> **해설** 의료법 규칙 제 15조(진료에 관한 기록의 보존)
> 1. 환자 명부 : 5년
> 2. 진료기록부 : 10년
> 3. 처방전 : 2년
> 4. 수술기록 : 10년
> 5. 검사소견기록 : 5년
> 6. 방사선사진 및 그 소견서 : 5년
> 7. 간호기록부 : 5년
> 8. 조산기록부 : 5년
> 9. 진단서 등의 부본(진단서·사망진단서 및 시체검안서 등을 따로 구분하여 보존할 것) : 3년
>
> 답 ③

## 72. 사체를 검안하여 변사한 것으로 의심되는 때에 사체의 소재지를 관할하는 경찰서장에게 신고하여야 의료인으로 옳은 것은?

1) 의사, 간호사, 조산사
2) 치과의사, 한의사, 조산사
3) 의사, 치과의사, 간호사
4) 조산사, 간호사, 치과의사
5) 의사, 한의사, 간호사

> **해설** 의료법 제 26조(변사체 신고)
> 의사·치과의사·한의사 및 조산사는 사체를 검안하여 변사한 것으로 의심되는 때에는 사체의 소재지를 관할하는 경찰서장에게 신고하여야 한다.
>
> 답 ②

## 73. 조산원을 개설하여 지도의사를 정할 수 있는 의료인은?

1) 의사
2) 치과의사
3) 한의사
4) 간호사
5) 조산사

> **해설** 의료법 제 33조(개설 등) ②항
> • 의사 : 종합병원, 병원, 요양병원, 의원
> • 치과의사 : 치과병원, 치과의원
> • 한의사 : 한방병원, 요양병원, 한의원
> • 조산사 : 조산원만이 개설할 수 있다.
> • 조산원을 개설하는 자는 반드시 지도의사를 정하여야 한다.
>
> 답 ⑤

## 74. 의사 또는 치과의사의 지도 아래 진료나 의화학적 검사에 종사하는 사람은?

1) 의무기록사
2) 안경사
3) 임상병리사
4) 언어치료사
5) 접골사

> **해설** 의료기사법 제 1조의 2(정의)
> 1. "의료기사"란 의사 또는 치과의사의 지도 아래 진료나 의화학적 검사에 종사하는 사람을 말한다.
> 의료기사법 제 2조(의료기사의 종류)
> 임상병리사, 방사선사, 물리치료사, 작업치료사, 치과기공사 및 치과위생사
>
> 답 ③

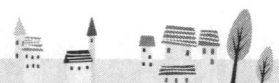

**75.** 각종 병원에는 응급환자와 입원환자의 진료 등에 필요한 당직의료인을 두어야 한다. 입원환자가 200명 이하 일 경우 당직의료인의 수로 옳은 것은?

1) 의사 · 치과의사 · 한의사 1명, 간호사 2명
2) 의사 · 치과의사 · 한의사 1명, 간호사 3명
3) 의사 · 치과의사 · 한의사 2명, 간호사 1명
4) 의사 · 치과의사 · 한의사 2명, 간호사 2명
5) 의사 · 치과의사 · 한의사 3명, 간호사 1명

> **해설**
> 의료법 제 41조(당직의료인)
> 영 제 18조(당직의료인)
> 200명까지는 의사 · 치과의사 또는 한의사의 경우에는 1명, 간호사의 경우에는 2명을 두되, 입원환자 200명을 초과하는 200명마다 의사 · 치과의사 또는 한의사의 경우에는 1명, 간호사의 경우에는 2명을 추가한 인원 수로 한다.
>
> 답 ①

**76.** 의료기사 국가시험은 대통령령으로 정하는 바에 따라 누가 실시하는가?

1) 대통령　　　　　2) 국가고시위원장　　　　　3) 의료기사협회장
4) 보건복지부장관　5) 의료기사중앙회장

> **해설**
> 의료기사법 제 6조(국가시험)
> 1항 - 국가시험은 대통령령으로 정하는 바에 따라 해마다 1회 이상 보건복지부장관이 실시한다.
>
> 답 ④

**77.** 의료기사의 면허 취소 사유에 대하여 옳은 것은?

1) 의료기사등의 업무 범위를 벗어나는 행위
2) 개설자가 될 수 없는 사람에게 고용되어 치과기공사 또는 안경사의 업무를 한 경우
3) 3회 이상 면허자격정지처분을 받은 경우
4) 학문적으로 인정되지 아니하거나 윤리적으로 허용되지 아니하는 방법으로 업무를 하는 행위
5) 검사 결과를 사실과 다르게 판시하는 행위

> **해설**
> 의료기사법 제 21조(면허의 취소 등)
> 제 22조(자격의 정지)
>
> 답 ③

## 78. 의료기사등은 다른 법 또는 법령에 특별히 규정된 경우를 제외하고는 업무상 알게 된 비밀을 누설 할 경우에 옳은 것은?

1) 100만원 이하의 과태료
2) 300만원 이하의 벌금
3) 2년 이하의 징역 또는 3천만원 이하의 벌금
4) 3년 이하의 징역 또는 1천만원 이하의 벌금
5) 3년 이하의 징역 또는 3천만원 이하의 벌금

> **해설** 의료기사법 제 30조(벌칙)
> • 3년 이하의 징역 또는 3천만원 이하의 벌금에 처한다.
> • 3호 – 제10조를 위반하여 업무상 알게 된 비밀을 누설한 사람

답 ⑤

## 79. 장애인복지법 중 국민의 책임에 대하여 옳은 것은?

1) 장애 발생의 예방과 장애의 조기 발견을 위하여 노력하여야 한다.
2) 장애인의 완전한 사회 참여와 평등을 통하여 사회통합을 이룬다.
3) 장애인의 복지와 사회활동 참여증진을 통하여 사회통합에 이바지한다.
4) 인간으로서 존엄과 가치를 존중받으며, 그에 걸맞은 대우를 한다.
5) 보호가 필요한 장애인을 보호하여 장애인의 복지를 향상시킬 책임을 진다.

> **해설** 장애인복지법 제 10조(국민의 책임)
> 모든 국민은 장애 발생의 예방과 장애의 조기 발견을 위하여 노력하여야 하며, 장애인의 인격을 존중하고 사회통합의 이념에 기초하여 장애인의 복지향상에 협력하여야 한다.

답 ①

## 80. 학교의 장은 학생을 대상으로 장애인에 대한 인식개선을 위한 교육을 실시하여야 하는 횟수는?

1) 1년에 1회 이상   2) 1년에 3회 이상   3) 2년에 1회 이상
4) 2년에 3회 이상   5) 3년에 3회 이상

> **해설** 장애인복지법 제 25조(사회적 인식개선)
> 장애인복지법 영 제 16조(장애인식개선교육) 2항
> 학교의 장은 학생을 대상으로 장애인에 대한 인식 개선을 위한 교육을 1년에 1회 이상 하여야 한다.

답 ①

81. 장애인 등록을 위해서 특별자치시장·특별자치도지사·시장·군수·구청장은 장애상태의 변화에 따른 장애 등급을 조정함에 있어 장애인의 장애 인정과 장애 등급 사정이 적정한지를 확인하기 위하여 필요한 경우 장애 정도에 관한 정밀심사를 의뢰할 수 있는 곳으로 옳은 것은?

   1) 구청
   2) 시청
   3) 장애판정위원회
   4) 보건복지부
   5) 국민연금공단

   > **해설** 장애인복지법 제 32조(장애인 등록) 6항
   > 특별자치시장, 도지사, 시장, 군수, 구청장은 장애 상태의 변화에 따른 장애 등급을 조정함에 있어 장애인의 안정과 장애등급 사정이 적정한지를 확인하기 위하여 필요한 경우 국민연금공단에 장애정도에 관한 정밀 심사를 의뢰할 수 있다.
   >
   > 답 ⑤

82. 진단 결과나 장애정도에 관한 심사 결과를 통보받은 경우에는 장애 등급에 해당하는지를 확인하여 장애인으로 등록하여야 하는 자는?

   1) 대통령
   2) 보건복지부장관
   3) 특별시장·광역시장
   4) 시장·군수·구청장
   5) 읍·면·동장

   > **해설** 장애인복지법 규칙 제 4조(장애인등록증 교부 등) 1항
   > 시장·군수·구청장은 제 3조(장애인의 등록신청 및 장애진단)에 따라 진단결과 장애 정도에 관한 심사결과를 통보받은 경우에는 제2조(장애인의 장애등급 등에 따른 장애등급에 해당하는지를 확인하여 장애인으로 등록하여야 한다. 이 경우 해당 장애인에 대한 장애인등록카드를 작성하고, 장애인등록증(이하 "등록증" 이라한다)을 발급하여야 한다.
   >
   > 답 ④

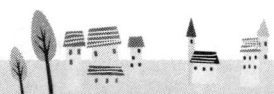

## 83. 정신건강증진 및 정신질환자 복지서비스 지원에 관한 법률에서 정의하는 설명으로 옳은 것은?

1) 정신질환자 : 일상생활을 영위하는 데 지장은 없지만 망상, 환각, 사고나 기분의 장애를 가진 사람을 말한다.
2) 정신의료기관 : 정신재활시설을 말한다.
3) 정신건강증진시설 : 정신질환자를 치료할 목적으로 설치된 기관이다.
4) 정신재활시설 : 사회적응을 위한 각종 훈련과 생활지도를 하는 시설을 말한다.
5) 정신건강복지센터 : 정신건강 관련 교육·상담, 정신질환의 예방·치료, 정신질환자의 재활, 정신건강에 영향을 미치는 사업을 말한다.

> **해설** 정신건강증진 및 정신질환자 복지서비스 지원에 관한 법률 제 3조(정의)
> 1) 정신질환자 : 망상, 환각, 사고(思考)나 기분의 장애 등으로 인하여 독립적으로 일상생활을 영위하는 데 중대한 제약이 있는 사람을 말한다.
> 2) 정신의료기관 : 정신질환자를 치료할 목적으로 설치된 다음 각 목의 어느 하나에 해당하는 기관을 말한다.
>   가. 「의료법」에 따른 의료기관 중 제19조제1항 후단에 따른 기준에 적합하게 설치된 병원(이하 "정신병원"이라 한다) 또는 의원
>   나. 「의료법」에 따른 병원급 의료기관에 설치된 정신건강의학과로서 제19조제1항 후단에 따른 기준에 적합한 기관
> 3) 정신건강증진시설 : 정신의료기관, 정신요양시설 및 정신재활시설을 말한다.
> 4) 정신재활시설 : 정신질환자 또는 정신건강상 문제가 있는 사람 중 대통령령으로 정하는 사람의 사회적응을 위한 각종 훈련과 생활지도를 하는 시설을 말한다.
> 5) 정신건강복지센터 : 정신건강증진시설, 「사회복지사업법」에 따른 사회복지시설, 학교 및 사업장과 연계체계를 구축하여 지역사회에서의 정신건강증진사업 및 제33조부터 제38조까지의 규정에 따른 정신질환자 복지서비스 지원사업을 하는 다음 각 목의 기관 또는 단체를 말한다.
>   가. 제15조제1항부터 제3항까지의 규정에 따라 국가 또는 지방자치단체가 설치·운영하는 기관
>   나. 제15조제6항에 따라 국가 또는 지방자치단체로부터 위탁받아 정신건강증진사업등을 수행하는 기관 또는 단체

답 ④

**84.** 국립 · 공립 정신의료기관으로서 정신병원을 설치 · 운영하여야하는 자로 옳은 것은?

1) 국가 및 지방자치단체
2) 보건복지부장관
3) 시 · 도지사
4) 시 · 군 · 구청장
5) 정신의료기관의 장

> **해설** 정신건강증진 및 정신질환자 복지서비스 지원에 관한 법률 제21조(국립 · 공립 정신병원의 설치 등)
> 국가와 지방자치단체는 국립 또는 공립의 정신의료기관으로서 정신병원을 설치 · 운영하여야 한다.
>
> 답 ①

**85.** 정신건강증진 및 정신질환자 복지서비스 지원에 관한 법률에서 보호의무자가 될 수 있는 자로 옳은 것은?

1) 피성년후견인
2) 파산선고를 받고 복권되지 아니한 자
3) 후견인
4) 미성년자인 아들
5) 행방불명된 부모

> **해설** 정신건강증진 및 정신질환자 복지서비스 지원에 관한 법률 제39조(보호의무자)
> ①「민법」에 따른 후견인 또는 부양의무자는 정신질환자의 보호의무자가 된다. 다만, 다음 각 호의 어느 하나에 해당하는 사람은 보호의무자가 될 수 없다.
>  1. 피성년후견인 및 피한정후견인
>  2. 파산선고를 받고 복권되지 아니한 사람
>  3. 해당 정신질환자를 상대로 한 소송이 계속 중인 사람 또는 소송한 사실이 있었던 사람과 그 배우자
>  4. 미성년자
>  5. 행방불명자
>  6. 그 밖에 보건복지부령으로 정하는 부득이한 사유로 보호의무자로서의 의무를 이행할 수 없는 사람
>
> 답 ③

## 86. 정신의료기관등의 장은 자의입원을 한 사람에 대하여 입원을 한 날부터 얼마마다 퇴원을 할 의사가 있는지 확인하여야 하는가?

1) 1개월
2) 2개월
3) 3개월
4) 6개월
5) 10개월

> **해설** 정신건강증진 및 정신질환자 복지서비스 지원에 관한 법률 제41조(자의입원등)
> ① 정신질환자나 그 밖에 정신건강상 문제가 있는 사람은 보건복지부령으로 정하는 입원등 신청서를 정신의료기관등의 장에게 제출함으로써 그 정신의료기관등에 자의입원등을 할 수 있다.
> ② 정신의료기관등의 장은 자의입원등을 한 사람이 퇴원등을 신청한 경우에는 지체 없이 퇴원등을 시켜야 한다.
> ③ 정신의료기관등의 장은 자의입원등을 한 사람에 대하여 입원등을 한 날부터 2개월마다 퇴원등을 할 의사가 있는지를 확인하여야 한다.
>
> 답 ②

## 87. 장애인의 정의로 옳은 것은?

1) 장애인은 신체적 · 정신적 장애로 오랫동안 일상생활에 제약을 받는 자
2) 장애인은 신체적 · 정신적 장애로 단기간에 걸쳐 일상생활 또는 사회생활에 제약을 받는 자
3) 장애인은 신체적 · 정신적 장애로 단기간에 걸쳐 사회생활에 제약을 받는 자
4) 장애인은 신체적 · 정신적 장애로 단기간에 일상생활이나 사회생활에서 상당한 제약을 받는 자
5) 장애인은 신체적 · 정신적 장애로 오랫동안 일상생활이나 사회생활에서 상당한 제약을 받는 자

> **해설** 장애인복지법 제2조(장애인의 정의 등)
> "장애인"이란 신체적 · 정신적 장애로 오랫동안 일상생활이나 사회생활에서 상당한 제약을 받는 자
>
> 답 ⑤

88. 노인여가복지시설에서 이용대상자의 배우자는 60세 미만인 때에도 이용대상자와 함께 이용할 수 있는 곳은?

   1) 노인복지관　　　　2) 경로당　　　　3) 노인요양시설
   4) 노인요양공동생활가정　　5) 방문요양

   > **해설** 노인복지법 제 36조(노인여가복지시설)
   > 규칙 제 24조(노인여가복지시설의 이용대상자 및 이용절차)
   > 1. 노인복지관 및 노인교실 : 60세 이상의 자
   > 배우자는 60세 미만인 때에도 이용대상자와 함께 이용할 수 있다.
   >
   > 답 ①

89. 보건복지부장관은 노인의 보건 및 복지에 관한 실태조사를 몇 년 마다 실시하여야 하는가?

   1) 1년　　　　2) 2년　　　　3) 3년
   4) 4년　　　　5) 5년

   > **해설** 노인복지법 제 5조(노인실태조사)
   > 보건복지부장관은 노인의 보건 및 복지에 관한 실태조사를 3년마다 실시하고 결과를 공표하여야한다.
   >
   > 답 ③

90. 노인학대를 예방하고 수시로 신고를 받을 수 있도록 긴급전화를 설치하여야하는 자는?

   1) 요양보호사　　　　2) 요양복지시설장　　　　3) 시 · 도지사
   4) 시 · 군 · 구청장　　5) 지방자치단체

   > **해설** 노인복지법 제 39조의 4(긴급전화의 설치 등)
   > 국가 및 지방자치단체는 노인학대를 예방하고 수시로 신고를 받을 수 있도록 긴급전화를 설치하여야 한다.
   >
   > 답 ⑤

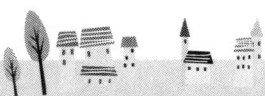

# 1회

## 2교시

## 01. 다음은 어떤 모델인지 고르시오.

> - 세 가지 하위 구조가 밀접하게 연결
> - 의지(volition)·습관화(habituation)·수행요소(performance capacity)로 구성됨
> - 클라이언트의 신체가 성공이나 실패에 대한 경험을 가지고 있는지 고려해야함

1) 인간 작업모델(model of human occupation)
2) 개념적 실행 모델(conceptual practice model)
3) 생체역학 모델(The biomechanical model)
4) 캐나다 작업수행 모델(The canadian model of occupational performance)
5) 인지-지각 모델(The cognitive - perceputal model)

**해설** 인간 작업모델
의지(volition)·습관화(habituation)·수행요소(performance capacity)으로 구성되고 이 세 가지의 하위구조는 전형적인 구조로 설명되지 않지만 서로 밀접한 관계를 갖고 있다. 치료사는 작업에 참여할 때 클라이언트의 신체가 성공이나 실패에 대한 경험을 가지고 있는지 고려해야함.

답 ①

## 02. 다음 설명에 해당하는 것을 고르시오.

> 가정이나 지역사회에서 독립적으로 생활하기 위해 개인이 행하는 복잡한 활동이나 과제

1) dressing
2) community mobility
3) sexual activity
4) personal hygiene
5) functional mobility

**해설** 수단적일상생활(IADL)에 대한 내용으로 해당하는 것은 community mobility이다.

답 ②

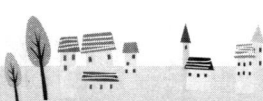

## 03. 작업치료의 역사에 대한 설명이다. 옳은 것을 고르시오.

1) 한국의 작업치료가 처음으로 행해진 것은 1950년대 한국전쟁이 발발한 이후이다.
2) 우리나라는 1993년에 최초의 작업치료사가 탄생되었다.
3) 1969년 처음으로 세계 작업치료사 연맹에 49번째 회원국으로 가입하였다.
4) KAOT(Korean Association of Occupational therapist)에서 케냐와 영문약자 표기가 같아서 KOTA(Korean Occupation Therapy Association)로 명칭 변경하였다.
5) 1967년 9월 아시아 태평양 작업치료사 협회 회원국으로 가입하였다.

> **해설**
> 2) 최초의 작업치료사는 1969년 최귀자 탄생
> 3) 1998년 9월 처음으로 세계 작업치료사 연맹에 49번째 회원국으로 가입하였다.
> 4) KOTA에서 케냐와 약자가 같다는 이유로 KAOT로 변경되었다.
> 5) 1995년 9월 아시아 태평양 작업치료사 협회 회원국으로 가입하였다.
>
> 답 ①

## 04. 앞대뇌동맥(Anterior cerebral artery)의 특징으로 옳은 것은?

1) 뇌혈관질환에서 가장 많이 침범되는 부위이다.
2) 반대쪽의 반신마비, 특히 얼굴과 팔이 심하다.
3) 우세 뇌반구의 병변일 경우 언어상실증이 나타난다.
4) 반대쪽의 감각소실이 나타난다.
5) 팔보다 반대쪽 하지의 약화가 더 심하다.

> **해설**
> 앞대뇌동맥(Anterior cerebral artery)의 폐색은 팔보다 반대쪽 하지의 약화가 더 심하다. 행위상실증, 정신적변화, 원시반사, 대소변조절 불능, 감각소실은 하지에서 나타난다. 또한, 혼동, 지남력장애, 주의산만, 한정언어출력과 같은 지적 변화가 나타날 수 있다
>
> 답 ⑤

## 05. 뇌졸중 후 앉은 자세에서 흔히 볼 수 있는 장애에 대해 옳은 것을 고르시오.

1) 머리, 목 - 중립
2) 어깨 - 손상측 어깨가 앞으로 당겨짐
3) 척추 - 척추앞굽음증
4) 골반 - 뒤쪽기울임
5) 다리 - 양발은 바닥에 평평하게 있고 무게를 받칠 수 있음

> **해설**
> 1) 머리, 목 - 앞으로 기울임, 약한 쪽으로 기울어짐, 약한쪽을 피해 회전됨
> 2) 어깨 - 높이가 다름, 관여한 어깨가 뒤로 당겨짐
> 3) 척추 - 척추뒤굽음증
> 5) 다리 - 양발은 바닥에 바닥과 평평하지 않으며 체중을 지지할 수 없음
>
> 답 ④

## 06. 외상성 뇌손상(TBI)환자에게서 나타날 수 있는 자세 결손(Postural deficits)에 대한 설명으로 옳은 것은?

1) 날개뼈(scapular)는 올림(elevate), 뒷당김(retract), 앞당김(protract), 아래쪽 돌림이 될 수 있다.
2) 목을 과도하게 앞쪽으로 굽히거나, 과다폄(hyperextension)한다.
3) 골반은 등의 내재근(intrinsic back muscle, iliocostalis, longissimus)의 과긴장으로 대부분 앞굽힘(anterior pelvic tilt)이 된다.
4) 약화되거나 경직된근육(복부근, 척추근과 부척추근)은 척주뒤굽음(kyphosis), 척주앞굽음(lordosis), 척주옆굽음(scoliosis)의 일차적 결과로 나타난다. 또한 과긴장의 결과로 손상 반대쪽으로 회전과 측면굽힘이 관찰된다.
5) 혼수상태 환자는 다리에서 심각한 굽힘 패턴이 관찰 된다.

> **해설**
> 1) 날개뼈(scapular)는 내림(depress), 뒷당김(retract), 앞당김(protract), 아래쪽 돌림이 될 수 있다.
> 3) 골반은 등의 내재근(intrinsic back muscle)(iliocostalis, longissimus)의 과긴장으로 대부분 뒤굽힘(posterior pelvic tilt)이 된다.
> 4) 약화되거나 경직된근육(복부근, 척추근과 부척추근)은 척주뒤굽음(kyphosis), 척주앞굽음(lordosis), 척주옆굽음(scoliosis)의 이차적 결과로 나타난다. 또한 과긴장의 결과로 손상 반대쪽으로 회전과 측면굽힘이 관찰된다.
> 5) 혼수상태 환자는 다리에서 심각한 폄 패턴이 관찰 된다.
>
> 답 ②

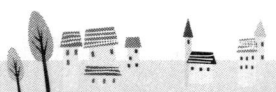

## 07. 아래 내용이 설명하고 있는 집중력의 종류는 무엇인가?

> 두 개 또는 그 이상의 비슷한 자극에 대해 유지하고 집중하는 능력으로 가장 고위의 집중력을 말하며 전화를 받으면서 주소를 적는다던지 요리를 하면서 TV내용을 아는 것 등으로 평가한다.

1) 분리적 집중력
2) 변화적 집중력
3) 반응 집중력
4) 선택적 집중력
5) 지속적 집중력

**해설**
- 변화적 집중력 : 양쪽 자극에 교대로 집중하는 능력으로 비슷한 글자를 연속적으로 따라 쓰거나 Trail making-II 검사 등으로 평가한다.
- 반응 집중력 : 환경의 자극들에 반응하거나 그 차이를 알아내는 능력으로 이름이나, 불빛, 벨소리 등에 대한 반응을 평가한다.
- 선택적 집중력 : 외부 또는 내부의 많은 자극 중에 한 가지 자극에 집중하는 능력으로 다양한 색깔 적목 가운데 한 가지 색을 찾는 것을 통해 평가한다.
- 지속적 집중력 : 작업을 지속할 수 있는 능력으로 비슷한 글자를 연속적으로 따라쓰는 방법이 있다.

답 ①

## 08. 뇌손상환자의 경직(spasticity)을 평가하는 MAS에 대한 설명이다. 해당하는 등급은 무엇인가?

> 잡을 때 근긴장의 경미한 증가가 분명히 있으며 ROM의 절반 이하에 걸쳐 최소한의 저항이 나타난다.

1) 1
2) 1+
3) 2
4) 3
5) 4

**해설**

| 등급 | 설명 |
| --- | --- |
| 0 | 근 긴장의 증가가 없다. |
| 1 | 잡고 놓을 때 근 긴장의 경미한 증가가 분명히 있으며 또는 손상된 부분을 굽힘이나 폄을 할 때 ROM의 끝부분에서 최소한의 저항이 있다. |
| 1+ | 잡을 때 근긴장의 경미한 증가가 분명히 있으며, ROM의 나머지 부분(절반 이하)에 걸쳐 최소한의 저항이 나타난다. |
| 2 | 대부분의 ROM에 걸쳐 근 긴장이 현저하게 증가하지만, 손상된 부분은 쉽게 움직인다. |
| 3 | 심각한 근긴장의 증가가 있고, 수동적 움직임이 어렵다. |
| 4 | 손상된 부위가 굽힘이나 폄으로 경축된다. |

답 ②

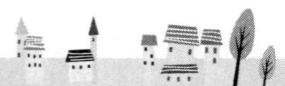

## 09. 다음은 어떤 감각평가에 대한 설명인가?

- 자극 : 5mm 간격부터 시작
- 손에 세로 또는 가로로 가볍게 한 점 또는 두 점을 자극한다.
- 반응 : 1점, 2점 또는 '모르겠다'고 함

1) Moving two point discrimination
2) Vibration threshold
3) Static two point discrimination
4) Touch localization
5) Touch threshold

**해설** 정적 두점식별검사에 대한 내용이다.

답 ③

## 10. 시지각 계층 구조의 구성요소들이다. 가장 상위층에 해당하는 것은?

1) Oculomotor control
2) Pattern recognition
3) Scanning
4) Adaption through vision
5) Visuocognition

**해설**

| | |
|---|---|
| 최상위 | 시각을 통한 적응(adaptation through vision) |
| | 시각인지(visuocognitoin) |
| | 시각기억(visual memory) |
| | 형태재인(pattern recognition) |
| | 스캐닝(scanning) |
| | 집중(attention = alert and attending) |
| 최하위 | 안구운동조절(occulomotor control), 시야(visual fields), 시력(visual acuity) |

답 ④

## 11. 집단에 의해서 함께 공유되는 일반적인 지적재산은 무엇인가?

1) 매일기억(everyday memory)
2) 절차기억(procedural memory)
3) 의미기억(semantic memory)
4) 일화기억(episodic memory)
5) 서술기억(declarative memory)

**해설** 의미기억이란 사람들이 공유하는 일반적 지식, 즉 언어나 사회 규범 등과 같은 기억이라 할 수 있음. 이러한 기억들은 손상 후 덜 영향 받는 것들임

답 ③

## 12. 다음과 관련된 평가는 무엇인가?

- 작업수행의 문제점을 파악하고 클라이언트의 우선순위를 결정
- 작업수행의 중요도, 수행도, 만족도 평가
- 치료를 통한 클라이언트의 작업수행에 대한 인식 변화를 측정

1) FIM
2) Klein - Bell of ADL
3) AMPS
4) MBI
5) COPM

**해설** ※ COPM
(1) 평가목적
 - 작업수행의 문제점을 파악하고 클라이언트의 우선순위를 결정
 - 작업수행의 중요도, 수행도, 만족도 평가
 - 치료를 통한 클라이언트의 작업수행에 대한 인식 변화를 측정
(2) 평가대상
  모든 질환, 모든 연령대(아동의 경우 내담자)의 클라이언트에게 적용 가능
(3) 평가도구의 구성
  COPM 평가용지, 중요도, 수행도, 만족도 평가 척도표
(4) 평가방법
  ① 문제 결정 : 인터뷰를 통해 자기관리, 생산적 활동, 여가 영역에서 해보고 싶거나 해 볼 필요가 있는 것이 무엇인지 질문하고 기록
  ② 중요도 평점 : 평점카드를 제시하고 클라이언트가 언급한 활동이 얼마나 중요한지 1부터 10 중 고르도록 함
  ③ 점수화 : 위 평점을 바탕으로 가장 중요한 5가지 문제를 확인하여 순서대로 기입하고 각 문제에 대한 현재 수행정도(어느 정도 잘 할 수 있는지)와 만족도(어느 정도 만족하고 있는지)를 평점카드를 이용하여 고르도록 함
  ④ 재평가 : 이후, 수행도와 만족도의 변화를 재평가 시 점수에서 초기 평가점수를 감산하여 산출

답 ⑤

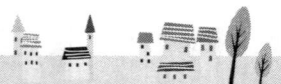

## 13. Jebson – Taylor hand function test의 항목으로 옳은 것은?

1) 먹는 흉내 내기
2) 바둑알 쌓기
3) 작고 무거운 물건 옮기기
4) 작고 가벼운 물건 옮기기
5) 카드 옮기기

> **해설** Jebson – Taylor hand function test의 항목
> 글씨쓰기, 카드뒤집기, 작은 물건 집기, 먹기 흉내 내기, 장기말 쌓기, 크고 가벼운 물건 옮기기, 크고 무거운 물건 옮기기
>
> 답 ①

## 14. 다음에 해당하는 삼킴 단계는 무엇인가?

- 음식이 섭취되어 입 안에 저장됨
- 음식물이 덩어리가 되어 침과 섞임
- 형성된 음식덩이(bolus)는 혀의 중앙으로 옮겨져 삼켜질 준비가 된다.

1) 구강준비단계   2) 구강단계   3) 인두단계
4) 후두단계   5) 식도단계

> **해설** 구강준비단계
> 음식이 섭취되어 입 안에 저장된다. 그런 다음 음식물이 덩어리가 되어 침과 섞인다. 잘게 부서진 음식 혹은 액상 덩어리는 약간의 씹는 과정을 요하며 이는 혀와 볼근육 조직에 의해 입 안 가운데에서 짧은 기간에 이루어진다. 볼근육은 수축하여 음식물이 볼과 치아 사이에 음식물이 끼는 것을 방지한다. 한번 씹혀졌거나 형성된 음식덩이는 혀의 중앙으로 옮겨진다.
>
> 답 ①

## 15. 삼킴장애의 전반적인 평가 과정에 대한 내용으로 옳은 것은?

1) 보호자는 환자 본인이 아니므로 환자 본인과 직접적인 인터뷰를 해야만 한다.
2) VFSS 촬영 결과 환자가 무인식성 흡인(silent aspiration)이 있는 경우 흡인기간동안 행동학적인 증상은 보이지 않으므로 그냥 넘어가도 된다.
3) 삼킴 장애를 치료하기 위한 음식과 음료를 선택하기 전에 환자의 기호에 맞는 음식을 선택한다.
4) 뇌 손상으로 충동적인 성향이 있는 삼킴장애 환자에게는 치료시 직접적인 음식섭취는 제한하는 것이 좋다.
5) 너무 느리게 먹거나 느리게 마시는 환자는 음식덩이(bolus)를 삼키고 나서 인두에 음식 찌꺼기가 쌓이거나 기도가 들어갈 수 있으므로 흡인의 위험요소가 될 수 있다.

**해설**
1) 환자가 의사소통 장애나 인지 장애가 있다면 삼킴 능력에 대한 정확한 정보를 얻을 수 없으므로 환자 및 보호자와 함께 면담할 필요가 있다.
2) VFSS 촬영 결과 환자가 무인식성 흡인(slient aspiration)이 있는 경우 흡인기간동안 행동학적인 증상은 보이지 않으므로 영상을 보여주며 삼킴장애에 대한 교육을 하는 것이 가장 효과적이다.
4) 뇌 손상으로 충동적인 성향이 있다고 해서 음식섭취를 제한 할 수는 없다. 치료사는 환자의 음식 섭취 속도가 삼킴장애가 발생하기 전보다 빨라졌는지에 대한 정보 수집이 필요하다.
5) 먹고 삼키는 속도가 너무 빠르다면 음식덩이를 삼키고 나서 인두에 음식 찌꺼기가 쌓이거나 기도로 들어갈 수 있다. 너무 느리게 먹거나 마시는 환자는 영양부족 및 영양실조의 위험이 있다.

답 ③

## 16. Rood 이론 중 촉진 기법에 해당 하는 것은?

1) 천천히 쓰다듬기
2) 지속적인 온도자극(10도)
3) 지속적인 신장
4) 가벼운 관절 압박
5) 높은 빈도의 진동

**해설**

| 자극 | 촉진기법 | |
|---|---|---|
| 촉각 | • 가볍게 접촉(쓰다듬기) | • 빠른 솔질 |
| 온도 | • 얼음을 접촉 | • 얼음 빠르게 문지르기 |
| 고유수용성 감각 | • 빠른 신장(stretching)<br>• 높은 빈도의 진동<br>• 공 같은 구형을 쥐어서 손가락 내재근 신장으로 어깨주위관절의 동시수축<br>• 무거운 관절 압박<br>• 저항 | |

답 ⑤

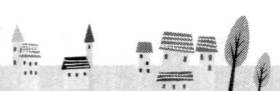

## 17. 다음 내용이 말하는 중추신경계 퇴행성 질환은?

> - 이 질환은 느리게 진행되며, 퇴행성 운동장애를 보이는 것이 특징이다.
> - 3가지 전형적인 증상은 떨림, 강직, 운동완만증이다.
> - 종종걸음, 가면얼굴, 구부정한 자세 등이 특징이다.

1) 파킨슨 병
2) 헌팅톤 병
3) 알츠하이머 병
4) 다발성 경화증
5) 근육위축가쪽경화증

**해설**
- 파킨슨 병은 성인에게 발생하는 가장 흔한 질병 중의 하나로 퇴행성 신경계 장애이다. 3가지 전형적인 증상은 떨림, 강직, 운동완만증이다.
- 임상 특징으로는 느리게 진행하며, 퇴행성 운동장애, 우울증, 비정상적인 자세, 운동못함증, 종종걸음, 가면얼굴 등이 있다.

답 ①

## 18. 다음의 특성을 가지는 치료법은 무엇인가?

> - 일상생활에서 비손상측의 사용을 제한하고 손상측의 사용을 촉진함
> - 손상측 손목의 폄각도 20°, 각 손가락 관절 폄각도 10°이상, 엄지의 벌림 10° 이상 가능하고 물건을 잡았다 놓을 수 있는 경우에만 적용가능 함

1) Rood
2) Bobath
3) PNF
4) CIMT
5) Brunnstrum

**해설** 강제유도운동치료(Constraint-Induced Movement Therapy : CIMT)
- 일상에서 비손상측을 주로 사용하게 되어 손상측의 기능을 더욱 악화시킴
- 일상생활에서 비손상측의 사용을 제한하고 손상측의 사용을 촉진함
- 손상측 손목의 폄 각도 20°, 각 손가락 관절 폄 각도 10° 이상, 엄지의 벌림 10° 이상 가능하고 물건을 잡았다 놓을 수 있는 경우에만 적용가능 함

답 ④

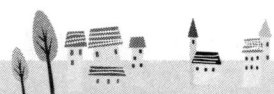

**19.** 다음은 어떤 메뉴버(maneuver)인가?

> • 의지적인 후두 올림과 식도 조임근의 개방 시간을 연장을 목적으로 함
> • 손가락으로 후두부를 촉지한 상태에서 음식을 삼키게 하고 후두 상승이 최대로 이루어진 시점에서 2초 정도 유지 하도록 함

1) Supraglottic swallow technique
2) Mendelsohn maneuver
3) Valsalva maneuver
4) Effortful swallow
5) Multiple swallow

**해설** 멘델슨메뉴버
• 의지적인 후두 올림과 식도 조임근의 개방 시간을 연장을 목적으로 함
• 손가락으로 후두부를 촉지한 상태에서 음식을 삼키게 하고 후두 상승이 최대로 이루어진 시점에서 2초 정도 유지 하도록 함
• 환자가 손가락을 사용하지 않고도 구강과 인두의 수축을 이용해 의지적으로 후두를 올리는 것을 배울 수 있다면, 손을 사용하지 않는 것이 좋다.

답 ②

**20.** 아래 내용이 말하는 척수손상 증후군은?

> 흉기에 찔리거나 총상과 같이 척수의 한쪽 면만 손상을 입었을 때 생긴다. 손상된 수준 이하 같은 쪽 운동기능마비, 고유감각의 소실, 반대쪽의 통증과 온도감각의 소실, 촉각이 소실된다.

1) 중앙척수증후군
2) Brown-Sequard 증후군
3) 앞척수증후군
4) 말총손상
5) 척수원뿔증후군

**해설** Brown-Sequard 증후군
흉기에 찔리거나 총상과 같이 척수의 한쪽 면만 손상을 입었을 때 생긴다. 손상된 수준 이하 같은 쪽 운동기능마비, 고유감각의 소실, 반대쪽의 통증과 온도감각의 소실, 촉각이 소실된다.

답 ②

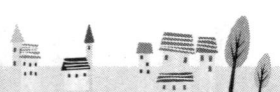

## 21.
집 주변의 위치를 떠올리며 약도를 그리고 타인에게 설명하는 활동의 목적으로 가장 알맞은 것은 무엇인가?

1) 계산능력 증진
2) 집중력 증진
3) 시간 지남력 증진
4) 장소 지남력 증진
5) 언어능력 증진

**해설** 집 주변의 위치를 떠올리며 약도를 그리고 타인에게 설명하기를 통하여 장소에 대한 지남력 능력을 향상시킬 수 있다

답 ④

## 22.
자율신경반사기능장애에 대한 내용으로 옳은 것은?

1) 가슴 7~9번 이상 수준의 척수손상 환자에게서 흔히 나타나는 현상이다.
2) 압박스타킹, 복대 사용을 하여야 한다.
3) 증상이 완화될 때까지 다리를 들어 올린 채로 등을 뒤로 기울어야 한다.
4) 혈압을 낮추기 위해 복대나 탄력 스타킹과 같은 조이는 것을 제거하고 기립자세를 취해야 한다.
5) 바로 누운 자세에서 앉는 자세를 하거나 너무 빨리 체위를 바꿀 때 문제가 생긴다.

**해설**
- 가슴 4~6번 이상 수준의 척수손상 클라이언트에게 흔히 나타나는 현상이다. 이는 방광팽창, 대변덩어리, 방광과민, 온도 및 통증의 자극, 내장의 팽만감과 같은 자극에 대한 반응으로 나타는 자율신경계의 반사활동이다.
- 자율신경반사기능장애가 발생 되었을 때 혈압을 낮추기 위해 복대나 탄력 스타킹과 같은 조이는 것을 제거하고 기립자세를 취해야한다. 소변이 잘 배설되는지 점검해야 하며, 혈압과 기타 증상을 정상 소견이 보일 때 까지 잘 점검해야 한다.

답 ④

## 23. 이동(transfer)할 때 환자 신체 자세의 원리에 대한 설명으로 옳은 것은?

1) 골반 유지(pelvic tilt) - 이동시 골반의 뒤쪽기울임(posterior pelvic tilt)을 유지하게 한다.
2) 균형(balance) - 의자차에서 침대로의 이동시 기립자세에서의 균형과는 다르므로 이동 훈련시 고려하지 않아도 된다.
3) 다리의 자세(Lower extremity positioning) - 환자의 발은 발목이 안정되게 바닥에 고정되어야 하며 무릎은 90° 굽힘해서 정렬되어야 한다.
4) 몸통 정렬(Trunk alignment) - 환자의 몸통 정렬이 오른쪽이나 왼쪽으로 치우쳐 있더라도 치료사의 힘으로 움직임을 보조하면 된다.
5) 체중이동(weight shifting) - 환자의 이동을 위해서는 환자의 엉덩이에 최대한 체중을 싣는다.

**해설**
1) 골반 유지(pelvic tilt) - 환자는 골반의 뒤쪽기울임(posterior pelvic tilt)을 보이기 때문에 치료사는 환자 신체의 중심이 앞쪽으로 움직이도록 하기 위해 약간 앞쪽으로 골반을 기울이거나 중립자세를 하도록 지시하거나 보조한다.
2) 균형(balance) - 앉은 자세와 기립자세에서 균형을 잡지 못하면 이동하면서 넘어질 수 있으므로 환자의 균형을 확인하고 균형을 이루지 못하면 많은 보조가 필요할 것을 예측한다.
4) 몸통 정렬(Trunk alignment) - 환자의 몸통 정렬이 오른쪽이나 왼쪽으로 치우쳐 있으면 이동시 환자와 치료사 모두 균형을 잃고 넘어지게 된다. 환자가 이동전에 몸통 자세를 똑바로 유지하도록 지시하거나 신체적 보조를 해야 한다.
5) 체중이동(weight shifting) - 이동하기 위해서는 환자의 체중을 앞으로 이동하고, 엉덩이에 무게를 싣지 않는 것이 필요하다.

답 ③

## 24. 뇌졸중 후 신경행동의 손상에 회복과 교정적 치료 접근 방법으로 옳은 것은?

1) 하위상달식 접근
2) 일의 반복되는 실행
3) 상위하달식 접근
4) 무손상기술 훈련 강조
5) 환자를 이끄는 보상 전략

**해설** 회복과 교정적 치료 접근
- 구성요소 기술의 회복
- 하위상달식 접근
- 특별한 손상
- 증후의 원인과 구성요소 강조의 목표
- 훈련의 이동을 취함
- 개선된 구성요소 수행을 취함은 증가된 기술의 결과를 줌
- 구성요소 손상에 의한 활동 선택

답 ①

## 25. 아래 내용에 해당하는 척수손상 환자 레벨은?

> • 손가락 외재근과 엄지 굽힘근을 포함하여 손 기능이 유의하게 향상되므로 손을 쥐는 훈련을 중점적으로 하게 된다. 갈퀴손 또는 내재근 마이너스 손의 형태로 물건을 잡을 수 있다.
> • 또한, 낮은 곳에서 높은 곳으로 이동 훈련을 할 수도 있다.

1) C4  2) C5  3) C6
4) C7  5) C8

**해설** 손가락 외재근과 엄지 굽힘근을 포함하여 손 기능이 유의하게 향상되므로 손을 쥐는 훈련을 중점적으로 하게 된다. C8번 손상환자는 중수지관절의 폄과 근위 및 원위지절의 굽힘으로 물건을 잡을 수 있다. 이러한 자세를 갈퀴손 또는 내재근 마이너스 손이라고 한다. 또한, 낮은 곳에서 높은 곳으로 이동 훈련을 할 수도 있다.

답 ⑤

## 26. 다음은 척수손상의 합병증에 대한 내용이다. 알맞은 것은?

1) 욕창 초기에 피부는 붉다가 이후에는 창백해진다.
2) 낮은 수준의 손상 일수록 폐활량의 감소가 크다.
3) 기립성 저혈압이 발생하면 환자를 빨리 기댈 수 있게 하고 만약 의자차에 앉아 있다면 증상이 완화 될 때까지 다리를 내린 채로 등을 기울여야 한다.
4) 자율신경반사 부전증은 등뼈 10~12번 수준의 척수손상 환자에게서 흔히 나타나는 현상이며, 증상은 두통, 불안, 발한, 안면홍조, 오한, 비강울혈(nasal congestion), 발작적 고혈압과 서맥이다.
5) 딴곳뼈되기는 비정상적인 해부학적 위치에 뼈가 생기는 것으로 이것은 주로 엉덩관절 또는 무릎관절 주변 근육에 생기며 때로 팔꿈관절이나 어깨관절에서도 생길 수 있다고 보고 된 바 있다.

**해설**
1) 욕창 초기에 피부는 창백하다가 이후 에는 붉어지거나 더 이상 창백하지 않다.
2) 높은 수준의 목뼈 손상이나 등뼈 손상 일수록 폐활량의 감소가 크다.
3) 기립성저혈압이 발생하면 환자를 빨리 기댈 수 있게 하고 만약 의자차에 앉아 있다면 증상이 완화 될 때까지 다리를 올린 채로 등을 기울여야 한다.
4) 자율신경반사 부전증은 등뼈 4~6번 수준의 척수손상 환자에게서 흔히 나타나는 현상이며, 증상은 두통, 불안, 발한, 안면홍조, 오한, 비강울혈(nasal congestion), 발작적 고혈압과 서맥이다.

답 ⑤

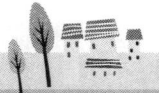
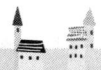

## 27. 다음에 설명하는 환자의 ASIA Scale로 옳은 것은?

환자는 C6 손상으로 손목의 움직임이 없지만 아래팔의 바깥쪽 부분과 엄지손가락과 두 번째 손가락에 찌르는 듯 한 통증은 느낀다고 한다.

1) ASIA A  2) ASIA B  3) ASIA C
4) ASIA D  5) ASIA E

**해설**

| ASIA A | 완전손상, 감각, 운동기능이 없다. |
| --- | --- |
| ASIA B | 불완전손상, 운동기능은 없고, 감각기능 존재 |
| ASIA C | 불완전 손상, 감각, 운동기능 존재, 주요 근육 F 미만 |
| ASIA D | 불완전 손상, 감각, 운동기능 존재, 주요 근육 F 이상 |
| ASIA E | 운동, 감각기능 정상 |

답 ②

## 28. 척수손상의 주요근육(key muscle)에 대한 설명이다. 옳은 것은?

1) 주요근육은 총 10가지로 팔 근육은 C4~C8의 근력을 평가한다.
2) 다리 근육은 L1~L5까지 측정한다.
3) C5의 key muscle은 triceps brachii이다.
4) L2의 key muscle은 iliopsoas muscle이다.
5) C7의 key muscle은 Extensor carpi radialis이다.

**해설**
1) 주요근육은 총 10가지로 팔 근육은 C5~T1의 근력을 평가한다.
2) 다리 근육은 L2~S1까지 측정한다.
3) C5의 key muscle은 biceps brachii이다.
5) C7의 key muscle은 triceps brachii이다.

답 ④

**29.** 척수 손상의 주요 근육(key muscles)의 지배신경과 근육이 알맞게 짝지어진 것은?

1) C5 - Wrist Extensors
2) C6 - Finger Abductors
3) C7 - Elbow Extensors
4) C8 - Finger Abductors
5) T1 - Elbow Flexors

> **해설** Upper key muscle
> C5 : Elbow flexors – biceps brachii
> C6 : Wirst extensors – extensor carpi radialis longus
> C7 : Elbow extensors – triceps brachii
> C8 : Finger flexors – Flexor digitorum profundus
> T1 : Finger abductors – abductor digiti minimi
>
> 답 ③

**30.** 척수손상 환자의 level별 가능한 움직임에 대한 내용으로 옳은 것은?

1) C5 - elbow extention
2) C6 - wrist flexion
3) C7 - elbow extention
4) C8 - finger extention
5) T1 - finger adduction

> **해설** 1) C5 – elbow flexion
> 2) C6 – wrist extention
> 3) C7 – elbow extention
> 4) C8 – finger flexion
> 5) T1 – finger abduction
>
> 답 ③

## 31.

C8 목뼈 손상으로 인해 사지마비가 된 한OO씨는 ASIA C 판정을 받았다. 모든 유형의 옷을 혼자 입지는 못하지만, 단추나 지퍼가 없는 상의를 입을 때 시간은 많이 지연 되나 보조도구와 타인의 도움 없이 혼자서 입을 수 있다. 한OO씨의 MBI 점수와 SCIM 점수로 올바르게 짝지어진 것은?

1) MBI - 5, SCIM - 2
2) MBI - 5, SCIM - 3
3) MBI - 8, SCIM - 3
4) MBI - 10, SCIM - 3
5) MBI - 10, SCIM - 4

| 해설 | | |
|---|---|---|
| | 8점 | 여밈장치 이용 시 최소한의 보조가 필요(단추, 지퍼, 브래지어 채우기, 신발 끈 묶기) 시작 시 보조가 필요하지만 혼자 입고 벗기가 가능함 |
| | SCIM | |
| | 3점 | 단추, 지퍼, 끈이 없는 옷은 보조도구와 환경 개조 없이 혼자 입고 벗을 수 있으나 단추, 지퍼, 끈이 달린 옷을 착탈의 할 때는 도움이나 보조도구 환경 개조가 필요 |

답 ③

## 32.

경수 손상의 작업치료 목표에 대한 내용이다. 옳은 것은?

1) 잔존 근력의 유지, 증가 - 잔존 최하위 수준의 근력을 주로 훈련하며, 그보다 상위의 근력은 훈련하지 않아도 된다.
2) 관절가동범위 유지 확대, 구축의 예방 - 엉덩관절이나 어깨관절 등의 큰 관절 보다는 손목, 발목 관절의 관절가동범위의 유지가 중요하다.
3) 팔 기능의 재교육 - 경수 손상의 팔은 팔로서의 기능뿐만 아니라 다리나 몸통으로서의 역할도 수행하고 있음
4) 주거환경 조정 - 동거나 타인의 보조보다는 독립적으로 생활 할 수 있도록 함
5) 신체 지구력의 증가 - 호흡, 순환, 자율 신경 장애는 전체적인 지구력에 큰 영향을 미치지 않는다.

해설
1) 잔존 근력의 유지, 증가 - 잔존 최하위 수준의 근력을 주로 훈련하며, 그보다 상위의 근력증가도 중요함
2) 관절가동범위 유지 확대, 구축의 예방 - 엉덩관절이나 어깨관절 등의 큰 관절의 관절가동범위의 유지가 중요함
4) 주거환경 조정 - 혼자서 지내기보다도 동거하는 경우가 대부분이며, 보조하는 경우도 필요함
5) 신체 지구력의 증가 - 호흡, 순환, 자율 신경 장애등의 영향으로 전체적인 지구력도 감소함

답 ③

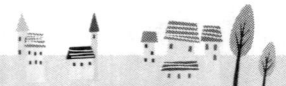

## 33. 외상성 뇌손상 환자의 침상 자세로 옳은 것은?

1) 머리 - 베게 없이 중립 자세를 유지
2) 견갑대 - 약간의 견관절 굴곡, 과도한 내전 방지
3) 상완 - 굽힘
4) 전완 - 신전
5) 손목과 손가락 - 굽힘

> 해설
> • 머리 - 베게 이용하여 중립 자세를 유지
> • 견갑대 - 약간의 견관절 굴곡, 과도한 내전 방지
> • 상완 - 신전
> • 전완 - 중립 자세
> • 손목과 손가락 - 신전
> • 대퇴부 - 과도한 내전 방지, 약간의 슬관절 굴곡
> • 발 - foot drop이 되지 않도록 방지

답 ②

## 34. 아래 내용이 말하는 Rancho Los Amigos의 단계는?

> 일상과제를 적절히 수행하지만 타인의 요구와 관점을 알아차리거나 계획을 수립하는데 있어서 도움을 필요로 하는 미세한 장애

1) Ⅲ
2) Ⅴ
3) Ⅵ
4) Ⅶ
5) Ⅷ

> 해설
> Ⅰ : 무반응 : 어떤 자극에도 반응이 없음
> Ⅱ : 일반적 반응 : 자극에 대해 지속적이지 못하고 목적 없는 반응
> Ⅲ : 국소적 반응 : 자극에 대해 구체적이지만 지속적이지 못한 반응
> Ⅳ : 혼돈 - 흥분 반응 : 심각하게 흥분되고 고조된 반응, 공격적 일 수 있음.
> Ⅴ : 혼돈 - 부적절 반응 : 간단한 시지에 반응을 보이지만 복잡한 지시에는 혼돈된 양상
> Ⅵ : 혼돈 - 적절 반응 : 보다 목표 지향적인 반응이 나타나지만 지시 필요
> Ⅶ : 자동 - 적절 반응 : 일상과제를 자동적으로 완수하지만 로봇같이 반응하며 판단 및 문제해결은 부족하다.
> Ⅷ : 목적적인 - 적절 반응 : 일상과제를 적절히 수행하지만 타인의 요구와 관점을 알아차리거나 계획을 수립하는데 있어서 도움을 필요로 하는 미세한 장애가 보인다.
> Ⅸ : 목적적인 - 적절 반응 : 일상과제를 효율적으로 수행하나 문제를 예견하고 수행을 완성하는데 있어 전반적인 암시 필요하다.
> Ⅹ : 목적적인-적절 반응 : 다양한 과제들에 적절히 반응하나 시간의 지연이 보이고 일시적인 차단이 필요하다.

답 ⑤

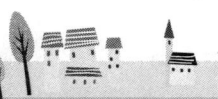

## 35. 척수손상환자의 미끄럼판(sliding board)을 이용한 이동과정(transfer)에 대한 설명이다. 알맞은 순서로 나열된 것은?

> 가. 브레이크를 잠그고, 옮기고자 하는 방향의 의자차 팔받침을 제거한다.
> 나. 환자는 한 손은 의자에, 다른 한 손은 의자차의 좌석 위나 팔걸이에 둔다.
> 다. 미끄럼판을 의자차와 의자 사이에 걸쳐 놓는다.
> 라. 발받침을 모두 위로 올린다.
> 마. 상지의 무게를 이동하는 쪽으로 향하게 하고 미끄럼판을 따라 움직이도록 한다.

1) 가 - 나 - 다 - 라 - 마
2) 가 - 라 - 다 - 나 - 마
3) 가 - 다 - 라 - 나 - 마
4) 나 - 다 - 가 - 라 - 마
5) 가 - 나 - 라 - 다 - 마

**해설** 독립적 미끄럼판 이동(의자차 → 의자)
1) 옮기고자 하는 방향이 강한 측으로 위치한다.
2) 브레이크를 잠그고, 옮기고자 하는 방향의 의자차 팔받침을 제거한다.
3) 발받침을 모두 위로 올린다.
4) 미끄럼판을 의자차와 의자 사이에 걸쳐 놓는다.
5) 미끄럼판의 한쪽 끝은 환자의 엉덩이 아래에 위치하게 하고 한쪽 끝은 이동하려고 하는 의자에 위치하게 한다.
6) 다리는 이동면에 가까이 둔다. 미끄럼판은 엉덩이와 무릎 사이의 허벅지 중앙에 놓는다.
7) 미끄럼판은 허벅지 아래에 고정시키고 환자가 이동하는 면에 고정시켜야 한다.
8) 환자는 한 손은 의자에, 다른 한손은 의자차의 좌석 위나 팔걸이에 둔다.
9) 환자는 앞으로 몸을 기울인다.
10) 환자는 상지의 무게를 이동하는 쪽으로 향하게 하고 균형은 미끄럼판을 따리 움직이도록 한다.

답 ②

## 36. 다음 보조도구의 이름은 무엇인가?

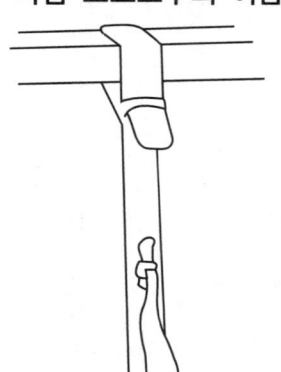

1) wrist strap
2) knee strap
3) monkey bar
4) button hook
5) sock cone

**해설** 그림은 knee strap이다.

답 ②

## 37. 다음은 어떤 질환의 증상인가?

- 상위운동신경과 하위운동신경의 신경학적인 퇴행성 질환
- 근위축이 먼쪽부분에서 몸쪽으로 점진적으로 진행
- 감각신경과 안구 근육, 방광 괄약근, 정신적인 기능은 손상되지 않음

1) 다발성경화증(MS)
2) 근육위축가쪽경화증(ALS)
3) 헌팅톤병(HD)
4) 파킨슨씨병(PD)
5) 치매(Dementia)

> **해설** 근육위축가쪽경화증(Amyotrophic Lateral Sclerosis)의 임상적 증상에 대한 내용이다.
>
> 답 ②

## 38. 길리안-바레 증후군에 대한 내용으로 옳은 것은?

1) 신경근 시냅스 또는 신경근 이음부에서의 화학적 전달에 문제가 생기는 가장 흔한 질환이다.
2) 초기 증상은 팔에서의 근약화와 감각변화이다.
3) 대부분 몸쪽에서 먼쪽으로 진행된다.
4) 호흡, 말하기, 삼키기, 혈압 또는 심박동에 문제는 없다
5) 자가 자동면역질환으로 그 원인이나 치료방법이 알려져 있지 않다.

> **해설**
> - 길리안-바레 증후군은 신경뿌리, 말초신경, 몇 개의 뇌신경을 포함하는 급성 염증상태이다.
> - 자가 자동면역질환으로 그 원인이나 치료방법이 알려져 있지 않다.
> - 초기증상은 대개 다리에서의 근 약화와 감각 변화이다. 양쪽 사지의 약화가 위쪽으로 빠르게 진행되는데, 대부분 먼쪽에서 몸쪽으로 진행된다.
> - 말초신경의 말이집이 손상되기 때문에 신경은 정보전달신호를 효과적으로 전달할 수 없다.
> - 말이집탈락이 계속되면서 클라이언트들은 호흡, 말하기, 삼키기, 혈압 또는 심박동에 문제를 경험할 수도 있다.
>
> 답 ⑤

## 39. 절단수술로 인하여 석고붕대로 고정하고 있는 환자에게 가장 적합한 운동은?

1) 신장 운동
2) 구심성 운동
3) 등척성 운동
4) 등장성 운동
5) 원심성 운동

**해설** 골절 고정기간의 치료
고정 외 관절운동, 등척성 운동

답 ③

## 40. 다음 중 백조목의 변형 형태로 올바른 것은?

1) DIP : hyper extention - PIP : flexion
2) DIP : extention - PIP : flexion
3) DIP : flexion - PIP : hyper extention
4) DIP : flexion - PIP : extention
5) DIP : hyper flexion - PIP : extention

**해설** 백조목 변형은 손가락 첫마디 관절의 과도한 펴기와 손가락 끝마디 관절의 굽힘이 특징이다.

답 ③

## 41. 백조목변형(swan neck deformity)과 관련이 있는 것은?

1) PIP jt. flexion
2) MP jt. extension
3) DIP jt. extension
4) MP jt. hyperextension
5) PIP jt. hyperextension

**해설** 백조목 변형 : MP jt. Flexion, PIP jt. Hyperextension, DIP jt. Flexion

답 ⑤

## 42. 다음은 누적외상 장애의 기능적인 등급이다. 설명에 알맞은 등급을 고르시오.

> • 작업 중 한군데 이상에서 통증이 유발된다.
> • 활동을 멈춘 후에도 통증이 지속된다.
> • 생산성에 영향을 받으며 일을 지속하기 위하여 자주 휴식하여야한다.
> • 일이 아닌 다른 활동에도 영향을 받는다.
> • 근력저하, 조절력과 기민성의 저하, 따끔거림, 저림 등의 객관적인 증상이 나타난다.
> • 잠재적이거나 활동적인 통증이 있다.

1) Grade Ⅰ
2) Grade Ⅱ
3) Grade Ⅲ
4) Grade Ⅳ
5) Grade Ⅴ

**해설** Grade Ⅲ
• 작업중 한군데 이상에서 통증이 유발된다.
• 활동을 멈춘 후에도 통증이 지속된다.
• 생산성에 영향을 받으며 일을 지속하기 위하여 자주 휴식하여야한다.
• 일이 아닌 다른 활동에도 영향을 받는다
• 근력저하, 조절력과 기민성의 저하, 따끔거림, 저림 등의 객관적인 증상이 나타난다.
• 잠재적이거나 활동적인 통증이 있다.

답 ③

## 43. 어떤 평가에 관한 설명인지 고르시오.

> • 손등을 서로 맞대고 눌러주어 손목을 완전히 구부림으로 수행
> • 정중신경분포(엄지, 검지, 네 번째 손가락의 중간과 노뼈부분)에서 울림을 호소함.

1) Phalen test
2) elbow flexion test
3) Tinel's sign
4) Roos test
5) 손목 압박검사

**해설** phalen test
손등을 서로 맞대고 눌러주어 손목을 완전히 구부림으로 수행되며 1분 안에 정중신경 부분에서 울림을 호소한다. 역 Phalen test는 기도자세로 시행된다.

답 ①

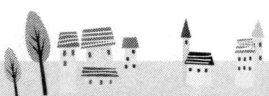

## 44. 다음 중 요통 환자를 위한 올바른 신체역학의 원칙은?

1) 허리를 사용하여 몸통을 비튼다.
2) 서둘러서 활동을 끝낸 뒤 휴식을 취한다.
3) 당기거나 밀기보다는 물건을 한 번에 든다.
4) 물건을 들 때는 허리를 피하고, 엉덩이와 무릎을 굽힌다.
5) 물건을 들어 올리 때는 손바닥보단 손가락을 이용한다.

> **해설** 요통 환자를 위한 신체역학의 원칙
> - 골반 전방 굴곡경사 유지되도록 한다.
> - 물체를 가능한 무게중심 가까이에 둔다.
> - 척추의 회전을 피한다.
> - 몸을 낮추거나, 일어설 때 엉덩관절을 사용한다.
> - 장기간 반복적인 활동 또는 정적인 자세를 피한다.
> - 휴식과 활동의 균형을 유지한다.
> - 지지면을 넓게 유지한다.
> - 적절한 운동을 유지한다.
> - 일을 급하게 처리하지 않고, 페이스 조절을 한다.

답 ④

## 45. 다음 중 화상 환자의 급성기 치료로 옳은 것은?

1) 동적 보조기를 착용한다.
2) 변형을 막기 위해 바른 자세를 취한다.
3) 부종감소와 감염예방을 위해 strap 사용한다.
4) 부종예방을 위해 심장보다 낮은 곳에 화상부위를 둔다.
5) 스플린트는 손목 30° 신전, 중수지절관절 50~70° 굴곡, 지절관절 30° 굴곡을 유지시키도록 한다.

> **해설** 화상환자 급성기 재활 목표
> - Preventive positioning : 부종 감소, 변형 방지를 위해 적절한 자세를 취해준다.
> - Splinting : 손목과 손의 각도에 유념하여 제작한다.
> - ADL : 독립성 증진을 위한 보조도구 사용한다.
> - Therapeutic exercise/Activity tolerance : ROM 및 근력 유지 시키도록 하고, 적응 할 수 있을 정도로 활동의 양 증가시켜 나간다.
> - Client education : 주요 목표는 결국 작업 수행에 있음을 강조한다.

답 ②

## 46. 다음 설명한 단계를 고르시오.

- 서있는 동안 균형을 유지하기위해 바닥에 발가락만 닿는다.
- 체중의 90%는 아직 정상 쪽 다리에 준다.
- 클라이언트에게는 발밑에 계란이 있는 것처럼 상상하라고 말한다.

1) NWB  2) TTWB  3) PWB
4) WBA  5) FWB

**해설** TTWB는 발가락으로 체중지지, 서있는 동안 균형을 유지하기 위해 바닥에 발가락만 닿는다. 체중의 90%는 아직 정상 쪽 다리에 준다. 클라이언트에게는 발밑에 계란이 있는 것처럼 상상하라고 말한다.

답 ②

## 47. 다음은 허리통증에 중재이다. 다음 설명에 맞는 중재를 고르시오.

- 이것에 대한 개념적 지식은 등 안정화를 위해 중요함.
- 등을 곧게 유지하는 것, 허리굽히기, 비틀기 피하기, 좋은 자세 유지하기, 몸에 밀착해서 물체 옮기기, 넓은 지지면 이용하기, 안전한 수행을 위해 다리 들어올리기를 포함.
- 이러한 예를 통해 클라이언트는 척추 중립을 유지하면서 도는 방법을 훈련받아야함.
- 예로 작은 발판을 사용하거나 선반의 문을 열고 선반 안쪽 바닥에 발을 올려 놓기

1) 신체 역학
2) 인간공학
3) 클라이언트 교육
4) 근력과 지구력증진을 위한 작업
5) 스트레스 감소와 대처방안을 위한 전략

**해설** 신체역학
- 이것에 대한 개념적 지식은 등 안정화를 위해 중요함
- 등을 곧게 유지하는 것, 허리굽히기, 비틀기 피하기, 좋은 자세 유지하기, 몸에 밀착해서 물체 옮기기, 넓은 지지면 이용하기, 안전한 수행을 위해 다리 들어올리기를 포함
- 이러한 예를 통해 클라이언트는 척추 중립을 유지하면서 도는 방법을 훈련받아야 함
- 예로 작은 발판을 사용하거나 선반의 문을 열고 선반 안쪽 바닥에 발을 올려 놓기

답 ①

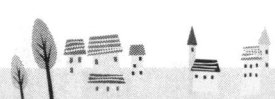

## 48. 다음 빈칸에 들어갈 말로 옳은 것은?

> 외재적 굽힘근(extrinsic flexor)의 긴장이 있는 경우, MP joint를 신전시키면 IP joint는
> (       ) 자세로 된다.

1) 폄
2) 굽힘
3) 벌림
4) 모음
5) 회전

**해설** 외재적 굽힘근(extrinsic flexor)의 긴장이 있는 경우 MP joint를 펴면 IP joint는 굽힘 자세로 된다.

답 ②

## 49. 허리통증을 감소 시키기 위해 사용하는 방법 중 가장 적절한 것을 고르시오.

1) 샤워할 때에 욕조를 사용한다.
2) 옷 입을 때에 서서 양말 또는 구두 등을 신는다.
3) 침대에서 구를 때 통나무 굴리기를 사용한다.
4) 면도나 세수를 하는 동안 클라이언트는 몸을 앞으로 구부려 사용한다.
5) 의자를 사용할 때 푹신하고 높은 의자를 사용한다.

**해설**
1) 샤워할 때 욕조 보다는 샤워실을 이용한다. 욕조는 출입할 때 더 어렵다.
2) 옷 입을 때 등을 곧게 세워서 앉거나 침대에 누워서 옷을 당겨 입는다. 앞으로 구부리는 행동은 허리에 부담을 줄 수 있다.
4) 세면대 사용할 때에 무릎을 약간 구부리고 세면대를 손으로 지지하여 사용하는 것이 좋다.
5) 의자를 사용할 때 너무 낮지 않은 팔걸이 의자를 사용한다. 또 푹신한 의자보다는 약간 딱딱한 의자가 더욱 좋다.

답 ③

## 50. 골절 치료에 있어 체중지지 제한의 단계를 순서대로 정렬한 것은?

> 가. 부분적인 체중 지지(PWB)
> 나. 전체 체중 지지(FWB)
> 다. 비체중 지지(NWB)
> 라. 체중지지의 지구력(WBAT)
> 마. 발가락으로 체중지지(TTWB)

1) 가 - 나 - 다 - 라 - 마
2) 가 - 나 - 다 - 마 - 라
3) 나 - 가 - 마 - 라 - 다
4) 다 - 마 - 가 - 라 - 나
5) 다 - 마 - 가 - 나 - 라

**해설** 체중지지 제한
- 비체중 지지(NWB)
- 발가락으로 체중지지(TTWB)
- 부분적인 체중 지지(PWB)
- 체중지지의 지구력(WBAT)
- 전체 체중 지지(FWB)

답 ④

## 51. 화상후 신체 변형 예방자세로 옳은 것을 고르시오.

1) 목 - 약간 굽힘 시킨 상태로 비손상 부위로 고개 돌리기
2) 흉부와 복부 - 몸통의 굽힘, 어깨의 앞당김
3) 겨드랑이 - 어깨관절의 모음
4) 팔꿈치와 아래팔 - 팔꿈치 굽힘, 아래팔은 중립
5) 손목과 손 - 손목의 30도폄, 엄지손가락의 벌림과 폄, 손허리손가락관절의 50~70도 굽힘, 손가락뼈사이관절 폄

**해설** 
1) 목 - 약간 폄시킨 상태로 중립위치
2) 흉부와 복부 - 몸통의 폄, 어깨의 뒷당김
3) 겨드랑이- 어깨관절의 90~100 도 벌림
4) 팔꿈치와 아래팔 - 팔꿈치 폄, 아래팔은 중립

답 ⑤

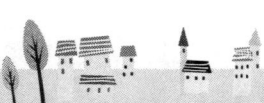

## 52. Liquids levels 중 삼키기 힘든 순서를 알맞게 나열한 것은?

> 가. Thick liquids
> 나. semi-thick liquids
> 다. Thin liquids

1) 가 - 나 - 다
2) 가 - 다 - 나
3) 나 - 가 - 다
4) 나 - 다 - 가
5) 다 - 나 - 가

**해설** liquids levels 중 삼키기 힘든 순서
• 삼키기 힘든 순서는 고체 형태가 가장 쉽고, 물 형태가 가장 어렵다.
1) Thin liquids - 물, 커피, 차 등
2) semi-thick liquids - 생 토마토 주스, 생 사과 주스, 요거트 등
3) Thick liquids - 죽, 으깬 바나나 등

답 ⑤

## 53. 다음이 설명한 것에 대한 가장 적절한 것을 고르시오.

> • 신경조직으로 된 작은 공 모양을 이루며 잔여사지의 말단부로 뻗어나가는 축삭이 자라나며 발달
> • 반흔조직이나 피부에 유착되어 있으면 반복되는 압력에 통증이 유발
> • 잔여사지 말단부에 1~2인치 발생

1) 신경종
2) 환상사지
3) 환상감각
4) 부종
5) 뼈돌기의 형성

**해설** 신경종
• 신경조직으로 된 작은 공 모양을 이루며 잔여사지의 말단부로 뻗어나가는 축삭이 자라나며 발달
• 반흔조직이나 피부에 유착되어 있으면 반복되는 압력에 통증이 유발
• 잔여사지 말단부에 1~2인치 발생
• 국소마취 주사나 초음파치료.

답 ①

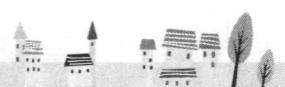

## 54. 다음은 화상환자의 치료법 중 무엇에 대한 설명인가?

- 화상의 상흔이 구축 변형되는 것을 예방하기 위해 시행
- 구축을 제거하는 외과적인 수술을 통해 관절가동범위 유지하기 위해 시행
- 상흔의 구축을 예방하고 약한 관절, 힘줄, 혈관 등을 보호하기 위해 시행

1) 스플린트　　　　2) 대조욕　　　　3) 초음파치료
4) CPR　　　　　　5) 드레싱

**해설**　스플린트
- 화상의 상흔이 구축 변형되는 것을 예방하기 위해 시행
- 구축을 제거하는 외과적인 수술을 통해 관절가동범위 유지하기 위해 시행
- 상흔의 구축을 예방하고 약한 관절, 힘줄, 혈관 등을 보호하기 위해 시행

답 ①

## 55. 환각, 환청, 감정장애, 현실도피의 증상을 나타내는 정신장애는?

1) 우울증
2) 히스테리
3) 강박장애
4) 불안장애
5) 정신분열증

**해설**　뇌의 기질적 이상은 없는 상태에서 사고, 정동, 지각, 행동 등 인격의 여러측면에 장애를 초래하는 뇌기능장애로 발생빈도가 높고, 젊은 청년기에 주로 발병. 정신분열증은 증상이 6개월 이상이어야 진단 가능
- 주요증상 : 연상장애, 정동장애, 자폐증, 양가감정, 망상, 환각

답 ⑤

**56.** 다음 설명으로 올바르게 연결된 것을 고르시오.

> ⓐ Axis Ⅰ
> ⓑ Axis Ⅱ
> ⓒ Axis Ⅲ
> ⓓ Axis Ⅳ
> ⓔ Axis Ⅴ
> ㉠ 성격장애, 정신지체
> ㉡ 일반적인 의학적 질병
> ㉢ 심리사회적, 환경적 문제들
> ㉣ 임상적 주의의 초점이 되는 임상적 장애나 다른 요인들
> ㉤ 전반적 기능상태의 평가(GAF)

1) ⓐ Axis Ⅰ - ㉡ 일반적인 의학적 질병
2) ⓐ Axis Ⅰ - ㉠ 성격장애, 정신지체
3) ⓒ Axis Ⅲ - ㉤ 전반적 기능상태의 평가(GAF)
4) ⓔ Axis Ⅴ - ㉣ 임상적 주의의 초점이 되는 임상적 장애나 다른 요인들
5) ⓓ Axis Ⅳ - ㉢ 심리사회적, 환경적 문제들

**해설**
ⓐ Axis Ⅰ - ㉣ 임상적 주의의 초점이 되는 임상적 장애나 다른 요인들
ⓑ Axis Ⅱ - ㉠ 성격장애, 정신지체
ⓒ Axis Ⅲ - ㉡ 일반적인 의학적 질병
ⓓ Axis Ⅳ - ㉢ 심리사회적, 환경적 문제들

답 ⑤

## 57. 다음 설명에 옳은 것을 고르시오.

> • 각성 및 인신력의 저하, 사고의 와해, 기억력손상, 지리멸렬한 말하기, 증상의 반복적인 재발, 명확한 생리학적 원인이 나타남.
> • 급성뇌증후군의 일반적 증상으로 급성때 나타남.

1) 섬망
2) 치매
3) 기억상실
4) 주의력결핍 및 파괴적 행동장애
5) 양극성 장애

**해설**
• 급성 뇌 증후군의 일반적인 급성기 증상
• 각성 및 인신력의 저하, 사고의 와해, 기억력손상, 지리멸렬한 말하기, 증상의 반복적인재발, 명확한 생리학적원인이 나타남
• 회복 후 그동안의 일을 잘 기억하지 못하나, 꿈 같다고 회상하기도 함.

답 ①

## 58. 우울증 환자의 작업치료 방법으로 옳은 것은?

1) 오전 중에 작업을 몰아서 실시한다.
2) 그룹 작업치료를 적극적으로 실시한다.
3) 작업에 집중할 수 있는 환경을 만든다.
4) 작업 과정이 많고 복잡한 종목을 선택한다.
5) 작업 시간은 환자가 가능한 길게 잡는다.

**해설** 우울증 환자의 작업치료
• 작업 활동 선택기준 : 실패감을 주지 않는 활동, 작업과정이 명확한 작업, 정적이며 느긋한 속도의 활동, 병전 익숙했던 활동은 이용하지 않음, 생산적, 실용적 비경쟁적인 활동
• 지도법, 대응 : 환자에게 실패를 주지 않기, 언동에 특별히 주의, 명확하게 지지하기, 쉬운 격려나 칭찬하지 않기, 질문에 모호한 대답하지 않기
• 우울증에 대한 대응: 환자가 기본이 되는 환경설정이 필요함. 작업시간은 오전시간을 피하여 오후시간을 설정하는 편이 좋으며 복잡한 과정의 작업이나 집단작업치료는 피로감을 증가시키고 우울증 상태를 조정할 가능성이 있음

답 ③

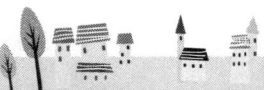

## 59. 다음은 무엇에 대한 설명으로 옳은 것은?

> 숨을 가쁘게 쉬고 심박동이 증가하며 현기증과 어지러움을 느낀다. 이런 상태를 벗어난 후에도 다시 또 그런 상태가 올 것에 대한 두려움 때문에 일반적으로 불안한 상태가 계속된다.

1) 공포증(phobic)
2) 공황장애(panic disorder)
3) 강박장애(obsessive-compulsive disorder)
4) 외상 후 스트레스성장애(post traumatic stress disorder)
5) 범 불안장애(generalized anxiety disorder)

**해설** 공황장애는 예상하지 못한 공항상태가 반복적으로 일어나는 것으로, 숨을 가쁘게 쉬고 심박동이 증가하며 현기증과 어지러움을 느낀다. 이런 상태를 벗어난 후에도 환자는 또 공황상태가 올 것에 대한 두려움 때문에 일반적으로 불안한 상태가 계속된다.

답 ②

## 60. 강박장애 환자의 작업치료로 확인행위가 나타날 때, 작업치료사의 대응으로 옳은 것은?

1) 작업을 중단시킨다.
2) 행위를 잘 관찰한다.
3) 작업치료 활동을 변경한다.
4) 그날의 작업치료를 중지한다.
5) 행위를 그만두도록 이야기한다.

**해설** 강박장애의 치료
- 치료지침을 세울 때 환자의 상태나 의향과 치료자의 목적이 서로 잘 의논되어야 한다.
- 대화 시 환자의 강박적인 질문에 말려들지 말아야 함
- 의사는 확인하는 식의 대화를 피한다.
- 필요에 따라 입원치료와 전기충격요법을 권장하기도 한다.
- 약물치료와 행동치료(노출 및 반응제어) 또는 그 병용이 가장 효과적이다.

답 ③

## 61. 다음은 어떤 모임에 대한 설명인가?

> 1935년에 세워진 모임으로 술을 절제하고 그 상태를 유지할 수 있도록 돕는 것을 목적으로 하는 자조집단이다.

1) 알코올 중독자 모임
2) 마약 중독자 모임
3) 코카인 중독자 모임
4) 채무자 모임
5) 과식자 모임

**해설** 알코올 중독자 모임(Alcoholics Anonymous : AA)
알코올 중독자들이 술을 절제하고 그 상태를 유지할 수 있도록 돕는 것을 목적으로 하는 자조집단이다. 1935년에 세워진 알코올 중독자 모임은 전적으로 회원의 기부로 운영된다.

답 ①

## 62. 다음 중 치매에 대한 설명으로 바른 것은?

1) 초기에는 의식수준장애가 없다.
2) 급성으로 빠르게 발병한다.
3) 의식수준이 흐리다.
4) 각성수준이 혼미하다.
5) 경과가 가역적이다.

**해설** 섬망과 치매의 감별

| 섬 망 | 치 매 |
| --- | --- |
| 급성, 빠른발병 | 만성적, 점진적 발병 |
| 의식수준 흐림 | 초기에는 의식수준장애 없음 |
| 격정, 혼미 | 각성 수준은 정상 |
| 흔히 경과가 가역적임 | 대개 진행성이며 황폐화 |

답 ①

## 63. 다음 중 올바른 것을 고르시오.

1) 조증 진단 시에 1개 이상의 주요 조증 증상이 2주 이상 지속될 때 진단이 내려진다.
2) 양극성 Ⅱ장애는 일차적으로 우울증을 가지고 있으면서 적어도 한번의 경조증 삽화가 있을 때 진단한다.
3) 불안장애에는 울증이 포함된다.
4) 강박사고는 강박적인 사고가 반복적인 행동으로 나타나는 것을 말한다.
5) 강박장애는 원하지 않는 생각이나 충동적 사고를 사라지게 하려고 시도해도 잘 되지않는다.

> **해설**
> 1) 울증 진단 시에 1개 이상의 주요 조울증 증상이 2주 이상 지속될 때 진단이 내려진다.
> 3) 불안장애에는 공항장애, 공포증, 강박장애, 외상 후 스트레스성 장애가 있다.
> 4) 강박사고는 원하지 않는 생각이나 충동적 사고를 사라지게 하려고 시도해도 잘 되지 않는다.
> 5) 강박장애는 강박적인 사고가 반복적인 행동으로 나타나는 것을 말한다.

답 ②

## 64. 다음 중 알츠하이머병 치매의 작업 시 중재 방법으로 옳은 것은?

1) 수행 시 틀리면 즉시 수정한다.
2) 동시에 많은 정보를 제공한다.
3) 환자가 피로해 보일 시 작업을 중지한다.
4) 새로운 활동을 습득할 수 있도록 제공한다.
5) 집중력 증진을 위해서 치료 시간은 최대한 길게 유지한다.

> **해설** 치매노인의 작업치료는 활동에 강제로 참여 시켜서는 안되며 수시로 격려하고 분명하고 간략한 지침을 통해 체계적으로 접근하여야 한다. 또한 변화가 있는 작업보다는 친숙하고 일관성 있는 형태의 작업이 좋다.

답 ③

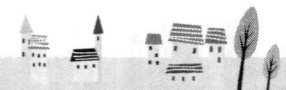

## 65. 다음 보기가 설명하고 있는 것은 알츠하이머병의 어느 진행단계의 특징에 대한 설명인가?

> 부정, 불안정한 감정 즉시 화를 내거나 적대감을 표시한다. 이의를 제기하는 상황에서 회피하거나 매우 수동적인 자세를 보이고, 편집증을 보일 수도 있다.

1) 1단계 : 매우 경하거나 경한 인지력 감퇴
2) 2단계 : 경함에서 중간정도의 감퇴
3) 3단계 : 중간부터 중간보다 심한 인지손상
4) 4단계 : 심한 인지력 감퇴와 중등도에서 심한 신체적 능력 감퇴
5) 5단계 : 매우 심한 인지력 감퇴

**해설** 보기는 2단계(경함에서 중간정도의 감퇴)에 대한 설명이다.
〈알츠하이머 병의 클라이언트 특징〉
- 1단계 : 자신을 조절하는 능력이 저하됨을 느끼며, 즉시 행동하는 능력이 떨어진다. 마찰이 생겼을 때 좀 더 흥분하고 적대시 한다.
- 2단계 : 부정, 불안정한 감정, 즉시 화를 내거나 적대감 표시, 이의를 제기하는 상황에서 회피하거나 매우 수동적인 자세를 보이고, 편집증을 보일 수도 있다.
- 3단계 : 감수성이 줄어들고, 무관심이 증가되며 수면장애, 반복행동, 적대행동, 편집증, 망상, 초조와 어떤 일에 당황했을 경우 난폭한 행동이 나올 수 있다.
- 4단계 : 기억상실이 심하게 되고 가족의 이름을 잊을 수 있으나 친숙한 사람의 이름은 인식한다. 주변의 친숙한 것조차도 혼란스러워 한다.

답 ②

## 66. 다음이 설명하는 질환은 무엇인가?

> - 발달하고 있는 뇌에 비진행적인 이상을 가진다.
> - 아동에게 신경, 운동 그리고 자세의 결손을 일으킨다.
> - 대표적인 원인으로는 저체중 미숙아이다.

1) 척주굽음증
2) 뇌성마비
3) 근육퇴행위축
4) 간질
5) 말초신경손상

**해설** 뇌성마비
- 발달하고 있는 뇌에 비진행적인 이상
- 아동에게 신경, 운동 그리고 자세의 결손을 일으킨다.
- 대표적인 원인으로는 미숙과 저체중이다.

답 ②

## 67. 뇌성마비 분류 중 심한 경직(Severe spasticity)에 해당되는 뇌성마비의 특징으로 옳은 것은?

1) 휴식, 수면 시에도 높은 긴장을 보인다.
2) 변화하고 상당히 낮은 근육 긴장이 관찰된다.
3) 비자발적 꿈틀거리는 움직임이 관찰된다.
4) 감소된 긴장 때문에 덜 활동적인 경우가 많다.
5) 근위부위를 안정화시킬 능력이 어느 정도 있다.

> **해설** 심한 경직(Severe spasticity)
> - 긴장의 질 : 심하게 증가된 긴장을 보인다(휴식, 수면 시에도 높은 긴장).
> - 긴장의 분포 : 사지마비, 하지만 양측마비 또는 대마비로 나타날 수 있다.
> - 움직임의 질 : 감소된 움직임, 자발적 및 비자발적 움직임, 상동적 움직임이 나타난다.
> - 반사와 반응 : 필연 원시반사(긍정적 지지, ATNR, STNR, 목 똑바로 세움), 보호반응, 균형 반응이 없는 경우가 많다.

답 ①

## 68. 긴장성 미로반사(Tonic labyrinthine reflex)의 양성반응으로 옳은 것은?

1) 머리를 돌린 쪽의 팔과 다리가 신전된다.
2) 양측 상지가 신전 또는 신전근의 긴장도가 증가된다.
3) 머리, 몸통, 팔, 다리의 신전이 불가능 하다.
4) 반대편의 상지나 신체의 다른 부위에 근긴장도가 증가한다.
5) 신전근의 긴장도가 이완되지 않는다.

> **해설** 긴장성 미로반사(Tonic labyrinthine reflex)
> - 검사자세 : 엎드려 누움, 머리를 중간에 위치한다.
> - 검사자극 : 엎드려 누운 자세를 유지한다.
> - 음성반응 : 굴곡근의 긴장의 증가가 없으며 머리, 몸통, 팔, 다리의 신전이 가능하다.
> - 양성반응 : 머리, 몸통, 팔 다리의 신전이 불가능 하다.

답 ③

## 69. 다음이 설명하는 것은 무엇인가?

> 사회적 상호작용과 의사소통 기술에 대한 심하고, 복잡한 장애, 그리고 상동행동, 상동 관심, 상동 활동을 특징으로 한다.

1) 뇌성마비
2) 뇌수종
3) 자폐
4) 지적장애
5) 학습장애

**해설** 자폐(Autism)
- 사회적 상호작용과 의사소통 기술에 대한 심하고, 복잡한 장애, 그리고 상동행동, 상동 관심, 상동 활동을 특징으로 한다.
- 발병은 일반적으로 3세 이전에 일어나며, 평생 지속된다.

답 ③

## 70. 다음이 설명하는 것은 무엇인가?

> 사회적 상호작용의 심각하게 부족하거나 유지 되고, 행동, 관심, 활동의 제한되고 반복적인 패턴을 가지고 있다. 언어 기술에 있어서 임상적으로 뚜렷한 지연을 나타내지 않는다.

1) 자폐
2) 아스퍼거 증후군
3) 레트 증후군
4) 학습장애
5) 감각통합장애

**해설** 아스퍼거 증후군(Asperger's syndrome)
사회적 상호작용의 심각하게 부족하거나 유지 되고, 행동, 관심, 활동의 제한되고 반복적인 패턴을 가지고 있다. 언어 기술에 있어서 임상적으로 뚜렷한 지연을 나타내지 않는다.

답 ②

## 71. 다음이 설명하는 질환은 무엇인가?

> 아동기 때 증상이 뚜렷하지만, 보통 청소년기를 걸쳐 지속되고 때로는 성인까지 지속되는 불분명한 원인의 이질 행동 장애이다. 과잉 행동, 주의력 결핍, 충동성이 특징이다.

1) 감각 통합 장애
2) 학습 장애
3) 주의력 결핍 과다 행동 장애
4) 전반적 발달 장애
5) 지적 장애

**해설** 주의력 결핍 과다 행동 장애(Attention deficit hyperactivity disorder)
아동기 때 증상이 뚜렷하지만, 보통 청소년기를 걸쳐 지속되고 때로는 성인까지 지속되는 불분명한 원인의 이질 행동 장애이다. 과잉 행동, 주의력 결핍, 충동성이 특징이다.

답 ③

## 72. 다음이 설명하는 질환은 무엇인가?

> 아동이 학교 과제를 정통하거나, 정보를 처리하거나, 효과적으로 의사소통하는 능력에 영향을 주는 문제의 집단을 말한다. 많은 경우, 특정 신경손상과 관련은 없다.

1) 자폐
2) 뇌성마비
3) 학습 장애
4) ADHD
5) 감각계 질환

**해설** 학습장애(Learning disabilities)
아동이 학교 과제를 정통하거나, 정보를 처리하거나, 효과적으로 의사소통하는 능력에 영향을 주는 문제의 집단을 말한다. 많은 경우, 특정 신경손상과 관련은 없다.

답 ③

## 73. 다음은 근 긴장도에 따른 뇌성마비의 분류 중 무엇인가?

> 비정상적으로 근긴장도의 동요와 불수의적 움직임을 주요 특징으로 하며 이로 인한 어깨 및 엉덩 관절의 근위부의 안정성이 부족을 초래한다. 지적수준이 높은 편이며 청각 및 언어장애를 동반하기도 한다.

1) 경직형 뇌성마비(Spastic type)
2) 무정위형 뇌성마비(Athetoid type)
3) 운동실조형 뇌성마비(Ataxic type)
4) 이완형 뇌성마비(Flaccidity type)
5) 양하지마비(Diplegia)

**해설** 무정위형 뇌성마비의 주요특징
비정상적으로 근긴장도의 동요와 불수의적 움직임을 주요 특징으로 하며 이로 인한 어깨 및 엉덩관절의 근위부의 안정성이 부족을 초래한다. 지적수준이 높은 편이며 청각 및 언어장애를 동반하기도 한다.

답 ②

## 74. 다음이 설명하는 질환은 무엇인가?

> 아동기의 근육 질환 중 가장 흔한 것이다. 근세포 표면과 내막의 생화학적 특징과 구조의 변화를 일으키며, 결과적으로 다양한 근육집단의 퇴행과 허약함, 장애, 기형, 그리고 때로는 사망을 일으킨다.

1) 뇌성마비
2) 근육퇴행위축
3) 학습장애
4) ADHD
5) 감각통합장애

**해설** 근육퇴행위축(Muscular dystrophies)
아동기의 근육 질환 중 가장 흔한 것이다. 근세포 표면과 내막의 생화학적 특징과 구조의 변화를 일으키며, 결과적으로 다양한 근육집단의 퇴행과 허약함, 장애, 기형, 그리고 때로는 사망을 일으킨다.

답 ②

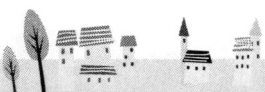

## 75. 지적장애의 분류 중 중도(Mild)에 대한 설명으로 옳은 것은?

1) IQ 50~69
2) 의사소통기술과 학습기술 습득 가능
3) 자조활동, 배변활동, 의사소통에서 심각한 어려움 지님
4) 6~9세의 지능수준
5) 지속적인 도움이 필요함

**해설** 중도의 경우 IQ 20~34이고, 3~6세의 지능수준이며 지속적인 도움이 필요하다.

답 ⑤

## 76. 바람직한 통합 교육과정의 결과에 대한 설명으로 옳은 것은?

1) 장애 아동들은 친구를 갖고 관계를 형성할 수 있다.
2) 장애 아동들은 유치원활동에만 참여한다.
3) 모든 아동들은 사람의 개인적 차이가 없다는 것을 알게 된다.
4) 모든 아동들은 다른 사람을 위한 배려를 배우지 못한다.
5) 장애 아동들은 자신의 최선의 능력을 일반 교육 과정안에서는 배우기 힘들다.

**해설** 통합 교육과정의 결과
- 장애 아동들은 학교, 유치원, 어린이집 활동에 모두 참여한다.
- 장애 아동들은 친구를 갖고 관계를 형성할 수 있다.
- 장애 아동들은 자신의 최선의 능력을 일반 교육 과정안에서 배우고 성취한다.
- 장애 아동들은 사회에서 가능한 만큼 최대한 참여한다.
- 모든 아동들은 사람의 개인적 차이를 인식하는 것을 배운다.
- 모든 아동들은 다른 사람을 위한 아량과 존중감을 배운다.

답 ①

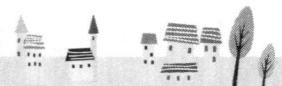

**77.** 학교 내 작업치료와 관련된 매뉴얼에서 교육과 관련된 수행과 중재에 대한 설명으로 가장 옳은 것은?

1) 글씨쓰기 교과목의 선택을 위해 상담은 상담사에게 맡긴다.
2) 책, 노트북, 책상, 할당된 숙제 등 짐 관리하기를 교육한다.
3) 불안 검사로 대처 전략을 제공한다.
4) 흥미 있는 레저 탐색하는 것 도와준다.
5) 학교에서 생산적인 작업에 참여하기를 훈련시키다.

> **해설** 학교 내 작업치료와 관련된 매뉴얼에서 교육과 관련된 수행과 중재
> 작업 수행 참여의 예
> - 교과 과정에 참여하는 것과 접근하기, 조직화 기술, 지시에 집중하기, 소근육 운동과 손기능, 글쓰기 / 서면 의사소통
> 
> 작업치료 중재의 예
> - 아동이 글씨 쓰기를 효과적으로 수행할 수 있도록 적절한 자세 취하기
> - 책, 노트북, 책상, 할당된 숙제 등 짐 관리하기
> - 작업 완수를 강화하기 위한 전략 제공하기
> - 교실에서 재료 사용과 소근육 기술을 증진 위한 활동, 손 안에서의 조작 기술을 제공하기
> - 글씨쓰기 교과목의 선택을 위해 상담하기
> - 편지 쓰기를 보조하기 위한 직접적인 서비스하기
> - 공학을 사용하는 것을 포함한 서면 의사소통을 완수하기 위해 변형된 환경 및 도구 제공하기
>
> 답 ②

**78.** 감각 반응과 지남력의 관계에서, 감각 방어에 대한 설명으로 옳은 것은?

1) 과잉 지남력이 특징이다.
2) 반응 저하가 특징이다.
3) 감각 등록 장애와 같은 의미를 가진다.
4) 지남력의 실패가 특징이다.
5) 최적의 각성을 가진다.

> **해설** 감각 반응과 지남력의 관계에서, 감각 등록 장애
> - 감각 등록 장애 : 지남력의 실패, 반응 저하
> - 감각 방어 : 과잉 지남력, 과잉 반응
>
> 답 ①

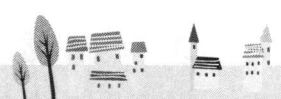

## 79. 다음은 놀이의 평가에 대한 설명이다. 알맞은 것은?

> 네 가지 영역의 검사로 구성되어 있고 검사연령도 0~6세이다. 0~3세 까지는 6개월 단위로 나누었고 3세 이후는 1년 단위로 나누었다. 특징은 자연스런 놀이 상황에서 치료사가 관찰을 통하여 검사하는 것이다. 아동이 또래들과 함께 친숙한 환경에서 놀이할 때 관찰하여 평가해야 한다.

1) 놀이력(Play history)
2) Top(Test of playfulness)
3) KPPS(The knox preschool play scale)
4) SFA(School function assessment)
5) Wee FIM

**해설** KPPS(The knox preschool play scale)
네 가지 영역의 검사로 구성되어 있고 검사연령도 0~6세이다. 0~3세 까지는 6개월 단위로 나누었고 3세 이후는 1년 단위로 나누었다. 특징은 자연스런 놀이 상황에서 치료사가 관찰을 통하여 검사하는 것이다. 아동이 또래들과 함께 친숙한 환경에서 놀이할 때 관찰하여 평가해야 한다. 실내와 실외에서 관찰하고 대개 시간은 2시간 30분 정도 소요되며 공간관리, 놀이감 관리, 가장/상징, 참여로 구성되어있다.

답 ③

## 80. 아동의 임상적 관찰 중 아래의 내용을 알기 위해 어떤 검사를 하면 되는가?

> 반대쪽 공간에 있는 물체에 닿거나 조작하기 위해 손을 사용할 때 발생하는 움직임. 이 경향은 전형적으로 걸음마 시기와 초기 아동기 동안 나타나며, 손의 우세성의 발달과 연관된다. 중심선 교차하기의 지연은 부적절한 우세손과 양측 통합과 관련된다.

1) Equilibrium reation
2) Crossing body midline
3) Muscle tone
4) Prone extension
5) Supine flexion

**해설** 신체 중심선 교차하기(Crossing body midline)
반대쪽 공간에 있는 물체에 닿거나 조작하기 위해 손을 사용할 때 발생하는 움직임. 이 경향은 전형적으로 걸음마 시기와 초기 아동기 동안 나타나며, 손의 우세성의 발달과 연관된다. 중심선 교차하기의 지연은 부적절한 우세손과 양측 통합과 관련된다.

답 ②

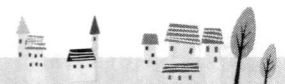

## 81. 혀로 음식덩이를 입의 뒤쪽으로 옮기면서 시작되며, 음식덩이를 경구개로 올려 짜기 위해서 혀를 올리는 단계로, 수의적이고 의식이 명확해야하는 단계는?

1) 구강 전단계
2) 구강 준비단계
3) 구강단계
4) 인두단계
5) 식도단계

> **해설**
> 1) 구강 전 단계 : 음식을 보고 손을 뻗어 입으로 가져가는 능력으로 혀와 아래턱을 이용하여 음식덩이가 될 때까지 규칙적으로 반복한다.
> 2) 구강단계 : 혀로 음식덩이를 입의 뒤쪽으로 옮기면서 시작된다. 음식덩이를 경구개로 올려 짜기 위해서 혀를 올린다. 수의적이고 의식이 명확해야 한다.
> 3) 인두단계 : 음식덩이가 혓바닥의 중앙과 앞쪽 목구멍을 지나 인두로 들어갈 때 시작되는 삼킴의 불수의적 매커니즘으로 삼킴반응이 유도된 후, 모든 음식덩이가 넘어갈 때 까지 계속된다.
> 4) 식도 단계 : 위쪽식도조임근을 통하여 음식덩이가 식도에 들어올 때 시작된다.
>
> 답 ③

## 82. 다음이 설명하는 모든 지역사회가 공통적으로 수행하는 주요 기능은 무엇인가?

> 모든 사회는 그 구성원들이 지켜야 할 법, 도덕, 규칙 등의 규범을 갖게 되는데, 이러한 규범을 준수하도록 하는 강제력이 결여된 경우 사회질서가 파괴되어 비행과 범죄가 만연하는 사회해체현상을 경험하게 될 것이다.

1) 생산, 분배, 소비의 기능
2) 사회화의 기능
3) 사회 통제의 기능
4) 사회 통합의 기능
5) 상부상조의 기능

> **해설** 사회 통제의 기능
> 모든 사회는 그 구성원들이 지켜야 할 법, 도덕, 규칙 등의 규범을 갖게 되는데, 이러한 규범을 준수하도록 하는 강제력이 결여된 경우 사회질서가 파괴되어 비행과 범죄가 만연하는 사회해체현상을 경험하게 될 것이다. 사회통제를 담당하는 일차적인 기관은 정부이다.
>
> 답 ③

## 83. 다음이 설명하는 것은 지역사회 중심 실행의 용어 중 무엇에 해당하는 것인가?

> 건강에 도움이 되는 행동을 위한 교육, 사회, 환경의 결합

1) 건강(Health)
2) 지역사회(Community)
3) 지역사회 중심 재활(Community - Based Rehabilitation)
4) 지역사회 중심 서비스(Community - Based Service)
5) 지역사회 건강 증진(Community Health Promotion)

**해설** 지역사회 건강 증진(Community Health Promotion)
"건강에 도움이 되는 행동을 위한 교육, 사회, 환경의 결합"으로 규정지을 수 있다.

답 ⑤

## 84. 삼킴장애 치료 기법 중 온도 - 촉각 자극에 대한 내용으로 옳은 것은?

1) 미성숙 유출과 인두에 음식물이 남는 증상을 감소시킨다.
2) 앞쪽 구개활 영역의 민감도를 증가시켜 삼킴반사를 촉진시킨다.
3) 인두에 남는 잔류량이 줄어들게 한다.
4) 앞쪽 구개활 영역의 민감도를 감소시켜 삼킴반사를 촉진시킨다.
5) 음식의 비강역류를 감소시킨다.

**해설**
1) 미성숙 유출과 인두에 음식물이 남는 증상을 감소시킨다. - 구강운동
3) 인두에 남는 잔류량이 줄어들게 한다. - 혀 기저부 운동
4) 앞쪽 구개활 영역의 민감도를 증가시켜 삼킴반사를 촉진시킨다.
5) 음식의 비강역류를 감소시킨다. - 입인두 운동

답 ②

## 85. 다음과 같은 증상이 나타나는 척수 손상의 분류는?

> • 상지의 마비와 감각 소실이 더 크다.
> • 관절 변성 노인에게서 주로 나타난다.
> • 어떤 경우에는 척추골절 없이 목뼈의 과도한 폄으로 나타날 수 있다.

1) 중심 척수 증후군(central cord syndrome)
2) Brown-Sequard 증후군(Brown - Sequard syndrome)
3) 앞 척수 증후군(Anterior spinal cord syndrome)
4) 말총 손상(Cauda equina)
5) 척수 원뿔 증후군(Conus medullaris syndrome)

**해설** 중심 척수 증후군(central cord syndrome)
중심 척수 증후군은 상지의 신경 경로들이 하지를 지배하는 신경경로보다 중심쪽에 더 많이 분포되어 있기 때문에 상지의 손상이 더 크다. 척주관이 좁아지는 원인이 되는 관절 변성 노인에게서 많이 나타난다.

답 ①

## 86. 신생아의 해부학적 차이에 대한 내용으로 옳은 것은?

1) 신생아는 기도를 보호하기 위하여 목뿔뼈와 후두가 성인보다 낮게 위치해 있다.
2) 후두의 높은 위치로 인해 후두 상승 움직임이 성인보다 많이 나타난다.
3) 삼키기 동안에 아래쪽 인두벽이 앞쪽으로 더 적게 움직이게 된다.
4) 구개활들은 후두덮개 바깥쪽으로 모여 있어 후두덮개계곡에 음식물이 쌓이는 것을 막을 수 있다.
5) 구강의 공간은 넓고 혀로 가득 차 있다.

**해설**
1) 신생아는 기도를 보호하기 위하여 목뿔뼈와 후두가 성인보다 높게 위치해 있다.
2) 후두의 높은 위치로 인해 후두 상승 움직임이 성인보다 적게 나타난다.
3) 삼키기 동안에 아래쪽 인두벽이 앞쪽으로 더 많이 움직이게 된다.
4) 구개활들은 후두덮개 바깥쪽으로 모여 있어 후두덮개계곡에 음식물이 쌓이는 것을 막을 수 있다.
5) 구강의 공간은 좁고 혀로 가득 차 있다.

답 ④

## 87. 삼킴장애의 평가방법 중 음식, 액체에 일정 비율의 바륨을 섞어서 환자에게 삼키게 한 수 결과를 해석하는 평가는 무엇인가?

1) 초음파 검사
2) 섬광조영 검사
3) 광섬유 내시경 검사
4) 비디오투시조영 검사
5) 압력측정방법

> **해설**
> 1) 초음파 검사 : 비방사선 영상도구로 혀 기능, 구강통과시간과 목뿔뼈의 움직임을 평가한다.
> 2) 섬광조영검사 : 방사선 동위원소로 표식이 된 식이를 삼키면 감마카메라로 촬영하여서 영상을 통해 검사하는 방법이다.
> 3) 광섬유 내시경 검사 : 삼킴 전, 후의 인두와 후두기능을 관찰하기 위해 유연한 내시경을 비강을 통해 인두까지 넣어 방사선을 이용하지 않는 영상 평가방법이다.
> 5) 압력측정방법 : 삼킴과정 동안 인두 및 식도근육의 압력과 꿈틀운동을 측정하여 심감 중에 배출력과 저항력의 정략적인 평가를 할 수 있는 방법이다.

답 ④

## 88. 코위영양관에 대한 내용으로 옳은 것은?

1) 복부 외부에서 위까지 튜브를 연결하여 위로 영양과 수분을 공급하는 방법이다.
2) 흡인의 위험이 높을 경우 사용을 권장한다.
3) 코위영양관으로 음식을 주입할 때 비스듬히 앉은 자세에서 주입하여야 한다.
4) 코부터 위까지 튜브로 연결하여 영양과 수분을 공급해 주는 방법이다
5) 장기간 사용을 목적으로 한다.

> **해설**
> 1) 위절제관을 시술하는 방법이다.
> 2) 흡인의 위험이 높을 경우 사용을 제한한다.
> 3) 코위영양관으로 음식을 주입할 때 바르게 앉은 자세에서 주입하여야 한다.
> 5) 관 삽입으로 인한 감염이나 입인두 운동의 제한과 같은 단점으로 최대 6개월 이상을 적용하지 않는다.

답 ④

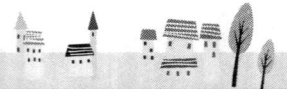

**89.** 다음은 류마티스 관절염 환자의 일상생활 수칙원칙에 대한 설명이다. 무엇에 대한 설명인가?

> • 하루 활동을 미리 계획
> • 편안하고 적절한 높이로 작업대 조정
> • 환자의 습관 고려
> • 작업 시작 전·후 정리 시간 사용

1) 포괄적 재활치료의 원칙
2) 에너지 보존 원칙
3) 관절 보호 원칙
4) 작업의 간소화 원칙
5) 기능적 접근의 원치

**해설** 에너지 보존 원칙
• 하루 활동을 미리 계획
• 일의 중심점을 두고 조직화하여 사용
• 편안하고 적절한 높이로 작업대 조정
• 필요한 보조도구 사용
• 식사 후 30분 휴식
• 환자의 습관 고려
• 작업 시작 전·후 정리 시간 사용

답 ②

**90.** 앞 차와의 거리를 측정하고, 방향키와 기어의 위치를 알고 조작할 때 필요한 시-지각은?

1) 시각적 조직화
2) 공간 관계
3) 시각처리 속도
4) 방향감각
5) 시각적 탐색

**해설** 공간 관계
사물을 다른 것들과 관계적으로 배치하고, 자신과 사물간의 위치 사이의 관계를 이해하는 능력을 말한다.

답 ②

## 91. 작업치료사가 작업장 현장 사전 방문에 필요한 물품으로 올바르게 짝지어진 것은?

1) 측정 테이프와 줄자, 휴대용 라디오
2) 휴대용 컴퓨터, 알람시계
3) 악력계, 온도계
4) 디지털 카메라, 사진 인화기
5) 초시계, 스카치 테이프

> **해설** 현장 방문에 필요한 물품
> • 종이, 펜, 연필, 클립보드
> • 측정 테이프와 줄자
> • 초시계
> • 악력계
> • 적절한 개인 보호 장비(예, steel-toed footwear)
> • 온도계
> • 디지털 카메라(비디오 녹화 가능), 삼각대
> • 사진 발표 장비
> • 휴대용 컴퓨터

답 ③

## 92. 선자세의 정밀작업 시 워크스테이션의 높이로 올바른 것을 고르시오.

1) 팔꿈치 바로아래
2) 팔꿈치 위
3) 팔꿈치에서 4~6인치 아래
4) 작업표면에서 31~37인치 위
5) 팔꿈치 2~3인치 아래

> **해설**
> 1) 팔꿈치 바로아래 - 가벼운작업(선자세)
> 3) 팔꿈치에서 4~6인치 아래 - 힘든일의 경우(선자세)
> 4) 작업표면에서 31~37인치 위 - 앉은자세에서의 정밀작업
> 5) 팔꿈치 2~3인치 아래 보다 선자세에서 힘든일의 경우 4~6인치 팔꿈치 아래가 되어야한다.

답 ②

## 93. 다음은 작업장 평가와 관련된 평가도구들이다. 해당하는 것을 고르시오.

> 개인의 일상에서 스트레스를 일으키는 요인 9개 척도와 사회적 자원 7개척도로 구성
> 스트레스 요인과 사회적 자원을 하나의 검사 도구로 평가 가능함

1) 고용현장방문 직업분석(Job Analysis during Employer site visit)
2) Life Stressors and Social Resources Inventory - Adult form(LISRES - A)
3) 작업환경척도(Work Environment Scale ; WES)
4) 미국장애인보호법(Americans with Disabilities Act) 작업장 평가
5) 작업경험조사(Work Environment Survey ; WES)

**해설**

| 평가도구 | 설 명 | 장단점 |
|---|---|---|
| 미국장애인보호법(Americans with Disabilities Act) 작업장 평가 | 미국장애인보호법에 명시된 작업장 평가로 짧은 질문 형식의 체크리스트 | 장점 : 미국장애인보허법에 검사법 명시<br>단점 : 정신측정 타당도의 부족 |
| 고용현장방문 직업분석(Job Analysis during Employer site visit) | 직장을 방문하여 관련요인들을 분석하는 체크리스트 | 장점 : 구조화된 관찰<br>단점 : 정신측정 타당도의 부족. 일상스트레스 요인과 사회적 자원조사표-성인용 |
| Life Stressors and Social Resources Inventory-Adult form(LISRES-A) | 질문지는 개인의 일상에서 스트레스를 일으키는 요인(9개척도)과 사회적 자원(7개척도)의 개괄을 제공하기 위해 고안됨 | 장점 : 스트레스 요인과 사회적 지원을 하나의 검사 도구로 평가 가능. ICIDH의 변형판. 표준화 잘되어 있음. 내적 일관성이 상대적으로 안정된 검사도구임.<br>단점 : 더 많은 인구를 대상으로한 연구가 필요함. 정신적인 면을 평가하는 항목이 없음 |
| 작업환경척도(Work Environment Scale ; WES) | 작업장 내 고용인의 사회적 환경 인식을 평가하는 설문지 | 장점 : 표준화됨 ; 정신측정 요인 확립, 쉽고 활용하기 편함. 논의를 촉진하고 의뢰인의 관점에서 증명됨. 개인, 그룹, 조직 등에 유용.<br>단점 : 점수만으로는 개선 방향을 제시 못함. 물리적 손상을 가진 사람들에 대한 보다 많은 연구 필요 |
| 작업경험조사(Work Environment Survey ; WES) | 직업적응의 요구 점을 확인하기 위한 면담(작업장 접근성, 수행에 필요한 필수 기능, 직무 숙달, 직무 만족 등) | 장점 : 여러 연구를 통해 본 평가가 활용됨. 방해요소 및 필요 설비의 확인을 용이하게 함. 고용주에게 작업장의 방해요소를 제시함으로써 의뢰인 권리 신장. 다양한 장애를 가진 개인에게도 적용 가능<br>단점 : 추후 면담을 통하여 WES의 유용성을 확인해야 함. 부가적 정신측정 자료 부족 |

답 ②

## 94. 워크스테이션의 설명에 대해 옳은 것을 고르시오.

1) 앉은자세, 선자세, 누운자세의 주요한 워크스테이션 유형이 있다.
2) 앉은자세의 워크스테이션은 모든 종류에 적합하나 위로 압력을 가하는 작업에 선호되고, 자주 움직임이 요구되지 않으며, 고정적인 자세 수준의 팔 뻗기가 필요하다.
3) 앉은자세의 워크스테이션은 조립이나 쓰기 과제에 가장 적합하고, 필요한 모든 과제는 편안한 팔 뻗기 반경 내에서 주어질 수 있다.
4) 선자세에의 워크스테이션은 조립이나 쓰기 과제에 가장 적합하고, 필요한 모든 과제는 편안한 팔 뻗기 반경에서 밖의 모든 일이 주어지고 할 수 있다.
5) 누운자세의 워크스테이션은 다양한 작업으로 직무가 구성되었을 때 적합하다.

**해설**
1) 앉은자세, 선자세, 혼합형의 주요한 워크스테이션 유형이 있다.
2) 앉은자세의 워크스테이션은 조립이나 쓰기 과제에 가장 적합하며, 필요한 모든 과제는 편안한 팔뻗기 반경 내에서 주어질 수 있다.
4) 선자세에의 워크스테이션은 모든 종류의 작업에 적합하나 아래로 압력을 가하는 작업에 선호되고, 자주 움직임이 요구 되며, 다양한 수준의 팔 뻗기가 필요하다.
5) 혼합형의 워크스테이션은 다양한 작업으로 직무가 구성되었을 때 적합하다.

답 ③

## 95. 다음 단어들과 관련된 평가는 무엇인가?

| • Blankenship | • Key | • Isernhagen |
| • Arcon | • Ergos | • Saunders |

1) 적응행동검사
2) 사회성숙도검사
3) Kitchen Task Assessment
4) Functional Capacity Evaluation
5) Functional Independence Measure

**해설** Functional Capacity Evaluation(FCE)
직업과 관련된 활동을 수행하는 개인의 능력을 평가할 수 있는 객관적인 방법이다. 기능 중심의 이 평가는 1970년대 초기부터 직업 복귀를 결정하기 위해 사용되었으며, 작업치료사나 물리치료사에 의해서 주로 수행되었다.

답 ④

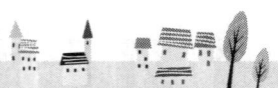

## 96. 노인에 관한 노화에 대한 진실로 옳은 것을 고르시오.

1) 노인들은 모두 같다.
2) 노인들은 다른 연령 그룹보다 자신들에 대해 만족한다.
3) 노인들은 약하다.
4) 대부분 노인들은 아프고 생을 마감 할 때가 다가오면 양로원에 있다.
5) 노인들은 경직 되고, 변화를 싫어하고 과거에 머물러 있는다.

**해설** 1), 3), 4), 5)는 노인에 대한 근거 없는 생각이다.

답 ②

## 97. 다음 문제점들로 비추어 보았을 때 예상 되는 환자의 질환은 무엇인가?

- 호흡 지구력과 관련된 동작의 문제
- 집안일, 직업, 레저활동을 하는 능력의 일시적 또는 장기적 손상
- 부상 위험
- 산소 또는 분무기구 필요

1) 뇌종양　　　　2) 유방암　　　　3) 폐암
4) 심장근육경색증　　5) 가슴조임증

**해설** ICIDH-2 전문용어로 된 암 관련 후유증의 분류

| 암에 걸린 부위 | 손 상 | 활동제한 | 참여의 문제점들 |
|---|---|---|---|
| 폐 | • 어깨 동작의 손상<br>• 호흡곤란(폐구종양)<br>• 피로 | • BADL, IADL<br>• 어깨 동작 제한 (예 : 스포츠)<br>• 호흡 지구력 | • 호흡 지구력과 관련된 동작의 문제<br>• 집안일, 직업, 레저활동을 하는 능력의 일시적 또는 장기적 손상<br>• 부상 위험<br>• 산소 또는 분무기구 필요 |

답 ③

## 98. 다음 중 노화에 관계된 질병으로 바르게 짝지어진 것은?

1) 암, 류마티스 관절염
2) 근위축성가쪽경화증, 파킨슨씨병
3) 고혈압, 중증근무력증
4) 류마티스 관절염, 고혈압
5) 요실금, 심근경색

> **해설** 노화에 따른 신체적 특성
> - 심폐기능
> - 심장기능 저하, 폐활량 저하, 쉽게 피로하는 증상
> - 혈압 : 수축기 / 확장기 혈압 모두 나이가 들수록 상승. 확장기 혈압은 60세 이후로 저하됨.
> - 체온조절기능 : 적응능력 저하
> - 배설기능 : 신장 / 방광 / 장기능 저하, 빈뇨, 잔뇨, 실금, 변비
> - 수면 : 총 수면시간 감소, REM 수면 감소, 이른 아침에 깨기, 중도 수준의 각성상태

답 ⑤

## 99. 다음이 설명하는 특징을 가지는 질환의 종류는 무엇인가?

- 서서히 발병하고 점진적으로 악화됨
- 초기부터 성격변화가 심하게 나타남
- 사회적 환경에서 부적절한 행동을 보임으로 대인관계 유지능력이 초기부터 악화됨
- 언어장애, 실행기능, 판단력 장애가 점진적으로 두드러지게 나타나는 반면, 기억력, 시공간능력은 상대적으로 손상이 적음

1) 알츠하이머병   2) 혈관성 치매   3) 루이체 치매
4) 이마관자엽 치매   5) 헌팅턴병

> **해설** 이마관자엽치매에 대한 설명이다.

답 ④

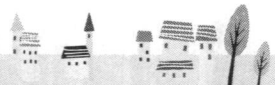

## 100.
다음 중 심혈관질환을 가진 환자가 할 수 있는 MET 2-3 수준의 일상생활 활동은?

1) 손과 얼굴 닦기
2) 따뜻한 물로 서서 샤워하기
3) 시속 1마일의 속도로 걷기
4) 옷 입고 벗기
5) 앉아 식사하기

**해설**

| MET 수준 | 일상생활활동 | 수단적 일상생활활동, 일, 놀이, 여가 |
|---|---|---|
| 1~2 | 앉아 식사하기, 침대에서 의자로 옮겨 앉기, 손과 얼굴 닦기, 머리 빗기, 시속 1마일의 속도로 걷기 | 손바느질, 재봉질, 바닥청소, 자동변속차량 운전하기, 뜨개질 |
| 2~3 | 앉은 채로 스펀지 목욕하기, 서서 스펀지 목욕하기, 옷 입고 벗기, 앉은 채로 따뜻한 물로 샤워하기, 시속 2~3 마일의 속도로 걷기, 시속 1.2마일의 속도로 휠체어 밀기 | 먼지 털기, 도넛반죽하기, 작은 옷 손세탁하기, 진공청소기를 이용하여 청소하기, 식사준비하기, 설거지, 골프 |
| 3~4 | 따뜻한 물로 서서 샤워하기, 변기에 앉아 배변, 1분에 24피트의 속도로 계단 오르기 | 침대보 정리하기, 청소, 자루걸레질, 정원 가꾸기 |
| 4~5 | 뜨거운 물로 샤워하기, 침상변기(bedpan)에서 배변 ; 성교 | 침대보 바꾸기, 잡초를 뽑고 갈퀴질하며 정원손질하기, 롤러스케이트타기, 분당 20야드의 속도로 수영하기 |
| 5~6 | 성교, 분당 30피트의 속도로 계단 오르기 | 평지에서 시속 10마일로 자전거타기 |
| 6~7 | 목발과 보조기를 착용한 상태에서 걷기 | 평영으로 수영하기, 스키, 농구, 시속 5마일의속도로 걷기, 눈 삽질하기, 흙 삽질하기 |

답 ④

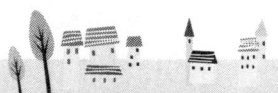

# 1회

## 3교시

## 01. 다음은 어느 동작의 근력 평가를 위한 자세인가?

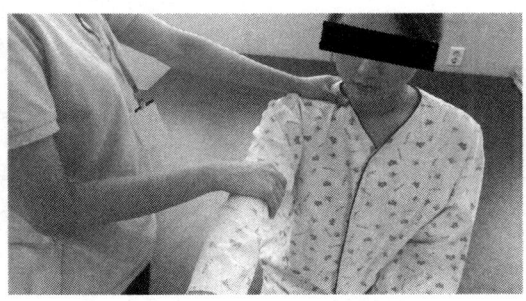

1) 어깨관절 굽힘(shoulder flexion)
2) 어깨관절 벌림(shoulder abduction)
3) 어깨관절 가쪽돌림(shoulder external rotation)
4) 어깨관절 안쪽돌림(shoulder internal rotation)
5) 어깨관절 수평벌림(shoulder horizontal abduction)

> **해설** 다음 그림은 어깨관절 굽힘의 근력 평가를 나타내는 그림으로 저항을 주고 있는 모습이다.
>
> 답 ①

## 02. 다음 그림은 어떤 척수손상수준의 평가방법인가?

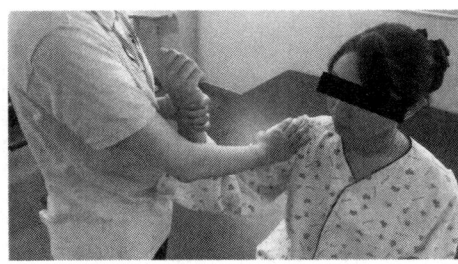

1) C1
2) C2
3) C3
4) C4
5) C5

> **해설** 팔꿈치 굽힘(elbow flexion)을 검사하는 그림이다. C5부터 elbow flexion을 할 수 있다.
>
> 답 ⑤

## 03. 다음 그림의 손상 시 나타나는 장애는 무엇인가?

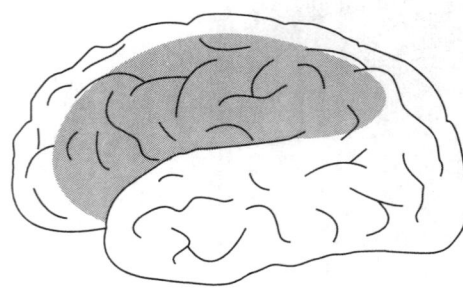

1) 브로카 언어상실증
2) 베르니케 언어상실증
3) 얼굴인식불능
4) 손가락인식불능증
5) 반맹증

> **해설** 그림은 중간대뇌동맥의 상복부이다. 가능한 손상은
> - 양쪽 대뇌반구 장애 : 반대쪽(대측성)의 반신마비, 특히 얼굴과 팔 반대쪽 반감각 상실, 시각범위 장애, 부족한 반대쪽의 동향주시, 관념행위상실증(관념실행증), 판단력 부족, 고집증(이상언행반복증), 의존상태, 행동조직장애, 우울증, 불안정성, 무감동(무관심)
> - 오른쪽 대뇌반구 장애 : 왼쪽 편측성의 신체무시, 왼쪽 편측성의 시각무시, 질병인식불능증, 시각공간장애, 왼쪽 일측성의 운동행위상실증
> - 왼쪽 대뇌반구 장애 : 양측성 운동행위상실증, 브로카 언어상실증, 좌절(욕구불만)

답 ①

## 04. 극심한 스트레스를 받았던 사건을 겪은 후에 나타나고, 그 사건에는 전쟁, 자연재해, 사적인 폭력 등이 포함되는 이 질환은 무엇인가?

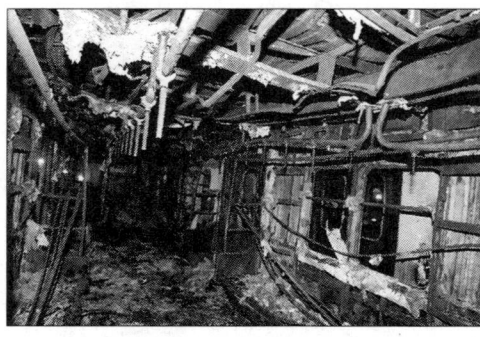

1) 범불안장애
2) 공황장애
3) 공포증
4) 강박장애
5) 외상후 스트레스성 장애

> **해설** 외상 후 스트레스성장애는 불안장애로서 극심한 스트레스를 받았던 사건을 겪은 후에 나타나게 된다. 그 사건에는 전쟁, 자연재해, 사적인 폭력 등이 포함된다. 본래의 사건 때 느꼈던 불안감은 불쾌한 기억, 꿈, 잔상으로 재 경험하게 된다.

답 ⑤

## 05. 다음의 인격장애는 무엇인가?

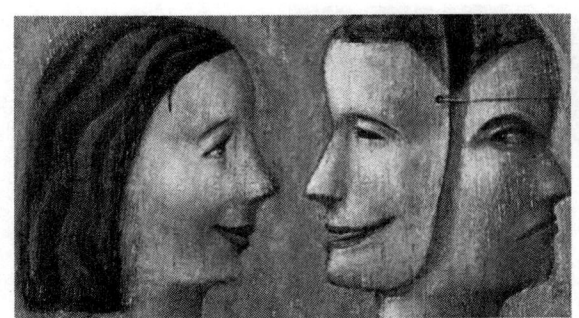

1) 경계성 인격장애
2) 반사회적 인격장애
3) 편집성 인격장애
4) 강박성 인격장애
5) 분열성 인격장애

해설
1) 경계성 인격장애 : 정서, 행동 및 대인관계의 불안정성과 주체성의 혼란으로 모든 면에서 변동이 심하다.
2) 반사회적 인격장애 : 인상과는 달리 신의가 없고 내면에 거짓이 가득하다.
3) 편집성 인격장애 : 타인의 행동에 지속적인 의심과 불신을 갖는다.
4) 강박성 인격장애 : 통제나 정리정돈이 심하고 만사를 실수 없이 철저히 하려 하지만 결단을 못 내리고 망설인다.
5) 분열성 인격장애 : 일생동안 사회로부터 철퇴되어 있고, 다른 사람과의 관계형성능력과 적절히 반응하는 능력에 장애가 있다.

답 ②

## 06. 이 사진은 작업평가와 작업기능강화 프로그램 중 어느 것을 평가하기 위한 것인가?

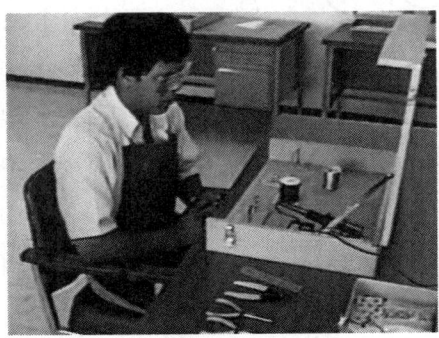

1) 직업평가
2) 직무요구분석
3) 기능적 역량 평가
4) 작업장 평가
5) 직업 전 스크리닝

해설  위 사진은 'Valpar system'으로 표준화된 작업 표본으로 특정 기술을 평가하는데 사용된다.

답 ①

## 07. 다음 환자의 이 증상은 어떤 근육의 문제인가?

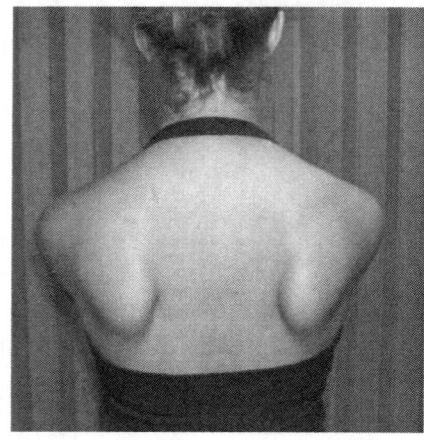

1) Deltoid
2) Serratus anterior
3) Levator scapulae
4) Latissimus dorsi
5) Trapezius

**해설**
- 앞톱니근(Serratus anterior)이 약할 때, 어깨뼈의 익상(가쪽 기울임)에 기여할 수 있다.
- 앞톱니근은 일반적으로 어깨뼈의 앞쪽 면에서 마름근(Rhomboid)과 혼합된다.

답 ②

## 08. 책을 보고 있는 아이의 사진은 시각정보처리능력 어디에 해당되는가?

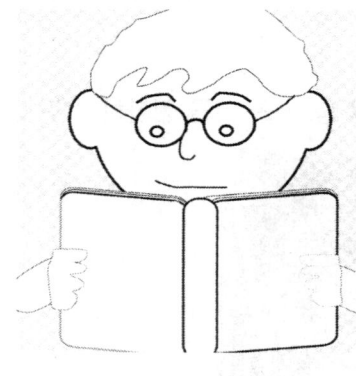

1) 시각응시(visual fixation)
2) 시야(visual filed)
3) 눈추적(ocular pursuit)
4) 단속성 눈 움직임(saccadic eye movement)
5) 수렴(convergence)

**해설**
1) 시각응시 : 의지적으로 시각을 고정할 수 있는 능력이다. 시야 내에 집중할 수 있는 물체를 두고 다양한 위치에서의 시각고정능력을 평가한다.
2) 시야 : 정면을 주시한 상황에서 볼 수 있는 외부세계의 범위이다.
3) 눈 추적 : 시각정보를 지속적으로 따라 볼 수 있는 능력으로 정보의 효율적 진행을 위해 중요한 기술이다.
4) 단속성 눈 움직임 : 한 곳에서 다른 곳으로 빠르게 전환하는 눈의 움직임으로 독서능력과 관련되어 있다.
5) 수렴 : 양쪽 눈을 안으로 모을 수 있는 능력을 말한다.

답 ④

## 09. 다음은 고유수용성 신경근육 촉진접근법(Proprioceptive Neuromuscular Facilitation, PNF)의 어느 패턴의 그림인가?

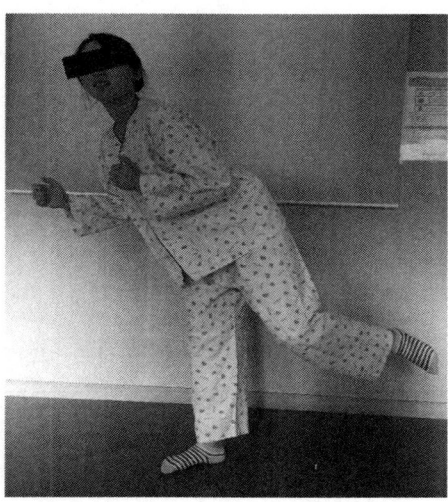

1) 하지 D1 굽힘 패턴
2) 하지 D1 폄 패턴
3) 하지 D2 굽힘 패턴
4) 하지 D2 폄 패턴
5) 하지 D3 굽힘 패턴

**해설** 다음 그림은 하지의 D2 굽힘 패턴으로 발차기 공격 동작을 나타내는 그림이다.

답 ③

## 10. 다음 그림은 어떤 잡기를 나타낸 것인가?

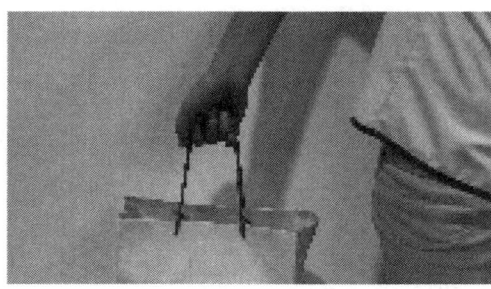

1) 손가락 잡기(pinch grasp)
2) 원통형 잡기(cylindrical grasp)
3) 갈고리 잡기(hook grasp)
4) 측면집기(lateral pinch)
5) 구형쥐기(spherical grasp)

**해설** 그림은 갈고리 잡기를 나타낸 그림이다. 갈고리 잡기는 물체를 힘주어 들어서 유지할 때 사용된다.

답 ③

**(11~13) 다음 사례를 읽고 질문에 답하시오.**

> □ 성별 / 나이 : 남 / 72세
> □ 진단명 : Lt. hemiplegia d/t Rt. MCA infarction
> □ 의뢰 사유 : 왼쪽 어깨통증과 부분탈구에 대한 염려 때문에 작업치료를 다시 받고자 한다.
> □ 주요 호소 : 어깨가 좋아져 아들 집으로 이사하기를 원한다.
> □ 작업치료 평가
> • 과거력 : 뇌졸중 이후에 곧 김씨는 집중재활서비스를 받고 퇴원해서 2개월 동안 주 3회 통원 작업치료를 받았다. 그는 자기 관리와 가사활동을 독립적으로 수행할 수 있게 되었을 때 통원작업치료를 그만두었다.
> • 어깨 기능
> - 두 손가락 범위로 왼쪽 어깨가 부분탈구가 관찰되었다.
> - 어깨 관절의 능동관절가동범위도 감소되어 있었다(① 가쪽돌림 20도, ② 굽힘과 벌림 25도).

## 11. 위 환자의 부분탈구(subluxation)과 가장 관련 있는 근육은?

1) supraspinatus    2) infraspinatus    3) teres minor
4) teres major    5) subscapularis

> **해설** 윗팔뼈의 부분탈구가 하방으로 진행 되었으므로, rotator cuff 모두 연관이 있으나 중력에 의해 supraspinatus의 약화가 가장 관련 있다.
>
> 답 ①

## 12. ①의 정상적인 각도는 얼마인가?

1) 0~90도    2) 0~80도    3) 0~70도
4) 0~60도    5) 0~50도

> **해설** 어깨의 가쪽돌림 정상 각도 : 0~90도
>
> 답 ①

## 13. 위 환자의 수동관절가동범위에 제한이 없다고 가정 한다면, ②의 MMT 등급은 얼마인가?

1) 2 −
2) 2
3) 2+
4) 3 −
5) 3

**해설** 중력에 대항하여 ROM의 50% 미만을 움직인 경우 2+ 또는 P+라고 한다.

답 ③

---

**(14~16) 다음 사례를 읽고 질문에 답하시오.**

- □ 성별 / 나이 : 여 / 70세
- □ 의뢰 사유 : 곽씨는 2개월 전 오른쪽 뇌반구의 뇌졸중으로 인해 왼쪽 신체의 불완전마비 증상을 겪고 있다. 현재 곽씨의 일상생활능력 수준을 평가하기 위해 작업치료를 의뢰하였다.
- □ 작업치료 평가
- • 가정 환경
- - 최근 재활센터에서 퇴원하여 30년 이상 살아온 본인의 집에서 남편과 함께 기거하고 있다.
- • 일상생활동작
- - 보행이 불편해 딸과 남편의 도움이 있어야지만 목욕을 할 수 있다. 휠체어에 남편이 옮겨 주면 남편이나 딸의 감독 하에 20m 실내 이동이 가능하다.
- - 식사 할 때 PEG tube를 통해 혼자 식사를 해결한다.

## 14. 곽씨의 FIM eating 점수는 몇 점인가?

1) 7점
2) 6점
3) 5점
4) 4점
5) 3점

**해설** 보조도구를 사용하거나 음식의 점도가 조정이 된 음식, 시간이 오래 걸리거나 안전상의 고려가 필요한 경우, 비경구적 투여를 스스로 실시하는 경우 6점에 해당된다.

답 ②

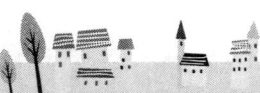

## 15. 곽씨의 FIM bathing 점수는 몇 점인가?

1) 5점
2) 4점
3) 3점
4) 2점
5) 1점

> **해설** 목욕 수행이 25%미만 ; 두 사람 이상의 도움이 필요할 경우 1점에 해당된다.

답 ⑤

## 16. 곽씨의 FIM locomotion 점수는 몇 점인가??

1) 5점
2) 4점
3) 3점
4) 2점
5) 1점

> **해설** 50m의 25~49% ; 25m 미만으로 이동할 수 있는 경우 2점에 해당된다.

답 ④

**(17~19) 다음 사례를 읽고 질문에 답하시오.**

> □ 성별 / 나이 : 여 / 55세
> □ 의뢰 사유 : 서씨는 왼쪽 뇌혈관장애로 현재 입원 재활치료를 받기 위해 작업치료를 의뢰하였다.
> □ 환자의 목표
>   교회가기와 요리하기이다.
> □ 작업치료사의 치료
> - 작업치료사는 서씨를 치료하기 위해 ① <u>수단으로서의 작업</u>과 ② <u>목적으로서의 작업</u> 모두를 고려하고 있다.
> - 작업치료사는 서씨를 치료하기 위해 오코너 패그보드를 하도록 하였다.

## 17. ①에 해당되는 작업으로 가장 옳은 것은?

1) 침대 정리하기
2) 전기 청소기 돌리기
3) 식사 준비하기
4) 가상현실 게임으로 볼링하기
5) 욕조 청소하기

> **해설** 수단으로서의 작업은 치료적 작업에 참여하기 위한 동기를 부여한다. 여기에는 패그보드 훈련, 퍼즐, ROM arc 등이 해당된다.
>
> 답 ④

## 18. ②에 대한 설명으로 가장 옳은 것은?

1) 역량과 수용력을 활동, 과제, 역할로 조직화한다.
2) 치료적 작업에 참여하기 위한 동기를 부여한다.
3) 간단한 팬케익 만들기가 이에 속한다.
4) 과제요구를 통한 작업이 수용력과 능력을 회복시킨다.
5) 뇌졸중 후 약화된 팔의 운동조절능력을 획득하기 위해 차 광택내기가 여기에 해당된다.

> **해설** 목적으로서의 작업
> • 목적성 : 역량과 수용력을 활동, 과제, 역할로 조직화한다.
> • 의미성 : 활동, 과제, 생활역할에 참가하는 것에 동기를 부여한다.
> • 효과 : 적응이나 교육을 통한 작업이 생활역할에 맞는 활동이나 과제를 할 수 있게 한다.
>
> 답 ①

## 19. 치료사는 서씨의 어떤 문제를 해결하고자 하는가?

1) 집중력
2) 미세협응력
3) 근력
4) 부종
5) 관절가동범위

**해설** 치료사는 서씨의 미세협응력을 높이기 위해 오코너 패그보드를 사용하였다.

답 ②

---

### (20~22) 다음을 읽고 질문에 답하시오.

- 성별 / 나이 : 여 / 71세
- 의뢰 사유 : 3년 전 알츠하이머 치매로 진단을 받았다. 아리셉트 약을 복용하기 위해 평가를 받으러 내원하였다.
- 평가 결과
  - 계산 능력 저하가 관찰된다.
  - 최근 기억력저하가 관찰된다.
  - 과거 기억력저하가 관찰된다.
  - 시간이나 사람에 대한 지남력은 잔존해 있다.

## 20. 위 할머니의 GDS 점수는?

1) 1점
2) 2점
3) 3점
4) 4점
5) 5점

**해설** GDS 4점
후기 혼동의 시기. 자세한 임상 면담 결과 분명한 인지 장애. 다음영역에서 분명한 장애가 있음
1) 자신의 생활의 최근 사건과 최근 시사 문제들을 잘 기억하지 못함
2) 자신의 중요한 과거사를 잊기도 함
3) 순차적 빼기(예 ; 100-7, 93-7)에서 집중력 장애가 관찰됨
4) 혼자서 외출하는 것과 금전관리에 지장이 있음. 그러나 대개 다음영역에서는 장애가 없음
   (1) 시간이나 사람에 대한 지남력
   (2) 잘 아는 사람과 낯선 사람을 구분하는 것
   (3) 익숙한 길 다니기. 더 이상 복잡한 일을 효율적이고 정확하게 수행할 수 없음. 자신의 문제를 부정하려고함. 감정이 무디어지고 도전적인 상황을 피하려고 함

답 ④

## 21. 위 환자가 23mg 아리셉트약을 보험 적용하기 위해서라면 MMSE-K 몇 점 이하로 나와야 되는가?

1) 12점
2) 15점
3) 18점
4) 20점
5) 23점

> **해설** 23mg 아리셉트약을 보험 적용하기 위해서라면, MMSE 20이하, CDR 2~3 또는 GDS 단계 4~7이 나와야 한다.
>
> 답 ④

## 22. 위 환자의 적절한 중재로 옳은 것은?

1) 여러 활동을 수행하도록 한다.
2) 혼자서 외출 할 수 있도록 한다.
3) 가계부를 작성하도록 한다.
4) 앉아서 할 수 있는 활동을 가르쳐준다.
5) 지남력과 관련된 치료 중재를 한다.

> **해설** GDS 4단계 환자는 혼자서 외출, 금전 관리에 어려움이 있으나, 지남력에는 큰 문제를 보이지 않는다.
>
> 답 ③

(23~25) 다음 사례를 읽고 질문에 답하시오.

□ 성별 / 나이 : 여 / 4세
□ 의뢰 사유 : 몸의 경직이 심해 재활치료를 받기 위해 외래로 작업치료를 의뢰하였다.
□ 작업치료 평가
1. 신체별 관찰 결과

| 목 | 항상 과다 젖힘 |
|---|---|
| 어깨뼈 | 하강 |
| 아래팔 | 뒤침 |
| 골 반 | 전방 경사 |
| 고관절 | 폄, 모음 |

2. 관찰된 반사
※ 머리를 왼쪽으로 살짝 돌리면 머리가 향한 방향의 팔과 다리는 곧게 펴고, 반면에 다른 쪽 팔은 머리를 향해 굽히는 등의 원시반사가 지속된다.
3. 근긴장도 : 팔의 굽힘과 다리 폄 양상이 증가되어져있다.

## 23. 다음 밑줄 친 원시반사는 무엇인가?

1) STNR(Symmetrical tonic neck reflex)
2) TLR(tonic labyrinthine reflex)
3) ATNR(Asymmetircal tonic neck reflex)
4) Positive support
5) Moro reflex

해설  ATNR은 머리를 왼쪽으로 살짝 돌리면 머리가 향한 방향의 팔과 다리는 곧게 펴고, 반면에 다른 쪽 팔은 머리를 향해 굽히는 것

답 ③

## 24. 다음과 같은 임상 증상이 관찰되는 뇌성마비 아동의 분류는?

1) 경직형(Spasticity)
2) 실조증(Ataxia)
3) 조화운동불능(Athetoid)
4) 이완형(Flaccid)
5) 강직성을 동반한 조화운동불능(Athetoid with spasticity)

> **해설** 경직형
> - 뇌성마비의 60~70%에서 발생
> - Motor cortex, Pyramidal, Corticospinal tract의 손상
> - 운동감각
>   - 시/지각 장애, 촉각방어, 통증 인지감소, 청각장애, 지각장애
>   - 팔의 굽힘, 다리폄 양상 증가
>   - 원시반사 지속
>   - 자세반응, 보호반사, 정위, 평형 반응 손실
>   - 연합 반응이 나타남
>   - 목의 과다 젖힘, 어깨뼈의 하강, 아래팔 뒤침단축, 앞굽음증, 측만증, 뒤굽음증, 골반 전방경사, 고관절 폄과 모음, 엉덩관절 탈구
>   - 체간과 목의자세 조절감소 : 입술과 혀의 움직임 영향, 호흡기 감염
>   - 어깨관절과 골반대 이동성 감소
>
> 답 ①

## 25. 다음 분류의 아동을 치료하는 방법으로 옳은 것은?

1) 활동적 움직임을 빠르게 증가시킨다.
2) 부모에게 아동의 수행요소 향상을 위한 활동 교육을 한다.
3) 능력보다 높은 수준의 적응반응을 유도하는 과제를 적용한다.
4) 움직임을 성취하기 위한 보조를 위해 과도하게 운동을 한다.
5) 지속적인 신장과 체중 지지는 근긴장의 관리에 효과적이지 않다.

> **해설** 치료
> - 활동적 움직임을 천천히/단계적으로 증가, 감각자극
> - 움직임의 속도와 움직임의 범위는 긴장이 증가되지 않도록 단계적으로 시행
> - 지속적인 신장과 체중 지지는 근 긴장의 관리에 효과적
> - 움직임을 성취하기 위한 보조 : 강하게 하지만 단계적인 자극, 시간조절을 하지만, 과도한 운동을 피함.
> - 부모에게 아동의 수행요소 향상을 위한 교육
>
> 답 ②

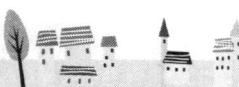

(26~28) 다음 사례를 읽고 질문에 답하시오.

> □ 성별 / 나이 : 남 / 36세
> □ 주요 호소
> 음식을 잘 먹지 못해서 잘 먹을 수 있도록 치료사에 도와달라고 호소하였다.
> □ 작업치료 평가
> • VFSS 촬영 결과
> - 구개반사, 입천장 반사, 기침반응, 삼킴반사는 정상이나, 후두 상승의 제한이 관찰되었다.
> - 음식을 먹으라고 하면 못먹고 물고만 있었다.
> - 보호자의 음식을 뺏어먹어서 주의가 필요하다.

**26.** 위에서 나타나는 환자의 문제는?

1) 삼킴 실행증
2) 구강 내 감각 저하
3) 구강보속증
4) 구강내 경직
5) 구강촉각실인증

> **해설** 위 내용을 살펴보면, 삼키는 동작이 되지 않으므로 삼킴 실행증이 있다고 생각할 수 있다.

답 ①

**27.** 위 환자에게 적용가능 한 전기자극 치료에 대한 설명으로 옳은 것은?

1) 비급여로 진행하여야 한다.
2) 전기 패드는 환자가 구매하여야 한다.
3) 한번에 20분 이상 진행하여야 한다.
4) 하루에 2번 이상 가능하다.
5) 대체로 발병 2년이 경과한 환자에게는 급여로 적용하기 힘들다.

> **해설** 2017년 7월 심사평가원에서 삼킴장애 전기자극 치료의 기준이 물리치료실에 있는 FES와 같이 맞추고 있다(6개월 이하 BID, 6개월~24개월 QD, 24개월 이상 비인정) 단, 의사의 특별한 소견서가 있으면 케이스에 따라 달라 질 수 있지만 대체로 발병 2년이 경과한 환자에게는 급여로 적용하기 힘들다. 삼킴장애 전기자극 치료는 30분 이상, 패드는 병원에서 제공해주어야 한다.

답 ⑤

## 28. 위 환자에게 적절한 중재는?

1) 노력삼킴
2) 두번 삼키기
3) 마사코 메뉴버
4) 성대모음운동
5) 온도 자극

> **해설** 구개반사, 입천장 반사, 기침반응, 삼킴반사 정상이나, 후두 상승의 제한이 관찰되므로 성대모음 운동이 가장 적절하다.
>
> 답 ④

---

**(29~31) 다음 사례를 읽고 질문에 답하시오.**

- ☐ 성별 / 나이 : 남 / 79세
- ☐ 진단명 : 혈관성 치매
- ☐ 클라이언트 정보
- • 의뢰 사유 : 최근 기억력이 떨어지는 증상이 있어 인지 기능검사를 위해 부산 M 병원에 내원하였다.
- • 과거력 : 초등학교 3학년 때 한국 전쟁으로 학교를 다니지 못하였다.
- ☐ 작업치료 평가
- - 시간 및 장소의 대한 지남력에는 문제가 없음
- - 세 가지 단어를 모두 따라하나, 나무만 기억함
- - 숫자 100에서 7을 빼라고 했을 때, 97, 90, 82, 75. 66이라고 함
- - 언어 기능 및 이해 및 판단 능력에는 특별한 문제를 보이지 않음

## 29. 위 환자의 원점수는 어떻게 되는가?

1) 19점　　2) 21점　　3) 23점
4) 25점　　5) 27점

> **해설** 지남력 10점, 기억력, 4점, 주의 집중 및 계산 능력 2점, 언어기능 7점, 이해 및 판단 2점으로 총 25점이다.
>
> 답 ④

## 30. 위 환자의 교정 점수는 어떻게 되는가?

1) 19점
2) 21점
3) 23점
4) 25점
5) 27점

> **해설** 위 환자는 무학이므로 기본적으로 지남력1점, 주의집중력 2점, 언어기능 1점 총 4점을 가산하여야 한다. 다만 지남력 및 언어 기능은 만점을 받았으므로 가산하지 않고, 주의 집중력에서 2점을 가산하면 된다. 따라서27점이다.
>
> 답 ⑤

## 31. 위 평가와 같은 성격으로, 읽기와 쓰기가 포함된 평가는?

1) MMSE-K
2) K-MMSE
3) CDR
4) GDS
5) LOTCA

> **해설** MMSE-K는 글을 모르는 노인들을 고려하여 읽기를 제외하는 대신 이해판단 항목을 추가한 것인 반면, K-MMSE는 미국에서 개발된 MMSE의 분류를 그대로 사용하고 있다.
>
> 답 ②

**(32~34) 다음을 사례를 읽고 질문에 답하시오.**

> □ 성별 / 나이 : 남 / 13세
> □ 작업치료 평가
> 1. 주요 호소
> - 혼자 휠체어를 밀고 실내 이동을 독립적으로 하고 싶다고 한다.
> 2. 임상 관찰
> - 휠체어를 타고 이동한다.
> - ① 골반의 상하움직임이 큰 걸음으로 보행한다.
> - 조금만 움직여도 숨을 차서 다른 사람이 휠체어를 밀어야지만 이동이 가능하다.

## 32. 위 학생에게 나타나는 질환의 특징은?

1) 위 학생은 남학생이다.
2) 우성 유전 질환이다.
3) 목 폄근에서 가장 먼저 증상이 나타난다.
4) 넙다리네갈래근의 비대가 특징이다.
5) 지적장애를 동반하지는 않는다.

**해설** 듀센형 근육병은 X-linked 열성 유전질환으로 남성에게만 나타난다. 넙다리네갈래근의 약화와 목 굽힘 근에서 증상이 가장 먼저 나타나며, 1/3정도 지적 장애를 동반한다.

답 ①

## 33. ①은 어떤 근육의 약화로 발생되는가?

1) Hamstring
2) Quadriceps femoris
3) Gluteus Maximus
4) Gluteus Medius
5) Gluteus Minimus

**해설** Gluteus Medius의 약화로 엉덩이가 옆으로 빠지면서 상하 움직임이 큰 걸음걸이가 나타난다.

답 ④

## 34. 위 학생과 같은 진단을 받은 환자의 특징으로 옳은 것은?

1) 연령과 성별에 상관없이 발병한다.
2) 모든 환자에게 지적장애를 동반한다.
3) 어깨와 사지 부분의 약화가 두드러진다.
4) 종아리 근육의 과비대가 특징이다.
5) 주로 삼킴장애를 동반한다.

> **해설** 듀센형은 트렌델렌버그 보행, 종아리근육의 과비대, 1/3에서 지적장애, 목 굽힘근에서 근약화 시작, 열성 유전질환으로 남성에게만 나타나는 증상이 관찰된다.
>
> 답 ④

---

(35~36) 다음 사례를 읽고 질문에 답하시오.

```
□ 성별 / 나이 : 남 / 13세
□ 작업치료 평가
1. 주요 호소
 - 학교 생활을 잘 했으면 한다.
2. 임상 관찰
 - 학교에서 다른 학우들과 어울리지 못한다.
 - 수업 진도를 따라가지 못하며, 학교 준비물을 준비하는 것도 엄마가 챙겨주지 않으면 안 된다.
```

## 35. 위 환자가 가지고 있는 질환은 무엇인가?

1) 지적장애  2) 우울증  3) 강박장애
4) 조울증  5) 공황장애

> **해설** 지적장애의 특징
> • IQ측정 시 평균보다 현저하게 낮은 지적 기능
> • 적응 능력(일상생활 활동 및 역할 수행) 부족
> • 18세 이전에 발병
>
> 답 ①

## 36. 위 환자에게 나타날 수 있는 특징으로 올바른 것은?

1) IQ측정 시 평균보다 낮은 지적 기능을 가진다.
2) 일상생활 활동의 적응력은 충분하다.
3) 역할 수행 능력은 충분하다.
4) 18세 이후에 발병한다.
5) 사회적 기능이 충분하다.

> **해설** 지적장애의 특징
> - IQ측정 시 평균보다 현저하게 낮은 지적 기능
> - 적응 능력(일상생활 활동 및 역할 수행) 부족
> - 18세 이전에 발병
>
> 답 ①

(37~38) 다음을 사례를 읽고 질문에 답하시오.

> ☐ 성별 / 나이 : 남 / 36세
> ☐ 의뢰 사유 : 김OO씨가 얼마 전 사고 시 머리를 부딪힌 후 당시 상황을 전혀 기억하지 못해 작업치료를 의뢰하였다.
> ☐ 임상관찰
> - 어리둥절한 표정으로 주변을 둘러보고 갑자기 헛소리를 한다.
> - 가끔 딸도 알아보지 못한다.
> - 갑자기 베시시 웃다가도 몇 초가 지나면 다시 정신을 차린다.

## 37. 김OO씨가 가지고 있는 질환은 무엇인가?

1) 기억상실                2) 섬망                3) 치매
4) 조울증                  5) 공황장애

> **해설** 섬망
> 각성 및 인식력의 저하, 사고의 와해, 기억력 손상, 지리멸렬한 말하기, 증상의 반복적인 재발, 명확한 생리학적인 원인(예 : 열, 두부손상, 최근 독성물질에 노출된 경험 등)이 있는 것이 특징이다.
>
> 답 ②

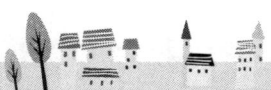

## 38. 김○○씨에게 나타날 수 있는 특징으로 올바른 것은?

1) 각성수준의 향상된다.
2) 생리학적인 원인이 불분명 하다.
3) 재발은 없다.
4) 사고의 와해
5) 기억력의 문제는 없다.

> **해설** 섬망
> 각성 및 인식력의 저하, 사고의 와해, 기억력 손상, 지리멸렬한 말하기, 증상의 반복적인 재발, 명확한 생리학적인 원인(예 : 열, 두부손상, 최근 독성물질에 노출된 경험 등)이 있는 것이 특징이다.
>
> 답 ④

### (39~41) 다음 사례를 읽고 질문에 답하시오.

□ 성별 / 나이 : 여 / 85세
□ 의뢰 사유 : 박○○씨의 건망증 증상이 심해지는 걸 느낀 며느리가 작업치료를 의뢰하였다.
□ 임상관찰
- 건망증 증상이 갈수록 심해진다.
- 집까지 가는 길을 잊어버려서 경찰서에서 연락을 받고 찾으러 간 적이 종종 있다.
- 질문에 엉뚱한 대답을 한다.

## 39. 박○○씨가 가지고 있는 질환은 무엇인가?

1) 섬망
2) 우울증
3) 강박장애
4) 알츠하이머 치매
5) 물질남용

> **해설** 치매
> 단기기억과 장기기억의 손상이 특징이다. 또 다른 치매 진단기준은 사고력이나 판단력 손상의 증거, 사회적 또는 작업적 손상, 섬망은 나타나지 않는 기질적 원인 등이다.
>
> 답 ④

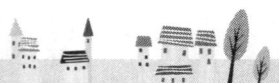

## 40. 박○○씨에게 나타날 수 있는 특징으로 올바른 것은?

1) 지적 기능은 원래대로 유지된다.
2) 사회적 기능의 진행적이고 심각한 저하를 보인다.
3) 상태가 나빠져도 일상생활 기능은 유지된다.
4) 뇌실의 크기에는 변화가 없다.
5) 신경섬유다발의 변화는 없다.

> **해설** 알츠하이머 치매는 지적, 사회적, 작업적 기능의 진행적이고 심각한 저하를 분명하게 보이며, 상태가 점점 나빠지고 병이 진행됨에 따라 일상생활 기능도 저하된다. 뇌 검사에서는 육안으로도 알 수 있는 지표들(예: 뇌실의 크기)과 현미경 검사를 통해 알 수 있는 지표들(예: 신경섬유다발)의 분명하고 특징적인 변화를 볼 수 있다.
>
> 답 ②

## 41. 박○○씨에게 보상전략으로 올바른 것은?

1) 음식을 데울 때 가스렌지보다는 전자렌지를 사용한다.
2) 보상전략은 사용하지 않도록 한다.
3) 서랍장 안에 있는 물건은 사생활보호를 위해 밖에서 보고 모르도록 한다.
4) 독립적인 일상생활이 불가능하여도 보호자 또는 간병인에 대한 교육이 필요하지 않다.
5) 기능향상을 위해 주변 환경은 항상 어지럽혀져 있도록 놔둔다.

> **해설** 치매의 보상전략의 일례는 바람직한 활동을 단순화하여 수행하게 하는 것이다.
> - 음식을 데울 때 가스렌지보다는 전자렌지 사용
> - 주변 환경을 정리한다(서랍장 안에 있는 물건의 이름을 서랍장 밖에 써 붙인다.).
> - 기능이 저하되어 혼자 힘으로는 더 이상 독립적인 생활이 가능하지 않을 때, 가족이나 다른 보호자 또는 간병인과 함께 환자를 격려하여 최소한의 도움으로 가능한 한 독립적인 수행을 할 수 있도록 하는 과정으로 전환한다.
>
> 답 ①

## (42~43) 다음 사례를 읽고 질문에 답하시오.

□ 성별 / 나이 : 남 / 30세
□ 진단명 : ①
□ 클라이언트 정보
• 의뢰 사유 : 물질남용으로 인해 스스로 치료를 받고자 한다.
• 과거력 : 아버지 역시 똑같은 진단으로 치료를 받았다.
□ 작업치료 평가
- 하루 4병 이상의 물질남용을 하였으며, 주말에는 매우 심하였다.
- 슬퍼 보였고 스스로 자신감이 없다고 말하며, 취미가 없었고 친구도 없었다.

## 42. 위 환자가 가지고 있는 진단명( ① )은 무엇인가?

1) 강박장애　　　　2) 알츠하이머 치매　　　　3) 섬망
4) 우울증　　　　　5) 알코올중독

> **해설** 알코올 중독
> 의존의 진단 근거가 불충분하지만, 약물에 취한 채 운전하거나 약물 사용이 개인의 일상생활에 심각한 지장을 주는 등의 분명한 부적응적 행동을 보인다.
>
> 답 ⑤

## 43. 위 환자에게 나타날 수 있는 사회적 요인 중 상호의존성에 해당하는 것은?

1) 물질 남용자가 더 쉽게 지속적으로 약물 또는 알코올을 복용하게 하는 경우
2) 일과 관련되어서 술을 많이 마셔야 하는 특정한 직업에 종사하는 경우
3) 비 물질 남용자가 물질 남용자에게 부정적인 영향을 끼치는 경우
4) 음주와 관련된 오락을 즐기는 경우
5) 술을 많이 마셔야하는 직업에 종사하는 사람의 잦은 지각을 그냥 넘어가는 경우

> **해설**
> 1) 물질 남용자가 더 쉽게 지속적으로 약물 또는 알코올을 복용하게 하는 경우 - 행동허용
> 2) 일과 관련되어서 술을 많이 마셔야 하는 특정한 직업에 종사하는 경우 - 사회생활
> 3) 비 물질 남용자가 물질 남용자에게 부정적인 영향을 끼치는 경우 - 상호의존성
> 4) 음주와 관련된 오락을 즐기는 경우 - 여가생활의 결여
> 5) 술을 많이 마셔야하는 직업에 종사하는 사람의 잦은 지각을 그냥 넘어가는 경우 - 사회생활
>
> 답 ③

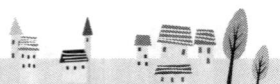

## (44~46) 다음 사례를 읽고 질문에 답하시오.

□ 성별 / 나이 : 남 / 50세
□ 의뢰 사유 : 이○○씨가 존재하지 않는 것에 대한 불만을 지속적으로 얘기하여, 가족들에 의해 의뢰되었다.
□ 작업치료 평가
● 가정 환경
- 본인의 집에서 아내와, 딸 2명과 같이 거주하고 있다.
● 일상생활동작
- "내 머리에 도청장치가 있다", "김○○(실재 존재하지 않는 인물)가 내 머리에 총으로 쏴서 칩을 심고 정보기관에서 전파로 나를 고문하고 지속적으로 괴롭히고 있다(실제로 존재하지 않는 일들)"고 호소하여 가족은 물론 주변 이웃들과의 의사소통 및 사회생활에 어려움이 있다.

## 44. 이○○씨가 가지고 있는 질환은 무엇인가?

1) ADHD  　　　　　2) 혈관성 치매  　　　　　3) 정신분열증
4) 알코올중독  　　　5) 기분장애

**해설** 　정신분열증의 특징적인 증상
• 말을 통해 드러나는 사고가 매우 무질서하고 이상하다.
• 사고가 어느 대상에서 다른 것으로 옮겨 갈 때 논리적인 관계가 명확하다.
• 환각은 보편적인 증상으로 나타나는데 환청이 가장 빈번하다.
• 감정이나 느낌을 표현하는 능력이 저하된다.
• 다른 사람들과의 상호작용 등 일상생활에 대한 동기도 저하된다.

답 ③

## 45. 이○○씨에게 나타날 수 있는 특징으로 올바른 것은?

1) 말을 통해 드러나는 사고가 매우 논리적이다.
2) 환청이 빈번하게 나타난다.
3) 감정이나 느낌에 대한 표현을 적절하게 한다.
4) 일상생활에 대한 동기부여가 잘 된다.
5) 사고의 전환이 논리적이다.

**해설** 　44번 문제 해설 참고

답 ②

## 46. 이○○씨와 같은 질환의 양성증상으로 올바른 것은?

1) 무관심
2) 감정표현 저하
3) 목적 지향적 행동의 감소
4) 자발성의 감소
5) 무질서한 말과 행동

**해설**
- 정신분열증의 양성증상 : 환각, 망상, 연상 이완, 무질서한 말과 행동 등
- 정신분열증의 음성증상 : 무관심, 감정표현 저하, 목적 지향적 행동의 감소, 자발성의 감소, 위생관리 및 자기관리의 퇴행, 일상생활 기능 및 참여의 감소, 사회적 고립, 정신운동 지연 등

답 ⑤

### (47~48) 다음 사례를 읽고 질문에 답하시오.

□ 성별 / 나이 : 남 / 46세
□ 의뢰 사유 : 환자의 이상행동을 감지한 가족이 작업치료를 의뢰하였다.
□ 임상관찰
 - 몇날 며칠을 꼼짝 않고 같은 자세를 유지하고 있기도 한다.
 - 남들의 동작을 그대로 따라하는 경우가 있다.
 - 아무 이유 없이 하던 일을 매우 열심히 하는 경우도 있다고 한다.

## 47. 위 환자가 가지고 있는 질환은 정신분열증 중 어떤 하위유형인가?

1) 긴장형    2) 와해형    3) 편집형
4) 미분화형   5) 잔류형

**해설** 정신분열증의 하위유형 및 증상
- 긴장형 : 정신운동의 혼란이 매우 심한 것이 특징이며, 움직임의 결여, 경직된 움직임, 움직임에 대한 저항, 목적 없는 과잉행동, 괴이하고 경직된 자세
- 와해형 : 지리멸렬한 사고, 괴이한 의사소통, 거의 표현되지 않는 감정, 전반적으로 부적절한 기능
- 편집형 : 더욱 체계화된 망상적 사고
- 미분화형 : 다른 세 하위유형의 진단에 대한 근거가 충분하지 않는 경우
- 잔류형 : 뚜렷한 정신병적 증상은 없지만 음성증상을 보이는 경우

답 ①

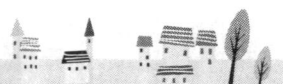

## 48. 위 환자에게 나타날 수 있는 특징으로 올바른 것은?

1) 괴이한 의사소통
2) 거의 표현되지 않는 감정
3) 체계화된 망상적 사고
4) 지리멸렬한 사고
5) 목적 없는 과잉행동

> **해설** 정신분열증의 하위유형 및 증상
> - 긴장형 : 정신운동의 혼란이 매우 심한 것이 특징이며, 움직임의 결여, 경직된 움직임, 움직임에 대한 저항, 목적 없는 과잉행동, 괴이하고 경직된 자세
> - 와해형 : 지리멸렬한 사고, 괴이한 의사소통, 거의 표현되지 않는 감정, 전반적으로 부적절한 기능
> - 편집형 : 더욱 체계화된 망상적 사고
> - 미분화형 : 다른 세 하위유형의 진단에 대한 근거가 충분하지 않는 경우
> - 잔류형 : 뚜렷한 정신병적 증상은 없지만 음성증상을 보이는 경우
>
> 답 ⑤

**(49~50) 다음 사례를 읽고 질문에 답하시오.**

> □ 성별 / 나이 : 남 / 29세
> □ 작업치료 평가
> 1. 주요 호소
> - 자신의 감정 상태를 조절하기가 힘들다.
> 2. 임상 관찰
> - 기분상태가 좋았다가 나빴다를 반복한다.
> - 기분이 좋을 때 친구들과도 매우 잘 지내다가 갑자기 짜증을 내고 화를 내어 친구들이 많이 당황해 한다.

## 49. 위 환자가 가지고 있는 질환은 기분장애 중 어떤 유형인가?

1) 조증
2) 우울증
3) 양극성 장애
4) 불안장애
5) 식이장애

> **해설** 기분장애의 종류 및 증상
> • 조증 : 항상 기분이 상승되어 있고, 모든 것에 과장되어 있으며 불안정한 상태이고 종종 잠을 설치게 된다.
> • 우울증 : 기분이 가라앉아 과제 수행에 흥미를 잃고 즐거움도 없는 상태이다. 조증과 마찬가지로 잠을 설치게 되며 식욕을 잃거나 또는 지나치게 많이 먹을 수도 있다. 연관된 증상으로는 에너지가 없고, 자살충동을 느끼며, 스스로 무가치하다고 느끼고, 안절부절 못하거나 비활동적일 수도 있다.
> • 양극성 장애 : 조증과 울증이 번갈아가며 나타난다. 일차적으로는 조증을 가지고 있으면서도 적어도 한 번의 울증삽화를 겪을 때 진단하고 양극성 II장애는 일차적으로 우울증을 가지고 있으면서 적어도 한 번의 경조증 삽화가 있을 때 진단한다.
>
> 답 ③

## 50. 위 환자에게 나타날 수 있는 특징으로 올바른 것은?

1) 항상 기분이 상승되어 있다.
2) 모든 것에 과장되어 있으며 불안정한 상태이다.
3) 기분이 가라앉아 과제 수행에 흥미를 잃고 즐거움도 없는 상태이다.
4) 잠을 설치게 되며 식욕을 잃거나 또는 지나치게 많이 먹을 수도 있다.
5) 조증과 우울증이 경증상태로 번갈아가며 나타난다.

> **해설** 49번 문제 해설 참고
>
> 답 ⑤

# 2회

# 1교시

## 01. 다음 중 척추 동맥이 통과하는 곳은?

1) 슷구멍
2) 큰구멍
3) 타원구멍
4) 목정맥구멍
5) 파열구멍

> **해설** 큰구멍
> • 뒤통수 뼈에 있으며 척수가 내려가는 통로로 뇌와 척수의 경계이다.
> • 큰구멍의 통과물에는 척수, 더부신경, 척추동맥이 있다.
>
> 답 ②

## 02. 속목동맥에서 대뇌의 이마엽과 마루엽의 안쪽에 위치하는 것은?

1) 눈동맥
2) 중간대뇌동맥
3) 앞교통동맥
4) 뒤교통동맥
5) 앞대뇌동맥

> **해설**
> • 속목동맥은 관자뼈의 목동맥관을 지나 머릿속으로 들어간다.
> • 앞대뇌동맥(ACA : anteror cerebral artery)은 오른쪽과 왼쪽이 연결되어 있어 앞교통동맥으로 연결되며 대뇌 안쪽면, 이마엽과 마루엽 안쪽부분에 위치한다.
>
> 답 ⑤

## 03. 다음 중 혀(tongue)의 운동신경은?

1) 삼차신경
2) 얼굴신경
3) 미주신경
4) 혀밑신경
5) 혀인두신경

> **해설** 혀의 운동신경은 혀밑 신경이다.
>
> 답 ④

## 04. 다음 소화기 중 분절운동이 일어나는 곳은?

1) 곧창자
2) 막창자
3) 작은창자
4) 잘록창자
5) 큰창자

**해설** 작은창자
샘창자, 빈창자, 돌창자로 구분되며 분절운동과 꿈틀운동이 일어난다.

답 ③

## 05. 귀밑샘(이하선, parotid gland)의 분비를 촉진하는 신경은?

1) 얼굴신경
2) 미주신경
3) 혀밑신경
4) 눈돌림신경
5) 혀인두신경

**해설**
- 귀밑샘 : 혀인두신경의 부교감신경가지
- 턱밑샘, 혀밑샘 : 얼굴신경의 부교감신경가지

답 ⑤

## 06. 다음 중 자궁수축을 일으키는 호르몬은?

1) 테스토스테론
2) 에스트로겐
3) 프로게스테론
4) 옥시토신
5) 바소프레신

**해설** 옥시토신은 뇌하수체후엽에서 분비되는 호르몬 중의 하나로서 자궁근에 작용하여 자궁수축을 일으킨다.

답 ④

## 07. 다음 중 신원(nephron)의 구성은?

1) 토리
2) 토리, 토리주머니
3) 콩팥소체, 콩팥세관
4) 토리, 토리주머니, 먼쪽곱슬세관
5) 토리쪽곱슬세관, 콩팥세관고리, 먼쪽곱슬세관

> **해설** 신장단위
> 신장소체(토리, 토리주머니)와 신장세관(토리쪽 곱슬세관, 신장세뇨관고리, 먼쪽곱슬세관)으로 구성되어 있다.
>
> 답 ③

## 08. 콩팥의 사구체 옆 세포에서 합성되어 혈압이 내려가면 분비되는 것은?

1) 칼시트리올
2) 레닌
3) 크레아티닌
4) 이눌린
5) 에리스로포이에틴

> **해설** 레닌
> 콩팥의 사구체옆세포에서 합성되어 프로레닌 형태로 저장되어 있다가 혈압이 내려가면 사구체옆세포에서 프로레닌 분자가 레닌으로 분리되어 분비되는 효소로 콩팥에서 다양한 기능을 한다.
>
> 답 ②

## 09. 골반의 과다폄 방지, 엉덩관절의 모음을 제한하는 것은?

1) 두덩넙다리인대
2) 관절주머니
3) 엉덩넙다리인대
4) 궁둥넙다리인대
5) 두덩결합

> **해설** 엉덩넙다리인대(iliofemoral ligament)
> • Y 인대라고도 하며 엉덩관절 앞쪽에 위치한다.
> • 골반의 뒤기울임운동 (골반의 과다폄)방지, 엉덩관절의 모음을 제한한다.
>
> 답 ③

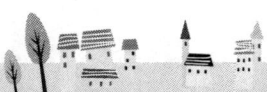

## 10. 뜨거운 목욕탕에서 순간적으로 차다고 느껴지는 현상은?

1) 온 냉각의 분리
2) 모순성냉각
3) 냉각문턱
4) 무관냉각
5) 통각문턱

**해설** 대부분 냉각수용기는 피부 온도가 35도 이상 시 방전이 일어나는데, 사람 몸에서는 43~47도에서도 방전이 일어날 수가 있으며 이런 경우를 모순성냉각이라 한다.

답 ②

## 11. 다음 중 팔꿉관절 폄 근육은 무엇인가?

1) 팔꿈치근(주근, anconeus)
2) 위팔근(상완근, brachialis)
3) 원엎침근(원회내근, pronator teres)
4) 위팔노근(완요골근, brachioradialis)
5) 위팔두갈래근(상완이두근, biceps brachii)

**해설** 팔꿉관절의 폄근육
위팔세갈래근, 팔꿈치근이 있다.

답 ①

## 12. 다음 중 턱목뿔근의 지배신경으로 옳은 것은?

1) 더부신경
2) 삼차신경
3) 미주신경
4) 목신경
5) 도르래신경

**해설** 턱목뿔근은 삼차신경의 아래턱신경의 지배를 받으며 아래턱 및 씹기근의 운동을 한다.

답 ②

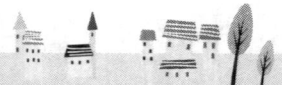

## 13. 통각과 온도감각의 오름신경로는?

1) 뒤척수소뇌로
2) 앞척수시상로
3) 앞겉질척수로
4) 가쪽척수시상로
5) 뒤섬유단 - 안쪽띠섬유로

**해설** 통각과 온도감각의 오름신경로는 가쪽척수시상로이다.

답 ④

## 14. 관자엽 뒤쪽에서 마루엽 일부에 위치한 영역으로 손상되면 언어 발음은 가능하나 뜻을 이해할 수 없는 영역은?

1) 베르니케영역
2) 청각영역
3) 브로카영역
4) 몸감각영역
5) 시각영역

**해설** 베르니케영역
감각성 혹은 수용성 언어영역이라고 불리며, 손상 시 발음은 가능하나 언어를 이해할 수 없는 감각성 언어상실증을 유발한다.

답 ①

## 15. 다음 중 납작뼈로 이루어진 것은?

1) 위팔뼈 - 마루뼈
2) 어깨뼈 - 마루뼈
3) 종아리뼈 - 손가락뼈
4) 목뿔뼈 - 노뼈
5) 자뼈 - 노뼈

**해설**
• 납작뼈는 길이보다 넓이가 넓은 뼈로서 두 층의 치밀뼈 사이에 해면뼈가 들어있는 형태이며, 갈비뼈와 머리뼈가 여기에 속한다. 어깨뼈는 크고 납작한 뼈로 역삼각형 모양으로 가슴우리 뒷벽 제 2~7 갈비뼈 사이에 위치한다.
• 마루뼈는 1쌍의 장방형 뼈로서 두 개관의 양 외측 부분과 상면을 형성하며 전형적인 납작뼈이다.

답 ②

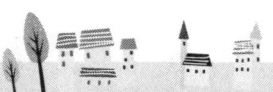

## 16. 첫째 손 허리뼈와 관절을 이루고 있는 손목뼈는?

1) 콩알뼈   2) 반달뼈   3) 손배뼈
4) 큰마름뼈   5) 갈고리뼈

**해설** 첫째손허리뼈 : 큰마름뼈와 관절

답 ④

## 17. 다음 중 부신에 관한 설명 중 옳은 것은?

1) 토리층은 광물질, 칼슘 대사 및 전해질 대사 호르몬이다.
2) 에피네프린은 혈당을 저하시킨다.
3) 에피네프린은 최대혈압은 변화를 주지 않고 최소 혈압을 상승시킨다.
4) 노르에피네프린은 말초혈관 수축과 혈압상승, 동공을 확장 시킨다.
5) 노르에피네프린은 혈관저항을 감소 시킨다.

**해설** 부신(Ardenal Gland)
- 토리층 : 광물질, 염류(Na) 대사 및 전해질대사 호르몬을 분비한다.
- 부신속질의 에피네프린은 콩팥·피부 등의 세동맥 수축, 최대혈압은 상승 최소혈압은 변화를 주지 않으며 혈당증가, 당원질을 포도당으로 분해되는 것을 촉진시킨다.
- 노르에피네프린은 말초혈관 수축과 혈압상승, 심장박동수의 증가, 동공의 확대시킨다.
- 그리고 최소 최대 혈압 모두 상승시키며 혈관저항도 상승시킨다.

답 ④

## 18. 다음 중 눈의 조리개라고도 하며 빛의 양을 조절시키는 것은?

1) 유리막   2) 망막   3) 황반
4) 각막   5) 홍채

**해설** 홍채(Iris)
수정체와 각막 사이에 있으며 홍채의 중심구 구멍을 동공이라고 하는데 홍채는 빛이 동공을 통해 들어가는 양을 조절한다. 동공의 지름을 조절하는 2개의 민무늬근이 있는데 동공조임근은 동공을 축소 시키고 동공확대근은 동공을 확대시킨다.

답 ⑤

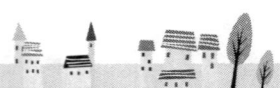

**19.** 다음 중 가슴샘(thymus)의 기능으로 옳은 것은?

1) 중성구를 생산한다.
2) 혈소판을 생산한다.
3) T림프구를 생산한다.
4) 적혈구를 생산한다.
5) B림프구를 생산한다.

> **해설** 가슴샘(thymus)
> 2개의 소엽으로 된 림프기관으로, 이곳에서 T림프구가 생산된다.
>
> 답 ③

**20.** 다음 중 도르래 신경의 지배를 받는 것은?

1) 위빗근
2) 위눈꺼풀올림근
3) 가쪽곧은근
4) 동공조임근
5) 모양체근

> **해설** 도르래 신경은 안구운동에 관여하며 위빗근을 지배한다.
> 2) 위눈꺼풀올림근은 눈돌림신경이 지배한다.
> 3) 안구의 가쪽곧은근은 갓돌림신경이 지배한다.
> 4), 5) 동공조임근과 모양체근은 부교감신경의 지배를 받는다.
>
> 답 ①

**21.** 인체의 장기 중 가장 큰 선(gland)으로서 침수탄소 및 단백질 대사 소화작용, 해독작용, 그리고 영양소 저장 등에 관계하고 이것이 손상되었을 때 재생력이 왕성한 것은?

1) 간
2) 위
3) 이자
4) 지라
5) 귀밑샘

> **해설** 간은 무게 1.5kg으로 인체에서 가장 큰 선(gland)으로 가장 재생력이 강한 장기이다.
>
> 답 ①

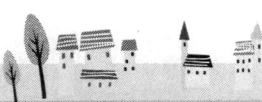

## 22. 다음 중 팔굽관절을 굽힘하고 아래팔을 엎침 및 뒤침 작용을 하는 근육은?

1) 위팔두갈래근
2) 위팔세갈래근
3) 위팔근
4) 위팔노근
5) 부리위팔근

**해설** 위팔노근
노신경(C5~6)의 지배를 받으며 팔굽관절 굽힘 및 아래팔의 엎침과 뒤침 작용을 한다.

답 ④

## 23. 소변으로 $Na^+$ 이온과 수분의 배출을 촉진하여 혈압을 낮추는 물질은?

1) ADH
2) ANP
3) aldosterone
4) ephinephrine
5) norepinephrine

**해설** ANP
먼쪽곱슬세관과 집합세관에서 작용하며 소변으로 $Na^+$의 배출을 촉진하여 혈압을 낮춘다.

답 ②

## 24. 신경아교세포 중 말초신경의 말이집 형성과 신경재생을 담당하는 세포는?

1) 별아교세포
2) 희소돌기아교세포
3) 미세아교세포
4) 위성세포
5) 슈반세포

**해설**
- 말초신경계통의 신경아교세포로는 위성세포와 슈반세포가 있다. 위성세포는 신경절 세포체를 보호하며 신경세포를 직접 둘러싼 세포이다. 슈반세포는 축삭을 내부로 감싼 세포이며 말이집 형성과 신경재생을 담당한다.
- 중추신경계통의 신경아교세포에는 별아교세포, 희소돌기아교세포, 미세아교세포, 뇌실막세포가 있다.

답 ⑤

## 25. 엄지손가락의 손목손허리관절은 윤활관절이다. 그 종류로 옳은 것은?

1) 평면관절  2) 경첩관절  3) 중쇠관절
4) 타원관절  5) 안장관절

**해설** 엄지손가락의 손목손허리관절은 안장관절이다. 안장관절은 서로 직각방향으로 움직이는 2축성 관절로 굽힘·폄, 벌림·모음, 돌림운동이 가능하다.

답 ⑤

## 26. 다음은 어떤 화상을 설명하는 내용인가?

> 피부가 뜨거운 물체나 불꽃에 일시적으로 노출되어 표피와 진피가 손상되고 수포가 생겼다.

1) 얕은부분층 화상  2) 1도 화상  3) 2도 화상
4) 전층 화상  5) 3도 화상

**해설** 2도 화상
- 표피, 진피까지 손상 : 뜨거운 물체, 불꽃
- 표피에 국한된 괴사, 수포, 껍질이 벗겨지기도 함
- 피부 재생가능

답 ③

## 27. 다음 중 들숨용량의 계산식으로 옳은 것은?

1) 잔기용적 + 날숨예비용적
2) 들숨예비용적 + 날숨예비용적
3) 날숨예비용적 + 1회 호흡용적
4) 들숨예비용적 + 1회 호흡용적
5) 폐활량 + 들숨예비용적

**해설**
- 허파용량(Lung capacity)은 두 개 이상의 용적의 합으로 이루어 진다.
- 그 중에서 들숨용량(Inspiratory capacity)은 안정시 호기가 끝난 후 최대로 들어 마실 수 있는 공기량(들숨예비용적 +1회 호흡용적)이다.

답 ④

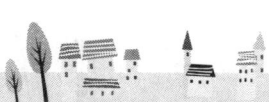

## 28. 심장근육(cardiac muscle)의 조직에 대한 설명으로 옳은 것은?

1) 가로무늬근이며 수의근이다.
2) 체온을 가장 많이 생산하는 기관이다.
3) 사이원반이 있다.
4) 혈관을 구성한다.
5) 가로세관은 세동이를 이룬다.

**해설** 심장근육
가로무늬근이지만 불수의근이며, 가로세관은 두동이(diad)를 형성한다. 체온을 가장 많이 생산하는 기관은 뼈대근육이며, 혈관은 민무늬근육으로 구성된다.

답 ③

## 29. 피부와 근육수용기로부터 입력되는 체성감각에 반응하며, 언어를 이해하고 색깔과 형태를 해석하는 기능을 하는 곳은?

1) 이마엽
2) 관자엽
3) 뇌섬엽
4) 마루엽
5) 뒤통수엽

**해설** 체성감각에 반응하며 언어를 이해하고 색깔과 형태를 해석하는 기능, 그리고 공간에 대한 지각을 하는 영역은 마루엽이다.

답 ④

## 30. 다음 중 반사활(reflex arc)의 전도과정으로 바르게 나열된 것은?

1) 수용기 – 감각신경 – 반사중추 – 운동신경 – 효과기
2) 수용기 – 감각신경 – 운동신경 – 효과기 – 반사중추
3) 수용기 – 감각신경 – 효과기 – 운동신경 – 반사중추
4) 감각신경 – 수용기 – 반사중추 – 효과기 – 운동신경
5) 감각신경 – 수용기 – 반사중추 – 운동신경 – 효과기

**해설** 반사활(reflex arc)의 전도과정은 수용기 – 감각신경 – 반사중추 – 운동신경 – 효과기이다.

답 ①

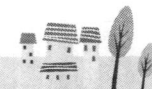

## 31. 다음 중 코호트 연구에 관한 설명 중 옳은 것은?

1) 후향적 코호트 조사는 질병에 이환되지 않은 집단을 대상으로 한다.
2) 전향적 코호트 조사는 과거의 기록이 확실한 사항을 대상으로 한다.
3) 코호트는 질병 발생의 요인이 될 수 있다고 판단되는 여러 가지 특성을 가진 인구집단을 말한다.
4) 특정기간에 질병발생의 원인과 관련되어 있다고 생각하는 특정 코호트 인구 집단과 관련 없는 인구 집단 간의 질병발생률을 비교 분석하는 방법이 특징이다.
5) 후향적 코호트 조사에서 과거의 원인을 가지고 과거의 결과를 파악하는 조사이다.

> **해설**  **코호트 연구(Cohort study)**
> 질병발생의 요인이 될 수 있다고 판단되는 동일한 특성을 가진 인구 집단을 말한다. 코호트 연구는 특정한 기간에 질병발생의 원인과 관련되어 있다고 생각하는 특정 코호트 인구집단과 관련이 없는 인구집단 간의 질병발생률을 비교 분석하는 방법으로 시간적 개념이 내포 되어 있는 것이 특징이다.
> **1. 전향적 코호트 조사(Prospective Cohort study)**
> 질병에 이환되지 않은 집단을 대상으로 하되, 그 질병의 요인과 관련된 어떤 요소가 있다고 생각되는 인구 집단과 관련이 없는 인구 집을 계속 비교 관찰하여 양집단군간의 질병발생률을 비교 분석하는 방법이다.
> **2. 후향적 코호트 조사(Retrospective Cohort study)**
> 과거의 기록이 확실한 사항을 대상으로 한다. 과거 기록에 근거를 두고 질병발생의 원인이라고 추정되는 코호트를 가진 사람과 갖지 않은 사람 사이에 현재까지 발생된 질병발생률의 처리를 비교 검정하는 것으로, 과거의 원인을 가지고 현재의 결과를 파악하는 조사이다.
>
> 답 ④

## 32. 영국, 독일, 프랑스 등의 국가에서 세균학 및 면역분야의 많은 업적들이 있었으며, 예방의학적 사상이 싹튼 시기는?

1) 중세
2) 근세, 르네상스
3) 근대
4) 고대
5) 현대

> **해설**  근대시기(1850~1900)에는 영국, 독일, 프랑스 등의 국가에서 세균학 및 면역분야의 많은 업적들이 있었으며, 예방의학적 사상이 싹튼 시기이다.
>
> 답 ③

## 33. 다음 중 수년을 한 주기로 유행이 반복되는 현상은?

1) 단기변화  2) 장기변화  3) 계절적 변화
4) 불규칙 변화  5) 규칙적 변화 = 주기변화

**해설** 이론역학
- 감염병의 발생 형태와 유행현상을 수리적으로 분석하여, 이론적으로 유행법칙이나 현상을 이론적으로 수식화하는 3단계의 역학이라 한다.
- 시간적 현상, 지리적 현상, 생물적 현상, 사회적 현상으로 나뉘며 그 중 시간적 현상의 순환변화(단기변화)는 수년을 한 주기로 유행이 반복되는 현상(홍역, 백일해, 일본뇌염 등)을 말한다.

답 ⑤

## 34. 질병발생과 관계되는 현상을 조사하여 질병발생의 원인에 대한 가설을 얻기 위하여 실시하는 연구는 무엇인가?

1) 임상역학  2) 작전역학  3) 이론역학
4) 분석역학  5) 기술역학

**해설** 조사자의 주관을 완전히 배재하고 사실 그대로 기록하여 그 공통요소를 도출함으로써 발생요인의 가설을 설정하는 역학적 조사활동이 1단계 역학에 해당한다.

답 ⑤

## 35. 표본추출방법 중 모집단에 대하여 이미 알고 있는 정보-성별, 연령별, 지역별 또는 기타 집단의 어떤 특성에 따라 모집단을 구분한 후 단순무작위추출법에 의하여 표본을 뽑는 방법은?

1) 단순무작위추출법  2) 층화추출법  3) 계통추출법
4) 집락추출법  5) 단순확률추출법

**해설** 층화추출법
모집단에 대하여 이미 알고 있는 정보-성별, 연령별, 지역별 또는 기타 집단의 어떤 특성에 따라 모집단을 구분한 후 단순무작위추출법에 의하여 표본을 뽑는 방법. 이때 구분된 층에서 일률적으로 같은 수의 표본을 뽑는 동수층화법과 층의 크기에 따라 비례적으로 뽑는 비례층 화법이 있다.

답 ②

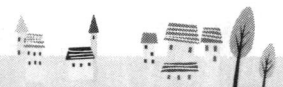

## 36. 다음 중 공통매개체로 인해 전파되는 감염병에 대한 설명으로 옳은 것은?

1) 수인성 감염병은 이환율과 치명률은 높은 편이다.
2) 수인성 감염병은 전국적으로 전파된다.
3) 수인성 감염병은 환자발생이 2~3일 내에 급증하고, 2차 감염자가 적다.
4) 우유계 감염병은 잠복기가 비교적 길다.
5) 우유계 감염병은 발병률과 치명률이 낮다.

> **해설**
> 1) 수인성 감염병은 이환율과 치명률은 낮은 편이다.
> 2) 수인성 감염병은 급수구역 내에 한정되어 있고, 급수시설에 오염원이 있다.
> 4) 우유계 감염병은 잠복기가 비교적 짧다.
> 5) 우유계 감염병은 발병률과 치명률이 높다.
>
> 답 ③

## 37. 면역의 종류 중 감염병에 감염된 후 형성되는 면역은?

1) 자연능동면역   2) 인공능동면역   3) 자연수동면역
4) 선천면역      5) 인공수동면역

> **해설**
> - 자연능동면역 : 감염병에 감염된 후 형성되는 면역
> - 인공능동면역 : 예방접종으로 얻어지는 면역
> - 자연수동면역 : 태반이나 수유를 통하여 받는 면역
> - 인공능동면역 : 인공제제를 접종하여 얻게 되는 면역
> - 선천면역 : 인종, 종속, 개인 특이성
>
> 답 ①

## 38. 수년의 간격으로 질병 발생이 반복되는 현상을 무엇이라 하는가?

1) 추세변화   2) 장기변화   3) 단기변화
4) 순환변화   5) 계절변화

> **해설**
> - 주기변화(순환변화)는 수년의 간격으로 질병의 발생이 반복되는 경우를 말한다.
> - 예로는 백일해(2~4년), 홍역(2~3년)이 있다.
>
> 답 ④

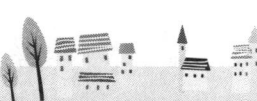

## 39. 다음 중 인구구성 형태 중 종형에 관한 설명으로 옳은 것은?

1) 인구가 증가할 잠재력을 많이 가지고 있는 인구 증가 형태 이다.
2) 부양비 증가, 아동복지, 교육에 대한 수급정책이 필요하다.
3) 인구 정지형으로 출생률과 사망률이 낮다.
4) 14세 이상 인구가 65세 이상 인구의 2배 정도인 경우이다.
5) 생산연령인구가 많이 유입되는 산업이 발달된 도시지역의 인구구성이다.

**해설** 종형(Bell form)
인구 정지형으로 출생률과 사망률이 낮고 14세 이하 인구가 65세 이상 인구의 2배 정도인 경우이며 노인복지와 근로복지 등이 필요하다.
1), 2) 피라미드형에 대한 설명이다.
4) 14세 이하 인구가 65세 이상 인구의 2배 이상인 경우이다.
5) 별형에 대한 설명이다.

답 ③

## 40. 다음 중 부양인구 지수를 나타내는 것은?

1) $\dfrac{노인인구}{생산연령인구} \times 100$

2) $\dfrac{유소년인구 + 노년인구}{생산연령 인구} \times 100$

3) $\dfrac{연소인구}{생산연령인구} \times 100$

4) $\dfrac{노년인구}{유소년인구} \times 100$

5) $\dfrac{생산연령인구}{유소년 인구 + 노년인구} \times 100$

**해설** 부양인구 지수(총부양비 : Total dependency ratio)
$\dfrac{유소년인구 + 노년인구}{생산연령 인구} \times 100$

답 ②

## 41.
인구구성의 종류 중 인구정지형으로 출생률과 사망률이 모두 낮아 이상적인 인구형으로 14세 이후의 인구가 65세 인구의 2배 정도가 되는 것은?

1) 피라미드형
2) 종형
3) 항아리형
4) 별형
5) 기타형

**해설** 종형
인구정지형으로 출생률과 사망률이 모두 낮아 이상적인 인구형으로 14세 이후의 인구가 65세 인구의 2배 정도가 된다.

답 ②

## 42.
다음 중 제공된 의료서비스에 대한 단위당 가격에 서비스 양을 곱한 만큼 보상하는 방식으로 의료인의 재량권이 큰 수가제는?

1) 총괄계약제
2) 인두제
3) 봉급제
4) 행위별수가제
5) 포괄수가제

**해설** 행위별 수가제(Fee for service)
제공된 의료서비스에 대한 단위당 가격에 서비스 양을 곱한 만큼 보상하는 방식으로 의료인의 재량권이 커지고 양질의 서비스를 충분히 제공할 수 있다. 단점은 과잉 진료와 의료 남용의 우려가 있고 행정적으로 복잡하여 의료비 상승이나 의료인과 보험자 간에 갈등의 소지가 있다.

답 ④

## 43.
공중보건사업의 성공적 수행을 위해 가장 중요한 지역사회 접근법은?

1) 관계법의 강력집행을 통한 접근
2) 의료조직 확대에 의한 접근
3) 보건기술훈련을 통한 접근
4) 보건교육활동을 통한 접근
5) 행정적 규제를 통한 접근

**해설** 보건사업의 성패를 좌우할 수 있는 가장 기본적이고, 중요한 방법은 보건교육이다.

답 ④

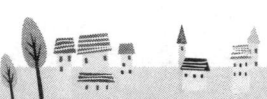

**44.** 다음 중 영아사망률을 계산할 때 분자에 해당되는 것은?

1) 생후 4주일 이후 1년 이내의 사망자 수
2) 생후 4주일 이내의 연간 사망자 수
3) 생후 1주일 이내의 연간 사망자 수
4) 생후 1년 미만의 연간 사망자 수
5) 생후 6개월 이내의 사망자 수

> **해설** 영아사망률이란 국가사회나 지역사회의 보건수준을 나타내는 대표적인 지표로 가치가 크다. 영아사망률의 식은 연간 영아사망수 / 연간출생아수 × 1,000이다.
>
> 답 ④

**45.** 인구 1,000명당 1년 동안 발생한 사망수를 나타내는 것은?

1) 조사망률
2) 영아 사망률
3) 주산기 사망률
4) 신생아 사망률
5) 비례사망지수

> **해설** 조사망률 : 인구 1,000명 당 1년 동안 발생한 사망수로서 그 지역사회의 건강 수준 이외의 연령구성에 의해서도 영향을 받게 되므로 해석 시 유의해야한다.
>
> 답 ①

**46.** 엉덩관절 모음(Adductors)의 normal 검사 시 저항 부위로 옳은 것은?

1) 외측 엉덩관절 근위부
2) 외측 무릎관절 근위부
3) 내측 무릎관절 근위부
4) 내측 발목관절 근위부
5) 외측 발목관절 근위부

> **해설** 엉덩관절 모음 근력도수검사
> 1) 근육 : 큰 모음근, 짧은 모음근, 긴 모음근, 두덩 정강근, 두덩근
> 2) Normal~fair : side lying position(치료사는 위쪽 다리가 25도 벌어지도록 받혀주면서 클라이언트의 뒤에 선다)
> 3) 저항 : 무릎 가까이에서 다리의 먼쪽면을 벌리는 쪽으로 아래로, 또는 만일 누운 자세에서는 바깥쪽으로 저항을 준다.
>
> 답 ③

## 47. 중력을 제거한 상태에서 완전한 ROM을 행할 수 있을 때의 근력으로 옳은 것은?

1) Fair
2) Poor
3) Trace
4) Good
5) Normal

**해설**

| 등급 | 정의 | 내용 |
|---|---|---|
| 5 | 정상(N) | 최대의 저항과 함께 중력에 대항하여 완전한 관절가동범위까지 움직임 |
| 4 | 우(G) | 중등도의 저항과 함께 중력에 대항해서 완전한 관절가동범위까지 움직임 |
| 3+ | 양+(F+) | 약간의 저항과 함께 중력에 대항하여 완전한 관절가동범위까지 움직임 |
| 3 | 양(F) | 중력에 대항해서 완전한 관절가동범위까지 움직임 |
| 3- | 양-(F-) | 중력에 대항해서 불완전한 관절가동범위(50%이상)까지 움직임 |
| 2+ | 가(P+) | 중력에 대항해서 불완전한 관절가동범위(50%미만)까지 움직임 |
| 2 | 가(P) | 중력이 제거된 상태에서 완전한 관절가동범위까지 움직임 |
| 2- | 가(P-) | 중력이 제거된 상태에서 불완전한 관절가동범위까지 움직임 |
| 1 | 불가(T) | 근수축이 느껴지지만, 동작은 일어나지 않음 |
| 0 | 영(O) | 아무런 근수축도 느껴지거나 보이지 않음 |

답 ②

## 48. 상지의 움직임별 관절가동범위가 올바르게 짝지어진 것은?

1) 어깨 굽힘(Shoulder flexion) : 0∼150도
2) 어깨 폄(Shoulder extention) : 0∼65도
3) 어깨 벌림(Shoulder abduction) : 0∼185도
4) 어깨 안쪽 돌림(Shoulder internal rotation) : 0∼60도
5) 어깨 바깥 돌림(Shoulder external rotation) : 0∼85도

**해설**
1) 어깨 굽힘(Shoulder flexion) : 0∼170도
2) 어깨 폄(Shoulder extention) : 0∼60도
3) 어깨 벌림(Shoulder abduction) : 0∼170도
5) 어깨 바깥 돌림(Shoulder external rotation) : 0∼90도

답 ④

## 49. 다음은 관절가동범위 측정 자세이다. 옳은 것은?

> 아래팔을 중립으로 해서 위팔 90°벌림, 팔꿈치 90°굽힘 자세를 하고 앉거나 눕는다.
> (위팔뼈 앞쪽 탈골위험이 없는 경우에 적용한다.)

1) 어깨관절 굽힘(Shoulder flexion)
2) 어깨관절 폄(Shoulder extension)
3) 어깨관절 벌림(Shoulder abduction)
4) 어깨관절 안쪽돌림(Shoulder internal rotation)
5) 어깨관절 바깥돌림(Shoulder External rotation)

**해설** 어깨관절 바깥돌림(Shoulder External rotation)
피검사자의 자세로 아래팔을 중립으로 해서 위팔 90° 벌림, 팔꿈치 90° 굽힙자세를 하고 앉거나 눕는다. (위팔뼈의 앞쪽 탈골위험이 없는 경우에 적용한다.)

답 ⑤

## 50. 신경 내의 신경종 위에 압통을 유발하여 신경종의 여부를 알아보는 검사는?

1) 요르가손 테스트(Yergason test)
2) 팔 떨어뜨리기 검사(drop arm test)
3) 어깨관절 탈구에 대한 불안 검사(apprehension test)
4) 티넬 징후(tinel sign)
5) 테니스 엘보 검사(tennis elbow test)

**해설**
- 요르가손 테스트 : 두갈래근(biceps)건이 두갈래근(biceps) 구내에 견고하게 있는지를 보는 검사
- 팔 떨어뜨리기 검사 : 회전띠근(rotator cuff)의 열상을 알아보기 위한 검사
- 어깨관절 탈구에 대한 불안 검사 : 어깨관절 탈구 검사
- 티넬 징후 : 신경 내의 신경종 위에 압통을 유발하는 검사
- 테니스 엘보 검사 : 테니스 엘보의 동통을 재현하기 위한 검사

답 ④

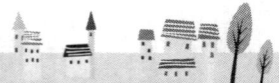

## 51. 다음이 설명하는 운동장애는 무엇인가?

> 팔, 다리의 축과 근위부 근육이 지속적이고 갑작스런 수축에 의해 발생하는 드문 증상으로 거의 볼 수 없다. 팔, 다리를 거의 내던지듯 격한 동작을 야기하고 신체의 한쪽면에서 일어나는 편측 발리즘이며 시상하부핵 반대측 병변의 장애로 발생한다.

1) 무도병(Chorea)
2) 발리즘(Ballism)
3) 반복불능증(Adiadochokinesis)
4) 운동실조증(Ataxia)
5) 근긴장이상(Dystonia)

**해설** 발리즘(Ballism)
팔, 다리의 축과 근위부 근육이 지속적이고 갑작스런 수축에 의해 발생하는 드문 증상으로 거의 볼 수 없다. 팔, 다리를 거의 내던지듯 격한 동작을 야기하고 신체의 한쪽면에서 일어나는 편측 발리즘이며 시상하부핵 반대측 병변의 장애로 발생한다.

답 ②

## 52. 다음 중 긴장성 미로반사 환자의 특징으로 옳은 것은?

1) 똑바로 누워있는 자세에서는 머리를 들 수 있다.
2) 누운 자세에서 독립적으로 일어나 앉기 위한 굽힘은 만들 수 있다.
3) 돌아눕거나, 장시간 동안 휠체어에 앉아 있지 못한다.
4) 똑바로 누어있는 자세에서 앉는 자세를 취할 때, 폄근의 긴장이 시작되면서 긴장이 더 강하게 작용한다.
5) 머리를 과다하게 펴면, 무릎은 굽혀지고 발은 앞쪽으로 밀어낸다.

**해설** 긴장성 미로반사 환자의 특징
• 똑바로 누워있는 자세에서 머리를 들지 못한다.
• 누운 자세에서 독립적으로 일어나 앉기 위해 굽힘을 만들지 못한다.
• 돌아눕거나, 장시간 동안 휠체어에 앉아 있지 못한다.
• 똑바로 누어있는 자세에서 앉는 자세를 취할 때, 굽힘근의 긴장이 시작되면서 긴장이 더 강하게 작용한다.

답 ③

## 53. 어깨 관절 가쪽돌림의 근력평가시 고정점으로 옳은 것은?

1) 위팔뼈 먼쪽을 고정한다.
2) 어깨뼈를 고정한다.
3) 몸통을 고정한다.
4) 아래팔 원위부를 고정한다.
5) 아래팔 자쪽면을 고정한다.

> **해설** 어깨관절 가쪽돌림의 검사시 자세는 클라이언트는 어깨를 90° 벌리고 위팔뼈는 중립을 취하고 팔꿈치는 90° 굽힌 채로 엎드린다. 고정점은 어깨관절 벌림을 막기 위해 치료대에 놓여 있는 팔 아래에 손을 넣어서 위팔뼈 먼쪽을 고정한다.
>
> 답 ①

## 54. 평형반응에 대한 설명으로 옳은 것은?

1) 반응이 없으면 침대에서 일어나 앉기 등의 동작을 하기가 어렵다.
2) 클라이언트의 작업수행에 방해가 되는 반사이다.
3) 넘어질 때 머리와 얼굴을 보호하려는 것이다.
4) 몸통에 대한 머리의 상대적인 정상위치를 유지하는 반사이다.
5) 미로자극에 의해서 생긴다.

> **해설**
> 1) 반응이 없으면 침대에서 일어나 앉기 등의 동작을 하기가 어렵다. - 바로잡기반응
> 2) 클라이언트의 작업수행에 방해가 되는 반사이다. - 원시반사
> 3) 넘어질 때 머리와 얼굴을 보호하려는 것이다. - 보호반응
> 4) 몸통에 대한 머리의 상대적인 정상위치를 유지하는 반사이다. - 바로잡기반응
>
> 답 ⑤

## 55. 중추신경계 질환에 의한 비정상적인 보행 중 다음 증상이 나타나는 것은 어떤 종류의 보행인가?

- 무릎 관절의 약간 굽힘
- 발목 관절의 발바닥쪽굽힘 및 안쪽 번짐
- 유각기에서 환측의 바깥돌림, 휘돌림, 몸 전체가 환측으로 기울어진다.

1) Cerebral ataxia gait
2) Parkinson's gait
3) Scissoring gait
4) Trandelenberg's sign
5) Circumduction gait

> **해설** Circumduction gait
> 환자의 움직임이 경직되어 있다. 무릎 관절의 약간 굽힘, 발목 관절의 발바닥쪽굽힘 및 안쪽 번짐, 유각기에서 환측의 바깥돌림, 휘돌림, 몸 전체가 환측으로 기울어진다. 환측의 어깨관절 모음, 아래팔 엎침, 팔꿈 관절과 손목관절 굽힘됨
>
> 답 ⑤

## 56. Light touch에 대한 설명으로 옳은 것은?

1) 수용성 실어증이 있는 환자에게도 정확한 검사를 시행가능하다.
2) 산만한 공간에서 시행해도 무방하다.
3) 손과 아래팔에 각각의 말초신경이 분포하는 피절 부분을 면봉을 사용해 가볍게 자극 한다.
4) 환측부터 먼저 검사 한다.
5) 인식도 못하고 위치도 알지 못하면(-)로 점수를 준다.

> **해설** 촉각검사의 목적
> 피검자가 가벼운 촉각자극과 그 위치를 인식하는지를 알기 위한 것이다. 제한점은 수용성 실어증이 있는 환자에게는 정확한 검사를 할 수 없다. 조건으로는 산만하지 않은 공간에서 침상이나 의자차에 앉아서 검사한다. 방법은 환자의 손과 아래팔은 칸막이나 폴더 등으로 가려서 눈으로 볼 수 없게 하고, 손과 아래팔에 각각의 말초신경이 분포하는 피절부분을 임의의 순서로 면봉을 사용해 가볍게 자극한다. 기준치를 알기 위해 건측의 검사를 먼저 한다. 점수는 촉각자극과 자극의 위치를 인식할 수 있으면(+), 촉각만 인식한다면(-). 인식도 못하고, 위치도 알지 못하면(0)으로 점수를 매긴다.
>
> 답 ③

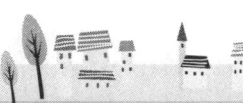

## 57. 다음은 무엇을 평가하기 위한 것인가?

> 피부에 숫자, 글자, 모양을 써서 인식하는 능력을 평가

1) 입체인지지각(Stereognosis)
2) 서화감각(graphesthesia)
3) 고유수용성감각(proprioceptive sense)
4) 운동 감각(kinesthesia)
5) 통증감각(pain prick)

**해설** 서화감각
피부에 쓰여지는 숫자, 글자, 모양을 인식하는 능력이다. 서화감각을 검사하기 위해 시야를 가리고 글자, 숫자, 기하학적 모양을 손끝이나 손바닥에 끝이 뭉뚝한 연필이나 이것과 유사한 것으로 그린다.

답 ②

## 58. 다음은 무엇을 알아보기 위한 평가인가?

> - "모자를 벗어보세요"
> - "제가 하는 것을 따라해 보세요"
> - 숟가락을 주며 "이 물건을 사용하는 방법을 보여 주세요"
> - 음료수가 있다고 가정하고 병뚜껑을 열어 유리컵에 따라 마시는 동작을 보여주세요.

1) 실어증(Aphasia)
2) 실인증(Agnosia)
3) 실조증(Ataxia)
4) 행위상실증(Apraxia)
5) 편측 무시(unilateral neglect)

**해설** 행위상실증을 평가하는 평가 방법들이다. 명령에 따라 동작하기, 동작 모방하기, 실제적인 도구사용, 연속적으로 실행하기에 대한 예시이며, 이 외에도, 도구를 보고 동작으로 반응하기, 작업도구에 따라 물건을 보고 동작으로 반응하기, 검사자의 도구사용 모방하기, 맞는 동작과 틀린 동작 구별하기, 동작에 대한 이해 등이 있다.

답 ④

**59.** 다음 중 집중력의 설명으로 옳은 것은?

1) 집중력(Attention) : 사람, 장소, 시간, 환경과 관련한 자신을 인식하는 능력
2) 선택적(Select) : 여러 가지 관계없는 자극 중에서 한 가지만 선택할 수 있는 능력
3) 지속적(Sustain) : 양쪽 자극에 왔다 갔다 할 수 있는 능력
4) 변환(Shift) : 동시에 두 가지 이상 그 비슷한 자극에 집중할 수 있는 능력
5) 분리적(Divided) : 주의력이 지속할 수 있는 능력

> **해설** select attention
> 여러 가지 관계없는 자극 중에서 한 가지만 선택할 수 있는 능력이다.
>
> 답 ②

**60.** 한번은 빨간색 한번은 초록색으로 구슬꿰기 활동시 어떤 집중력을 요구하는가?

1) 초점적 집중력(Focused attention)
2) 지속적 집중력(Sustained attention)
3) 선택적 집중력(Selective attention)
4) 변화적 집중력(Alternating attention)
5) 분리 집중력(Divided attention)

> **해설** 변화적 집중력(Alternating attention)
> 상황에 따라 주의 집중을 바꾸는 능력, 양쪽 자극을 교대로 집중하는 능력
>
> 답 ④

**61.** 협응이 좋지 않은 소녀가 배구 할 시간이 되면 두통이 생기는 방어기제는 무엇인가?

1) 부정
2) 합리화
3) 동일시
4) 이상화
5) 전환

> **해설** 전환
> 심리적인 충동이 실제로 신체증상으로 나타나는 것이다.
>
> 답 ⑤

## 62. 다음의 예시는 방어 기제에 대한 예시이다. 어떤 방어기제를 말하는가?

> 십대 소녀가 치료사의 머리 모양을 따라하기 시작한다.

1) 승화(sublimation)
2) 동일시(identification)
3) 대치(substitution)
4) 보상(compensation)
5) 퇴행(regression)

**해설** 동일시(identification)
- 십대 소녀가 치료사의 머리 모양을 따라하기 시작한다.
- 다른 사람의 습관이나 성격을 받아들이는 것, 타인의 특징을 자신의 것으로 만드는 기제, 자아와 초자아의 건강한 성장을 결정해주는 가장 중요한 기제

답 ②

## 63. 다음 보기 중 의식적으로 작용하는 것은 무엇인가?

1) 투사(projection)
2) 퇴행(regression)
3) 이상화(idealization)
4) 취소(undoing)
5) 억제(suppression)

**해설** 모든 방어 기제는 무의식적으로 작용하고, 억제와 같은 정신기제는 의식적인 것이므로 혼동해서는 안된다.

답 ⑤

## 64. 작업치료사 1명이 환자 1분을 15분 치료하였다. 청구 가능한 수가는 무엇인가?

1) 특수작업치료
2) 복합작업치료
3) 단순작업치료
4) 삼킴장애재활치료
5) 일상생활동작훈련

**해설** 1인의 작업치료사가 1인의 환자를 1대 1로 중점적으로 10분 이상~30분 정도 실시한 경우에 산정한다.

답 ②

**65.** Freud의 심리성적 발달단계의 남근기에 대한 설명으로 옳은 것은?

1) 리비도의 초점은 항문에 있다.
2) 만족스러운 행동으로 성교, 친밀감, 일/예술에서의 승화한다.
3) 동성 간의 또래 집단 형성한다.
4) 고착의 결과로 권위있는 인물들과의 문제가 생긴다.
5) 만족의 결과로 신뢰와 독립성이 생긴다.

> **해설** 남근기(3~6세)
> • 리비도의 초점 : 생식기
> • 만족스러운 행동 : 성적 호기심, 자기평가와 조절
> • 만족의 결과 : 성적 정체성 초자아 형성
> • 고착의 결과 : 권위있는 인물과의 문제, 성적 부적응
>
> 답 ④

**66.** 다음은 아동의 잡기 패턴의 설명으로 옳은 것은?

> 문을 열기 위해 열쇠를 잡는 패턴으로 엄지의 손바닥 면과 검지의 측면을 이용하여 잡을 때 사용된다. 주로 작은 물체를 힘주어 사용할 때 쓰이게 되는데 엄지의 부분적인 내전, 중수관절(MCP joint)의 굴곡과 지절관절(IP joint)의 약간의 굴곡이 이 패턴의 특징이다.

1) 갈고리 잡기(Hook grasp)
2) 힘 있게 잡기(Power grasp)
3) 외측 잡기(Lateral grasp)
4) 연필모양 잡기(Three-jaw chuck grasp)
5) 핀셋모양 잡기(Pincer grasp)

> **해설** 외측잡기(Lateral grasp)
> 문을 열기 위해 열쇠를 잡는 패턴으로 엄지의 손바닥 면과 검지의 측면을 이용하여 잡을 때 사용된다. 주로 작은 물체를 힘주어 사용할 때 쓰이게 되는데 엄지의 부분적인 내전, 중수관절(MCP joint)의 굴곡과 지절관절(IP joint)의 약간의 굴곡이 이 패턴의 특징이다.
>
> 답 ③

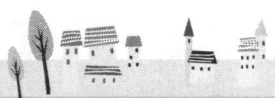

## 67. Maslow의 욕구단계에서 자존감의 단계로, 성취감과 타인으로부터 인정받고 싶어 하는 욕구는 몇 단계인가?

1) 1단계
2) 3단계
3) 4단계
4) 5단계
5) 6단계

**해설**

| 1단계 | 생리적 욕구 : 음식, 물, 온도 |
|---|---|
| 2단계 | 안전에 대한 욕구 : 신체적 위험없음, 정신적 안정 |
| 3단계 | 사랑과 소속감에 대한 욕구 : 친구, 가족, 지역사회 |
| 4단계 | 자존감에 대한 욕구 : 성취감, 타인으로부터의 인정 |
| 5단계 | 인지적 욕구와 미적 욕구 : 물리적, 사회적 환경에 대한 인식 및 탐구 |
| 6단계 | 자아 실현 : 자신의 가능성을 알고 실천 창조성, 재능 |

답 ③

## 68. 1인의 작업치료사가 1인의 환자를 1대 1로 중점적으로 30분 이상의 다양한 치료를 실시할 경우 청구 가능한 수가는 무엇인가?

1) 복합작업치료
2) 특수작업치료
3) 단순작업치료
4) 일상생활동작훈련
5) 삼킴장애재활치료

**해설** 특수작업치료(Special)
1인의 작업치료사가 1인의 환자를 1대 1로 중점적으로 30분 이상의 다양한 치료를 실시한 경우에 산정한다.

답 ②

## 69. 다음 중 SOAP에 사용하는 약어 중 Tx가 뜻하는 것은 무엇인가?

1) 치료
2) 당뇨
3) 작업치료
4) 관절운동
5) 평가

**해설** 치료
Tx(treatment)

답 ①

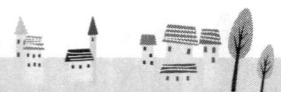

## 70. 작업치료 경과기록 작성 시 주의사항으로 가장 옳은 것은?

1) 무조건 바로 바로 기입하도록 한다.
2) 중재를 제공하지 않은 치료사가 작성하여도 된다.
3) 다른 치료사에 의해 작성된 기록도 받아들여진다.
4) 다른 치료사에 의해 작성된 기록은 부정한 의도가 있다고 고려되지 않는다.
5) 부정한 의도가 없을지라도, 내용에 문제가 제기된다면 부정한 의도로 해석될 수 있다.

> **해설** 작업치료 경과기록 작성 시 주의사항
> - 바로 기입하지 못할 때에는 나중에 작성할 수 있도록, 치료사가 노트패드 또는 클립보드, 기록 문서를 가지고 다니도록 한다.
> - 중재를 제공하는 치료사가 작성하여야 한다.
> - 다른 치료사에 의해 작성된 기록은 받아들여지지 않으며, 부정한 의도가 있다고 고려된다.
> - 부정한 의도가 없을지라도, 내용에 문제가 제기된다면 부정한 의도로 해석될 수 있다.
>
> 답 ⑤

## 71. 의료인의 결격사유가 아닌 것으로 옳은 것은?

1) 금치산자
2) 한정치산자
3) 정신질환자
4) 대통령령으로 정하는 의료 관련 법령을 위반하여 벌금을 문 자
5) 향정신성의약품 중독자

> **해설** 의료법 제 8조(결격사유 등)
> 1. 정신질환자 다만, 전문의가 의료인으로서 적합하다고 인정하는 사람은 그러하지 아니하다.
> 2. 마약·대마·향정신성의약품 중독자
> 3. 금치산자·한정치산자
> 4. 대통령령으로 정하는 의료 관련 법령을 위반하여 금고이상의 형을 선고받고 그 형의 집행이 종료되지 아니하였거나 집행을 받지 아니하기로 확정되지 아니한 자
>
> 답 ④

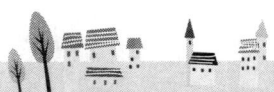

**72.** 보건복지부장관의 면허를 2개를 가지고 보건복지부장관이 인정하는 의료기관에서 1년간 수습과정을 마쳐야하는 의료인으로 옳은 것은?

1) 의사
2) 치과의사
3) 간호사
4) 한의사
5) 조산사

> **해설** 의료법 제 6조(조산사 면허)
> 1. 간호사 면허를 가지고 보건복지부장관이 인정하는 의료기관에서 1년간 조산 수습과정을 마친 자
> 2. 보건복지부장관이 인정하는 외국의 조산사 면허를 받은 자
>
> 답 ⑤

**73.** 의사, 치과의사 또는 한의사가 주로 외래환자를 대상으로 각각 그 의료행위를 하는 의료기관으로 옳은 것은?

1) 종합병원
2) 치과병원
3) 조산원
4) 한의원
5) 요양원

> **해설** 의료법 제 3조(의료기관)
> 가. 의원
> 나. 치과의원
> 다. 한의원
>
> 답 ④

**74.** 사체를 검안하여 변사 한 것으로 의심되는 때에는 누구에게 신고하여야 하는가?

1) 119
2) 경찰서장
3) 보호자
4) 의사
5) 시·군구청장

> **해설** 의료법 제26조(변사체 신고)
> 의사·치과의사·한의사 및 조산사는 사체를 검안하여 변사한 것으로 의심되는 때에는 사체의 소재지를 관할하는 경찰서장에게 신고하여야 한다.
>
> 답 ②

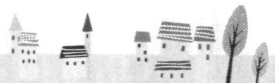

## 75. 면허증이 취소되어 1년이 지나야만 재발급을 받을 수 있는 자는?

1) 치과기공물제작의뢰서에 따르지 아니하고 치과기공물제작등 업무를 한 자
2) 정신질환자
3) 금치산자
4) 한정치산자
5) 면허자격정지기간에 의료기사의 업무를 한 자

> **해설** 의료기사 등에 관한 법률 제 21조(면허의 취소 등)
> 시행령 제12조 (면허증의 재발급)
> 1) 법 제5조(결격사유) 제 1호부터 제 3호까지의 사유로 면허가 정지된 경우: 취소의 원인이 된 사유가 소멸되었을 때
> 2) 법 제5조 제4호의 사유로 면허가 취소된 경우: 해당 형의 집행이 끝나거나 면제된 후 1년이 지난 사람으로서 뉘우치는 빛이 뚜렷할 때
> 3) 법 제21조(면허의 취소) 제1항 제3호 또는 제4호에 따라 면허가 취소된 경우: 면허가 취소된 후 1년이 지난 사람으로서 뉘우치는 빛이 뚜렷할 때
> 4) 법 제21조 제1항 제3호의2에 따라 면허가 취소된 경우: 면허가 취소된 후 6개월이 지난 사람으로서 뉘우치는 빛이 뚜렷할 때
>
> 답 ⑤

## 76. 1년 이상 근무한 의료기사의 보수교육은 연간 몇 시간 이상인가?

1) 3시간
2) 6시간
3) 8시간
4) 10시간
5) 16시간

> **해설** 의료기사 등에 관한 법률 제 20조(보수교육)
> 시행령 제 11조(보수교육)
> 1. 보수교육의 시간(보건복지부장관이 인정하는 교육시간을 말한다) : 매년 8시간 이상. 다만, 1년 이상 의료기사등의 업무에 종사하지 아니하다가 다시 그 업무에 종사하려는 사람의 경우 그 종사하려는 연도의 교육시간에 관하여는 다음 각 목의 구분에 따른다.
> 가. 1년 이상 2년 미만 그 업무에 종사하지 아니한 사람 : 12시간 이상
> 나. 2년 이상 3년 미만 그 업무에 종사하지 아니한 사람 : 16시간 이상
> 다. 3년 이상 그 업무에 종사하지 아니한 사람 : 20시간 이상
>
> 답 ③

## 77. 의료기사 중 개설을 할 수 있는 자는?

1) 치과위생사
2) 치과기공사
3) 물리치료사
4) 작업치료사
5) 임상병리사

**해설** 의료기사 등에 관한 법률 제 11조의 2(치과기공소의 개설 등록 등)
치과의사 또는 치과기공사가 아니면 치과기공소를 개설 할 수 없다.

답 ②

## 78. 장애인복지시설 중 대통령령으로 정하는 시설로 옳은 것은?

1) 장애인 생산품판매시설
2) 장애인 거주시설
3) 장애인 지역사회재활시설
4) 장애인 직업재활시설
5) 장애인 의료재활시설

**해설** 장애인복지법 제 58조(장애인복지시설)
1. 장애인 거주시설 : 거주공간을 활용하여 일반가정에서 생활하기 어려운 장애인에게 일정 기간 동안 거주·요양·지원 등의 서비스를 제공하는 동시에 지역사회생활을 지원하는 시설
2. 장애인 지역사회재활시설 : 장애인을 전문적으로 상담·치료·훈련하거나 장애인의 일상생활, 여가 활동 및 사회참여활동 등을 지원하는 시설
3. 장애인 직업재활시설 : 일반 작업환경에서는 일하기 어려운 장애인이 특별히 준비된 작업환경에서 직업훈련을 받거나 직업 생활을 할 수 있도록 하는 시설
4. 장애인 의료재활시설 : 장애인을 입원 또는 통원하게 하여 상담, 진단·판정, 치료 등 의료재활서비스를 제공하는 시설
5. 그 밖에 대통령령으로 정하는 시설

답 ①

## 79. 성범죄로 형을 받았던 자가 집행을 종료 후 장애인복지시설을 운영 또는 취업할 수 없는 기간으로 옳은 것은?

1) 3년
2) 5년
3) 10년
4) 15년
5) 20년

**해설** 장애인복지법 제59조의3(성범죄자의 취업제한 등)
성 범죄로 형 또는 치료감호를 선고받아 확정된 사람은 그 형 또는 치료감호의 전부 또는 일부의 집행을 종료하거나 집행이 유예·면제 된 날로부터 10년 동안 장애인복지시설을 운영하거나 장애인복지시설에 취업 또는 사실상 노무를 제공할 수 없다.

답 ③

**80.** 장애인 거주 시설을 이용하려는 자는 신청 서류를 누구에게 제출하여야 하는가?

1) 장애인거주시설 장
2) 국가
3) 지방자치단체
4) 시 · 군 · 구청장
5) 시 · 도지사

> **해설** 장애인복지법 제 60조의 2(장애인 거주시설 이용절차)
> 장애인 거주시설을 이용하려는 자와 그 친족, 그 밖의 관계인은 보건복지부령으로 정하는 서류를 갖추어 시장 · 군수 · 구청장에게 장애인의 시설 이용을 신청하여야 한다.
>
> 답 ④

**81.** 정신의료의 장은 정신질환자로 추정되는 사람을 의사와 경찰관의 동의를 받아 정신의료 기관에 얼마 내에 응급입원을 시킬 수 있는가?

1) 10일
2) 7일
3) 5일
4) 3일
5) 1일

> **해설** 정신건강증진 및 정신질환자 복지서비스 지원에 관한 법률 제50조(응급입원)
> ① 정신질환자로 추정되는 사람으로서 자신의 건강 또는 안전이나 다른 사람에게 해를 끼칠 위험이 큰 사람을 발견한 사람은 그 상황이 매우 급박하여 제41조부터 제44조까지의 규정에 따른 입원등을 시킬 시간적 여유가 없을 때에는 의사와 경찰관의 동의를 받아 정신의료기관에 그 사람에 대한 응급입원을 의뢰할 수 있다.
> ② 제1항에 따라 입원을 의뢰할 때에는 이에 동의한 경찰관 또는 구급대원은 정신의료기관까지 그 사람을 호송한다.
> ③ 정신의료기관의 장은 제1항에 따라 응급입원이 의뢰된 사람을 3일(공휴일은 제외한다) 이내의 기간 동안 응급입원을 시킬 수 있다.
> ④ 제3항에 따라 응급입원을 시킨 정신의료기관의 장은 지체 없이 정신건강의학과전문의에게 그 응급입원한 사람의 증상을 진단하게 하여야 한다.
> ⑤ 정신의료기관의 장은 제4항에 따른 정신건강의학과전문의의 진단 결과 그 사람이 자신의 건강 또는 안전이나 다른 사람에게 해를 끼칠 위험이 있는 정신질환자로서 계속하여 입원할 필요가 있다고 인정된 경우에는 제41조부터 제44조까지의 규정에 따라 입원을 할 수 있도록 필요한 조치를 하고, 계속하여 입원할 필요가 없다고 인정된 경우에는 즉시 퇴원시켜야 한다.
> ⑥ 정신의료기관의 장은 제3항에 따른 응급입원을 시켰을 때에는 그 사람의 보호의무자 또는 보호를 하고 있는 사람에게 입원이 필요한 사유 · 기간 및 장소를 지체 없이 서면으로 통지하여야 한다.
>
> 답 ④

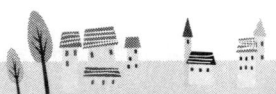

## 82. 특별자치시장 · 특별자치도지사 · 시장 · 군수 · 구청장에 의한 정신의료기관의 입원에 대한 설명으로 옳은 것은?

1) 경찰관은 정신질환으로 자신의 건강 또는 안전이나 다른 사람에게 해를 끼칠 위험이 있다고 의심되는 사람을 발견하였을 때에는 특별자치시장 · 특별자치도지사 · 시장 · 군수 · 구청장에게 그 사람에 대한 진단과 보호를 신청할 수 있다.
2) 정신질환으로 자신의 건강 또는 안전이나 다른 사람에게 해를 끼칠 위험이 있다고 의심되는 사람을 발견한 최초 발견자는 특별자치시장 · 특별자치도지사 · 시장 · 군수 · 구청장에게 그 사람에 대한 진단과 보호를 신청할 수 있다.
3) 정신건강의학과전문의가 정신질환자로 의심되는 사람에 대하여 자신의 건강 또는 안전이나 다른 사람에게 해를 끼칠 위험이 있어 지정한 정신의료기관에 2주의 범위에서 기간을 정하여 입원하게 할 수 있다.
4) 국가 및 지방자치단체는 정신의료기관에 입원을 시켰을 때에는 그 사람의 보호의무자 또는 보호를 하고 있는 사람에게 지체 없이 입원 사유·기간 및 장소를 서면으로 통지하여야 한다.
5) 지정정신의료기관의 지정기준, 지정취소 및 지정취소 기준, 지정 및 지정취소 절차 등에 관하여 필요한 사항은 대통령령으로 정한다.

> **해설** 정신건강증진 및 정신질환자 복지서비스 지원에 관한 법률 제44조(특별자치시장 · 특별자치도지사 · 시장 · 군수 · 구청장에 의한 입원)
> ① 정신건강의학과전문의 또는 정신건강전문요원은 정신질환으로 자신의 건강 또는 안전이나 다른 사람에게 해를 끼칠 위험이 있다고 의심되는 사람을 발견하였을 때에는 특별자치시장 · 특별자치도지사 · 시장 · 군수 · 구청장에게 대통령령으로 정하는 바에 따라 그 사람에 대한 진단과 보호를 신청할 수 있다.
> ② 경찰관(「국가공무원법」제2조제2항제2호에 따른 경찰공무원과 「지방공무원법」제2조제2항제2호에 따른 자치경찰공무원을 말한다. 이하 같다)은 정신질환으로 자신의 건강 또는 안전이나 다른 사람에게 해를 끼칠 위험이 있다고 의심되는 사람을 발견한 경우 정신건강의학과전문의 또는 정신건강전문요원에게 그 사람에 대한 진단과 보호의 신청을 요청할 수 있다.
> ③ 제1항에 따라 신청을 받은 특별자치시장 · 특별자치도지사 · 시장 · 군수 · 구청장은 즉시 그 정신질환자로 의심되는 사람에 대한 진단을 정신건강의학과전문의에게 의뢰하여야 한다.
> ④ 정신건강의학과전문의가 제3항의 정신질환자로 의심되는 사람에 대하여 자신의 건강 또는 안전이나 다른 사람에게 해를 끼칠 위험이 있어 그 증상의 정확한 진단이 필요하다고 인정한 경우에 특별자치시장 · 특별자치도지사 · 시장 · 군수 · 구청장은 그 사람을 보건복지부장관이나 지방자치단체의 장이 지정한 정신의료기관(이하 "지정정신의료기관"이라 한다)에 2주의 범위에서 기간을 정하여 입원하게 할 수 있다.
> ⑤ 특별자치시장 · 특별자치도지사 · 시장 · 군수 · 구청장은 제4항에 따른 입원을 시켰을 때에는 그 사람의 보호의무자 또는 보호를 하고 있는 사람에게 지체없이 입원사유 · 기간 및 장소를 서면으로 통지하여야 한다.
> ⑥ 제4항에 따라 정신질환자로 의심되는 사람을 입원시킨 정신의료기관의 장은 지체 없이 2명 이상의 정신건강의학과전문의에게 그 사람의 증상을 진단하게 하고 그 결과를 특별자치시장 · 특별자치도지사 · 시장 · 군수 · 구청장에게 서면으로 통지하여야 한다.

| 해설 | ⑦ 특별자치시장·특별자치도지사·시장·군수·구청장은 제6항에 따른 진단 결과 그 정신질환자가 계속 입원할 필요가 있다는 2명 이상의 정신건강의학과전문의의 일치된 소견이 있는 경우에만 그 정신질환자에 대하여 지정정신의료기관에 치료를 위한 입원을 의뢰할 수 있다.<br>⑧ 특별자치시장·특별자치도지사·시장·군수·구청장은 제7항에 따른 입원 의뢰를 한 때에는 보건복지부령으로 정하는 바에 따라 그 정신질환자와 보호의무자 또는 보호를 하고 있는 사람에게 계속하여 입원이 필요한 사유 및 기간, 제55조에 따라 퇴원등 또는 처우개선의 심사를 청구할 수 있다는 사실 및 그 청구 절차를 지체 없이 서면으로 통지하여야 한다.<br>⑨ 특별자치시장·특별자치도지사·시장·군수·구청장은 제3항과 제4항에 따라 정신질환자로 의심되는 사람을 진단하거나 입원을 시키는 과정에서 그 사람이 자신의 건강 또는 안전이나 다른 사람에게 해를 끼칠 위험한 행동을 할 때에는 「119구조·구급에 관한 법률」 제2조에 따른 119구급대의 구급대원(이하 "구급대원"이라 한다)에게 호송을 위한 도움을 요청할 수 있다.<br>⑩ 지정정신의료기관의 지정기준, 지정취소 및 지정취소 기준, 지정 및 지정취소 절차 등에 관하여 필요한 사항은 보건복지부령으로 정한다. |

답 ③

## 83. 다음 중 노인의 부양의무자로 옳은 것은?

1) 노인의 형제
2) 노인의 부모
3) 노인의 배우자
4) 노인의 사촌
5) 노인의 조카

| 해설 | 노인복지법 제 1조의2(정의)<br>1호 부양의무자라 함은 배우자와 직계비속 및 그 배우자를 말한다. |

답 ③

## 84. 노인학대의 예방과 방지, 노인학대의 위해성, 신고방법 등에 관한 홍보영상을 제작하여 배포하여야 하는 자는?

1) 지방자치단체
2) 노인복지시설의 장
3) 보건복지부장관
4) 시·도지사
5) 시·군·구청장

| 해설 | 노인복지법 제 6조의 2(홍보영상의 제작·배포·송출)<br>보건복지부장관은 노인학대의 예방과 방지, 노인학대의 위해성, 신고방법 등에 관한 홍보영상을 제작하여 「방송법」 제2조제23호의 방송편성책임자에게 배포하여야 한다. |

답 ③

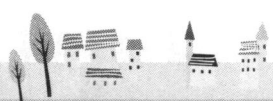

## 85. 노인복지상담원으로 임용할 수 있는 경우는?

1) 노인복지상담원 자격증 소지자
2) 노인복지시설에서 3년 이상 경력이 있는 자
3) 노인복지시설의 장이 임명 한 자
4) 사회복지사 3급 이상 자격증 소지자
5) 보건복지부 장관이 임명 한 자

> **해설** 노인복지법 제 7조(노인복지상담원)
> 영 제 12조(노인복지상담원의 임용)
> 사회복지사 3급 이상의 자격증 소지자 중에서 특별자치도지사·시장·군수·구청장이 공무원으로 임명한다.
>
> 답 ④

## 86. 65세 이상의 자에 대하여 건강진단과 보건 교육을 실시하는 횟수로 옳은 것은?

1) 1년에 1회 이상
2) 1년에 2회 이상
3) 2년에 1회 이상
4) 2년에 2회 이상
5) 3년에 1회 이상

> **해설** 노인복지법 제 27조(건강진단 등)
> 영 제 20조(건강진단 등)
> 보건복지부장관, 시·도지사 또는 시장·군수·구청장이 2년에 1회 이상 국·공립병원, 보건소 또는 보건복지부령이 정하는 건강진단기관에서 대상자의 건강상태에 따라 1차 및 2차로 구분하여 실시한다.
>
> 답 ③

87. 노인에게 주거의 편의·생활지도·상담 및 안전관리 등 일상생활에 필요한 편의를 제공함을 목적으로 하는 시설로 19세 미만 자녀·손자녀는 해당 입소대상자와 함께 입소할 수 있는 곳은?

   1) 노인공동생활가정
   2) 노인요양시설
   3) 노인요양공동생활가정
   4) 노인복지주택
   5) 노인복지관

   해설  노인복지법 제 32조(노인주거복지시설)
   1. 양로시설 : 노인을 입소시켜 급식과 그 밖에 일상생활에 필요한 편의를 제공함을 목적으로 하는 시설
   2. 노인공동생활가정 : 노인들에게 가정과 같은 주거여건과 급식, 그 밖에 일상생활에 필요한 편의를 제공함을 목적으로 하는 시설
   3. 노인복지주택 : 노인에게 주거시설을 임대하여 주거의 편의·생활지도·상담 및 안전관리 등 일상생활에 필요한 편의를 제공함을 목적으로 하는 시설

   답 ④

88. 의료기관 개설자는 의료업을 폐업하거나 1개월 이상 휴업하려면 누구에게 신고하여야 하는가?

   1) 국가
   2) 보건복지부장관
   3) 지방자치단체
   4) 시·도지사
   5) 시·군·구청장

   해설  의료법 제 40조(폐업·휴업 신고와 진료기록부등의 이관)
   의료기관 개설자는 의료업을 폐업하거나 1개월 이상 휴업하려면 보건복지부령으로 정하는 바에 따라 관할 시장·군수·구청장에게 신고하여야 한다.

   답 ⑤

## 89. 병원감염예방을 위하여 감염관리위원회와 감염관리실을 설치·운영하여야 하는 곳은?

1) 치과의원
2) 한의원
3) 조산원
4) 종합병원
5) 의원

> **해설** 의료법 제 47조(병원감염 예방)
> 보건복지부령으로 정하는 일정 규모 이상의 병원급 의료기관의 장은 병원감염예방을 위하여 감염관리위원회와 감염관리실을 설치·운영하고 보건복지부령으로 정하는 바에 따라 감염관리 업무를 수행하는 전담 인력을 두는 등 필요한 조치를 하여야 한다.
> 시행규칙 제43조(감염관리위원회 및 감염관리실의 설치 등)
> 1. 2017년 3월31일까지의 기간 : 종합병원 및 200개 이상의 병상을 갖춘 병원으로서 중환자실을 운영하는 의료기관
> 2. 2017년 4월1일부터 2018년 9월30일까지의 기간 : 종합병원 및 200개 이상의 병상을 갖춘 병원
> 3. 2018년 10월1일부터의 기간 : 종합병원 및 150개 이상의 병상을 갖춘 병원
>
> 답 ④

## 90. 해당 연도의 보수교육을 면제 받을 수 있는 자는?

1) 작업치료사로 종사한 기간이 10개월 인 자
2) 군에서 작업치료사로 종사하고 있는 자
3) 면허증을 발급받은 신규 면허 취득자
4) 소속 병원장이 보수교육에 상응하다고 인정하는 교육을 받은 자
5) 대통령이 보수교육을 받을 필요가 없다고 인정하는 자

> **해설** 의료기사 등에 관한 법률 제 20조(보수교육)
> 시행규칙 제 18조(보수교육)
> 1. 신고일 기준 1년 내에 보건기관·의료기관·치과기공소 또는 안경업소 등에서 그 업무에 종사한 기간이 6개월 미만인 사람(1년 미만의 기간 동안 의료기사등의 업무에 종사하지 아니하다가 다시 그 업무에 종사한 사람만 해당한다)
> 2. 군 복무 중인 사람(군에서 해당 업무에 종사하는 의료기사 등은 제외한다)
> 3. 각 의료기사등의 해당 전공 관련 대학원 및 의학전문대학원·치의학전문대학원의 재학생
> 4. 영 제7조에 따라 면허증을 발급받은 신규 면허 취득자
> 5. 그 밖에 보건복지부장관이 보수교육에 상응하다고 인정하는 교육을 받은 사람 등 보건복지부장관이 보수교육을 받을 필요가 없다고 인정하는 사람
>
> 답 ③

# 2회

## 2교시

## 01. 작업치료의 역사에 대한 설명이다. 옳은 것을 고르시오.

1) 1952년 선교사 및 미국인 수녀에 의하여 부산 동래에 상이군인 국립재활원 설립
2) 1953년 정양원이 국립재활원으로 명칭을 변경하면서 재활치료의 발판을 구축하여 삼육재활원, 부산 메리놀병원 등에서 작업치료를 실시하였고 정식 교육이 이루어졌다.
3) 최초의 작업치료는 1954년에 부산 메리놀병원에서 선교사 Lois Grubb가 처음 시작했다.
4) 최초 한국 작업치료 교육은 1960년대 초 한국인으로 미국에서 작업치료 교육을 받은 Esther Park과 오정희 재활의학과 박사에 의하여 실습과 이론교육이 시작되었다.
5) 1995년 9월 세계작업치료연맹(WFOT)에 29번째 정식회원국으로 가입했다.

> **해설**
> 1) 1952년 선교사 및 미국인 수녀에 의하여 부산 동래에 상이군인 정양원이 설립
> 2) 1953년 정양원이 국립재활원으로 명칭을 변경하면서 재활치료의 발판을 구축하여 삼육재활원, 부산 메리놀병원 등에서 작업치료를 실시하였으나 정식 교육은 이루어지지 않았다.
> 3) 최초의 작업치료는 1954년에 대구 동상병원에서 선교사 Lois Grubb가 처음 시작했다.
> 5) 1998년 4월 세계작업치료연맹(WFOT)에 49번째 정식회원국으로 가입했다.
>
> 답 ④

## 02. 다음 중 가장 옳은 것을 고르시오

1) Phillipe는 작업운동을 능동적, 수동적, 혼합적 운동으로 분류하였고, 바느질, 바이올린 연주, 톱질, 종치기, 망치질, 승마, 수영등과 같은 활동을 추천하기도 하였다.
2) 17세기 말부터 시작된 작업치료 분야의 도덕적인 치료는 정신과 환자를 위한 치료 방법에서 출발하였다.
3) Adolf Meyer는 도덕적 치료와 작업의 개념을 사용한 최초의 정신과 의사이다.
4) 19세기 말 예술과 수공예 운동이 산업혁명과 함께 일어나게 된다.
5) Dunton는 결핵으로 진단 받았던 건축가였고, 자신의 병을 치유함에 있어 수작업의 사용으로 정신적 마비로부터 회복됨을 경험함으로써 재활과 의학, 그리고 작업에 관심을 가지게 된다.

> **해설**
> 1) Tissot는 작업운동을 능동적, 수동적, 혼합적 운동으로 분류하였고, 바느질, 바이올린 연주, 톱질, 종치기, 망치질, 승마, 수영 등과 같은 활동을 추천하기도 하였다.
> 2) 18세기 말부터 시작된 작업치료 분야의 도덕적인 치료는 정신과 환자를 위한 치료 방법에서 출발하였다.
> 3) Benjamin Rush는 도덕적 치료와 작업의 개념을 사용한 최초의 정신과 의사이다.
> 5) Barton는 결핵으로 진단 받았던 건축가였고, 자신의 병을 치유함에 있어 수작업의 사용으로 정신적 마비로부터 회복됨을 경험함으로써 재활과 의학, 그리고 작업에 관심을 가지게 된다.
>
> 답 ④

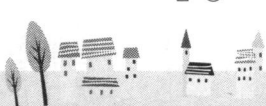

## 03. 다음 중 옳은 것을 고르시오.

1) 1993년 한국 최초의 작업치료사인 최귀자가 탄생했다.
2) 1995년 세계작업치료사 연맹에 49번째 회원국으로 가입함으로써 세계화의 발판을 마련하게 되었다.
3) 대한작업치료사협회가 창설될 때 영문 약자표기 KOTA였으나 케냐와 같아서 KAOT로 명칭을 변경하여 가입하였다.
4) 한국에서 작업치료가 행하여 진 것은 최초 작업치료사가 탄생된 1969년이다.
5) 1969년 보건복지부로부터 승인을 받아 사단법인 대한작업치료사협회를 발족 하였다.

**해설**
1) 1969년 한국 최초의 작업치료사인 최귀자가 탄생했다.
2) 1998년 세계작업치료사 연맹에 49번째 회원국으로 가입함으로써 세계화의 발판을 마련하게 되었다.
4) 한국에서 작업치료가 행하여 진 것은 한국전쟁이 발발한 1950년대 이후이다.
5) 1993년 보건복지부로부터 승인을 받아 사단법인 대한작업치료사협회를 발족 하였다.

답 ③

## 04. 다음의 증상의 원인이 되는 뇌혈관은 어떤 것인가?

- 반대측의 편마비
- 같은측 입천장(plate)의 약화
- 눈떨림증(nystagmus)
- 조음장애(dysarthria)
- 삼킴곤란(dysphagia)
- 반대측에 통증, 온도감각상실
- 같은측에 조화운동못함증(ataxia)

1) 소뇌동맥계(Cerebellar artery system)
2) 뒤대뇌동맥(Posterior cerebral artery)
3) 중간대뇌동맥(Middle cerebral artery)
4) 앞대뇌동맥(Anterior cerebral artery)
5) 속목동맥(Internal carotid artery)

**해설** 소뇌동맥 폐색은 반대측의 편마비와 같은측 입천장(plate)의 약화와 눈떨림증(nystagmus), 조음장애(dysarthria), 같은측에 안면 무통각, 삼킴곤란(dysphagia), 반대측에 통증과 온도감각 상실과 같은측에 조화운동못함증(ataxia)이 생긴다.

답 ①

## 05. 척수손상 환자의 손상레벨 Key muscle 로 옳은 것은?

1) C5 - elbow flexor - triceps
2) C6 - wrist flexor - flexor carpi radialis longus / brevis
3) C7 - elbow extensor - biceps
4) C8 - finger extensors - extensor digitorum profundus
5) T1 - finger abductors - interossei

**해설**
1) C5 – elbow flexor – biceps
2) C6 – wrist extensor – extensor carpi radialis longus/brevis
3) C7 – elbow extensor – triceps
4) C8 – finger extensors – flexor digitorum profundus
5) T1 – finger abductors – interossei

답 ⑤

## 06. 외상성 뇌손상(TBI)환자에게서 나타날 수 있는 원시반사에 대한 설명 중 옳은 것은?

1) 원시 반사는 척수(spinal cord), 뇌줄기(brainstem), 중간뇌(midbrain), 바닥핵(basal ganglia), 그리고 소뇌반구(cerebellar hemisphere)에서 나타난다.
2) 손상이 중간뇌에서 나타날 경우 연합반응(associated reaction), 양성 지지반응(positive supporting reaction), 비대칭성 긴장성경반사(ATNR)가 관찰된다.
3) 뇌줄기에 손상이 생기면 손상된 정위반응(righting reaction)이 흔히 관찰된다.
4) 기저핵 손상은 평형반응(equilibrium reaction)과 보호신전(protective extension)의 부재를 일으킨다.
5) 뇌손상을 입은 환자는 척추의 신호방해를 입어 걸을 때 발뒤꿈치가 바닥에 닿을 때 flexor thrust를 경험하여 불편함을 겪게 된다.

**해설**
1) 원시 반사는 척수(spinal cord), 뇌줄기(brainstem), 중간뇌(midbrain), 바닥핵(basal ganglia), 그리고 대뇌반구(cerebral hemisphere)에서 나타난다.
2) 손상이 뇌줄기에서 나타날 경우 연합반응(associated reaction), 양성 지지반응(positive supporting reaction), 비대칭성 긴장성경반사(ATNR)가 관찰된다.
3) 중간뇌에 손상이 생기면 손상된 정위반응(righting reaction)이 흔히 관찰된다.
5) 뇌손상을 입은 환자는 척추의 신호방해를 입어 걸을 때 발뒤꿈치가 바닥에 닿을 때 extensor thrust를 경험하여 불편함을 겪게 된다.

답 ④

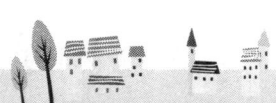

## 07. Brunnstrom 팔의 회복 단계 중 아래 내용에 해당하는 단계는?

> 시너지로에서 벗어난 일부 움직임
> a. 손을 등 뒤로
> b. 팔을 앞방향 수평 자세로
> c. 팔꿉관절 90도 굽힌 상태에서 엎침과 뒤침. 경직이 감소한다.

1) Ⅲ
2) Ⅳ
3) Ⅴ
4) Ⅵ
5) Ⅶ

**해설** Brunnstrom 팔의 회복 단계
Ⅰ: 이완. 어떤 수의 움직임이나 스트레치 반사가 없음
Ⅱ: 시너지가 반사적으로 이끌어진다. 굽힘이 폄 이전에 발달한다.
Ⅲ: 수의적 움직임이 시작되지만 오직 시너지로만 시작. 경직이 증가하며 현저해질 수 있다.
Ⅳ: 시너지로에서 벗어난 일부 움직임
    a. 손을 등 뒤로
    b. 팔을 앞방향 수평 자세로
    c. 팔꿉관절 90도 굽힌 상태에서 엎침과 뒤침. 경직이 감소한다.
Ⅴ: 기초 시너지로부터 독립
    a. 팔을 옆면 수평자세로
    b. 팔을 앞과 머리 위로
    c. 팔꿉관절을 완전히 편 상태에서 엎침과 뒤침. 경직이 쇠퇴한다.
Ⅵ: 분리된 관절 움직임이 거의 정상의 협동동작과 함께 자유로이 수행된다. 경직이 최소화한다.

답 ②

## 08. Rood의 기법 중 고유수용기 억제 자극에 해당하는 것은?

1) 빠른 스트레치
2) 진동
3) 손가락 내재근 스트레치
4) 무거운 관절 압박
5) 힘줄 압박

**해설** 1, 2, 3, 4번은 고유수용기 자극의 촉진기법이다.
고유수용기 자극의 억제기법으로는 장기이완, 관절접근, 힘줄압박 기법이 있다.

답 ⑤

## 09. 뇌졸중 환자의 감각평가에 대한 내용이다. 다음 설명에 해당하는 평가는 무엇인가?

- 자극 : 환자의 피부에 촉각을 제공한다.
- 반응 : 환자는 자극위치를 기억한다. 시각을 가리지 않고 방금 자극을 받은 지점을 손가락이나 펜을 사용해 지적한다.

1) Touch threshold
2) Vibration threshold
3) Touch localization
4) Moving two point discrimination
5) Static two point discrimination

**해설** 촉각위치감각에 대한 내용이다.

답 ③

## 10. 시지각 평가 중이다. 다음 증상을 나타내는 환자는 어떠한 항목에 문제가 있는가?

- 어지럽게 흩어져 있는 서랍에서 사물을 찾을 수 없다.
- 하얀 시트위의 흰색 천, 휠체어 위의 브레이크, 냉장고 속의 음식 등을 찾을 수 없다.

1) 공간에서의 위치(Position in space)
2) 공간관계(Spatial relationship)
3) 전경배경 지각(Figure-ground perception)
4) 형태 항상성(Form constancy)
5) 지형적 지남력(Potographical orientation)

**해설**

| 용 어 | 정 의 | 결손시 나타나는 반응의 예 |
| --- | --- | --- |
| position in space | 위, 아래와 같은 개념을 이해하는 능력 | 혼잡한 지역을 통과하기 어렵다. 옷을 입기 어렵다. 방향을 따르기가 어렵다. |
| spatial relationship | 자신과 다른 사물과의 관계를 지각하는 능력 | 혼잡한 지역을 통과하기 어렵다. 옷을 입기 어렵다. 방향을 따르기가 어렵다. 이동이 안전다리 못하다. |
| form constansy | 환경, 위치, 크기가 달라도 물체와 형태가 같은 거스로 인식하는 것 | 책상 위에 놓여진 다양한 위치와 크기와 형태의 연필을 인식할 수 없다. |
| potographical orientation | 한 장소에서 다른 장소로의 길을 찾는 능력 | 방이나 치료실 또는 한 장소에서 다른 장소로 가기 위해 길을 찾기가 어렵다 |

답 ③

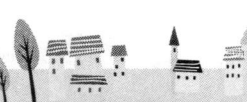

## 11. 암송, 정보를 재생하는 능력, 한 단어 목록 외우기, 한 세트의 도형 그리기, 아침 일찍 일어난 일 묻기 등의 능력은 어떠한 기억의 종류인가?

1) 매일기억(everyday memory)
2) 의미기억(semantic memory)
3) 절차기억(procedural memory)
4) 일화기억(episodic memory)
5) 서술기억(declarative memory)

**해설**
- 서술기억(declarative memory) : 암송, 정보를 재생하는 능력, 한 단어 목록 외우기, 한 세트의 도형 그리기, 아침 일찍 일어난 일 묻기
- 일화기억(episodic memory) : 개인적 역사나 삶의 경험들과 같은 기억들
- 의미기억(semantic memory) : 사람들이 공유하는 일반적 지식, 즉 언어나 사회 규범 등과 같은 기억이라 할 수 있음
- 매일기억(everyday memory) : 일상생활과 관련된 정보를 기억하는 능력

답 ⑤

## 12. 척수 손상의 분류 중 아래 내용에 해당하는 것은?

> 신경학적 손상 부위 아래의 운동기능이 잔존한다. 신경학적 손상 부위 아래의 주요 근육들 중 1/2 이상의 근육들이 도수근력검사 3단계 미만의 근력을 나타낸다.

1) ASIA A
2) ASIA B
3) ASIA C
4) ASIA D
5) ASIA E

**해설**
1) A - 완전 손상 : 천수 4-5번 부위에 감각과 운동기능이 없다.
2) B - 불완전 손상 : 천수부(S4-5)와 신경학적 손상 부위의 아래에 운동기능이 없고, 감각기능만 존재한다.
3) C - 불완전 손상 : 신경학적 손상 부위 아래의 운동기능이 잔존한다. 신경학적 손상 부위 아래의 주요 근육들 중 1/2 이상의 근육들이 도수근력 3단계 미만의 근력을 나타낸다.
4) D - 불완전 손상 : 신경학적 손상 부위 아래의 운동기능이 잔존한다. 신경학적 손상 부위 아래의 주요 근육들 중 1/2 이상의 근육들이 도수근력 3단계 이상의 근력을 나타낸다.
5) E - 정상 : 운동과 감각기능이 정상이다.

답 ③

## 13. Glasgow Coma Scale의 검사항목으로 옳게 짝지어진 것은?

1) 언어반응, 감각반응, 운동반응
2) 감각반응, 눈감기, 언어반응
3) 눈감기, 운동반응, 감각반응
4) 눈뜨기, 언어반응, 감각반응
5) 운동반응, 언어반응, 눈뜨기

**해설** Glasgow Coma Scale의 검사항목으로 운동반응, 언어반응, 눈뜨기 3가지 항목으로 되어있다.

답 ⑤

## 14. 다음이 설명하는 평가는 무엇인가?

- 바륨을 사용하여 삼킴 과정을 투시 촬영하는 방사선 촬영 방법
- 환자의 구강구조 및 턱과 혀의 움직임, 구강단계와 인두단계의 통과시간, 흡인 및 흡인의 원인 등을 확인 가능

1) 비디오투시조영검사(VFSS)
2) 광섬유 내시경 검사(FEES)
3) 초음파검사(Ultrasound)
4) 섬광조영검사(SRS)
5) 후두침습척도(LPS)

**해설** 비디오투시조영검사 / 수정된바륨삼킴검사
바륨을 사용하여 삼킴 과정을 투시 촬영하여 비디오테이프에 기록하는 방사선 촬영방법이다. 치료사는 환자의 구강구조 및 턱과 혀의 움직임, 구강단계와 인두단계의 통과시간, 구강단계에서의 음식의 진행상태, 후두계곡과 조롱박오목에 남아있는 음식의 유무와 양, 흡인 및 흡인의 원인 등을 확인 할 수 있다.

답 ①

## 15. 다음 중 성인에게 나타나는 정상적인 반사는?

1) 깨물기반사(bite reflex)
2) 뿌리 반사(rooting reflex)
3) 혀 밀어내기 반사(tongue thrust reflex)
4) 구역반사(gag reflex)
5) 빨기-삼키기 반사(suck-swallow reflex)

**해설**

| 비정상 반사 | rooting reflex, bite reflex, suck-swallow reflex 등 |
|---|---|
| 정상 반사 | cough reflex, gag reflex |

답 ④

## 16. 7점 척도로 기록하고 18가지 항목으로 구성된 기본적 일상생활활동 장애 평가로 운동, 인지 기능에 대한 하위항목과 자조관리, 괄약근 조절, 기동, 이동, 인지 그리고 사회활동을 포함하고 있는 평가는?

1) FIM
2) MBI
3) SCIM
4) COPM
5) AMPS

**해설** FIM
7점 척도로 기록하고 18가지 항목으로 구성된 기본적 일상생활활동 장애 평가로 운동, 인지 기능에 대한 하위항목과 자조관리, 괄약근 조절, 기동, 이동, 인지 그리고 사회활동을 포함하고 있는 평가이다.

답 ①

**17.** 다음 중 Rood 이론 중 성격이 다른 하나는?

1) 지속적인 신장
2) 높은 빈도의 진동
3) 천천히 구르기
4) 천천히 쓰다듬기
5) 힘줄 압박

**해설**

| 자 극 | 촉진기법 | 억제기법 |
|---|---|---|
| 촉 각 | • 가볍게 접촉(쓰다듬기)<br>• 빠른 솔질 | • 천천히 쓰다듬기 |
| 온 도 | • 얼음 접촉<br>• 얼음 빠르게 문지르기 | • 따뜻함(nuetral warmth)<br>• 지속적인 온도자극(10도) |
| 고유수용성 감각 | • 빠른 신장(stretching)<br>• 높은 빈도의 진동<br>• 공 같은 구형을 쥐어서 손가락 내재근 신장으로 어깨주위관절을 동시수축<br>• 무거운 관절 압박<br>• 저항 | • 지속적인 신장<br>• 가벼운 관절압박<br>• 힘줄 압박 |
| 전정감각 |  | • 천천히 구르기 |

답 ②

**18.** 자신의 방에서 물건의 위치를 찾게 하거나 특정 장소의 위치와 찾아가는 방법 등을 아는지 살피는 평가 방법에 대한 내용에 해당하는 영역은?

1) 시각적 통합
2) 실인증
3) 공간관계
4) 편측무시
5) 지리적 지남력

**해설** 지리적 지남력
공간에서 자신의 방향을 찾는 것으로 자신의 방에서 물건의 위치를 찾게 하거나 특정 장소의 위치와 찾아가는 방법 등을 아는지 살피는 평가 방법이 있다

답 ⑤

## 19. 척수손상 환자의 일상생활활동 평가 도구로 옳은 것은?

1) Beck depression inventory
2) Wolf Motor Function Test
3) A - ONE
4) SCIM
5) TEMPA

> **해설** SCIM은 척수손상환자의 일상생활수행능력을 평가하기 위한 도구로 16개 항목으로 구성되어 있으며, 만점은 100점이다.
>
> 답 ④

## 20. 변시증(metamorphopsia)에 대한 치료 방법으로 옳은 것은?

1) 치료사는 환자에게 구두적 단서를 제공해서는 안 된다.
2) 클라이언트가 다양한 물체의 크기와 모양을 구분할 수 있도록 사물 사진을 제공한다.
3) 퍼즐, 보드게임, 컴퓨터 게임을 제공한다.
4) 환자에게 눈으로만 사물을 보도록 인식시킨다.
5) 사물의 종류를 몇 가지로 한정시켜 집중적으로 제공한다.

> **해설** 변시증(metamorphopsia)
> 클라이언트에게 완전한 지각양상을 통해 자연환경의 사물을 구분하도록 연습기회를 제공한다. 작업수행 동안 사물의 기능적인 사용은 클라이언트에게 다양한 물체의 크기와 모양에 대해 피드백을 제공할 것이다. 치료사는 또한 이러한 접근법을 이용할 때 사물의 특정한 구두적 단서를 제공해야 한다. 다른 치료양식에는 클라이언트가 다양한 물체의 크기와 모양을 구분하는 경험을 할 수 있도록 하는 퍼즐, 보드게임, 그리고 컴퓨터 게임이 있다.
>
> 답 ③

## 21. 외상성 뇌손상 환자에게서 나타날 수 있는 자세결손에 대한 설명으로 옳은 것은?

1) 얼굴과 목을 과도하게 앞쪽으로 굽히거나 편다.
2) 골반은 등의 내재근의 과긴장으로 대부분 전방 굽힘이 된다.
3) 몸통 과긴장의 결과로 손상된 쪽의 반대쪽으로의 회전과 측면굽힘이 관찰된다.
4) 혼수상태 환자에게는 하지에서 심각한 굽힘 패턴이 관찰된다.
5) 날개뼈는 올림, 뒷당김, 앞당김, 아래쪽 돌림이 될 수 있다.

> **해설**
> 2) 골반은 등의 내재근의 과긴장으로 대부분 후방 굽힘이 된다.
> 3) 몸통 과긴장의 결과로 손상된 쪽의 회전과 측면굽힘이 관찰된다.
> 4) 혼수상태 환자에게는 하지에서 심각한 폄 패턴이 관찰된다.
> 5) 날개뼈는 내림, 뒷당김, 앞당김, 아래쪽 돌림이 될 수 있다.
>
> 답 ①

## 22. 다발성 경화증의 활동전략과 에너지 보존의 내용으로 옳은 것은?

1) 중요한 일은 저녁에 하도록 시간을 조정한다.
2) 가끔씩은 뜨거운 목욕을 하도록 권유한다.
3) 얇은 옷 하나만 걸쳐 입도록 한다.
4) 걷거나 활동할 때는 냉각 조끼 착용을 한다.
5) 잠잘 때는 체온 변화가 일어 날 수 있으므로 두꺼운 이불을 덮도록 한다.

> **해설**
> 1) 중요한 일은 아침에 하도록 시간을 조정한다.
> 2) 뜨거운 목욕 금지
> 3) 얇은 옷을 겹쳐 입도록 한다.
> 5) 잠잘 때는 두꺼운 이불을 덮지 않는 등 체온을 시원하게 유지할 수 있도록 환경을 변형하는 것을 인식하도록 한다.
>
> 답 ④

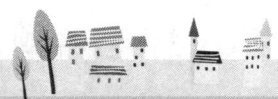

## 23. 한쪽마비(hemiplegia) 환자의 상의 옷입기 활동 시 가장 필요한 보조도구로 알맞게 짝지어 진 것은?

1) Reacher, sock cone
2) Dressing stick, button hook
3) Dressing stick, long shoe horn
4) Button hook, long shoe horn
5) Dressing stick, sock cone

> **해설** 상의 옷입기시 필요한 적응기구(Adaptive Equipment)
> • dressing stick
> • 단추를 잠그기 위한 button hook
> • 단추 잠그는 것을 쉽게 하기 위하여 벨크로를 달아준다.
>
> 답 ②

## 24. 뇌졸중환자의 어깨부분탈구에 관한 내용으로 옳은 것은?

1) 뇌졸중 환자의 90%에서 나타난다.
2) 바로 누운 자세에서 촉진을 통하여 확인한다.
3) 측정은 어깨봉우리와 위팔 사이의 벌어짐을 측정하기 위해 봉우리 위에 손가락을 대어 본다.
4) 주로 가시위근과 세모근의 약화로 인해 발생한다.
5) 주로 후하방으로 부분탈구가 된 경우가 가장 흔하다.

> **해설** 1) 어깨부분탈구는 뇌졸중 환자의 40~50%에서 나타난다.
> 2) 바로 앉은 자세에서 촉진을 통하여 확인한다.
> 3) 측정은 어깨봉우리과 위팔뼈 머리까지의 길이를 측정한다.
> 5) 주로 전하방으로 부분탈구가 된 경우가 가장 흔하다.
>
> 답 ④

## 25.
삼킴반사는 손가락으로 턱 아래를 위쪽 방향으로 (가) 주는 방법과 턱아래와 후두 측면에 (나) 자극을 주는 방법으로도 촉진 시킬 수 있다. (가)와 (나)에 들어갈 말로 알맞게 짝지은 것은?

1) (가) – 문질러, (나) – 진동
2) (가) – 문질러, (나) – 차가운
3) (가) – 두드려, (나) – 문지르는
4) (가) – 두드려, (나) – 진동
5) (가) – 두드려, (나) – 두드리는

> **해설** 삼킴반사
> 차가운 후두경으로 전구개활을 문질러 준 후 삼키게 함으로써 촉진시킬 수 있고, 손가락으로 턱 아래를 위쪽 방향으로 두드려 주는 방법과 턱 아래와 후두 측면에 진동 자극을 주는 방법으로도 촉진시킬 수 있다.
>
> 답 ④

## 26.
뇌졸중 환자의 식사 시 감독 또는 준비가 필요하며, 그릇이나 고기를 자르기 위해 다른 사람의 도움이 필요하다. FIM 점수는 몇 점에 해당되는가?

1) 3점
2) 4점
3) 5점
4) 6점
5) 7점

> **해설** 감독 및 준비가 필요한 FIM 점수는 5점이다.
>
> 답 ③

## 27.
손상수준 이하 같은 쪽 운동기능, 고유감각의 소실과 반대쪽 통증과 온도감각의 소실이 일어난다. 척수손상 증후군 중 옳은 것은?

1) 중심척수증후군
2) Brown–sequard 증후군
3) 앞척수증후군
4) 말총손상
5) 척수원뿔증후군

> **해설**
> 1) 중심척수증후군 – 상지의 마비와 감각소실이 더 크게 나타남
> 3) 앞척수증후군 – 마비와 통증, 온도감각, 촉각 소실되지만 고유감각은 유지
> 4) 말총손상 – 척수가 직접 손상 받은 것이 아니라 말초 신경이 침범된 것, 이완형 마비가 나타나며 예후가 좋다
> 5) 척수원뿔증후군 – 신경관 내의 엉치뼈와 허리의 신경뿌리의 손상으로 방광과 장, 하지의 무반사가 나타남
>
> 답 ②

## 28. ASIA Scale 평가과정이다. 옳은 것은?

1) 감각은 가벼운 촉각(light touch)와 2점 구분 감각(two-point discrimination)을 평가한다.
2) 운동 평가시 도수근력검사 기준에 의거하여 측정하므로 +, - 표기도 가능하다.
3) 항문 감각을 검사하는 피부 분절은 S3~S4 부위이다.
4) 검사하는 감각 분절은 C2~S4-5까지이며 한 쪽에 56점 양쪽 최대 112점이다.
5) 주요근육(key muscle) 측정은 한쪽 60점씩 양쪽 합산 최대 120점이다.

> 해설
> 1) 감각은 가벼운 촉각(light touch)와 찌르기 검사(pin prick)를 평가한다.
> 2) 운동 평가시 0점~5점 6점 척도로 기입한다.
> 3) 항문 감각을 검사하는 피부 분절은 S4~S5 부위이다.
> 5) 주요근육(key muscle) 측정은 한쪽 50점씩 양쪽 합산 최대 100점이다.
>
> 답 ④

## 29. 척수손상 환자의 중재방법 중 활동기에 해당하는 내용으로 옳은 것은?

1) 전체적인 몸의 자세잡기와 손 보조기가 필요한지 여부를 평가한다.
2) 휠체어에 앉아 있을 수 있는 지구력을 기르기 시작해야 한다.
3) 견인 또는 목뼈보조기, 바디재킷과 같은 고정보조기를 착용한다.
4) 직업적 잠재성의 탐색과 가치있는 평가를 제공한다.
5) 퇴원 후 취미 활동을 점검한다.

> 해설
> • 급성기 : 전체적인 몸의 자세잡기와 손 보조기가 필요한지 여부를 평가한다.
>   견인 또는 목뼈보조기, 바디재킷과 같은 고정보조기를 착용한다.
> • 활동기 : 휠체어에 앉아 있을 수 있는 지구력을 기르기 시작해야 한다.
> • 퇴원 후 : 직업적 잠재성의 탐색과 가치있는 평가를 제공한다. 퇴원 후 취미 활동을 점검한다.
>
> 답 ②

## 30. 인지 기능의 향상을 위한 적응 치료 중 물리적 환경의 변화에 대한 내용으로 옳은 것은?

1) 작업장은 다양한 자극을 줄 수 있도록 어지럽혀 둔다.
2) 물건은 자주 위치를 바꾸어 배치한다.
3) 집에 있는 벽걸이 달력은 모두 제거한다.
4) 노트의 "오늘" 페이지를 펼쳐서 탁자의 일정한 위치에 놓는다.
5) 타이머와 같은 도구는 필요하지 않는다.

> **해설**
> 1) 작업장의 과도한 자극을 줄이도록 어지러진 것들을 치운다.
> 2) 걸이나 바구니를 사용하여 물건을 일정한 위치에 놓는다.
> 3) 모든 가족들이 필요한 정보를 점검할 수 있는 큰 벽걸이 달력을 사용한다.
> 5) 끄는 것을 잊어도 위험하지 않도록 타이머를 30분으로 맞추고 자동 차단되도록 한다.
>
> 답 ④

## 31. 편측 무시에 대한 내용으로 옳은 것은?

1) 안보이는 쪽에 직접적인 탐색을 시도한다.
2) 탐색패턴은 조직화되고 일반적으로 효과적이다.
3) 수행의 정확도를 위해 다시 살펴본다.
4) 탐색패턴은 무작위적이고 일반적으로 비효율적이다.
5) 과제에 필요한 시간은 어려운 정도에 따라 더 걸린다.

> **해설** 1, 2, 3, 5번은 시야손상에 대한 내용이다.
> **편측무시**
> • 왼쪽방향으로 직접적인 탐색을 위한 시도가 없다.
> • 탐색패턴은 무작위적이고 일반적으로 비효율적이다.
> • 환자는 수행의 정확도를 위해 다시 살펴보지 않는다.
> • 과제를 빠르게 수행한다.
> • 과제의 어려움과 상관없이 노력 수준이 일관적이지 않다.
>
> 답 ④

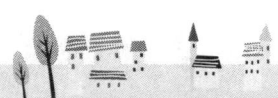

## 32. 척수 손상 환자의 급성기 치료 방법에 대한 내용이다. 옳은 것은?

1) 급성기에는 척추의 굽힘, 폄, 회전 작용이 중요하므로 침대에서 수동 운동을 한다.
2) 경추 5번 손상의 경우 아래팔 안쪽돌림 구축이 발생하므로 아래팔 바깥돌림 위치로 취해주어야 한다.
3) Universal cuff, 쓰기 보조도구의 사용이 가능하더라도 급성기에는 무리하지 않기 위해 보조자가 해준다.
4) 완전한 팔꿉관절 폄을 가끔 해주어야 한다.
5) 팔은 일반적으로 발생하는 문제를 감소시키기 위해 어깨뼈와 어깨관절을 80도 벌림과 안쪽돌림을 한다.

> **해설**
> 1) 척추와 경추의 굽힘, 폄, 회전 작용을 해서는 안됨
> 2) 경추5번 손상에서와 같이 아래팔 바깥돌림구축의 위험이 있다면, 아래팔 안쪽돌림의 위치를 취해야 함
> 3) universal cuff, 쓰기 보조도구의 사용이 가능하면 식사, 글쓰기, 위생활동 같은 신변처리를 독립적으로 하도록 함
> 5) 팔은 일반적으로 발생하는 문제를 감소시키기 위해 어깨뼈와 어깨관절을 80도 벌림과 바깥돌림을 한다.

답 ④

## 33. 말총 손상(cauda equina)에 대한 설명으로 옳은 것은?

1) 중추신경계의 손상이므로 신경의 재생은 불가능하다.
2) 상위운동신경원손상이다.
3) 휠체어를 이용한 이동 훈련을 치료의 목표로 한다.
4) 무반사성 방광 운동이 발생한다.
5) 예후가 나쁘다.

> **해설** 말총 손상
> 척수가 직접 손상 받은 것이 아니라 말초 신경이 침범된 것이다. L2이하의 골절에 의해 주로 일어나며 이완형태의 마비를 보인다. 무반사가 나타나는 것이 특징이며 대소변 조절이 어렵다. 또한 deep tendon reflex가 감소되며 회복이 빠르고 예후도 좋다.

답 ④

## 34.
감각평가 중 고유수용성 정보와 촉각을 함께 사용해서 시야에 있지 않는 물건을 구별하고 알게하는 것으로 동전, 열쇠, 숟가락 등을 물건을 보이지 않는 상태에서 만져서 해당하는 것을 찾는 평가 방법이다. 이에 해당하는 감각검사는?

1) 두 점 식별능력   2) 촉각입체인지   3) 고유수용성 감각
4) 운동감각   5) 진동감각

**해설** 촉각입체인지
고유수용성 정보와 촉각을 함께 사용해서 시야에 있지 않는 물건을 구별하고 알게 하는 것으로 동전, 열쇠, 숟가락 등을 물건을 보이지 않는 상태에서 만져서 해당하는 것을 찾는 평가 방법이다.

답 ②

## 35.
척수 손상 환자의 transfer과정에 대한 설명이다. 옳은 것을 고르시오.

1) 세 사람이 옮기는 방법은 환자의 상태가 많이 안 좋을 때 이동하는 방법으로 환자를 침대보 상태로 옮기는 방법이다.
2) 두 사람이 옮기는 방법은 두뇌를 다쳤거나 기관지 절개한 사람과 같이 목 자세가 중요한 환자에게 적용된다.
3) 환자의 체중이 많이 나가는 경우 보호자에 대한 보호의 이유로도 기계적 lift 사용이 권장된다.
4) 미끄럼판을 이용한 이동은 흉추 손상 이하만 가능하다.
5) 축을 이용한(pivot transfer) 한사람 보조이동이 흔한 방법이다.

**해설**
1) 두 사람이 옮기는 방법은 환자의 상태가 많이 안 좋을 때 이동하는 방법으로 환자를 침대보 상태로 옮기는 방법이다.
2) 세 사람이 옮기는 방법은 두뇌를 다쳤거나 기관지 절개한 사람과 같이 목 자세가 중요한 환자에게 적용된다.
4) 미끄럼판을 이용한 이동은 경추7번 손상 이하는 완전 독립이동이 가능하며 5-6번 경추 손상환자는 위팔두갈래근을 이용한 이동이 가능하다.
5) 축을 이용한(pivot transfer) 한사람 보조이동은 앉은 자세에서 어느 정도 균형을 잡을 수 있는 편마비 환자와 뇌손상 환자에게 일반적으로 적용된다.

답 ③

## 36. 다음 그림에 해당하는 보조도구의 이름은 무엇인가?

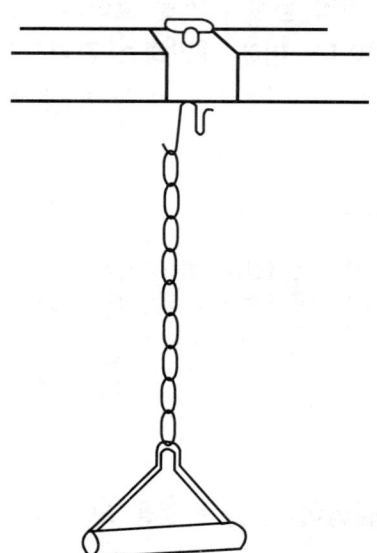

1) knee strap
2) monkey bar
3) sock cone
4) swedish reacher
5) long handle shoe horn

> **해설** 옷 입기에 필요한 보조도구(aid)
> • monkey bar이다.

답 ②

## 37. 전통적인 Rood 접근법에 대한 내용으로 옳은 것은?

1) 근 긴장도와 운동조절은 상호 영향을 미친다.
2) 굽힘과 폄 패턴은 상호 영향을 미친다.
3) 의지, 목표의 방향은 움직임과 상호 영향을 미친다.
4) 근육반응의 반복은 움직임 패턴을 만든다.
5) 움직임은 기능적 목표들을 향한다.

> **해설** 1, 2, 3, 4번은 재구성된 Rood 접근법에 대한 내용이다.

답 ⑤

## 38. 아래 내용이 설명하는 감각운동 치료접근법에 해당하는 것은?

> - 운동조절의 반사와 계층적 모델이 기반이다.
> - 몸통과 사지를 위해 자연적으로 나타나는 대각선 형태의 큰 움직임 패턴을 설명한다.
> - 촉각, 청각, 시각을 포함한 감각자극이 운동반응 촉진하기 위해 치료에 적극적으로 사용될 수 있다.

1) Rood 접근법
2) PNF 접근법
3) Brunnstrom 접근법
4) bobath 접근법
5) NDT

**해설**
- PNF 접근법은 운동조절의 반사와 계층적 모델이 기반이다.
- 몸통과 사지를 위해 자연적으로 나타나는 대각선 형태의 큰 움직임 패턴을 설명한다.
- 촉각, 청각, 시각을 포함한 감각자극이 운동반응 촉진하기 위해 치료에 적극적으로 사용될 수 있다

답 ②

## 39. 뼈 관절염의 설명으로 옳은 것을 고르시오.

1) 비염증성이며 연골파괴 특성을 가지고 있다.
2) 갑자기 수주 혹은 수개월 내에 발병한다.
3) 여러 관절이 손상이 되며 대칭적으로 관절에 발생한다.
4) 조조강직이 최소 1시간, 보통 2시간이상 계속된다.
5) 주로 40~60세에게 발병되며, 여성과 남성에게 3:1의 비율로 발생한다.

**해설** 2), 3), 4), 5) 류마티스 관절염에 대한 설명이다.

답 ①

## 40. 의수의 Voluntary opening device를 열 때의 동작은?

1) 어깨관절 폄
2) 팔꿉관절 폄
3) 팔꿉관절 굽힘
4) 어깨관절 굽힘
5) 어깨관절 모음

> **해설** Voluntary opening device 말단 장치 조절
> • 말단장치 열기 : shoulder flexion, scapular abduction
> • 말단장치 닫기 : slow shoulder extension

답 ④

## 41. 류마티스 관절염의 염증과정에 대해 올바르게 짝지어져 있는 것을 고르시오.

1) 급성기 - 뻣뻣함은 조조강직 시에만 나타나고 관절은 분홍색이며 열감이 있다.
2) 급성기 - 염증증상이 나타나지 않는다.
3) 아급성기 - 저림, 통증, 압통이 경감되고, 활동에 대한 내구력은 증가되나 지구력은 여전히 낮다.
4) 만성적인 비활동 - 비사용으로 인한 클라이언트의 지구력 저하와 통증과 뻣뻣함이 나타난다.
5) 만성적인 비활동 - 움직임 제한과 저림 증상이 남아있고 통증과 압통의 감소는 염증이 가라앉았다

> **해설**
> 1) 아급성기 - 뻣뻣함은 조조강직 시에만 나타나고 관절은 분홍색이며 열감이 있다.
> 2) 만성적인 비활동 - 염증증상이 나타나지 않는다.
> 3) 만성적인 활동단계 - 저림, 통증, 압통이 경감되고, 활동에 대한 내구력은 증가되나 지구력은 여전히 낮다.
> 4) 만성적인 비활동 - 비사용으로 인한 클라이언트의 지구력 저하와 통증과 뻣뻣함이 나타난다.
> 5) 아급성기 - 움직임 제한과 저림 증상이 남아있다. 통증과 압통의 감소는 염증이 가라앉았다는 뜻이다.

답 ④

## 42. 다음 연결 된 것과 옳게 설명 되어있는 것을 고르시오.

1) Phalen test - 팔꿉굴(주관터널)증후군을 평가하기 위한 평가검사방법이다.
2) Tinel's test - 자뼈신경마비를 평가하는 평가검사방법 중 하나이다.
3) Roos test - 양쪽 팔 벌림을 90°로 유지하고 어깨 바깥돌림과 팔꿈치 굽힘 90°로 3분 동안 유지하며 그동안 주먹을 천천히 쥐었다 폈다 하는 방법으로 진행된다.
4) Froment's test - 손목굴(수근관)증후군을 평가하는 평가검사방법 중 하나이다.
5) Wartenber's test - 손목굴증후군을 평가하는 평가 방법 중 하나이다.

> **해설**
> 1) phalen test - 손목굴(수근관)증후군을 평가하기 위한 평가검사방법이다.
> 2) Tinel's test - 감각신경축삭의 성장의 정도를 알아보기 위해 시행한다.
> 4) Froment's test - 자뼈신경마비를 평가하는 평가검사방법 중 하나이다.
> 5) Wartenber's test - 자뼈신경마비를 평가하는 평가 방법 중 하나이다.
>
> 답 ③

## 43. 요통이 있는 환자에게 작업대의 위치로 올바른 것은?

1) 무거운 것을 위에 둔다.
2) 물건은 허리 높이에 둔다.
3) 작업대의 동선을 길게 한다.
4) 자주 사용하는 것은 밑에 둔다.
5) 자주 뒤로 돌아볼 수 있도록 물건을 둔다.

> **해설** 요통 환자를 위한 신체역학의 원칙
> • 골반 전방 굴곡경사 유지되도록 한다.
> • 물체를 가능한 무게중심 가까이에 둔다.
> • 척추의 회전을 피한다.
> • 몸을 낮추거나, 일어설 때 엉덩관절을 사용한다.
> • 장기간 반복적인 활동 또는 정적인 자세를 피한다.
> • 휴식과 활동의 균형을 유지한다.
> • 지지면을 넓게 유지한다.
> • 적절한 운동을 유지한다.
> • 일을 급하게 처리하지 않고, 페이스 조절을 한다.
>
> 답 ②

## 44. 다음 중 설명에 대한 것에 옳은 것을 고르시오.

1) 낮은 단면 노뼈신경 보조기 – 정상적인 손허리손가락 관절의 관절 가동범위를 유지하여 손허리손가락관절이 굽힘과 노쪽내재근의 마비로 인한 손허리손가락관절의 과도한 폄을 막는다.
2) 동적 자뼈신경 보조기 – 손목이 굽힘됐을 때 손허리손가락관절이 약간 폄되고 손목폄 되었을 때 손허리 손가락 관절이 약간 굽힘 되도록 균형을 이루도록 주의 깊게 당기며 두관절 간의 정상적인 균형을 제공하고 관절구축을 보호한다.
3) 엄지 안정성 보조기 – 정중신경 손상시 엄지를 보호하고 집기를 위해 엄지의 자세를 잡아 기능적인 향상을 가지도록 하기위해 사용한다.
4) 제한형 보조기 – 몸쪽손가락뼈사이관절 구축에 정적 신장을 제공하기 위하여 사용한다.
5) plaster cylindrical – 몸쪽관절의 관절가동범위를 제한하고 독립적인 힘줄을 견인하기 위하여 사용한다. FDP힘줄복구술 후 먼쪽 관절에 움직임을 촉진하는데 사용한다.

**해설**
1) 낮은 단면 노뼈신경 보조기 – 손목이 굽힘됐을 때 손허리손가락관절이 약간 폄되고 손목폄 되었을 때 손허리 손가락 관절이 약간 굽힘되도록 균형을 이루도록 주의깊게 당기며 두관절간의 정상적인 균형을 제공하고 관절구축을 보호한다.
2) 동적 자뼈신경 보조기 – 정상적인 손허리손가락 관절의 관절 가동범위를 유지하여 손허리손가락 관절이 굽힘과 노쪽 내재근의 마비로 인한 손허리 손가락관절의 과도한 폄을 막는다.
4) 제한형 보조기 – 몸쪽관절의 관절가동범위를 제한하고 독립적인 힘줄을 견인하기 위하여 사용한다. FDP힘줄복구술 후 먼쪽 관절에 움직임을 촉진하는데 사용한다.
5) plaster cylindrical – 몸쪽손가락뼈사이관절 구축에 정적 신장을 제공하기 위하여 사용한다.

답 ③

## 45. 다음 중 골절의 주된 원인으로 가장 옳은 것은?

1) 암
2) 염증
3) 외상
4) 당뇨
5) 자가 면역질환

**해설** 외상
골절의 주된 원인이다. 사고나 환경의 문제(빛 부족, 높은 계단)로 인해 발생한다.

답 ③

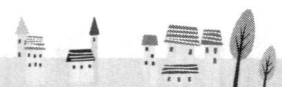

## 46. 다음 중 화상에 대한 설명으로 옳은 것은?

1) 1, 2, 3, 4도 화상으로 분류된다.
2) 특별한 치료 없이, 찬물에 팔을 담그면 된다.
3) 표면부분 화상 - 불꽃에 장시간 노출
4) 심부부분 화상 - 장기간 햇빛에 노출
5) 완전손상 화상 - 전류에 감전

**해설** 화상
- 1, 2, 3도 화상으로 분류된다.
- 표면부분 화상 : 뜨거운 물, 불에 살짝 닿았을 때, 장기간 햇빛에 노출 되었을 때 발생한다.
- 심부부분 화상 : 뜨거운 물이나 불꽃에 장시간 노출되었을 때 발생한다.
- 완전손상 화상 : 뜨거운 물이나 화염 또는 높은 온도의 뜨거운 물질에 지속적으로 노출되거나 화학성분 및 전류에 감전되었을 때 발생한다.

답 ⑤

## 47. 다음 중 엉덩관절 수술 후 주의할 사항에 대해 옳은 것을 고르시오.

1) 의자에 앉을 때는 낮고 푹신하며 기울어진 의자를 추천한다.
2) 용변 후 뒤처리할 때 엉덩관절의 돌림을 하면서 앉은 자세에서 몸을 돌려 뒤처리를 한다.
3) 샤워장을 사용 할 때 비 수술한 다리를 먼저 넣고 수술한 반대쪽 다리를 집어넣는다.
4) 자동차 시트는 안정성을 위해 1인용 접이식 의자를 추천한다.
5) 옷 입는 동작을 할 때에 팔걸이 달린 의자나 침대 끝에 앉도록 하고 입을 때 다리가 꼬이거나 모음과 돌림이 되지 않도록 지시한다.

**해설**
1) 의자에 앉을 때는 팔걸이가 있고 바닥이 견고한 의자를 추천한다.
2) 용변 후 뒤처리할 때 엉덩관절의 돌림을 피하면서 앉은 자세에서 다리사이로 뒤처리를 하거나 서서 뒤쪽으로 닦는다.
3) 샤워장을 사용 할 때 수술한 다리를 먼저 넣고 비수술 다리를 집어넣는다.
4) 자동차 시트는 안정성을 위해 1인용 접이식 의자를 피하고 벤치형태의 시트를 권장한다.

답 ⑤

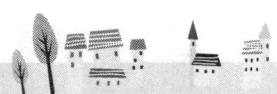

## 48. 허리통증에 관해 옳은 것을 고르시오.

1) 허리통증이 있는 사람들에게 가장 많이 권하는 도구로는 손잡이스펀지, 빗리처, 긴 손잡이, 양말신기도구, 높은 변기, 손에 들고 사용하는 샤워기, 발판 등이 있다.
2) 허리 통증이 있는 클라이언트는 샤워실보다 중립적 척추를 유지할 수 있는 욕조가 더 좋다.
3) 클라이언트에게 팔걸이의자보다 푹신한 소파를 추천한다.
4) 뻣뻣함을 줄이기 위해서 15~20분 이상 앉아있는 것을 추천한다.
5) 바닥에 있는 작은 빨래를 꺼내기 위해서 무릎을 핀 채로 팔만 뻗어 꺼낸다.

> 해설
> 2) 허리 통증이 있는 클라이언트는 욕조 보다 중립적 척추를 유지할 수 있는 샤워실이 더 좋다.
> 3) 클라이언트에게 푹신한소파보다 팔걸이의자를 추천한다.
> 4) 뻣뻣함을 줄이기 위해서 15~20분 이상 앉아있는 것을 추천하지 않는다.
> 5) 바닥에 있는 작은 빨래를 꺼내기 위해서 뻗는 팔의 반대편 다리를 든다.

답 ①

## 49. 정적 두 점 분별 감각 검사의 검사방향을 알맞게 설명한 것은?

1) Distal part → Medial part
2) Lateral part → Proximal part
3) Medial part → Proximal part
4) Proximal part → Distal part
5) Distal part → Proximal part

> 해설 정적 두 점 분별 감각 검사
> 클리퍼스를 10mm로 거리를 조절해 두고 Distal part에서 Proximal part로 이동해가면서 손가락에 있는 신경들을 따라가면서 무작위로 한 점이나 두 점을 자극한다.

답 ⑤

## 50. 다음이 설명하는 골절은 무엇인가?

> 보통 60세 이상 성인에서, 그리고 여자에게서 더 자주 발생한다. 골다공증이 있으면, 약간의 회전이나 손상에도 골절의 원인이 된다.

1) 전자간 골절(Intertrochanteric fractures)
2) 대퇴 목 골절(Femoral neck fractures)
3) 전자하 골절(Subtrochanteric fractures)
4) 두개골 골절(Skull fractures)
5) 상완골 골절(humerus Fracture)

**해설** 대퇴 목 골절(Femoral neck fractures)
보통 60세 이상 성인에서, 그리고 여자에게서 더 자주 발생한다. 골다공증이 있으면, 약간의 회전이나 손상에도 골절의 원인이 된다.

답 ②

## 51. 팔에 화상을 입은 환자의 가장 공통적인 구축의 패턴에 대해 옳은 것은?

1) 어깨 굽힘
2) 어깨 안쪽 돌림
3) 팔꿈치 폄
4) 중수수지관절 굽힘
5) 지절간관절 폄

**해설** 팔에 화상을 입은 환자의 가장 공통적인 구축의 패턴
어깨 모음 / 벌림, 어깨 안쪽 돌림, 팔꿈치 굽힘, 아래팔 엎침, 손목 굽힘, 중수수지관절 폄, 지절간관절 굽힘, 엄지 모음

답 ②

## 52. 다음은 무엇에 대한 설명인가?

> • 다리의 심정맥에 색전을 형성하는 것으로 뇌졸중 환자의 22%~73% 발생
> • 다리의 체온, 색깔, 압통 등을 매일 평가

1) 어깨-팔 증후군
2) 당뇨
3) 고혈압
4) 심정맥 혈전증
5) 뇌졸중 부정맥

**해설** 심정맥 혈전증
• 다리의 심정맥에 색전을 형성하는 것으로 뇌졸중 환자의 22%~73% 발생
• 다리의 체온, 색깔, 압통 등을 매일 평가

답 ④

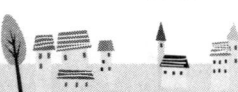

## 53. 근전기 의수의 장점을 모두 고르시오.

```
㉠ 비싼 비용
㉡ 외관의 개선
㉢ 쥐는 힘의 증가
㉣ 빈번한 유지보수
㉤ 감각피드백의 결핍
㉥ 어깨멜빵이 최소화 되거나 없음
㉦ 진보된 사용능력
㉧ 무게의 증가
㉨ 인간의 생리학적 조절에 더욱 근접한 조절력
```

1) ㉠, ㉡, ㉥
2) ㉠, ㉡, ㉢, ㉣
3) ㉡, ㉢, ㉣, ㉤, ㉥
4) ㉡, ㉢, ㉥, ㉦, ㉨
5) ㉡, ㉢, ㉣, ㉤, ㉥, ㉦

**해설** 근전기 의수

장점
- 외관의 개선
- 쥐는 힘의 증가
- 어깨멜빵이 최소화 되거나 없음
- 진보된 사용능력
- 조절하기위한 노력이 적음
- 인간의 생리학적 조절에 더욱 근접한 조절력

단점
- 비싼비용
- 빈번한 유지보수
- 고장나기 쉽고 빈번한 재장착의 필요성
- 감각피드백의 결핍
- 전기 손의 느린 반응
- 무게의 증가

답 ④

## 54. 다음 중 조현병(정신분열병)의 양성 증상을 고르시오.

1) 환각, 무질서한 말과 행동
2) 환각, 무관심, 자발성의 감소
3) 망상, 자발성의 감소
4) 무질서한 말과 행동, 위생관리 및 자기관리의 퇴행
5) 무관심, 감정표현 안함

**해설**
- 양성증상 : 환각, 망상, 연상 이완, 무질서한 말과 행동 등이 있다.
- 음성증상 : 무관심, 감정표현 안함, 목적지향적 행동의 감소, 자발성의 감소, 위생관리 및 자기관리의 퇴행, 일상생활 기능 및 참여의 감소, 사회적 고립, 정신운동 지연 등이 있다.

답 ①

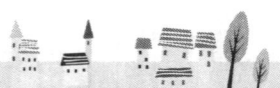

## 55. 다음 중 정신지체의 특징을 고르시오.

1) IQ 측정시 평균보다 현저하게 낮은 지적 기능을 가지고 있다.
2) 단기기억과 장기기억에 손상이 있다.
3) 각성 및 인식력의 저하, 사고의 와해, 지리멸렬한 말하기, 증상의 반복적인 재발, 명확한 생리학적인 원인 등이 있다.
4) 집중시간이 짧고 에너지 및 활동수준이 높다.
5) 도벽이나 폭력과 같은 일탈과 반사회적 행동을 한다.

> **해설**
> 2) 단기기억과 장기기억에 손상이 있다. - 치매
> 3) 각성 및 인식력의 저하, 사고의 와해, 지리멸렬한 말하기, 증상의 반복적인 재발, 명확한 생리학적인 원인등이 있다. - 섬망
> 4) 집중시간이 짧고 에너지 및 활동수준이 높다. - ADHD
> 5) 도벽이나 폭력과 같은 일탈과 반사회적 행동을 한다. - 품행장애
>
> 답 ①

## 56. 급성기 조현병(정신분열증) 환자를 위한 작업치료의 목적으로 바른 것은?

1) 정동의 안정, 병적 사고나 환각, 신체기능의 안정
2) 생활의 행위나 리듬을 되찾으면서 의욕 끌어내기
3) 사회적 소속감 획득
4) 자기 평가 향상이나 자기에 대한 존엄성 회복
5) 대인관계기능의 개선이나 획득

> **해설**
> • 급성기 : 정동의 안정, 병적 사고나 환각, 망상 등의 경감, 신체기능의 안정 등
> • 회복기 : 생활의 행위나 리듬으로 되찾으면서 의욕 끌어내기, 사회적 소속감 획득, 자기 평가 향상이나 자기에 대한 존엄성 회복 등
> • 유지기 : 대인관계기능의 개선이나 획득, 지속성이나 집중력 등 작업수행능력의 개선, 사회적 역할의 획득 등
>
> 답 ①

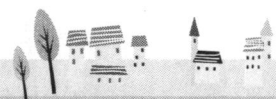

## 57. 다음 보기는 기분장애 중 하나에 대한 설명이다. 무엇에 대한 설명인가?

> 기분이 가라앉아 과제수행에 흥미가 없고 즐거움도 없는 상태이다. 에너지가 없고, 자살 충동을 느끼며, 스스로 무가치하다고 느끼고, 수동적이고 지루하게 느껴지는 등의 증상을 보인다.

1) 우울증(depression)
2) 강박장애(obsessive - compulsive disorder)
3) 양극성장애(bipolar disorder)
4) 조증(mania)
5) 공황장애(panic disorder)

**해설** 우울증(depression)
기분이 가라앉아 과제수행에 흥미를 잃고 즐거움도 없는 상태이다. 조증과 마찬가지로 잠을 설치게 되며 식욕을 잃거나 또는 지나치게 많이 먹을 수도 있다. 에너지가 없고, 자살충동을 느끼며, 스스로 무가치하다고 느끼며, 수동적이고 지루하게 느껴지는 등의 증상이 있다.

답 ①

## 58. 다음 설명하는 것을 고르시오.

> • 주위사람을 수상하게 여긴다.
> • 끊임없이 경계하며, 다른 사람이 그들을 괴롭히는지, 학대하는지, 이용하지는 혹은 불공평하게 대하는지 관심을 갖음
> • 거절에 대해 자신을 보호함

1) 과대망상
2) 우울증
3) 편집증
4) 피해망상
5) 신체망상

**해설** 편집증
• 주위사람을 수상하게 여긴다.
• 끊임없이 경계하며, 다른 사람이 그들을 괴롭히는지, 학대하는지, 이용하지는 혹은 불공평하게 대하는지 관심을 갖음
• 거절에 대해 자신을 보호함

답 ③

## 59. 다음은 불안장애의 범주에 포함되는 하나에 대한 설명이다. 무엇에 대한 설명인가?

> 불안장애로서 극심한 스트레스를 받았던 사건을 겪은 후에 나타나게 된다. 그 사건에는 전쟁, 자연재해, 사적인 폭력 등이 포함된다.

1) 외상 후 스트레스성장애(post traumatic stress disorder)
2) 공포증(phobic)
3) 강박장애(obsessive-compulsive disorder)
4) 범 불안장애(generalized anxiety disorder)
5) 공황장애(panic disorder)

**해설** 외상 후 스트레스성장애
불안장애로서 극심한 스트레스를 받았던 사건을 겪은 후에 나타나게 된다. 그 사건에는 전쟁, 자연재해, 사적인 폭력 등이 포함된다. 본래의 사건 때 느꼈던 불안감은 불쾌한 기억, 꿈, 잔상으로 재 경험하게 된다. 이 때 환자들은 무기력감, 고독감, 정신적 마비, 감정표현의 축소와 함께 이전에 즐겨하던 활동에서 흥미를 잃게 된다.

답 ①

## 60. 우울증의 치료적 접근법으로 옳은 것을 고르시오.

1) 차분한 수용이 가장 바람직하다.
2) 침착, 당면한 문제, 확신 및 지속성이 중요하다.
3) 칭찬과 찬성에 주의해야한다.
4) 비웃는 말을 삼가해야한다.
5) 행동보다는 그들 고민에 대해 대화하고 감정을 말로 적합하게 표현하도록 도와주어야한다.

**해설**
2) 침착, 당면한 문제, 확신 및 지속성이 중요하다. - 조증
3) 칭찬과 찬성에 주의해야한다. - 조증
4) 비웃는 말을 삼가해야한다. - 환각
5) 행동보다는 그들 고민에 대해 대화하고 감정을 말로 적합하게 표현하도록 도와주어야한다. - 분노, 적개심 및 공격성

답 ①

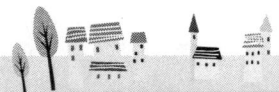

## 61. 알코올 중독에 대한 설명으로 바른 것을 고르시오.

1) 알코올 남용의 세 가지 패턴은 매일매일 마시는 것, 주말에 한꺼번에 마시는 것, 주기적이거나 일시적으로 지나치게 많이 마시는 경우가 있다.
2) 알코올을 남용한지 얼마 되지 않아도 금방 끊을 수 없다.
3) 중독 상태에 이르면 저혈압, 저열, 떨림, 운동실조가 나타난다.
4) 알코올은 소화를 촉진시켜 주기 때문에 알코올에 의해 발생되는 질환에는 소화기 손상은 포함되지 않는다.
5) 가정적 영향은 없다.

> **해설**
> 2) 알코올을 남용한 지 얼마 되지 않은 사람들은 금단증상 없이 술을 끊을 수 있다.
> 3) 중독 상태에 이르면 진전섬망이 나타나고 고열, 떨림, 운동실조, 환각, 발한, 고혈압 등의 금단증상이 나타날 수 있다.
> 4) 알코올에 의해 발생할 수 있는 질환으로는 간 손상, 소화기 손상, 조기 노화, 발기불능 및 불임, 심장질환의 위험이 높아짐, 호흡기 장애, 신경계 질환들이 있다.
> 5) 알코올 중독의 가정에서 자라게 되면 그 영향력이 미치기 마련이다.

답 ①

## 62. 알츠하이머 치매의 특징으로 올바른 것을 고르시오.

1) 지적, 사회적, 작업적 기능의 진행적이고 심각한 저하를 보인다.
2) 뇌혈관 손상으로 생기며 보통 여러번의 소소한 뇌졸중이 원인이다.
3) 몇 시간에서 몇 주까지 지속된다.
4) 각성 및 인식력의 저하, 사고의 와해, 기억력 손상, 지리멸렬한 말하기, 증상의 반복적인 재발, 명확한 생리학적인 원인이 있다.
5) 환각은 보편적인 증상이고 환청이 가장 빈번하다.

> **해설**
> 2) 뇌혈관 손상으로 생기며 보통 여러번의 소소한 뇌졸중이 원인이다. - 혈관성치매
> 3) 몇 시간에서 몇 주까지 지속된다. - 섬망
> 4) 각성 및 인식력의 저하, 사고의 와해, 기억력 손상, 지리멸렬한 말하기, 증상의 반복적인 재발, 명확한 생리학적인 원인이 있다. - 섬망
> 5) 환각은 보편적인 증상이고 환청이 가장 빈번하다. - 정신분열병

답 ①

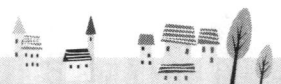

## 63. 다음은 무엇에 대한 설명인가?

> 치매의 가장 흔한 원인 질환으로 정확한 원인은 알려지지 않았다. 나이가 가장 큰 위험요소이며 가족력 또한 주요한 위험요소이다.

1) 혈관성 치매
2) 알츠하이머병
3) 파킨슨병
4) 루이체 치매
5) 헌팅턴병

**해설** 알츠하이머병
치매의 가장 흔한 형태이고 진행성인 신경계장애이다. 나이가 들수록 비율은 증가하고 나이가 가장 큰 위험요소이다. 가족력 또한 주요한 위험요소이다.

답 ②

## 64. 다음 특징이 설명하는 질병은 무엇인가?

> - 친숙한 물체 인식에 문제가 생긴다.
> - 혼란, 우울증, 분노가 나타난다.
> - 초기에 최근 기능력, 공간, 사람 인식에 대한 문제가 생긴다.

1) 파킨슨병
2) 알츠하이머병
3) 헌팅톤병
4) 척수손상
5) 소아마비

**해설** 알츠하이머병
치매를 일이키는 가장 흔한 원인질환이며 기억장애가 대표적이며 인지기능 장애의 점진적인 시작 및 악화가 특징이다. 진행 중 다양한 행동 및 신체증상이 나타나며 신경학적 이상 및 기타 신체증상은 말기에 나타난다.

답 ②

## 65. 다음 중 알츠하이머병의 진행단계 중 3단계에 대한 설명으로 옳은 것은?

1) 자신을 조절하는 능력이 저하됨을 느낀다.
2) 잘 알던 사물에 대하여 점차 기억력 상실이 나타난다.
3) 개인의 생활에서 최근 사건이나 현재 사건에 대하여 약간의 사이를 두었을 때 중간 정도의 기억소실을 보인다.
4) 기억상실이 심하게 되고 가족의 이름을 잊을 수 있다.
5) 친밀한 사람을 제외하고 사회적, 신체적으로 이상을 느끼지 못하며, 직업수행능력이 감퇴된다.

**해설**
1) 자신을 조절하는 능력이 저하됨을 느낀다 – 1단계
3) 개인의 생활에서 최근 사건이나 현재 사건에 대하여 약간의 사이를 두었을 때 중간 정도의 기억소실을 보인다 – 2단계
4) 기억상실이 심하게 되고 가족의 이름을 잊을 수 있다 – 4단계
5) 친밀한 사람을 제외하고 사회적, 신체적으로 이상을 느끼지 못하며, 직업수행능력이 감퇴된다 – 1단계

답 ②

## 66. Piaget의 인지발달 중 7~12세에 나타나는 단계로 옳은 것은?

1) 감각운동기
2) 전조작기
3) 구체적 조작기
4) 형식적 조작기
5) 도덕적 조작기

**해설** 구체적 조작기
- 시간의 경과에 따라 발생된 일련의 사건들이 하나의 그림 속에 나타날 수 있다.
- 다른 사람의 관점을 이해할 수 있게 된다.
- 대인 관계에 협조적인 측면이 보인다.

답 ③

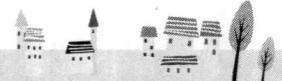

## 67. 비대칭성 긴장성 경반사(ATNR)의 설명으로 옳은 것은?

1) 검사자세는 네발기기자세 또는 검사자의 양 무릎위에 엎드린 자세이다.
2) 검사자극은 머리를 뒤로 제친다.
3) 양성반응으로는 굴곡근의 긴장도가 증가된다.
4) 음성반응은 양측 상지와 하지에 아무런 반응이 없다.
5) 환자자신의 체중이 자극이 된다.

> **해설** 비대칭성 긴장성 경반사(Asymmertrical tonic neck reflex)
> - 검사자세 : 바로 누워 머리를 중간에 위치한다.
> - 검사자극 : 머리를 한쪽으로 돌린다.
> - 음성반응 : 양측상지와 하지에 아무런 반응이 없다.
> - 양성반응 : 머리를 돌린 쪽의 팔과 다리가 신전되며 머리를 돌린 반대쪽의 팔과 다리가 굴곡된다.
>
> 답 ④

## 68. 지적 장애(Intellectual disabilities)의 세 가지 요인에 대한 설명으로 가장 옳은 것은?

1) 지능능력의 장애는 관찰되지 않는다.
2) 18세 이후에 발병한다.
3) 의사소통 기술에 문제가 있다.
4) BADL, IADL는 독립적으로 가능하다.
5) 놀이 / 레저에 참여하는 데는 어려움이 없다.

> **해설** 지적 장애(Intellectual disablities)의 세 가지 요인
> - 주로 표준화된 심리교육 시험으로 측정되는 지능능력의 상당한 장애이다.
> - 18세 이전에 발병한다.
> - 독립적인 생활을 위해 필요한 적응 기술의 장애(예, 의사소통, BADL, IADL, 직업, 놀이 / 레저, 교육, 그리고 사회적 참여)를 가진다.
>
> 답 ③

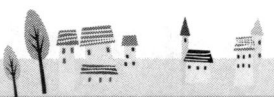

## 69. 다음은 Parten의 사회적 놀이발달의 6가지 유형 중 무엇에 대한 설명인가?

> 2.5세에서 3.5세에 해당하는 놀이로서 함께 같은 공간에 있는 것을 의식하고 좋아하지만 놀이를 통한 교류는 하지 않는다.

1) 몰입되지 않은 행동
2) 방관자적 행동
3) 평행놀이
4) 연합놀이
5) 협동놀이

**해설** 평행놀이
같은 공간에서 서로 비슷한 놀이를 하지만 서로간의 상호작용은 없이 자신의 놀이를 하는 것이다. 2.5세에서 3.5세에 해당하는 놀이로서 함께 같은 공간에 있는 것을 의식하고 좋아하지만 놀이를 통한 교류는 하지 않는다.

답 ③

## 70. 아스퍼거 증후군(Asperger's syndrome)을 가진 아동의 특징으로 옳은 것은

1) 사회적 상호작용에 문제를 발견하기 힘들다.
2) 언어 기술의 뚜렷한 지연이 관찰된다.
3) 비언어적 의사소통과 공감의 부족을 보인다.
4) 타인에 대한 이해도가 높다.
5) 반복적인 패턴을 가지지는 않는다.

**해설** 아스퍼거 증후군(Asperger's syndrome)을 가진 아동의 특징
• 사회적 상호작용에 문제가 있다.
• 행동, 관심, 활동의 제한이 관찰된다.
• 반복적인 패턴을 가지고 있다.
• 보통의 인지발달과 나이에 적합한 자기 도움 기술 또는 적응 행동을 보인다.
• 비언어적 의사소통과 공감의 부족을 보인다.
• 타인에 대한 이해가 부족하다.

답 ③

## 71. 미성숙한 구강운동 기술을 가진 아동에게 적용되는 음식으로 옳은 것은?

1) 끈적거리는 땅콩버터
2) 섬유질이 있는 샐러리
3) 씨앗과 견과류
4) 사과주스와 같은 액체
5) 입 안에서 해체되지 않는 음식

**해설** 적용되는 음식의 특성
- 일정한 농도
- 증가된 밀도와 부피
- 걸쭉한 액체
- 균일한 재질
- 입안에서 해체되지 않는 잘 유지되는 음식
- 옮기기와 빨기 쉬운 음식

답 ⑤

## 72. 다음 빈칸에 들어갈 말로 가장 옳은 것은?

| 학습장애는 청각 처리, 언어 장애, 그리고 (　　　)가 포함된다. |

1) 지능 문제
2) 지각 장애
3) 배움의 기회 상실
4) 시력기능 저하
5) 촉각기능 저하

**해설** 학습 장애는 청각처리, 언어장애, 지각장애가 포함된다.

답 ②

## 73. 무정위형(Athetoid type) 뇌성마비의 특징으로 옳은 것은?

1) 뇌성마비 유형 중 가장 많은 형태로 80% 차지한다.
2) 지적수준이 낮은편이다.
3) 핵황달에 의한 뇌바닥핵의 손상으로 일어난다.
4) 높은 근긴장도로 수동 움직임시 심한 저항을 동반한다.
5) 머리의 흔들거림, 운동조절곤란, 안구진탕 등으로 인하여 섬세한 움직임이 힘들다.

해설
1) 뇌성마비 유형 중 가장 많은 형태로 80% 차지한다. – 경직형 뇌성마비
2) 지적수준이 높은 편이다.
4) 높은 근긴장도로 수동 움직임시 심한 저항을 동반한다. – 경직형 뇌성마비
5) 머리의 흔들거림, 운동조절곤란, 안구진탕 등으로 인하여 섬세한 움직임이 힘들다. – 운동실조형 뇌성마비

답 ③

## 74. 다음 중 Erb's palsy에 대한 설명으로 옳은 것은?

1) Shoulder : Adduction
2) Shoulder : External rotation
3) Elbow : Flexion
4) Forearm : Supination
5) Wrist : Extension

해설  Erb's palsy
• 골반위분만은 팔신경얼기 병변을 일으킬 수 있다.
• 손의 작은 근육의 허약함이 관찰되고, 손과 팔의 감각 감소를 보일 수도 있다.
• 일반적으로 편측으로 나타난다.
• Shoulder : Adduction, Internal rotation
• Elbow : Extension
• Forearm : Pronation
• Wrist : Flexion

답 ①

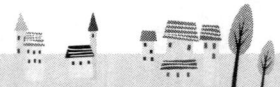

## 75. 다음은 근 긴장도에 따른 뇌성마비의 분류 중 무엇인가?

> • 근긴장도는 낮은편으로 저긴장과 정상긴장 사이이고 사지마비 형태로 나타난다.
> • 소뇌의 손상 시 주로 나타나고 전체 뇌성마비 중 약2~5% 정도를 차지한다.
> • 몸통과 다리의 평형장애로 인한 자세조절 능력에 주로 결함을 보인다.

1) 경직형 뇌성마비(Spastic type)
2) 무정위형 뇌성마비(Athetoid type)
3) 운동실조형 뇌성마비(Ataxic type)
4) 이완형 뇌성마비(Flaccidity type)
5) 양하지마비(Diplegia)

**해설** 운동실조형 뇌성마비
• 근 긴장도는 낮은 편으로 저긴장과 정상긴장 사이이고 사지마비 형태로 나타난다.
• 소뇌의 손상 시 주로 나타나고 전체 뇌성마비 중 약2~5% 정도를 차지한다.
• 몸통과 다리의 평형장애로 인한 자세조절 능력에 주로 결함을 보인다.
• 걸을 때 균형을 잡지 못하고 술에 취한 것처럼 걷는다.
• 머리의 흔들거림, 운동조절곤란, 안구진탕 등으로 인하여 섬세한 동작이 힘들다.

답 ③

## 76. 학교에서 근무하는 작업치료사의 역할에 대한 설명으로 옳은 것은?

1) 오리엔테이션은 해주지 않아도 된다.
2) 상담 서비스는 제공하지 않아도 된다.
3) 이동 서비스는 제공하지 않아도 된다.
4) 재활서비스를 제공한다.
5) 진단과 평가 목적 외의 의료서비스를 제공한다.

**해설** 학교에서 근무하는 작업치료사의 역할
• 자신의 직업 지식과 기술이 법에서 규정한 작업치료의 정의와 맞게 결합시켜야 된다.
• 재활 서비스
• 상담 서비스
• 오리엔테이션
• 이동서비스
• 의료서비스(진단과 평가 목적으로써만 제공되어야 하고, 아동의 장애 상태의 조기 확인과 평가를 포함)

답 ④

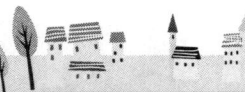

## 77. 학교 내 작업치료와 관련된 매뉴얼에서 사회 참여와 관련된 수행과 중재에 대한 설명으로 가장 옳은 것은?

1) 점심시간과 쉬는 시간 동안 사회적 상호작용 끌어내고 우정을 촉진시킨다.
2) 그룹 중재를 하지 않는다.
3) 휠체어에서 화장실로 이동하기 위한 적절한 전략 가르친다.
4) 글씨쓰기 교과목의 선택을 위해 상담한다.
5) 청소하기를 가르친다.

> **해설** 학교 내 작업치료와 관련된 매뉴얼에서 사회 참여와 관련된 수행과 중재
> - 작업 수행 참여의 예
>   - 선생님, 다른 학교 사람, 그리고 동료들과의 성공적인 상호작용하기, 환경적 요구에 적응 할 수 있는 능력
> - 작업치료 중재의 예
>   - 그룹 중재 동안 친구들과의 적절한 상호작용을 촉진하기
>   - 점심시간과 수는 시간 동안 사회적 상호작용 끌어내고 우정을 촉진하기
>   - 불안 검사로 대처 전략 제공하기
>   - 학교 기대에 대한 스트레스를 경감시키기 위해 절차 적응하기

답 ①

## 78. Ayres 감각 통합 이론의 지침 원칙에 대한 설명으로 옳은 것은?

1) 감각 입력은 적응 반응을 이끌어내기 위해 체계적으로 사용될 수는 없다.
2) 의미 있는 감각 입력의 등록은 적응 반응을 형성한 후에 필요하다.
3) 적응 반응은 감각 통합 발달에 기여하지는 못한다.
4) 더 나은 적응 반응의 조직화는 아동의 일반적인 행동 조직화를 강화한다.
5) 내적 동기로 유도된 아동의 활동은 신경 조직화를 향상시키는데 큰 영향을 미치지는 않는다.

> **해설** Ayres 감각 통합 이론의 지침 원칙
> - 감각 입력은 적응 반응을 이끌어내기 위해 체계적으로 사용될 수 있다.
> - 의미 있는 감각 입력의 등록은 적응 반응을 형성하기 전에 필요하다.
> - 적응 반응은 감각 통합 발달에 기여한다.
> - 더 나은 적응 반응의 조직화는 아동의 일반적인 행동 조직화를 강화한다.
> - 행동의 더욱 성숙하고 복잡한 형태는 더 원시적인 행동의 통합으로 구성된다.
> - 내적 동기로 유도된 아동의 활동은 신경 조직화를 향상시키는데 더욱 큰 잠재력을 가진다.

답 ④

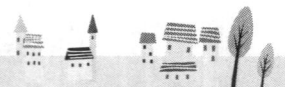

**79.** 아동의 평형반응의 어려움이 관찰된다면, 어떤 감각 기관이 가장 큰 문제를 보인다고 생각할 수 있는가?

1) 촉각　　　　　2) 온각　　　　　3) 고유수용성감각
4) 시각　　　　　5) 전정 감각

> **해설**　평형 반응의 어려움은 전정 처리 문제와 연관된다.
>
> 답 ⑤

**80.** 다음이 설명하는 증후군(Syndrome)으로 옳은 것은?

> X연관 우성 진행 신경성 질환으로 아동은 6개월 까지 정상적인 발달을 하는 것처럼 보인다. 이 이후에 아동은 머리 발달의 퇴화, 손기술의 상실, 그리고 잘 조절되지 않는 걸음 또는 몸통 움직임을 보인다.

1) 프라더 윌리 증후군　　2) 묘성 증후군　　3) 레트 증후군
4) 아스퍼거 증후군　　　5) 다운 증후군

> **해설**　레트 증후군
> X연관 우성 진행 신경성 질환으로 아동은 6개월 까지 정상적인 발달을 하는 것처럼 보인다. 이 이후에 아동은 머리 발달의 퇴화, 손기술의 상실, 그리고 잘 조절되지 않는 걸음 또는 몸통 움직임을 보인다.
>
> 답 ③

**81.** 국립재활원 지역사회 재활 작업치료사의 역할 중 치료에 해당되는 것은 무엇인가?

1) 신체능력 검사　　　　2) 가옥의 구조 파악
3) 일상생활동작 검사　　4) 이동 수단 검사
5) 보호자 교육

> **해설**　국립재활원 지역사회 재활 작업치료사의 역할
> • 평가 : 신체능력, 가옥의 구조, 일상생활동작, 이동수단, 지역사회의 특징을 평가한다.
> • 치료 : 장, 단기 치료 목표 설정, 치료도구 제작, 보호자 교육을 시행한다.
>
> 답 ⑤

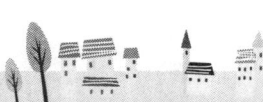

## 82. 다음이 설명하는 것은 무엇에 대한 설명인가?

> 장애인의 재활성취를 위하여 지역사회의 가원 즉, 장애인 자신과 그 가족 및 전 지역사회를 가동하기 위하여 지역사회 수준에서 채택되어진 모든 방법들을 포함한다.

1) 지역사회 중심 재활
2) 장애인 입원 치료
3) 복지용구 지원 사업
4) 장애인의 가족 지지 프로그램
5) 외출 프로그램

**해설** 지역사회 중심 재활(CBR)
장애인의 재활성취를 위하여 지역사회의 가원 즉, 장애인 자신과 그 가족 및 전 지역사회를 가동하기 위하여 지역사회 수준에서 채택되어진 모든 방법들을 포함한다.

답 ①

## 83. 장애를 입은 사람이 운전평가를 받을 준비가 되었는지 결정하는 지침에 대한 내용으로 옳은 것은?

1) 보상이 있든 없든 복시가 없어야 한다.
2) 3개월 동안 발작이 없어야 한다.
3) 양쪽 눈의 120도 시야가 되어야 한다.
4) 최소한 한쪽 또는 이상적으로 양쪽 팔다리의 좋은 근력만 있으면 가능하다.
5) 기본적 일상생활에서의 중등도의 도움만 받으면 가능하다.

**해설**
- 장애를 입은 사람이 운전평가를 받을 준비가 되었는지 결정하는 지침
- 기본적 일상생활에서의 최대한의 독립성
- 보행이나 휠체어 이동이 독립성 - 최소한 한쪽 또는 이상적으로 양쪽 팔다리의 좋은 근력, 감각, 협응력
- 최소한 한쪽 시력이 20 / 40
- 보상이 있든 없든 복시가 없어야함
- 약물이나 약물 없이 경직을 조절함
- 좋은 인지기능
- 양쪽 눈의 140도 시야
- 6개월 동안 발작이 없어야함
- 깊이나 전정배경 지각과 같은 좋은 시지각 기능
- 운전면허증이나 교습 허가증의 유효성

답 ①

## 84. 다음 중 편마비의 특징적인 자세로 옳은 것은?

1) 목(neck) – 마비측으로 굽힘되어 반대측으로 회전
2) 어깨뼈(scapular) – 당김(protraction)
3) 골반(pelvic) – 당김(protraction)
4) 무릎(knee) – 굽힘(flexion)
5) 팔꿈치관절(elbow) – 폄(extention)

> **해설** 편마비의 특징적인 자세
> - 목(neck) – 마비측으로 굽힘되어 반대측으로 회전
> - 어깨뼈(scapular) – 내밈(retraction)
> - 골반(pelvic) – 내밈(retraction)
> - 무릎(knee) – 폄(extention)
> - 팔꿈치관절(elbow) – 굽힘(flexion)
>
> 답 ①

## 85. 척수 손상의 완전손상과 불완전손상을 분류하기 위한 척도인 ASIA 손상 척도 중에서 다음 수준으로 옳은 것은?

> • 신경학적 수준 이하에 운동기능이 있는 불완전 손상이다.
> • 손상수준 이하 주요 근육에서 F(3)등급 1/2미만 이다.

1) ASIA A      2) ASIA B     3) ASIA C
4) ASIA D      5) ASIA E

> **해설** ASIA Scale
> - ASIA A – 완전 손상 : 엉치뼈 4~5(S4~5)에 감각, 운동 기능이 없다.
> - ASIA B – 불완전 손상 : 운동기능이 없고 단지 감각만이 엉치뼈 4~5번을 포함한 신경학적 수준 이하에 존재한다.
> - ASIA C – 불완전 손상 : 신경학적 수준 이하에 운동기능이 있는 불완전 손상이고, 손상수준 이하 주요 근육의 1/2미만이 F(3)등급이다.
> - ASIA D – 불완전 손상 : 신경학적 수준 이하에 운동신경이 있는 불완전 손상이고, 손상수준 이하 주요 근육의 1/2이상이 F(3)등급이다.
> - ASIA E – 운동과 감각기능이 정상이다.
>
> 답 ③

## 86. 다음과 같은 증상과 중재가 적합한 뇌성마비는?

> • 모든 팔, 다리에서 비정상적인 긴장도를 보인다.
> • 움직임들은 조화롭지 않고 목적이 없게 나타난다.
> • 자세유지를 증가시키기 위해 정적이고 느린 움직임을 촉진한다.

1) 강직형(spasticity)
2) 무정위형(athetoid)
3) 실조형(ataxia)
4) 이완형(flaccid)
5) 편마비(hemiplegia)

**해설** 무정위형(athetoid) 뇌성마비
• 모든 팔, 다리에서 비정상적인 긴장도를 보인다.
• 움직임들은 조화롭지 않고 목적이 없게 나타난다.
• 자세유지를 증가시키기 위해 정적이고 느린 움직임을 촉진한다.

답 ②

## 87. 다음은 척수손상의 합병증 중 무엇에 대한 설명인가?

> • 한 자세로 계속 누워 있거나, 앉아 있을 때 압박으로 인해 생긴다.
> • 체중 이동 방법을 사용한다.

1) 폐활량 감소
2) 뼈엉성증
3) 욕창
4) 기립성 저혈압
5) 자율신경 반사기능 장애

**해설** 욕창
몸의 일정한 부위가 계속 눌려 밑의 모세혈관의 혈액이 잘 흐르지 못해 조직이 괴사되는 것이다. 심각한 의학적인 합병증을 초래하고, 재활기간을 연장시키는 가장 큰 요인이 된다.

답 ③

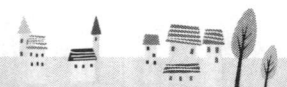

## 88. 삼킴장애 치료 중 간접적인 치료전략으로 옳은 것은?

1) 음식을 이용한 혀조절 운동
2) 온도-촉각 자극
3) 멘델슨 기법
4) 마사코 기법
5) 노력삼킴

**해설** 간접적인 치료전략은 음식물을 사용하지 않고 삼킴에 필수적인 신경 운동 조절을 향상시키는 방법으로 침 삼키기를 포함한 훈련 프로그램을 말한다.
- 구강과 입인두의 감각, 근 긴장도, 근력 강화운동
- IOPI를 이용한 입술과 혀 운동
- 마사코 기법
- 기도 운동
- 성대내전 운동
- 샤케어 운동

직접적인 치료전략은 환자에게 음식이나 액체를 제공하고 그것을 삼키는 동안 특정지시에 따라 적절한 행동을 하게 함으로써 강화시키는 방법이다.
- 음식을 이용한 혀조절 운동
- 온도-촉각 자극
- 멘델슨 기법
- 노력삼킴

답 ④

## 89. 관절염 환자의 ulnar drift를 예방하고 잡기나 쥐기를 하는 동안 MP joint의 정상적인 정렬을 유지시켜 주는 보조기는?

1) Volar resting splint
2) Wrist stabilization splint
3) Protective MP splint
4) Combined wrist stabilization and protective MP splint
5) Ulnar drift positioning splint

**해설** Ulnar drift positioning splint
관절염 환자의 ulnar drift를 예방하고 잡기나 쥐기를 하는 동안 MP joint의 정상적인 정렬을 유지시켜 주는 보조기

답 ⑤

## 90. 아래 내용이 설명하는 치료 기법은?

> • 소량의 음식이나 음료를 입에 넣는다.
> • 음식을 삼킬 때 모든 근육을 사용하여 최대한 쥐어짜듯이 삼킨다.

1) 노력삼킴(effortful swallow)
2) 멘델슨 기법(mendelsohn maneuver)
3) 강조성문위삼킴(supersupraglottic swallow)
4) 호흡 운동(breathing exercise)
5) 성문위삼킴(supraglottic swallow)

**해설** 노력삼킴(effortful swallow)
• 목적 - 혀 기저부의 뒤쪽 당김을 증진시켜 후두덮개계곡에 잔여물이 남는 것을 막아준다.
• 방법 - 1. 소량의 음식이나 음료를 입에 넣는다.
　　　　 2. 음식을 삼킬 때 모든 근육을 사용하여 최대한 쥐어짜듯이 삼킨다.

답 ①

## 91. 의료 기록을 재검토하고, 인터뷰, 근골격계 선별검사, 신체적 능력평가, 추천사항 구성, 보고서 작성 등으로 구성되는 평가는 무엇인가?

1) 사회성숙도검사
2) Functional Capacity Evaluation
3) Functional Independence Measure
4) 적응행동검사
5) Kitchen Task Assessment

**해설** Functional Capacity Evaluation(FCE)
직업과 관련된 활동을 수행하는 개인의 능력을 평가할 수 있는 객관적인 방법이다. 기능 중심의 이 평가는 1970년대 초기부터 직업 복귀를 결정하기 위해 사용되었으며, 작업치료사나 물리치료사에 의해서 주로 수행되었다.

답 ②

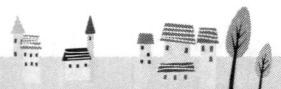

## 92. 다음 중 설명하는 것에 대해 고르시오.

- 직무의 실제 요구를 정의하는 것
- 작업환경과 자세 혹은 손으로 물체를 다루는 것이 과도하거나 지나침으로 인해 오는 이차적인 상해의 위험에 초점을 두고 평가한다.
- 방법으로는 질문지, 인터뷰, 관찰, 공식적인 측정도구가 포함.
- 형식적이지 않은 접근은 적은 기능적 정보와 요구된 의견의 정확도에 대한 의문에 대하여 서술적 묘사를 하게 된다.

1) 직무 요구 분석   2) 직업 평가
3) 기능적 역량평가   4) 작업기능강화/ 직업신체능력강화
5) 작업장 평가

**해설**  
**직무요구 분석**
- 직무의 실제 요구를 정의하는 것
- 작업환경과 자세 혹은 손으로 물체를 다루는 것이 과도하거나 지나침으로 인해 오는 이차적인 상해의 위험에 초점을 두고 평가한다.
- 방법으로는 질문지, 인터뷰, 관찰, 공식적인 측정도구가 포함.
- 형식적이지 않은 접근은 적은 기능적 정보와 요구된 의견의 정확도에 대한 의문에 대하여 서술적 묘사를 하게 된다.

답 ①

## 93. 작업할 때 사용하는 워크스테이션에 대해 올바른 설명을 고르시오.

1) 워크스테이션의 유형에는 4가지가 있다.
2) 선 자세 – 조립이나 쓰기 과제에 가장 적합
3) 앉은 자세 – 모든 종류의 작업에 적합하나 아래로 압력을 가하는 작업에 선호된다.
4) 혼합형은 다양한 작업으로 직무가 구성되었을 때 적합하다.
5) 앉은 자세에서 물체를 다룰 때는 작업 표면에서 약 30cm이상이 필요하고 무게는 9kg를 넘지 않아야 한다.

**해설**
1) 워크스테이션의 유형에는 3가지가 있다.
2) 선 자세 – 모든 종류의 작업에 적합하나 아래로 압력을 가하는 작업에 선호된다.
3) 앉은 자세 – 조립이나 쓰기 과제에 가장 적합
5) 앉은 자세에서 물체를 다룰 때는 작업 표면에서 약 15cm이상이 필요하고 무게는 4.5kg를 넘지 않아야 한다.

답 ④

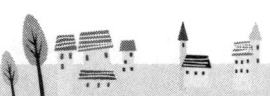

## 94. 일의 강도의 정의로 옳은 것을 고르시오.

1) 정적인 - 20파운드 정도로 가끔 혹인 10파운드 정도로 자주 일어나는 정도
2) 중간 - 20~50파운드의 힘으로 가끔 혹은 10~25파운드의 힘으로 자주 혹의 10파운드 이하로 더 자주, 신체적 요구는 가벼운 경우보다 많음.
3) 중간 - 40파운드 정도로 가끔 혹은 10파운 정도로 자주 일어나는 강도
4) 가벼운 - 들어올리기, 나르기, 밀기, 당기기, 혹은 다른 물건 움직이기 등의 10파운드 정도로 가끔 혹은 거의 일어나지 않음.
5) 힘든 - 100파운드 이상으로 가끔, 50파운드 정도로 자주, 20파운드 정도로 지속하는 경우

**해설**
1) 가벼운 - 20파운드 정도로 가끔 혹인 10파운드 정도로 자주 일어나는 정도
4) 정적인 - 들어올리기, 나르기, 밀기, 당기기, 혹은 다른 물건 움직이기 등의 10파운드 정도로 가끔 혹은 거의 일어나지 않음
5) 매우 힘든 - 100파운드 이상으로 가끔, 50파운드 정도로 자주, 20파운드 정도로 지속하는 경우

답 ②

## 95. 다음 설명은 무엇을 가리키는가?

- 작업환경과 자세 혹은 손으로 물체를 다루는 것이 과도하게 지나침으로 인해 오는 이차적인 상해의 위험에 초점을 두고 있음
- 방법은 질문지, 인터뷰, 관찰, 공식적인 측정도구가 포함됨

1) 인간공학적 평가   2) 직무요구분석   3) 기능적 역량 평가
4) 기능적 독립 척도   5) 적응행동검사

**해설** 직무요구분석은 직무의 실제 요구를 정의하는 것으로, 인간공학적평가나 유해요인평가 보다 작업환경과 자세 혹은 손으로 물체를 다루는 것이 과도하게 지나침으로 인해 오는 이차적인 상해의 위험에 초점을 두고 있음

답 ②

## 96. 다음 중 다른 역할을 하는 심장병에 관련된 약물을 고르시오.

1) Cumadin
2) heparin
3) Asprin
4) Persantine
5) Lasix

**해설** 1), 2), 3), 4)는 항응고제이며 5)은 이뇨제 역할을 한다.

답 ⑤

## 97. 다음 중 설명한 수준의 MET를 고르시오.

> 침대보바꾸기, 잡초를 뽑고 갈퀴질하며 정원 손질하기, 롤러스케이트 타기, 분당 20야드의 속도로 수영하기

1) 1~2MET
2) 2~3MET
3) 3~4MET
4) 4~5MET
5) 5~6MET

**해설** 4~5MET
- 침대보바꾸기, 잡초를 뽑고 갈퀴질하며 정원 손질하기, 롤러스케이트 타기, 분당 20야드의 속도로 수영하기
- 뜨거운 물로 샤워하기, 침상변기에서 배변 ; 성교

답 ④

## 98. 아래의 특징을 가지는 질환은 무엇인가?

> - 퇴행성 뇌질환에 의한 치매 중 두 번째로 많음
> - 전반적으로 진행성 결과를 보이지만 초기단계부터 인지기능장애의 기복이 심함
> - 생생한 환시의 반복, 파킨슨병의 증상, 실신, 의식소실, 항정신병약물에 대한 과민 반응 등 알츠하이머병과 구별되는 임상증상을 보임

1) 루이체 치매
2) 이마관자엽 치매
3) 파킨슨씨병
4) 알츠하이머병
5) 이마관자엽 치매

**해설** 루이체 치매에 대한 설명이다.

답 ①

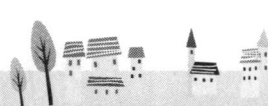

## 99. 다음은 심장질환의 기능적 분류이다. 다음이 설명하는 것은 몇 군에 해당 되는가?

> 현저한 육체 활동의 제한, 휴식 땐 불편함이 없으나, 일상생활 이하의 활동에서조차 피로, 심장의 두근거림, 호흡곤란 또는 협심증을 일으킴

1) 제 1군
2) 제 2군
3) 제 3군
4) 제 4군
5) 제 5군

**해설** New York Heart Association에 등록된 심장질환의 기능적 분류

| 제 1군 | 심장 질환이 있지만 신체적 활동에는 제한이 없음 |
|---|---|
| 제 2군 | 신체 활동에 약간의 제한을 가진 심장질환자. 휴식 땐 불편함이 없으나 일상의 신체활동 시 피로, 심장의 두근거림, 호흡 곤란 또는 협심증을 일으킴 |
| 제 3군 | 현저한 육체 활동의 제한, 휴식 땐 불편함이 없으나, 일상생활 이하의 활동에서조차 피로, 심장의 두근거림, 호흡곤란 또는 협심증을 일으킴 |
| 제 4군 | 심장질환으로 인해 신체 활동은 할 수 없게 됨. 심장기능부전이나 협심증의 증상이 휴식 시에도 나타남. 신체적 활동을 수행하면 불편함이 증가함. |

답 ③

## 100. 다음 HIV에 대한 중재로 옳은 것을 고르시오.

1) 보조도구와 자세는 일상생활활동, 일, 여가활동의 독립적인 수행을 하는데 보조 역할을 하지 않는다.
2) 신체적인 상태 변화는 급작스럽게 일어나지 않고, 방문 때마다 공식적으로 사정된다.
3) 개인적인 판단을 피하고, 열린 마음으로 친절하고 솔직한 태도와 접근은 치료프로그램에 영향을 미칠 수 있다.
4) HIV에 대한 연구가 장래성이 있어보일지라도 현재에는 치료법과 백신이 나왔다.
5) 에너지보존, 일의 단순화, 작업에의 적응이 생산성과 참여를 향상시키는데 필요가 없다.

**해설**
1) 보조도구와 자세는 일상생활활동, 일, 여가활동의 독립적인 수행을 하는데 보조 역할을 한다.
2) 신체적인 상태 변화는 급작스럽게 일어나고, 방문 때마다 비공식적으로 사정된다.
4) HIV에 대한 연구가 장래성이 있어보일지라도 현재에는 치료법과 백신은 알려지지 않았다.
5) 에너지보존, 일의 단순화, 작업에의 적응이 생산성과 참여를 향상시키는데 필요하다. 피로와 전반적인 약화 그리고 건강손상은 HIV의 주된 신체적 증후이기 때문이다.

답 ③

# 2회

## 3교시

## 01.
그룹 프로그램을 참여하는데 환자는 주의집중에 한계가 있으며 타인의 존재를 알려주지 않는 한 타인을 인지하지 못한다. 환자들은 타인을 무시하거나 스스로 고립된다. 이러한 수준은 Mosey의 치료적 집단 수준의 어느 단계인가?

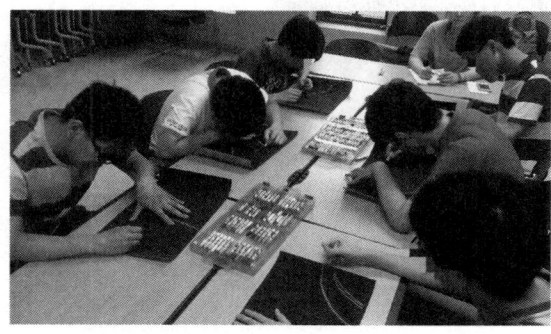

1) 평행단계
2) 프로젝트 단계
3) 자기 중심적 협조 단계
4) 협조단계
5) 성숙단계

해설 평행 단계에서 환자는 주의집중에 한계가 있으며 타인의 존재를 알려주지 않는 한 타인을 인지하지 못한다. 환자들은 타인을 무시하거나 스스로 고립된다. 이때 치료사는 환자에게 그룹의 목표와 활동에 대해 설명하고 환자가 잘 받아들이고 안전하고 가치 있게 느끼도록 도와준다. 또 눈 맞춤이나 가벼운 대화 같은 최소한의 상호작용을 지지하거나 장려한다.

답 ①

## 02.
자존감이 떨어져 있는 치매 노인 환자에게 다음과 같은 도자기 활동의 가장 큰 장점으로 옳은 것은?

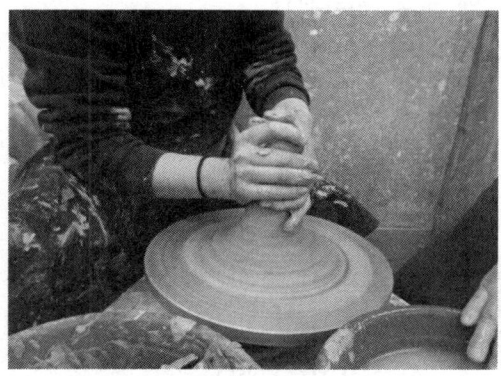

1) 사회성 증진에 도움이 된다.
2) 가소성 때문에 실수를 했을 때 수정이 가능하다.
3) 관절가동범위를 증가 시킬 수 있다.
4) 근력 증가에 도움이 된다.
5) 감각자극에 도움이 된다.

해설 점토의 가소성 때문에 환자는 실수를 하더라도 수정할 수 있다

답 ②

## 03. 다음의 보조도구가 필요한 척수손상의 레벨은?

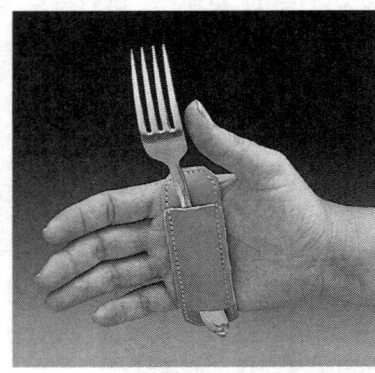

1) C3
2) C4
3) C5
4) C6
5) C7

> 해설  Universal cuff는 손목관절 고정 보조도구에 포크 등을 고정하여 식사를 할 수 있는 C5 기능 수준에 사용된다.
>
> 답 ③

## 04. 다음은 고유수용성 신경근육 촉진접근법(Proprioceptive Neuromuscular Facilitation, PNF)의 어느 패턴에 대한 그림인가?

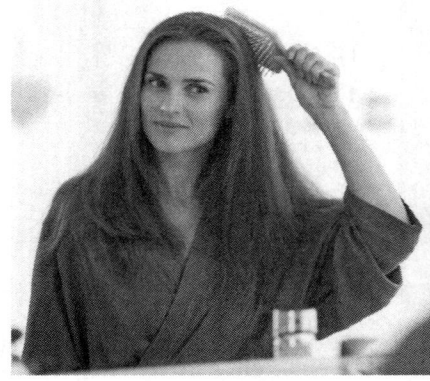

1) 상지 D1 굽힘패턴
2) 상지 D1 폄패턴
3) 상지 D2 굽힘패턴
4) 상지 D2 폄패턴
5) 패턴에 해당하지 않는다.

> 해설  다음 그림은 상지 D2 굽힘 패턴이 같은 쪽의 머리를 빗는 동작을 나타내는 그림이다.
>
> 답 ③

## 05. 극도의 슬픔, 절망감, 무능감으로 미래를 절망적으로 보고 이전의 즐거움에 흥미를 잃는 질환은 무엇인가?

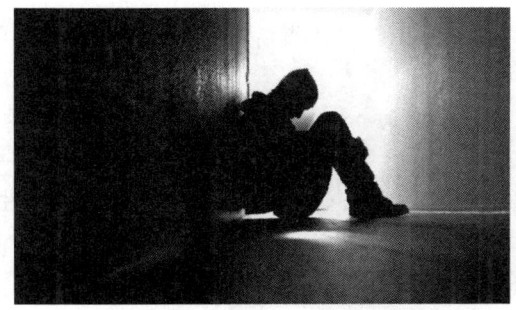

1) 조증
2) 불안장애
3) 망상
4) 우울증
5) 조울증

> **해설** 우울증이란 극도의 슬픔, 절망감, 그리고 무능감의 느낌이다. 우울한 사람은 전형적으로 우울증과 관계있는 일련의 증상을 보인다. 가장 두드러지는 점은, 울음 또는 흥분성이 자주 나타나는 우울한 기분이다. 그들은 미래를 절망적으로 보고 무력함, 절망감 및 무가치함, 자책감을 느낀다.
>
> 답 ④

## 06. 다음과 같은 도구로 시간적 순서에 맞게 배열하게 하였다. 평가할 수 있는 항목으로 옳은 것은?

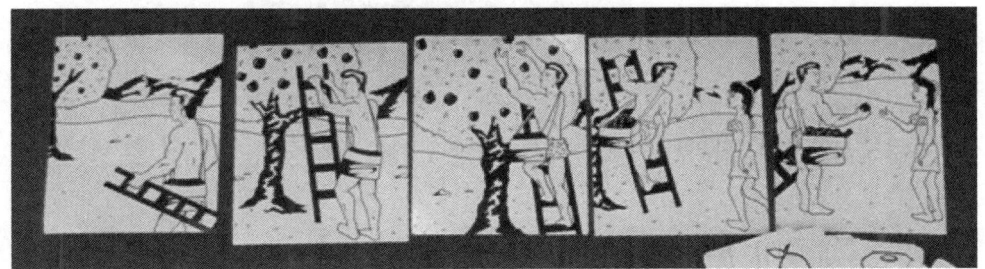

1) 조직화와 순서화
2) 형태 항상성
3) 전경배경
4) 시각폐쇄
5) 공간관계

> **해설** LOTCA의 thinking operation의 항목으로 짧은 줄거리가 있는 카드를 주고 시간적 순서에 맞게 배열하는 것이다. 이 평가를 통해 정보, 개념, 활동들을 순서에 맞게 배치하는 순서화와 사물이 일정한 질서를 갖고 유기적인 활동을 하게하는 조직화를 평가할 수 있다.
>
> 답 ①

## 07. 다음과 같은 활동을 조현병(정신분열증) 환자에게 적용할 때 주의해야 할 점은 무엇인가?

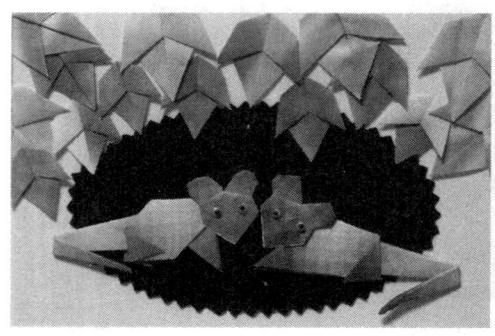

1) 너무 쉬운 활동으로 흥미를 가지기 힘들다.
2) 종이라는 재료 특성상 쉽게 좌절 또는 실망할 수도 있다.
3) 혼자 하는 활동으로 고립될 수 있다.
4) 손가락 관절에 무리가 된다.
5) 자신을 표현하는데 제한적이다.

**해설** 종이가 쉽게 찢어지거나 파손될 가능성이 있으므로 정신병학 환자들이 쉽게 좌절 또는 실망할 수 있으므로 작업치료사는 종이공예 활동이 실패하여도 실망하지 않도록 주의 깊게 살펴야한다.

답 ②

## 08. 사진의 평가도구 이름으로 올바른 것은?

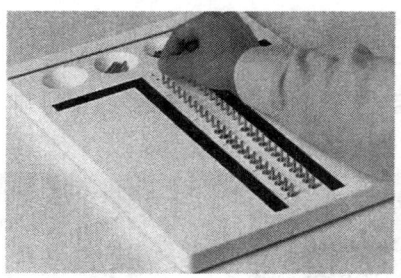

1) Grooved pegboard test
2) Purdue pegboard test
3) MVPT
4) LOTCA-G
5) MBI

**해설** Purdue pegboard test
공장의 근로자 선발을 위한 목적으로 처음 개발되었다. 환자의 손가락, 손, 팔의 대동작과 미세한 손끝 민첩성을 평가한다.

답 ②

## 09. 다음은 집중력의 하위유형 중 어떤 영역에 해당하는 사진인가?

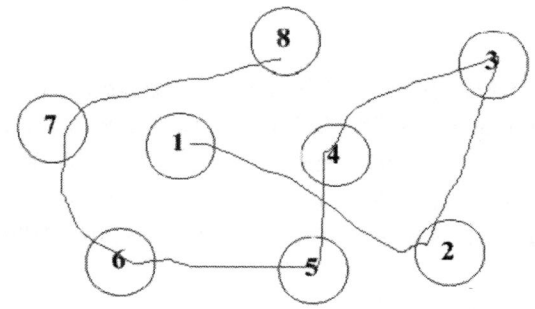

1) 초점 집중력
2) 선택적 집중력
3) 지속적 집중력
4) 동시적 집중력
5) 교대적 집중력

**해설** 지속적 집중력은 집중 시간의 저하를 보이거나 장시간 동안 이루어지는 과제 수행의 어려움이 나타날 수 있고 과제 수행의 결과가 일정하지 못하고 많은 변화를 보이게 된다. 과제를 지속적으로 수행하지 못하기 때문에 목적을 끝까지 완수하지 못하는 결과를 가져온다.

답 ③

## 10. 다음 그림의 보조도구를 이용하여 컴퓨터 등을 사용하는 척수손상 레벨은?

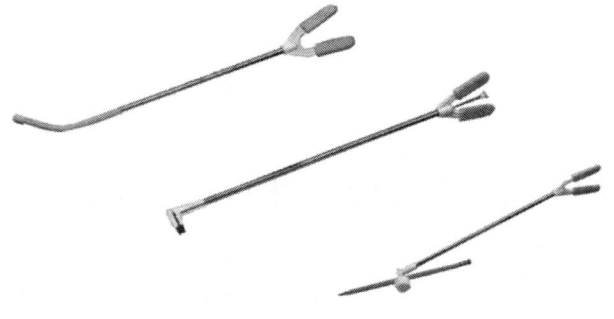

1) T1
2) C3
3) C4
4) C5
5) C6

**해설** C4수준의 기능으로는 마우스 스틱을 이용하여 워드프로세서, 개인 컴퓨터를 사용하며, 기종은 키보드의 횡축이 짧고, 동시에 2개의 키를 누르지 않아도 되는 것을 선택한다.

답 ③

**(11~13) 다음 사례를 읽고 질문에 답하시오.**

> □ 성별 / 나이 : 여 / 53세
> □ 클라이언트 정보
> • 과거력 : 2개월 전 직장에서 일하던 중 왼쪽 허혈성 뇌혈관 장애를 겪었다. 그녀는 조직 플라즈미노겐 활성제와 혈전 용해제를 병변 3시간 이내에 받았으며 입원 3주 동안 아주 좋은 예후를 보였다. 그녀는 최근에 퇴원을 했고, 지속적인 재활을 위해 외래로 작업, 물리, 언어치료를 받을 계획이다. 환자는 이혼한 뒤로 19살 딸과 함께 살고 있으며 직장은 초등학교 교사였다. 발병하기 전에는 주기적으로 시내 도서관에서 자원봉사를 하였다.
> □ 작업치료 평가
> - ① IADL 작업에 계속적 제한
> - 가벼운 오른쪽 마비
> - 경미한 실어증(언어치료사는 위 환자가 이해보다는 말하는데 더 많은 어려움을 보인다고 함).

**11.** 작업치료사라면 이씨를 위해 우선적으로 어떤 평가를 하겠는가?

1) COPM  2) MMSE-K  3) FIM
4) MVPT  5) Hand function test

> **해설** Canadian Occupational Performance Measure(COPM)은 클라이언트가 지각하는 문제와 우선순위에 관한 정보를 제공한다. 위 환자는 최근에 퇴원을 하였으므로, 가정에 복귀 시 문제되는 사항과 환자의 우선순위를 파악하여야 한다.
>
> 답 ①

**12.** ①를 평가하기 위해 가장 적합한 평가 도구는 무엇인가?

1) MBI  2) SCIM-3  3) AMPS
4) BIT  5) Sensory profile

> **해설** Assessment of Motor and Process Skills(AMPS)는 IADL 운동과 처리기술을 평가하는데 좋은 평가 도구이다. AMPS 평가 중 그녀의 IADL 수행 시 오른쪽 마비가 어떻게 영향을 미치는지 관찰할 수 있고 다른 인지적 문제가 있는지 발견 할 수도 있다. 또한 수행 과정과 관련된 문제도 파악 할 수 있다.
>
> 답 ③

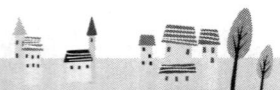

## 13. 언어치료사의 소견을 듣고 위 환자는 어느쪽 뇌혈관에 문제가 있다고 생각할 수 있는가?

1) MCA anterior part
2) MCA posterior part
3) MCA upper part
4) MCA lower part
5) MCA middle part

**해설** MCA upper part에 문제가 있으면 Broca aphasia가 나타난다.

답 ③

**(14~16) 다음 사례를 읽고 질문에 답하시오.**

- 성별 / 나이 : 남 / 25살
- 클라이언트 정보
- 과거력 : 3년전 우측 지주막아래 출혈로 뇌손상을 받았다. 그는 현재 직장 복귀를 준비 중에 있으며, 아내와 단 둘이 아파트에서 살고 있다.
- 작업치료 의뢰사유
백씨는 대부분의 식사 준비를 혼자하며 작업치료사에게 직장 복귀를 방해하는 잠재적 방해물이 있는지 알아보고, 혼자 주택에서 사는 백씨의 할아버지의 가정에서의 이동/낙상에 대해 상담하기 위해 작업치료사를 찾았다.

## 14. 작업치료사가 백씨에게 적용하기 가장 알맞은 평가 도구는 무엇인가?

1) Work Environment Scale
2) Workplace environment impact scale
3) Model of Human Occupation Clearinghouse, University of Illinois at Chicago
4) Worker Role Interview
5) Safer Home

**해설** 직장 복귀를 방해하는 잠재적 방해물을 식별하기 위해 고안된 평가도구는 Worker Role Interview이다.

답 ④

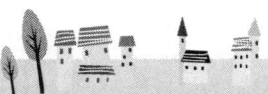

## 15. 백씨의 뇌졸중에 대한 설명으로 가장 옳은 것은??

1) 허혈성으로 매우 심한 두통과 의식장애가 발생한다.
2) 소뇌 장애의 증상이 발생하는 경우가 많다.
3) 출혈성으로 동정맥 기형의 출혈과 관련있다.
4) 소동맥폐색과 관련있다.
5) 근본 원인은 응고된 혈액이 혈관을 막아 발생한다.

> **해설** 지주막아래 출혈은 출혈성으로 전체의 15%정도 해당된다. 주머니형 뇌동맥류, 동정맥 기행의 출혈과 관련 있으며, 매우 심한 투통과 의식 장애가 발생할 수 있다.
>
> 답 ③

## 16. 작업치료사가 백씨의 할아버지에게 적용 할 수 있는 평가 도구는?

1) SAFER – HOME
2) Westmead Home Safety Assessment
3) The Safe living Guide; A Home Hazard Checklist for Seniors
4) Craig Hospital Inventory of Environmental Factors
5) Measure of Quality of the Environment

> **해설** 노인들의 가정환경 내 낙상 위험도를 평가하기 위한 고안된 평가도구는 Westmeac Home Safety Assessment이다.
>
> 답 ②

**(17~19) 다음을 읽고 질문에 답하시오.**

□ 성별 / 나이 : 남 / 23세
□ 진단명 : 근이영양증
□ 의뢰 사유 : 음식을 먹는데 어려움이 있어 평가하고 치료받기 위해 재활병원을 찾았다.
□ 작업치료 평가
● 임상 관찰
- 음식을 씹고 삼키는 데 어려움
- 침을 삼키다가 가끔 기침이 발생
● VFSS 촬영 결과
- 검사결과 환자가 삼킴 지연
- 혀의 조절 저하
- 물을 마실 때 사레가 발견

## 17. 현재 위 환자에게 제공하지 말아야 할 유동식으로 가장 옳은 것은?

1) 아이스크림
2) 아주 진한 밀크셰이크
3) 요구르트와 혼합된 우유
4) 강판에 간 사과 주스
5) 어린 곡식을 넣은 에그노그

**해설** 위 환자는 물에만 사레가 걸리므로 연한유동식을 피해야 된다. 연한 유동식에는 물, 커피, 차, 우유, 핫 초콜릿, 아이스크림, 모든 과일 주스가 포함된다.

답 ①

## 18. 위 환자가 급여로 받을 수 있는 삼킴장애와 관련된 치료를 시간으로 환산하면 얼마나 되는가?

1) 30분　　　2) 40분　　　3) 50분
4) 60분　　　5) 70분

**해설**
- 삼킴장애재활 치료 : 발병일 2년 경과한 환자는 하루에 1번 삼킴장애 재활치료를 받을 수 있다.
- 연하재활전기적자극 치료 : 2년 경과한 환자는 연하재활전기적자극 치료를 인정해주지 않는다.

답 ①

## 19. 위 환자의 혀 움직임을 증진시키기 위해 작업치료사의 중재로 가장 옳은 것은?

1) "응", "가"말하기 연습을 시킨다.
2) 입을 벌린 채 그대로 유지하기를 시킨다.
3) 깊은 숨을 쉬도록 한다.
4) 아담스 애플을 양 옆으로 움직인다.
5) 기침을 유도한다.

> **해설** 혀 움직임 유도로는 혀 내밀기, 양 옆으로 움직이기, 혀를 윗입술, 앞니, 아랫니에 대도록 한다. 또한 "응", "가" 말하기 연습을 시킨다.
>
> 답 ①

---

### (20~22) 다음 사례를 읽고 질문에 답하시오.

□ 성별 / 나이 : 여 / 57세
□ 의뢰 사유 : 최근 손의 기능이 떨어지는 것 같아 평가를 받아 보기 위해 작업치료사를 찾게 되었다.
□ 작업치료 평가 내용
치료사 : 안녕하세요. 이 평가는 박○○씨의 손 기능을 살펴보기 위한 평가입니다.
박○○ : 네.
치료사 : 책상 위에 손을 놓아주세요. 제가 '시작'이라고 하면 가능한 빨리 카드를 뒤집어 주세요. 카드는 원하는 어떤 방향으로든 뒤집어도 되며 정렬할 필요는 없습니다. 이해하셨나요?
박○○ : 네.

## 20. 위 대화로 추정 할 수 있는 평가 도구의 이름은?

1) Jebsen-Taylor Hand Function Test
2) Grooved Pedgboard Test
3) Pudue Pegboard Test
4) MVPT
5) O'connor Finger Dexterity Test

> **해설** Jebsen-Taylor Hand Function Test의 카드 뒤집기에 해당하는 대화이다.
>
> 답 ①

## 21. 위 평가 항목을 위해 필요한 사전 정보는?

1) 환자 나이
2) 편측 무시 유무
3) 우세손
4) 시력
5) 근력

> **해설** Jebsen-Taylor Hand Function Test의 카드 뒤집기는 비우세손 → 우세손으로 진행하므로, 어느쪽이 우세손인지 확인하여야 한다.
>
> 답 ③

## 22. 위 평가의 평가 방법으로 가장 옳은 것은?

1) 5장의 카드를 책상 끝으로 붙인다.
2) 종이를 끌어서 뒤집어도 무방하다.
3) 10초안에 넘긴 종이 개수를 확인한다.
4) 카드사이 간격은 2인치로 한다.
5) 바깥 → 안쪽 방향으로 카드를 뒤집는다.

> **해설** Jebsen-Taylor Hand Function Test의 카드 뒤집기
> • 5장의 카드를 책상 끝에서 5인치 떨어진 곳에 2인치 간격으로 배열한다.
> • 초시계로 시간을 측정한다.
> • 비우세손 → 우세손으로 진행한다.
> • 안쪽 → 바깥 방향으로 카드를 뒤집는다.
>
> 답 ④

**(23~25) 다음 사례를 읽고 질문에 답하시오.**

□ 성별 / 나이 : 남 / 62세
□ 진단명 : Lt. hemiplegia d/t Rt. MCA infarction
□ 과거력 : 직업은 원래 운전을 하는 것이었지만, 현재 식당운영을 하고 있다.
□ 주요 호소 : 6개월 전부터 계산능력 및 기억하는 것에 가끔씩 틀리는 경우가 있어 서빙 정도로 보조만 하고 있다.
□ 작업치료평가
MMSE-K : 22점

## 23. 위 환자가 앓고 있는 치매는 무엇인가?

1) 알츠하이머성치매(Alzheimer's disease)
2) 이마관자엽치매(Frontotemporol dementia)
3) 루이체치매(Dementia with levy body)
4) 혈관성치매(Vascular dementia)
5) 헌팅톤 병(Huntington's disease)

> **해설** 5년전 MCA infarction이라는 뇌졸중이라는 뇌혈관질환이라는 과거병력을 통해 혈관성 치매임을 알 수 있으며, 혈관성 치매는 인지기능의 장애가 갑자기 나타나는 경우가 흔하다. 계단식 악화나 회복을 보이기도 하고, 점진적 악화를 보이기도 한다.
>
> 답 ④

## 24. 위 환자가 앓고 있을 것이라 예상되는 증상으로 옳은 것은?

1) 생생한 환시의 반복
2) 눌어증(발음곤란)
3) 의식소실
4) 파킨슨병의 증상
5) 항정신병약물에 대한 과민반응

> **해설** 혈관성 치매는 초기부터 삼킴 곤란, 눌어증, 시야장애, 경직, 보행 장애, 자세불안정, 빈뇨, 실금 등 중추성 신경학적 이상이 함께 동반되는 경우가 많은 반면, 알츠하이머치매는 말기부터 이러한 중추성신경학적 이상이 동반된다. 나머지 보기는 루이체 치매의 증상들이다.
>
> 답 ②

## 25. 위 환자와 같은 환자에게 작업치료사가 해 줄 수 있는 것으로 가장 적절한 것을 고르시오.

1) 삶의 질을 최대화
2) 물리적인 운동
3) 가능한 독립적인 활동을 유지할 수 있도록 함
4) 사회화 촉진
5) 감각 자극을 줌

> **해설** 환자는 주의력 및 계산능력이 감소하기는 하였으나, 혼자서 지낼 수 있는 수준이며, 기본적인 의식은 정상으로, 아직 초기단계의 수준으로, 환자가 가능한 독립적인 활동을 유지할 수 있도록 작업치료사는 프로그램을 제공해 주어야 한다.
>
> 답 ③

(26~28) 다음 사례를 읽고 질문에 답하시오.

```
□ 성별 / 나이 : 여 / 10세
□ 진단명 : 뇌성마비
□ 작업치료평가
  • 임상관찰
  - 책에 나무에 가려진 토끼를 강아지로 보고, 동물 중에서 사슴을 찾지 못하는 모습이 관찰된다.
□ 주요호소 : "숨은 그림 찾기 못하고, 퍼즐을 잘 맞추지 못한다"라고 호소한다.
```

## 26. 보호자가 말하는 주호소에 대한 평가도구?

1) MVPT – R
2) DDST
3) BSID – Ⅱ
4) BOTMP
5) Wee FIM

> **해설** 시지각 처리 능력에 문제가 있음을 호소하고 있다.
>
> 답 ①

## 27. 아동이 가지고 있는 시지각 문제는?

1) 시각폐쇄
2) 형태항상성
3) 시각구별
4) 공간관계
5) 공간 내 위치

**해설** 아동은 그림의 일부분을 보고 전체를 유추하는 시각폐쇄에 대한 문제가 발견된다.

답 ①

## 28. 위 아동에게 적용 할 평가도구의 설명으로 옳은 것은?

1) 36개의 항목으로 되어 있다.
2) 연령대 비교를 할 수 있다.
3) 백분위 점수를 파악 할 수 있다.
4) 원점수로 결과를 확인할 수 있다.
5) 표준점수로 변환될 수 있다.

**해설** MVPT-R은 40개 항목으로 원점수, 지각연령, 지각지수로 결과를 분석한다.

답 ④

(29~30) 다음 사례를 읽고 질문에 답하시오.

□ 성별 / 나이 : 남 / 10세
□ 작업치료 평가
• 임상 관찰
- 괴상한 소리를 지른다.
- 괴상한 행동을 반복적으로 되풀이 하는 상동적 행동이 나타난다.
- 또한 자신의 머리를 박거나, 손등을 물어버린다.

## 29. 다음아동의 질환은 무엇인가?

1) 자폐증
2) 불안장애
3) 학습장애
4) 파괴성 행동장애
5) 주의력결핍 과잉행동장애

> **해설** 자폐장애
> 사회적 상호교류의 질적인 장애, 의사소통 및 언어발달장애, 행동장애와 현저하게 제한된 활동 및 관심이 주된 증상으로, 조기유아자폐증 또는 kanner 자폐증이라고도 하며, 대부분 36개월 이전에 나타난다.
>
> 답 ①

## 30. 다음 질환의 아동을 치료할 때 나타나는 행동증상으로 옳은 것은?

1) 치료사와 눈 맞춤을 잘한다.
2) 다양한 놀이를 시도한다.
3) 치료사에게 도움을 구한다.
4) 신체적인 접촉을 싫어한다.
5) 흥미가 차례차례 옮아간다.

> **해설** 자폐증
> • 사회적 상호관계장애 : 눈 맞춤을 피하며, 혼자 지내려하고 신체접촉을 싫어함
> • 의사소통 및 언어장애, 괴상한 소리를 지르며, 인칭대명사를 제대로 사용하지 못하거나 반항언어를 보임
> • 행동장애, 괴상한 행동을 반복적으로 되풀이하는 상동적 행동이 나타나고, 주위환경의 변화에 대한 저항이 많아 새로운 환경이나 새로운 경험을 받아들이지 못하고 똑같은 것만을 고집. 놀이는 다양하지 못하고 제한. 주의 산만, 부산함, 머리박기, 살갗 할퀴거나 물기, 머리카락 뽑기 등 자해행동을 보이며 불면증, 식사문제, 유뇨증, 유분증이 자주 나타남
>
> 답 ④

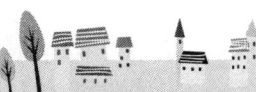

**(31~32) 다음 사례를 읽고 질문에 답하시오.**

□ 성별 / 나이 : 남 / 1세
□ 작업치료 평가
평가일 : 2016년 12월 10일    출산일 : 2015년 6월 10일    재태기간 32주    1.8kg 출생
- 운동
  - 대운동 및 미세운동 지연, 나머지는 정상 발달이다.
- 기능 수준
  - 물건 잡고 서고, 잠깐 혼자 설 수 있다.
  - 집안일을 모방할 수 있으나 스스로는 못해 도와줄 수 없다.
  - 컵안에 적목을 넣을 수 는 있지만 양손으로 두드리기가 안된다.

**31.** 이 아동의 교정 연령과 결과는 어떤가?

1) 1년 2개월, 의심스러운 발달
2) 1년 4개월, 정상
3) 1년 4개월, 의심스러운 발달
4) 1년 6개월, 정상
5) 1년 6개월, 의심스러운 발달

> **해설** 평가일에서 출산일을 빼면 1년 6개월이다. 8주 미숙아이므로 2달을 빼면 1년 4개월이 된다. 또한 아이의 행동을 보면 정상발달이라고 보기 힘들다.
>
> 답 ③

**32.** 아동의 쓰기 준비를 촉진하기 위해 손 동작 조절 및 손가락 움직임이 분리되는 것을 개선시키기 위한 활동으로 가장 옳은 것은?

1) 한 손의 손바닥에서 손가락 끝으로 키를 옮긴다.
2) 사람, 집, 나무 그림을 그린다.
3) 그림을 보여주고 설명하도록 한다.
4) 교실에서 공통적인 대상을 분류한다.
5) 단순한 점선 그림과 미로를 완성한다.

> **해설** 손 동작 조절 및 손가락 움직임이 분리되는 것을 개선시키기 위한 활동으로는 한 손의 손바닥에서 손가락 끝으로 키를 옮기기, 엄지, 검지, 중지 끝 사이에 찰흙이나 찰흙 공 굴리기, 핀셋으로 작은 물건 잡기 등이 있다. 사람, 집, 나무 단순한 점선 그림 그리기도 손 동작이 필요하지만, 이는 그림 기능의 촉진에 해당된다.
>
> 답 ①

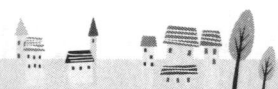

**(33~34) 다음 사례를 읽고 질문에 답하시오.**

> □ 성별 / 나이 : 여 / 7세
> □ 진단명 : 전반적 발달 장애
> □ 임상 관찰
> - 맨살에 닿는 잔디나 모래, 풀이나 페인트가 몸에 묻으면, 매우 불안해하며, 두려워하고, 안절부절 하지 못하는 모습이 관찰된다.
> - 일반적인 자극물에 접촉하는 것에 과도하게 반응함으로써 일상생활에도 영향을 받는다.
> - 현재 2회 작업치료실에서 감각통합치료를 받고 있습니다.

## 33. 다음 아동은 감각방어 중 어떤 문제가 있는가?

1) 촉각방어  2) 중력불안  3) 청각방어
4) 구강방어  5) 자세불안

> **해설** 조절장애 중 감각방어에는 촉각방어, 구강방어, 중력불안, 자세불안, 청각방어, 시각방어, 고유수용성감각이 있다. 촉각방어는 일반적 촉각에 대해 과도하게 반응하는 경향과 관련된다. 촉각방어를 가진 개인은 대부분의 사람이 귀찮아 하지 않는 감각에 짜증과 불편함을 경험한다. 특정한 재질의 천, 맨살에 닿는 잔디나 모래, 피부에 묻은 풀과 페인트, 다른 사람과의 가벼운 스침, 머리를 빗거나 양치할 때 발생하는 감각, 음식의 특정한 재질 등이 있다. 이런 자극물에 대한 일반적 반응은 불안 혼란, 안절부절 못함, 화/울화 분출, 격분, 두려움 그리고 감정적 고통이다.
>
> 답 ①

## 34. 다음 아동에게 적용하기 적절한 작업으로 적절한 것은?

1) 미끄럼타기
2) 그네타기
3) 공 던지기
4) 자전거타기
5) 면도용 거품 손에 묻혀서 문지르기

> **해설** 촉각장애를 치료하기 위해서는 색 모래를 손에 뿌려서 흰 도화지 위에 그림을 그리거나, 면도크림을 손에 묻혀, 거울에 비벼 그림을 그리기, 몸 전체를 지긋이 눌러주기(심부감각자극)이 있다.
>
> 답 ⑤

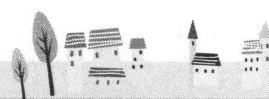

**(35~36) 다음 사례를 읽고 질문에 답하시오.**

> □ 성별 / 나이 : 여 / 27세
> □ 작업치료 평가
> 1. 주요 호소
> - 일상생활이 힘들다.
> 2. 임상 관찰
> - 하루에 3병 이상의 알코올 섭취를 한다고 한다.
> - 면담 중 슬픈 모습을 보였고 스스로 자신감이 없다고 말하였다.
> - 무엇을 할 지 몰라서 힘들어 하는 모습을 보였다.

## 35. 위 환자가 가지고 있는 질환은 무엇인가?

1) 지적장애
2) 우울증
3) 강박장애
4) 조울증
5) 알코올 중독

> **해설** 알코올 중독
> 의존의 진단 근거가 불충분하지만, 약물에 취한 채 운전하거나 약물 사용이 개인의 일상생활에 심각한 지장을 주는 등의 분명한 부적응적 행동을 보인다.
>
> 답 ⑤

## 36. 위 환자의 평가와 중재 중 시간 관리와 여가활동에 해당하는 것은?

1) 알코올 중독자 모임 소프트볼 팀이나 테니스 경기 등에 참여 하게 한다.
2) 물질 남용과 연관된 사람, 장소를 피하게 한다.
3) 컴퓨터를 사용한 게임 등을 통해 지각운동을 한다.
4) 자기주장 훈련에 참여 하게 한다.
5) 재정관리와 관련 된 활동을 하게 한다.

> **해설**
> 1) 알코올 중독자 모임 소프트볼 팀이나 테니스 경기 등에 참여 하게 한다. - 시관관리와 여가활동
> 2) 물질 남용과 연관된 사람, 장소를 피하게 한다. - 재발 방지
> 3) 컴퓨터를 사용한 게임 등을 통해 지각운동을 한다. - 인지 및 시각기능
> 4) 자기주장 훈련에 참여 하게 한다. - 사회기술과 의사소통
> 5) 재정관리와 관련 된 활동을 하게 한다. - 일상생활 기술
>
> 답 ①

## (37~38) 다음 지문을 읽고 질문에 답하시오.

- □ 성별 / 나이 : 남 / 39세
- □ 의뢰 사유 : 자신의 행동들 때문에 일상생활에서의 어려움을 겪어서 작업치료를 의뢰하였다.
- □ 임상관찰
- 자주 찡그린 얼굴을 한다.
- 남들이 이해할 수 없는 행동들을 습관처럼 반복한다.
- 일상생활에서 자신의 역할을 수행하는 것이 많이 힘들다고 한다.

### 37. 위 환자는 정신분열증 중 어떤 유형에 해당하는가?

1) 긴장형
2) 와해형
3) 편집형
4) 미분화형
5) 잔류형

**해설** 정신분열증의 하위유형 및 증상
- 긴장형 : 정신운동의 혼란이 매우 심한 것이 특징이며, 움직임의 결여, 경직된 움직임, 움직임에 대한 저항, 목적 없는 과잉행동, 괴이하고 경직된 자세
- 와해형 : 지리멸렬한 사고, 괴이한 의사소통, 거의 표현되지 않는 감정, 전반적으로 부적절한 기능
- 편집형 : 더욱 체계화된 망상적 사고
- 미분화형 : 다른 세 하위유형의 진단에 대한 근거가 충분하지 않는 경우
- 잔류형 : 뚜렷한 정신병적 증상은 없지만 음성증상을 보이는 경우

답 ②

### 38. 위 환자에게 나타날 수 있는 특징으로 올바른 것은?

1) 움직임의 결여
2) 거의 표현되지 않는 감정
3) 경직된 움직임
4) 더욱 체계화된 망상적 사고
5) 괴이하고 경직된 자세

**해설** 37번 해설 참조

답 ②

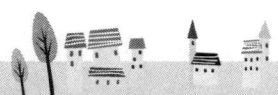

**(39~41) 다음 사례를 읽고 질문에 답하시오.**

> □ 성별 / 나이 : 여 / 40세
> □ 의뢰 사유 : 남편의 외도를 알게 된 후 일상적인 생활이 힘들어졌다.
> □ 임상관찰
> - 남편은 외도의 사실을 들킨 후 가정으로 돌아와 반성과 후회를 하면서 아내에게 최선을 다했다.
> - 그렇지만 그녀는 잠을 자지 못 하고, 매일 악몽에 시달린다.
> - 그녀는 남편의 얼굴만 봐도 화가 난다고 호소한다.

## 39. 위 환자가 가지고 있는 질환은 무엇인가?

1) 공황장애
2) 공포증
3) 강박장애
4) 외상 후 스트레스성 장애
5) 물질남용

> **해설** 외상 후 스트레스성 장애
> 불안장애로서 극심한 스트레스를 받았던 사건을 겪은 후에 나타나게 된다. 그 사건에는 전쟁, 자연재해, 사적인 폭력 등이 포함된다.
>
> 답 ④

## 40. 위 환자에게 나타날 수 있는 특징으로 올바른 것은?

1) 무기력해진다.
2) 감정표현이 과도해진다.
3) 취미생활이 증가한다.
4) 스트레스를 주는 상황을 즐긴다.
5) 집중력이 향상된다.

> **해설** 외상 후 스트레스성의 증상에는 무기력감, 고독감, 정신적 마비, 감정표현의 축소와 함께 이전에 즐겨하던 활동에서 흥미를 잃게 된다. 결국 세상과의 접촉을 줄이고 스트레스를 주는 감정을 심리적으로 피하려 한다. 그밖에도 항상 긴장하고 있으며 잠을 설치고 집중력이 저하되며 죄책감을 갖는 등의 증상을 겪는다.
>
> 답 ①

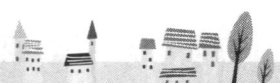

## 41. 위 환자의 치료방법으로 올바른 것은?

1) 스트레스를 받았던 상황을 지속적으로 회상시킨다.
2) 남에게 도움이 되는 활동들 보다는 자신의 이익만 생각하는 활동을 한다.
3) 자신의 경험과 사실을 비슷한 경험을 가진 사람들이 모인 그룹 내에서 공유한다.
4) 체계적 둔감화
5) 인지-행동적 접근

> **해설** 외상 후 스트레스성 장애는 자신의 경험과 사실을 그룹 내에서 공유하는 것(같은 경험을 가진 사람들끼리 경험을 나누는 것)이 치료적으로 도움이 될 수 있고 남을 위해 도움을 주는 활동을 하는 것도 효과가 있다.
>
> 답 ③

## (42~44) 다음 사례를 읽고 질문에 답하시오.

□ 성별 / 나이 : 여 / 24세
□ 의뢰 사유 : 건강에도 심각한 문제를 줄 정도의 몸매에 대한 집착으로 작업치료에 의뢰하였다.
□ 임상관찰
- 168cm에 48kg으로 정상 이하의 체중이지만 본인이 뚱뚱하다고 생각한다.
- 뚱뚱해지는 것에 대해 매우 두려워한다.
- 아는 사람 몰래 음식을 먹고 난 후에 일부러 토해버리는 것을 반복한다.
- 체중감소로 인하여 건강에도 심각한 문제를 주고 있다.

## 42. 위 환자가 가지고 있는 질환은 무엇인가?

1) 공황장애　　　2) 알츠하이머 치매　　　3) 성격장애
4) 식이장애　　　5) 알코올중독

> **해설** 식이장애
> 음식섭취에 대하여 몇 가지 이상 행동을 나타내는 것으로 왜곡된 신체상을 가지고 있고 체중증가를 완강히 거부하며 비정상적인 저체중을 보이는 신경성 식욕부진증과 많이 먹고 스스로 토해내거나, 신체사이즈를 줄이기 위해 설사제 같은 극적인 방법을 사용하는 신경성 대식증이 있다.
>
> 답 ④

## 43. 위 환자의 증상은 질환의 하위유형 중 어디에 속하는가?

1) 폭식증
2) 신경성 대식증
3) 물질남용
4) 미분화형
5) 잔류형

> **해설** 식이장애
> - 식욕부진증 : 왜곡된 신체상을 가지고 있고 체중증가를 완강히 거부하며 비정상적 저체중을 보인다.
> - 신경성 대식증 : 많이 먹고 스스로 토해내거나, 신체 사이즈를 줄이기 위해 설사제 같은 극적인 방법을 사용한다.
>
> 답 ②

## 44. 위 환자의 치료내용으로 올바른 것은?

1) 환자들의 왜곡된 신체상, 자존감과 자기주장 결여 등은 관여하지 않는다.
2) 역할 수행에 적합한 행동(요리, 적당한 운동, 서랍 정리 등)의 발달에 초점을 둔다.
3) 예술치료를 통해 식습관을 조절하는 습관을 만들어 준다.
4) 요리그룹을 통해 정체성과 감정표현을 촉진 시킨다.
5) 요리그룹은 폭식을 경험 할 수 있기 때문에 참여하지 않도록 한다.

> **해설** 식욕부진증 환자를 위한 작업치료는 성인으로서의 역할 수행에 적합한 행동(요리, 적당한 운동, 서랍 정리 등)의 발달에 초점을 둔다. 작업치료는 그들의 왜곡된 신체상, 자존감과 자기주장의 결여 등과 관련된 근본적인 문제에 초점을 두어야 한다. 예술치료를 통해 정체성과 감정표현을 촉진시키고, 요리그룹을 통해 "정상적인" 식습관을 경험한다.
>
> 답 ②

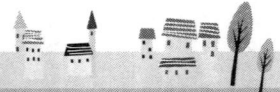

(45~46) 다음 사례를 읽고 질문에 답하시오.

☐ 성별 / 나이 : 남 / 35세
☐ 의뢰 사유 : 이유 없는 불만과 감정적 행동으로 생활이 힘들어서 작업치료에 의뢰하였다.
☐ 임상관찰
- 직장 생활에 이유 없는 불만이 많으며, 매우 변덕스럽다고 한다.
- 모든 일에 감정적이어서 밑에서 일하는 사람들이 매우 힘들어 한다고 한다.
- 타인으로 인해 내가 피해를 받았다고 생각해 불만을 표현하며 그 사람을 저주한다.

## 45. 위 환자가 가지고 있는 질환은 무엇인가?

1) ADHD
2) 혈관성 치매
3) 정신분열증
4) 성격장애
5) 기분장애

> **해설** 성격적 특성은 넓은 범위의 사회적·개인적 상황에서 나타나는 환경 및 자기 자신에 대한 지각과 관계, 사고의 지속적인 패턴을 말하며, 성격 특성이 고정적이고 부적응적이며 심각한 기능적 손상이나 내적 고통을 줄 때만 성격장애로 규정된다.
>
> 답 ④

## 46. 위 환자가 가지고 있는 질환의 세 가지 증상군의 분류 중 A증상군 장애로 올바른 것은?

1) 편집성, 분열성, 분열형
2) 반사회성, 경계성, 연극성, 자기애적 성격
3) 회피성, 의존성, 강박형
4) 편집성, 경계성, 의존성
5) 분열성, 분열형, 자기애적 성격

> **해설** 성격장애의 세 가지 증상군 분류
> • A증상군 : 편집성, 분열성, 분열형
> • B증상군 : 반사회성, 경계성, 연극성, 자기애적 성격
> • C증상군 : 회피성, 의존성, 강박형
>
> 답 ①

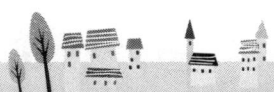

## (47~48) 다음 사례를 읽고 질문에 답하시오.

□ 성별 / 나이 : 남 / 35세
□ 진단명 : 성격장애(유형 : ①)
□ 클라이언트 정보
• 의뢰 사유 : 공허함으로 인한 일상생활이 힘들어서 의뢰하였다.
□ 작업치료 평가
- 직장에서 나를 버릴 것이라는 공포감에 휩싸여 있다.
- 열심히 살아서 뭐하겠냐며 공허함을 느낀다.
- 공허함을 채우기 위해 무리한 쇼핑을 하여 경제적인 문제도 발생한다.

## 47. 위 환자가 가지고 있는 질환은 성격장애 중 어떤 유형에 속하는가?

1) 편집성
2) 분열성
3) 분열형
4) 반사회적
5) 경계선

> **해설** 성격장애의 유형
> • 편집성 : 다른 사람의 행동을 자신에게 고의적으로 피해를 주는 것으로 해석하는 경향이 특징이다.
> • 분열성 : 다른 사람들과의 사회적인 교류가 매우 제한적일 때 내려진다.
> • 분열형 : 분열성 성격장애에서 관찰되는 사회 참여에 대한 무관심과 함께 정신분열병에서 보이는 기이한 행동을 특징으로 한다.
> • 반사회적 : 15세 이전부터 품행장애가 있거나 18세 이후에 지속적으로 반사회적인 행동을 보일 경우 진단한다.
> • 경계선 : 불안정하고 변덕스러운 인간관계와 정체성의 심한 변동을 특징으로 한다.
> • 연극성 : 관심 끌기와 극단적인 정서성으로, 남성보다는 여성에게 많이 나타난다.
> • 자기애적 : 타인의 감정에 대한 이해 부족, 타인 착취, 잘난 척하기, 성공에만 몰두함 등을 비롯한 극도의 자기중심성을 특징으로 한다.
> • 회피성 : 타인과의 사회적 접촉을 무서워하고 피하려 한다.
> • 의존성 : 다른 사람의 바람에 복종하는 패턴, 스스로 결정을 내리지 못하는 패턴 등이 있다.
> • 강박성 : 완벽주의가 특징적이다.

답 ⑤

## 48. 위 환자와 같은 유형의 특징으로 올바른 것은?

1) 다른 사람의 행동을 자신에게 고의적으로 피해를 주는 것으로 해석하는 경향이 특징이다.
2) 불안정하고 변덕스러운 인간관계와 정체성의 심한 변동을 특징으로 한다.
3) 분열성 성격장애에서 관찰되는 사회 참여에 대한 무관심과 함께 정신분열병에서 보이는 기이한 행동을 특징으로 한다.
4) 15세 이전부터 품행장애가 있거나 18세 이후에 지속적으로 반사회적인 행동을 보일 경우 진단한다.
5) 다른 사람들과의 사회적인 교류가 매우 제한적일 때 내려진다.

> **해설** **성격장애의 유형**
> - 편집성 : 다른 사람의 행동을 자신에게 고의적으로 피해를 주는 것으로 해석하는 경향이 특징이다.
> - 분열성 : 다른 사람들과의 사회적인 교류가 매우 제한적일 때 내려진다.
> - 분열형 : 분열성 성격장애에서 관찰되는 사회 참여에 대한 무관심과 함께 정신분열병에서 보이는 기이한 행동을 특징으로 한다.
> - 반사회적 : 15세 이전부터 품행장애가 있거나 18세 이후에 지속적으로 반사회적인 행동을 보일 경우 진단한다.
> - 경계선 : 불안정하고 변덕스러운 인간관계와 정체성의 심한 변동을 특징으로 한다.
> - 연극성 : 관심 끌기와 극단적인 정서성으로, 남성보다는 여성에게 많이 나타난다.
> - 자기애적 : 타인의 감정에 대한 이해 부족, 타인 착취, 잘난 척하기, 성공에만 몰두함 등을 비롯한 극도의 자기중심성을 특징으로 한다.
> - 회피성 : 타인과의 사회적 접촉을 무서워하고 피하려 한다.
> - 의존성 : 다른 사람의 바람에 복종하는 패턴, 스스로 결정을 내리지 못하는 패턴 등이 있다.
> - 강박성 : 완벽주의가 특징적이다.
>
> 답 ②

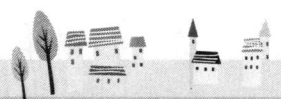

(49~50) 다음 사례를 읽고 질문에 답하시오.

> □ 성별 / 나이 : 남 / 4세
> □ 작업치료 평가
> 1. 주요 호소
> - 또래에 비해 말하는 것이 많이 부족하다고 어머니가 호소하였다.
> 2. 임상 관찰
> - 또래에 비해 말하는 것이 많이 부족하였다.
> - 어린이 집 친구들과의 관계형성을 잘 하지 못 하였다.
> - 반복적으로 똑같은 행동을 하였다.

## 49. 위 아동이 가지고 있는 질환은 무엇인가?

1) 학습장애  2) 지적장애  3) 운동기술장애
4) 의사소통장애  5) 전반적발달장애

> **해설** 전반적 발달장애의 특징
> • 사회성 손상이 두드러지고 일반적으로 다른 사람에 대한 인식이 부족하다.
> • 의사소통에 심각한 손상(말하는 것이 지연되거나 결여되고 비언어적 암시를 이해하지 못함)
> • 제한적이고 반복적인 행동이나 관심(같은 의식과 행동만을 반복함)
> • 발달지연 또는 이상

답 ⑤

## 50. 위 아동에게 나타날 수 있는 특징으로 올바른 것은?

1) 사회성은 일반적으로 다른 사람들과 같다.
2) 다른 사람에 대한 인식력은 일반적으로 다른 사람과 같다.
3) 의사소통에 심각한 손상
4) 정상적인 행동패턴을 보인다.
5) 정상적인 발달단계를 보인다.

> **해설** 전반적 발달장애의 특징
> • 사회성 손상이 두드러지고 일반적으로 다른 사람에 대한 인식이 부족하다.
> • 의사소통에 심각한 손상(말하는 것이 지연되거나 결여되고 비언어적 암시를 이해하지 못함)
> • 제한적이고 반복적인 행동이나 관심(같은 의식과 행동만을 반복함)
> • 발달지연 또는 이상

답 ③

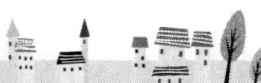

# 3회

## 1교시

## 01. 다음 중 인체의 뼈대계의 기능으로 옳은 것은?

1) 근 부착위치 제공, 배설작용, 보호작용, 흡수작용
2) 흡수작용, 배설작용, 보호작용, 근 부착위치 제공
3) 순환작용, 조혈작용, 지지작용, 보호작용
4) 지지작용, 보호작용, 조혈작용, 무기질 저장
5) 흡수작용, 보호작용, 조혈작용, 배설작용

> **해설** 인체 뼈대계의 기능은 지지작용, 보호작용, 근 부착위치 제공, 조혈작용, 무기질 저장이다.
>
> 답 ④

## 02. 다음 중 혈압을 저하시키는 물질은 무엇인가?

1) aldosterone      2) angiotensin      3) norepinephrine
4) corticosterone   5) ANP

> **해설** aldosterone, angiotensin, norepinephrine, corticosterone은 혈압 상승 물질에 속한다.
>
> 답 ⑤

## 03. 다음 중 뼈의 돌출부(Nonarticular projection)에 대한 설명으로 옳은 것은?

1) 돌기(process) : 돌출부에 극점을 이루는 부분을 말한다.
2) 가시(spine) : 작고 거친 돌기를 말한다.
3) 도르래(trochlea) : 갈고리 모양의 돌출부를 말한다.
4) 융기(tubercle) : 크고 둔하며 거친 돌기를 말한다.
5) 전자(trochanter) : 매우 크고 둔한 돌기를 말한다.

> **해설**
> 1) 가시(spine)에 대한 설명이다.
> 2) 융기(tubercle)에 대한 설명이다.
> 3) 갈고리(hamular)에 대한 설명이다.
> 4) 거친면(tuberosity)에 대한 설명이다.
>
> 답 ⑤

## 04. 다음 중 넙다리뒤근육(hamstring muscle)에 해당하는 근육으로 옳은 것은?

1) 넙다리곧은근
2) 넙다리빗근
3) 반막모양근
4) 안쪽넓은근
5) 가쪽넓은근

**해설** 넙다리뒤근육(hamstring)
넙다리두갈래근, 반막모양근, 반힘줄모양근 3개의 근육으로 형성된다.

답 ③

## 05. 다음 중 식도(esophagus)의 점막층은?

1) 단층원주상피
2) 중층원주상피
3) 중층편평상피
4) 단층편평상피
5) 위중층편평상피

**해설** 일반적인 소화관의 점막상피는 단층원주상피이지만 식도의 점막층은 중층편평상피이다.

답 ③

## 06. 다음 중 피부의 구조에 대한 설명으로 옳은 것은?

1) 진피는 배아층, 과립층, 투명층, 각질층으로 구성된다.
2) 표피는 유두층, 그물층으로 구성된다.
3) 투명층의 세포에는 핵, 소기관, 세포막이 없으며 이조직은 투명하게 보인다.
4) 각질층은 3~4층의 납작한 세포로 구성되며, 케라토하이알린이라는 과립을 생성한다.
5) 유두층은 탄력성과 팽창성이 큰 층으로 피부가 늘어나도 지탱하게 해준다.

**해설**
1) 표피에 대한 설명이다.
2) 진피에 대한 설명이다.
4) 표피의 과립층에 대한 설명이다.
5) 진피의 그물층에 대한 설명이다.

답 ③

## 07. 다음 중 신장은 어느 계통에 속하는가?

1) 근육계통
2) 호흡계통
3) 소화계통
4) 비뇨계통
5) 내분비계통

**해설**
- 신장은 비뇨계통이다.
- 비뇨계통 : 신장, 요관, 방광, 요도

답 ④

## 08. 다음 중 방광에서 오줌을 저장할 수 있는 용적은?

1) 200mL
2) 300mL
3) 400mL
4) 500mL
5) 600mL

**해설** 방광에서의 오줌 저장 용적은 500mL이다.

답 ④

## 09. 다음 중 시각의 조절중추는?

1) 간뇌
2) 소뇌
3) 이마엽
4) 관자엽
5) 뒤통수엽

**해설** 시각의 중추는 대뇌겉질의 뒤통수엽이다.

답 ⑤

## 10. 다음 중 뇌하수체 앞엽에서 분비되는 호르몬으로 옳은 것은?

1) 항이뇨호르몬
2) 옥시토신
3) 성장호르몬
4) 칼시토닌
5) 알도스테론

**해설**
1), 2) : 뇌하수체 뒤엽에서 분비되는 호르몬이다.
4) 갑상샘에서 분비되는 호르몬이다.
5) 부신겉질에서 분비되는 호르몬이다.

답 ③

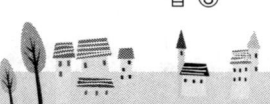

## 11. 다음 중 이자액의 소화효소 중 리파아제의 작용으로 옳은 것은?

1) 단백질 분해
2) 탄수화물 분해
3) 지방 분해
4) 아미노산 분해
5) 나트륨 분해

**해설** 1) Trypsin  2) Amylase  4) Enterokinase

답 ③

## 12. 다음 중 속갈비사이근과 같이 날숨에 관여하는 근육은?

1) 바깥갈비사이근
2) 어깨세모근
3) 위톱니근
4) 갈비밑근
5) 갈비올림근

**해설**
- 들숨에 관여하는 근육 : 바깥갈비사이근, 갈비올림근, 위뒤톱니근, 가로막의 수축
- 날숨에 관여하는 근육 : 속갈비사이근, 갈비밑근, 아래뒤톱니근, 가로막의 이완

답 ④

## 13. 다음 중 운동신경에만 속하는 것은?

1) 삼차신경
2) 얼굴신경
3) 혀인두신경
4) 미주신경
5) 혀밑신경

**해설**
- 혼합신경은 삼차신경, 얼굴신경, 혀인두신경, 미주신경이 있다.
- 혀밑신경은 운동신경이다.

답 ⑤

## 14. 혀의 감각을 담당하는 뇌신경으로 옳은 것은?

1) 혀밑신경
2) 더부신경
3) 얼굴신경
4) 갓돌림신경
5) 도르래신경

**해설** 혀의 감각을 담당하는 뇌신경으로는 삼차신경(5), 얼굴신경(7), 혀인두신경(9), 미주신경(10)이다.

답 ③

## 15. 뼈끝연골(epiphyseal cartilage)의 뼈되기가 완성되는 시기는?

1) 15세 전후   2) 20세 전후   3) 25세 전후
4) 30세 전후   5) 35세 전후

**해설** 뼈되기(ossification)가 완성되는 시기는 25세 전후이다.

답 ③

## 16. 가장 늦게 폐쇄하는 숫구멍(천문)은?

1) 앞숫구멍(대천문)
2) 뒤숫구멍(소천문)
3) 전부 똑같이 폐쇄됨
4) 앞가쪽숫구멍(전외측천문)
5) 뒤가쪽숫구멍(후외측천문)

**해설**
- 앞숫구멍(앞 : 대천문) : 생후 2년 폐쇄
- 뒤숫구멍(뒤 : 소천문) : 생후 3개월 폐쇄
- 앞가쪽숫구멍(전외측천문) : 생후 6개월 폐쇄
- 뒤가쪽숫구멍(후외측천문) : 생후 1년 폐쇄

답 ①

## 17. 다음 중 위팔뼈의 큰결절에 닿는 근육으로 옳은 것은?

1) 큰원근   2) 작은원근   3) 부리위팔근
4) 어깨세모근   5) 위팔세갈래근

**해설**
1) 큰원근 이는 곳 : 어깨뼈의 아래각, 닿는 곳 : 위팔뼈의 작은 결절
3) 부리위팔근 이는 곳 : 어깨뼈의 부리돌기, 닿는 곳 : 위팔뼈의 내측면
4) 어깨세모근 이는 곳 : 빗장뼈 가쪽 1/3, 어깨뼈가시 봉우리   닿는 곳 : 위팔뼈의 세모근거친면
5) 위팔세갈래근 이는 곳 : 관절아래결절, 닿는 곳 : 팔꿈치머리 위뒷면아래팔 깊은근막

답 ②

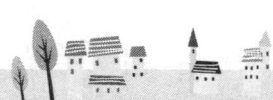

## 18. 혈류의 저항이 큰 순서대로 나열된 것은?

1) 소동맥 > 모세혈관 > 대동맥 > 소정맥
2) 소동맥 > 대동맥 > 모세혈관 > 소정맥
3) 소동맥 > 소정맥 > 대동맥 > 모세혈관
4) 모세혈관 > 소동맥 > 대동맥 > 소정맥
5) 대동맥 > 소동맥 > 소정맥 > 모세혈관

**해설** 혈류의 저항은 소동맥 > 모세혈관 > 대동맥 > 소정맥 순이다.

답 ①

## 19. 다음 중 혈구세포 중 급성 염증과 만성염증 시 식균 작용을 하는 것으로 옳은 것은?

1) 중성구
2) 산성구
3) 염기성구
4) 림프구
5) 적혈구

**해설**
2) 산성구 : 과립구이며, 알러지반응 시 증가한다.
3) 호염기구: 과립구이며, 헤파린, 히스타민을 함유하여 혈액응고를 방지한다.
4) 림프구 : 무과립구이며, 혈장내에 있는 글로불린을 생산한다.

답 ①

## 20. 심전도 그래프 상의 구간이 의미하는 것으로 옳은 것은?

1) P파 : 심실 탈분극
2) QRS파 : 심실재분극
3) T파 : 심방의 탈분극
4) PR 간격 : 심실탈분극
5) QT 간격 : 심방의 재분극

**해설**
1) P파 : 심방의 탈분극(심방 수축)
2) QRS파 : 심실의 탈분극(심실 수축)
3) T파 : 심실재분극
5) QT 간격 : 심실탈분극, 심실재분극

답 ④

**21.** 심장의 흥분전도 순서로 옳은 것은?

1) 방실결절 → 방실다발 → 굴심방결절 → 심장전도근육섬유
2) 방실결절 → 방실다발 → 심장전도근육섬유 → 심방결절
3) 굴심방결절 → 방실결절 → 방실다발 → 심장전도근육섬유
4) 굴심방결절 → 방실결절 → 심장전도근육섬유 → 방실다발
5) 방실다발 → 굴심방결절 → 심장전도근육섬유 → 방실결절

**해설**

답 ③


**22.** 다음 중 간의 기능으로 옳은 것은?

1) 지방유화    2) 해독작용    3) 지용성비타민의 흡수 촉진
4) 부패방지    5) 대변색 형성

**해설** 간의 기능 : 쓸개즙생산, 해독작용, 글리코겐 합성과 분해, 철분과 비타민 저장, 요소합성, 적혈구 파괴 등

답 ②


**23.** 다음 중 윤활관절에 관한 설명으로 옳은 것은?

1) 1겹의 관절주머니는 윤활액이 차있는 관절공간을 형성한다.
2) 관절주머니의 바깥막은 윤활막, 속막은 섬유막으로 되어 있다.
3) 관절머리와 관절오목을 형성한다.
4) 윤활액은 운동 중 마찰을 증대 시킨다.
5) 관절주머니는 연골을 보호하는 막으로 연골에 영양분 공급과는 상관없다.

**해설** 윤활관절(synovial joint)
- 관절머리, 관절오목을 형성하고 관절면은 관절연골로 되어 있다.
- 2겹의 관절주머니는 윤활액이 차 있는 관절 공간을 형성한다.
- 관절주머니는 바깥막은 섬유막, 속막은 윤활막으로 활액을 분비한다.
- 윤활액은 운동 중 마찰을 방지한다.
- 관절주머니는 연골을 보호하는 막으로 연골에 영양분을 공급한다.

답 ③

## 24. 다음 중 콩팥(Kidney)에 대한 설명으로 옳은 것은?

1) 왼쪽 콩팥은 간과 접하고 있다.
2) 단층의 버팀조직으로 싸여 있다.
3) 콩팥깔때기는 요관으로 이어진다.
4) 볼록한 가쪽모서리에는 콩팥문이 있다.
5) 콩팥문으로 요도가 들어간다.

**해설**
- 오른콩팥은 간의 오른엽에 의한 압박으로 왼쪽보다 낮게 위치하며, 간, 오른창자굽이 샘창자 내림부분과 접함. 왼콩 은 위와 지라, 이자,잘록창자, 빈창자 일부와 접함.
- 콩팥깔때기는 콩팥문 속의 넓은 공간으로 오줌을 모아 요관으로 내보내는 장소가 된다.

답 ③

## 25. 다음 중 귀에 대한 설명이 옳은 것은?

1) 내이에는 귀지선이 있다.
2) 고막의 진동을 등자뼈 – 모루뼈 – 망치뼈 순으로 전달한다.
3) 반규관은 중력과 머리의 직선이동에 민감한 수용기를 가지고 있다.
4) 난형낭과 구형낭은 회전운동 할 때 머리의 가속 및 감속에 민감하다.
5) 달팽이관 안에는 기계적인 진동을 신경자극으로 전환하는 음파 수용기가 있다.

**해설**
- 달팽이관 안에는 음파수용기가 있다.
- 바깥귀길에 귀지샘 위치, 고막의 진동은 망치뼈 – 모루뼈 – 등자뼈 순으로 전달되고 반고리관은 머리의 회전감각을 감지하고 둥근주머니와 타원주머니는 머리의 위치감각을 감지한다.

답 ⑤

## 26. 다음 중 눈확으로 출입하는 신경과 혈관의 통로는?

1) 타원구멍
2) 위눈확틈새
3) 목정맥구멍
4) 아래눈확틈새
5) 앞머리뼈우묵

**해설**
**위눈확틈새**
중간머리뼈우묵으로 교통하며, 눈확으로 출입하는 신경과 혈관의 통로로 나비뼈와 큰날개와 작은날개 사이에 위치한다.

답 ②

## 27. 뼈대근육 섬유의 구조와 기능상의 단위인 근육원섬유마디(sarcomere)는?

1) H∼H
2) I∼I
3) A∼A
4) Z∼Z
5) M∼M

**해설** 근육원섬유마디란 Z∼Z선 사이를 말하며, 근육원섬유의 구조 및 기능상 기본단위가 된다.

답 ④

## 28. 다음 중 들숨운동에 대한 설명으로 옳은 것은?

1) 바깥갈비사이근이 수축되어 가슴안이 넓어진다.
2) 가로막이 이완되어 허파꽈리가 수축된다.
3) 표면활성제와 공기의 계면확장으로 표면장력의 재형성으로 이루어 진다.
4) 허파내압과 가슴우리 내압은 대기압보다 높다.
5) 들숨때 가로막이 올라가면 가슴우리 압력이 낮아진다.

**해설** 들숨 운동
- 바깥갈비사이근의 수축되어 흉강이 넓어진다.
- 가로막의 수축, 가로막의 수축으로 가슴안이 넓어져서 허파꽈리는 확장한다.
- 배안 내 압력 상승을 억제하는 복부 근육의 이완에 의한다.
- 표면활성제는 허파꽈리의 표면장력을 약화시켜 허파꽈리를 확장시킨다.
- 들숨 운동 중 허파내압과 가슴우리내압은 음압. 즉 대기압보다 낮다.
- 들숨때 가로막이 내려가면 가슴우리 압력이 낮아진다.

날숨 운동
- 가로막의 이완
- 속갈비사이근의 수축
- 복부 근육의 긴장 등으로 원상태로 돌아가려는 경향이 있다.
- 표면활성제와 공기의 계면확장으로 표면장력의 재형성으로 이루어 진다.

답 ①

**29.** 다음 중 혀의 뒤 1/3 미각에 관여하며 침 분비를 조절하는 부교감 신경은?

1) 더부신경
2) 미주신경
3) 혀밑신경
4) 아래턱신경
5) 혀인두신경

해설　혀인두 신경(부교감신경)
• 감각과 운동의 혼합작용을 하며 목정맥구멍을 통한다.
• 혀의 뒤 1/3 미각에 관여하며, 귀밑샘에서 침 분비를 조절한다.)

답 ⑤

**30.** 분비가 저하되면 파킨슨병이 유발되고, 분비가 과잉되면 조현병(정신분열증)을 일으키는 신경전달물질은?

1) 도파민
2) 아세틸콜린
3) 세로토닌
4) 글루탐산염
5) 엔도르핀

해설　도파민의 분비가 저하되면 파킨슨병, 과잉되면 조현병(정신분열증)이 일어난다.

답 ①

**31.** 다음 중 공중보건사업의 대상 및 최소 단위는?

1) 국제사회
2) 지역사회
3) 국가
4) 가족
5) 개인

해설　공중보건학 최소연구 단위는 지역사회 전체 주민(국민)이 되어야 하고, 보건사업 단위도 지역사회(국가)가 되어야 한다.

답 ②

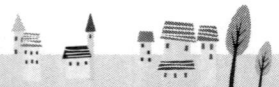

## 32. 다음 중 국가지역사회의 보건수준을 나타내는 대표적인 3대 보건지표로 옳은 것은?

1) 영아사망률, 평균수명, 비례사망지수
2) 평균수명, 모성사망률, 평균연령
3) 모성사망률, 질병이환율, 비례사망지수
4) 비례사망지수, 모성사망률, 평균수명
5) 건강수명, 평균수명, 질병이환율

> 해설
> - 국가나 지역단위의 건강수준이나 보건수준의 정도를 나타내는 지표로 영아사망률, 평균수명, 모성사망률, 비례사망지수, 질병이환율, 보통사망률, 평균연령 등이 있으며
> - 대표적인 3대 보건지표로는 영아사망률, 평균수명, 비례사망지수를 설정하였다.
>
> 답 ①

## 33. 다음 중 영아사망률에 대한 설명으로 옳은 것은?

1) 어떤 연령의 사람이 평균적으로 몇 년을 더 살 수 있느냐는 것을 통계상으로 기대할 수 있는 생존기대기간을 나타낸 것이다.
2) 50세 이상의 사망수를 백분율로 표시 한 지수이다.
3) 영아사망률이 크다는 것은 건강수준이 높고 장수인구가 많다는 것을 의미한다.
4) 12개월 미만의 연령군으로 출생아 1,000명당 1년만에 사망하는 사망아의 수를 나타낸 것이다.
5) 생후 1년 이후의 연령군을 대상으로 하기 때문에 일반 사망률에 비해 통계적 유의성이 크다.

> 해설 **영아사망률**
> 영아는 12개월 미만의 연령군을 말하며, 영아 사망률은 출생아 1,000명당 1년 만에 사망하는 사망아의 수를 나타내는 보건지표이다. 영아는 환경오염이나 비위생적 생활환경, 보건관리, 모자보건 수준에 가장 예민하게 반응한다. 그리고 생후 1년 미만의 연령군이라 일반사망률에 비해 통계적 유의성이 크다.
>
> 답 ④

## 34. 다음 중 불현성 감염에 대한 설명으로 옳은 것은?

1) 감염되어 있는 상태에서 동일 병원균이 다시 침입되어 감염된 상태이다.
2) 임상적 증세가 없는 감염상태이다.
3) 자각적·타각적 임상적 증세가 있는 감염 상태이다.
4) 2종 이상의 병원균이 함께 침입되어 감염된 상태이다.
5) 자신이 가지고 있는 병원균에 의해 자기 자신이 다시 감염된 상태이다.

해설
- 중감염 : 감염되어 있는 상태에서 동일 병원균이 다시 침입되어 감염된 상태이다.
- 불현성 감염 : 임상적 증세가 없는 감염상태이다.
- 현성 감염 : 자각적·타각적 임상적 증세가 있는 감염 상태이다.
- 혼합 감염 : 2종 이상의 병원균이 함께 침입되어 감염된 상태이다.
- 자가감염 : 자신이 가지고 있는 병원균에 의해 자기 자신이 다시 감염된 상태이다.

답 ②

## 35. 병원체가 증식하면서 생존을 계속하여 다른 숙주에 전파시킬 수 있는 상태로 저장되는 일종의 감염원은 무엇인가?

1) 세균　　　　　2) 병원소　　　　　3) 바이러스
4) 기생충　　　　5) 리케치아

해설
병원소
병원체가 증식하면서 생존을 계속하여 다른 숙주에 전파시킬 수 있는 상태로 저장되는 일종의 감염원이다.

답 ②

## 36. 장티푸스의 발생이 높은 지역사회에서 장티푸스 관리 목적상 가장 우선으로 해야 할 사업은?

1) 환자격리 및 수용　　2) 보건교육 실시　　3) 환경위생 개선
4) 예방접종 실시　　　 5) 접촉자 색출

해설 소화기계의 가장 대표적인 예방대책은 환경위생 개선이다.

답 ③

**37.** 면역의 종류 중 예방접종으로 얻어지는 면역은?

1) 자연능동면역　　2) 인공능동면역　　3) 자연수동면역
4) 선천면역　　　　5) 인공수동면역

> **해설**
> • 자연능동면역 : 감염병에 감염된 후 형성되는 면역
> • 인공능동면역 : 예방접종으로 얻어지는 면역
> • 자연수동면역 : 태반이나 수유를 통하여 받는 면역
> • 인공수동면역 : 인공제제를 접종하여 얻게 되는 면역
> • 선천면역 : 인종, 종속, 개인 특이성

답 ②

**38.** 다음 중 점막피부를 통해 숙주에 침입하는 감염병은?

1) 매독　　　　2) 이질　　　　3) 한센병
4) 식중독　　　5) 일본뇌염

> **해설**
> • 호흡기계 : 결핵, 한센병, 두창, 디프테리아, 성홍열, 수막구균성수막염, 인플루엔자, 백일해, 홍역, 유행성이하선염, 폐렴
> • 소화기계 : 콜레라, 이질, 장티푸스, 파라티푸스, 식중독, 영아설사증, 폴리오, 감염성 간염, 파상열
> • 성기점막, 피부 : 매독, 임질, 연성하감
> • 점막, 피부 : 트라코마, 파상풍, 페스트, 발진티푸스, 일본뇌염

답 ⑤

**39.** 인구 감소형으로 출생률이 사망률보다 낮으며 평균수명이 높은 선진국형으로 14세 이하의 인구가 65세 이상 인구의 2배 이하가 되는 형태는?

1) 피라밋형　　2) 항아리형　　3) 기타형
4) 종형　　　　5) 별형

> **해설**
> 인구감소형으로 출생률이 사망률보다 낮으며 평균수명이 높은 선진국형으로 14세 이하의 인구가 65세 이상 인구의 2배가 되는 형태는 항아리형이다.

답 ②

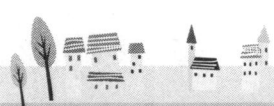

**40.** 다음 중 인구구성 형태 중 피라미드형 에 관한 설명으로 옳은 것은?

1) 14세 이하 인구가 65세 이상 인구의 2배 이상인 경우이다.
2) 14세 이하 인구가 65세 이상 인구의 2배인 경우이다.
3) 14세 이하 인구가 65세 이상의 인구의 2배 이하인 경우이다.
4) 생산층 인구가 전체인구의 1/2 이상인 경우이다.
5) 생산층 인구가 전체인구의 1/2 미만인 경우이다.

> **해설** 피라미드형
> • 인구가 증가할 잠재력이 많이 가지고 있는 인구 증가형으로 출생률은 높은 반면 사망률은 낮은 편이고 14세 이하 인구가 65세 이상 인구의 2배 이상인 경우이다. 피라미드형은 부양비 증가, 아동복지, 교육에 대한 수급정책이 필요하다.
> 2)번 종형 : 14세 이하 인구가 65세 이상 인구의 2배인 경우이다.
> 3)번 항아리형 : 14세 이하 인구가 65세 이상의 인구의 2배 이하인 경우이다.
> 4)번 별형 : 생산층 인구가 전체인구의 1/2 이상인 경우이다.
> 5)번 기타형 : 생산층 인구가 전체인구의 1/2 미만인 경우이다.

답 ①

**41.** 질병의 자연사 5단계 중 감염은 되었으나 증상이 나타나지 않는 시기, 감염병의 경우에는 잠복기, 만성질환의 경우에는 자각증상이 없는 시기는?

1) 제1단계(비병원성기)
2) 제2단계(초기병원성기)
3) 제3단계(불현성 감염기)
4) 제4단계(발현성 질환기)
5) 제5단계(회복기)

> **해설** 질병의 자연사 5단계
> • 제1단계 : 질병에 걸리지 않은 시기, 병인에 대항하여 극복함으로써 건강을 유지하는 단계
> • 제2단계 : 질병에 걸리게 되는 최초의 시기, 숙주의 면역강화로 질병에 대한 저항력을 증가시켜 건강을 유지하는 단계
> • 제3단계 : 감염은 되었으나 증상이 나타나지 않는 시기, 감염병의 경우에는 잠복기, 만성질환의 경우에는 자각증상이 없는 시기
> • 제4단계 : 감염되어 증상이 나타나는 시기, 질병에 걸린 것을 이때서야 알 수 있고 진단과 치료를 하는 임상의학의 시기
> • 제5단계 : 질병에 이환되어 회복되거나 불구 또는 사망에 이르는 시기, 재활단계로 질병에 의한 정신적, 육체적 후유증이 최소로 남게하고 나머지 기능을 최대로 재생시키는 단계

답 ③

## 42. 다음 중 현대 의료보장을 잘 설명한 것은?

1) 복지연금은 의료보장의 핵심적인 영역이다.
2) 저축과 고용주의 책임이 중요한 역할을 한다.
3) 산재보험은 정부가 하는 공공서비스에 해당된다.
4) 정부가 세금으로 지원하는 공적부조가 매우 중요하다.
5) 사회보험, 공적부조, 사회복지서비스의 세 가지 형태로 보장된다.

> **해설** 사회안전망 구축을 위한 사회보장제도는 사회보험과 공적(사회적)부조 및 사회 서비스로 구분해 볼 수 있다. 사회보험은 소요자금을 보험료에 의존 또는 보험료와 일반 재정수입에 의존하는 방법이다.
>
> 답 ⑤

## 43. 다음 중 학교의사의 역할로 옳은 것은?

1) 학교보건 계획 수립
2) 보건실의 시설, 설비 및 약품 등의 관리
3) 질병에 대한 수술
4) 학생 건강기록부 전산화 관리
5) 환경위생을 위한 설비 제작

> **해설** **학교의사의 역할**
> • 학교보건 계획 수립과 학교 환경위생의 유지 관리 및 개선에 관한 자문
> • 학생 및 학교 교직원의 건강진단과 건강 평가 및 건강 상담
> • 각종 질병의 예방처치 및 보건지도, 학교보건관리에 대한 지도
>
> 답 ①

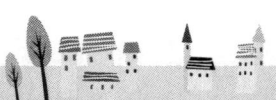

## 44. 다음 중 보건통계에서 a-Index와 관련된 것은??

1) 출생수 - 사망수
2) 출생 수 × 100
3) 영아사망수 / 신생아사망수
4) 영아사망수 - 신생아사망수
5) 신생아사망수 / 영아사망수

**해설** a-index는 영아사망수 / 신생아사망수이며, 1에 가까울수록 건강수준이 높다.

답 ③

## 45. 다음 중 보통사망률을 구하는 공식은?

1) 1년간 사망자수 / 인구 × 1,000
2) 인구 / 1년간 사망자수 × 1,000
3) 인구 / 1년간 사망자수 × 100
4) 1년간 사망자수 / 인구 × 1,000
5) 1년간 사망자수 / 인구 × 10,000

**해설** 보통사망률 = 1년간 사망자수 / 인구 × 1,000

답 ①

## 46. 다음 중 보건통계의 역할에 대한 설명으로 옳은 것은?

1) 보건사업의 성패를 결정하는 것은 아니다.
2) 지역사회나 국가의 보건수준 및 보건상태의 평가에 이용된다.
3) 지역사회주민의 질병을 완치하는 데 이용된다.
4) 보건사업의 필요성을 결정해주고 사업의 계획 예산마련에 이용된다.
5) 보건관련입법을 촉구하여 보건사업에 대한 전액 지원을 마련해준다.

**해설** 보건통계의 역할
- 지역사회나 국가의 보건수준 및 보건상태의 평가에 이용된다.
- 지역사회주민의 질병양상과 특정 보건 문제를 파악하는데 이용된다.
- 보건사업의 필요성을 결정해주고, 사업의 계획·진행·결화 평가에 이용된다.
- 보건관련입법을 촉구하며, 보건사업에 대한 공공지원을 촉구 할 수 있다.
- 보건사업의 행정활동에 지침이 될 수 있으며, 보건사업의 성패를 결정하는 자료가 되고, 보건사업의 기초자료로 활동된다.

답 ②

## 47. 중력제거 시 손목 관절의 최대 PROM이 70° 이며, 최대 AROM이 70° 인 환자가 중력을 이기고 45° 폄 하였을 때 MMT 등급으로 옳은 것은?

1) Poor+
2) Fair −
3) Fair
4) Fair+
5) Good

**해설** 중력에 대항해서 불완전한 관절가동범위(50%이상)까지 움직이므로 Fair−(3−)이다.

| 등급 | 정의 | 내용 |
|---|---|---|
| 5 | 정상(N) | 최대의 저항과 함께 중력에 대항하여 완전한 관절가동범위까지 움직임 |
| 4 | 우(G) | 중등도의 저항과 함께 중력에 대항해서 완전한 관절가동범위까지 움직임 |
| 3+ | 양+(F+) | 약간의 저항과 함께 중력에 대항하여 완전한 관절가동범위까지 움직임 |
| 3 | 양(F) | 중력에 대항해서 완전한 관절가동범위까지 움직임 |
| 3− | 양−(F−) | 중력에 대항해서 불완전한 관절가동범위(50%이상)까지 움직임 |
| 2+ | 가(P+) | 중력에 대항해서 불완전한 관절가동범위(50%미만)까지 움직임 |
| 2 | 가(P) | 중력이 제거된 상태에서 완전한 관절가동범위까지 움직임 |
| 2− | 가(P−) | 중력이 제거된 상태에서 불완전한 관절가동범위까지 움직임 |
| 1 | 불가(T) | 근수축이 느껴지지만, 동작은 일어나지 않음 |
| 0 | 영(0) | 아무런 근수축도 느껴지거나 보이지 않음 |

답 ②

## 48. 프로망 징후(Froment's sign)의 검사목적으로 옳은 것은?

1) 자신경 압박 유발 검사
2) 손목 자신경 검사
3) 손목굴 증후군 검사
4) 엎침 증후군 검사
5) 노뼈굴 증후군 유발 검사

**해설** 프로망 징후(Froment's sign)
• 검사 목적 : 손목 자신경 검사
• 자극 : 종이를 제시하고 양 손의 엄지를 이용하여 잡도록 한 후 잡아당김
• 이상반응 : 엄지의 손마디 관절이 폄을 유지하지 못함

답 ②

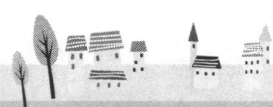

## 49. 관절가동범위에 대한 설명으로 옳은 것은?

1) 능동적 가동범위(active range of motion)가 수동적 가동범위(passive range of motion)보다 약간 더 크다.
2) 모든 사람들의 정상적인 ROM의 범위는 같다.
3) 클라이언트가 골다공증이 있을 시에는 관절가동범위 측정이 금기사항이 된다.
4) 혈종이 있어도 관절가동범위 측정에는 문제가 없다.
5) 금기사항에 근육 이완제 복용은 포함되지 않는다.

> **해설**
> 1) 수동적 가동범위(passive range of motion)이 능동적 가동범위(active range of motion)보다 약간 더 크다.
> 2) 모든 사람들의 정상적인 ROM의 범위는 다르다.
> 4) 5) 혈종이 있거나, 통증 감소를 위한 약이나 근육 이완제를 처방받고 있다면 금기 사항이 된다.

답 ③

## 50. 팔과 목이 이동을 위해 펴면 한쪽 다리나 양쪽 다리의 굽힘이 증가되어 휠체어의 이동이 어려운 클라이언트가 나타내는 반사(Reflex)로 옳은 것은?

1) 비대칭적 긴장성 목반사
2) 대칭적 긴장성 목반사
3) 긴장성 미로반사
4) 양성지지응
5) 교차신전반응

> **해설** 대칭적 긴장성 목반사(STNR)
> 대칭적 긴장성 목반사가 있는 클라이언트는 네 발로 균형을 유지하면서 양쪽 무릎과 양손으로 체중을 지지할 수 없으며 머리를 고정 못하고 정상적으로 길 수 없다. 클라이언트는 침대에서 휠체어나 휠체어에서 침대로의 이동이 어려운데 이것은 팔과 목이 이동을 위해 펴면 한쪽 다리나 양쪽 다리의 굽힘이 증가한다.

답 ②

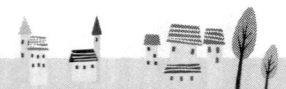

## 51. 요골동맥과 척골동맥이 손에 혈액을 충분히 공급하는지를 알아보는 검사는?

1) 알렌 테스트(Allen test)
2) 팔 떨어뜨리기 검사(drop arm test)
3) 번넬 - 리틀러 테스트(bunnel-littler test)
4) 티넬 징후(tinel sign)
5) 지대 인대 검사(retinalcular test)

**해설**
- 알렌 테스트 : 요골동맥과 척골동맥이 손에 혈액을 충분히 공급하는지를 알아보는 검사
- 팔 떨어뜨리기 검사 : 회전근개의 열상을 알아보기 위한 검사
- 번넬-리틀러 테스트 : 손의 내재근의 단축을 평가
- 티넬 징후 : 신경 내의 신경종 위에 압통을 유발하는 검사
- 지대 인대 검사 : 지대 인대의 단축을 입증하는 검사

답 ①

## 52. 다음이 설명하는 비협응 장애로 옳은 것은?

> 'check reflex'결핍으로 어떤 것에 부딪히는 것을 피하기 위해 동작을 재빠르게 멈추거나 취하지 못한다. 예를 들어 클라이언트가 저항에 대항하여 팔을 구부린 상태에서 검사자가 갑자기 예기치 않게 저항을 제거하면 클라이언트의 손은 자신의 얼굴이나 몸을 치게 된다.

1) 운동실조증
2) 홈즈의 반동현상
3) 운동측정장애
4) 협동운동이상
5) 반복불능증

**해설**
**홈즈의 반동현상**
'check reflex' 결핍으로 어떤것에 부딪히는 것을 피하기 위해 동작을 재빠르게 멈추거나 취하지 못한다. 예를 들어 클라이언트가 저항에 대항하여 팔을 구부린 상태에서 검사자가 갑자기 예기치 않게 저항을 제거하면 클라이언트의 손은 자신의 얼굴이나 몸을 치게 된다.

답 ②

## 53. 긴장성 미로반사가 있는 뇌졸중 환자가 머리를 과다하게 펴면 어떤 증상이 나타나는가?

1) 발가락은 부드러워진다.
2) 다리의 굽힘 근의 긴장도가 증가된다.
3) 발은 뒤쪽으로 당긴다.
4) 무릎은 펴진다.
5) 휠체어에 앉아 있다면, 바른 자세로 만들어진다.

> **해설** 긴장성 미로반사가 있는 환자의 머리 과다 폄
> • 머리를 과다하게 펴면, 폄근의 긴장도가 증가된다.
> • 무릎은 펴지고 발은 앞쪽으로 밀어낸다.
> • 발가락이 뻣뻣해져 미끄러지듯 반 정도 누운 자세의 비대칭성 자세로 남게 된다.

답 ④

## 54. 정위반응에 대한 설명으로 옳은 것은?

1) 모든 활동에서 균형을 유지하고 원래 상태로 복귀한다.
2) 클라이언트의 작업수행에 방해가 되는 반사이다.
3) 넘어질 때 머리와 얼굴을 보호하려는 것이다.
4) 몸통에 대한 머리의 상대적인 정상위치를 유지하는 반사이다.
5) 미로자극에 의해서 생긴다.

> **해설**
> 1) 모든 활동에서 균형을 유지하고 원래 상태로 복귀한다. - 평형반응
> 2) 클라이언트의 작업수행에 방해가 되는 반사이다. - 원시반사
> 3) 넘어질 때 머리와 얼굴을 보호하려는 것이다. - 보호반응
> 4) 몸통에 대한 머리의 상대적인 정상위치를 유지하는 반사이다. - 바로잡기반응

답 ⑤

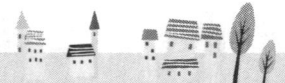

## 55. 다음이 설명하는 검사로 옳은 것은?

> 감각의 손상이 있는 쪽을 사용해서 한 번에 가능한 빨리 도구들을 상자에 담도록 한다. 검사에 걸린 시간을 기록하고 어떤 손가락을 사용했는지 관찰 기록한다. 그 다음 손상이 없는 손으로 같은 방법을 다시 시행한다. 그 다음 손상이 있는 손을 이용해서 눈을 감은 상태에서 실시함으로써 손의 사용방법과 과제에 걸리는 시간을 기록한다.

1) Jebson taylor hand function test
2) O'cooner dexterity test
3) Moberg pick up test
4) 9-hole pegboard test
5) Manual functional test

**해설** Moberg pick up test
감각의 손상이 있는 쪽을 사용해서 한 번에 가능한 빨리 도구들을 상자에 담도록 한다. 검사에 걸린 시간을 기록하고 어떤 손가락을 사용했는지 관찰 기록한다. 그 다음 손상이 없는 손으로 같은 방법을 다시 시행한다. 그 다음 손상이 있는 손을 이용해서 눈을 감은 상태에서 실시함으로써 손의 사용방법과 과제에 걸리는 시간을 기록한다.

답 ③

## 56. 다음은 무엇을 평가하기 위한 것인가?

> 손상된 손과 아래팔에 날카롭거나 둔한 자극을 무작위의 속도와 순서로 임의의 위치에 자극한다.

1) 가벼운 촉각(light touch)
2) 압각 검사(Deep pressure)
3) 온도 감각(Thermal sensation)
4) 표재통각 검사(Superficial pain sensation)
5) 자세 감각과 운동 감각(Position and motion sense)

**해설** 표재통각에 대한 설명이다. 방법은 검사 측 손과 아래팔은 칸막이 아래에 놓거나 폴더를 이용해서 가린다. 손상된 손과 아래팔에 날카롭거나 둔한 자극을 무작위의 속도와 순서로 임의의 위치에 자극한다. 자극은 압박 강도를 같게 한다.

답 ④

## 57. 다음은 어떤 요소를 평가하기 위함인가?

- 몸의 구성 요소 인식수준
- 오른쪽과 왼쪽 인식수준
- 몸과 몸통 관계 인식수준

1) 행위상실증(Apraxia)
2) 서화감각(graphesthesia)
3) 지남력(Orientation)
4) 입체인지지각(Stereognosia)
5) 신체도식(Body scheme)

**해설** 신체도식
신체의 형태, 자세, 능력이 왜곡되는 것으로 사람 그림을 그리거나 수행을 통하여 알 수 있는 것이다.

답 ⑤

## 58. 다음 중 아래와 같은 증상은 무엇인가?

- 칫솔로 머리를 빗는다.
- 설탕을 넣는 동시에 마시고 저음

1) 관념행위상실증
2) 관념운동행위상실증
3) 구성행위상실증
4) 착의행위상실증
5) 실인증

**해설** 관념행위상실증은 움직임의 개념을 형성하는 능력의 결손으로 물체를 적절하게 사용하지 못하는 것으로 종이접기, 봉투에 넣기와 같이 순서로 진행되는 과제를 수행하기 어려움

**일상생활활동에서의 예**
- 일의 순서가 바르지 못함 ex) 차를 넣기 전에 물을 따름
- 일의 순서에서 단계를 빠뜨림 ex) 주전자에 물을 넣지 않고 불 위에 얹음
- 두 가지 이상의 일의 단계를 한 번에 함. ex) 설탕을 넣는 동시에 마시고 저음
- 하나의 단계를 불완전하게 수행함. ex) 고기를 다 자르기 전에 입으로 가져감
- 필요 이상으로 지나치게 일을 수행함
- 연필로 머리를 빗음

답 ①

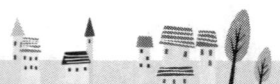

## 59. 2차원적인 그림을 그리거나 3차원적인 블록 등을 구성하는 과제를 수행하지 못하는 실행증(apraxia)으로 옳은 것은?

1) 착의행위상실증(Dressing apraxia)
2) 관념운동행위상실증(Ideomotor apraxia)
3) 관념행위상실증(Ideational apraxia)
4) 구성실행증(Construc-tional apraxia)
5) 서화감각불능증(Agraphestfesia)

**해설**  구성실행증(Construc-tional apraxia)
지시에 의해 또는 자동적으로 2차원적인 그림을 그리거나 3차원적인 블록등을 구성하는 과제를 수행하지 못한다.

답 ④

## 60. 다음은 무엇을 평가하기 위함인가?

| 100 - 7=   - 7=   - 7=   - 7=   - 7= |

1) 계산력  2) 언어 기능  3) 기억력
4) 판단력  5) 지남력

**해설**  다음은 MMSE-K에서 주의집중 및 계산능력을 평가하기 위함이다.

답 ①

## 61. 빨강, 노랑, 파랑 적목 중에서 파랑 적목만 고를 수 있는 어떤 집중력 요구하는가?

1) 초점적 집중력(Focused attention)   2) 지속적 집중력(Sustained attention)
3) 선택적 집중력(Selective attention)   4) 변화적 집중력(Alternating attention)
5) 분리 집중력(Divided attention)

**해설**  선택적 집중력(Selective attention)
환경에서 오는 여러 자극 중 원하는 자극에만 집중하는 능력이다.

답 ③

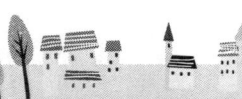

## 62. 다음의 예시는 방어 기제에 대한 예시이다. 어떤 방어기제를 말하는가?

> 경찰 시험에서 떨어진 젊은 남자가 경호원이 된다.

1) 동일시(identification)   2) 승화(sublimation)   3) 취소(undoing)
4) 전환(conversion)   5) 대치(substitution)

**해설**  대치(substitution)
경찰 시험에서 떨어진 젊은 남자가 경호원이 된다.

답 ⑤

## 63. 다음이 설명하는 것은 무엇인가?

> 개인의 특성 중 한 부분으로서 자기 보호와 만족에 대한 욕구(drive)를 포함한다. 이것은 태어나면서 혹은 그 전부터 이미 무의식적으로 작용하고 있다.

1) 이드(id)   2) 초자아(superego)   3) 자아(ego)
4) 불안(anxiety)   5) 방어기제(defense mechanism)

**해설**  이드(id)
개인의 특성 중 한 부분으로서 자기 보호와 만족에 대한 욕구(drive)를 포함한다. 이드는 태어나면서 혹은 그 전부터 이미 무의식적으로 작용하고 있다.

답 ①

## 64. 다음은 Erikson의 심리사회적 발달단계 중 6~12세에 나타나는 단계로 옳은 것은?

1) 신뢰 대 불신   2) 자율성 대 수치심   3) 주도성 대 죄의식
4) 친밀감 대 고립   5) 근면성 대 열등감

**해설**  근면성 대 열등감
아동은 새로운 지적, 사회적, 물리적 기술을 완전히 습득함으로써 자신감을 갖게 되지만 그러지 못하면 열등감을 느낀다.

답 ⑤

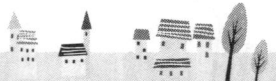

## 65. 6개월 된 정상발달을 보이는 아동에게서 정상적으로 관찰할 수 있는 것으로 옳은 것은?

1) 걷는다.
2) 공 던지기
3) 숟가락 들기
4) 두세 단어 사용
5) 돌아눕기(roll over)

> **해설**
> 1) 12~13개월에 가능
> 2) 작은 공 던지기 30~36개월에 가능
> 3) 18개월에 숟가락 사용
> 4) 11~12개월에 두세 단어 사용 가능
>
> 답 ⑤

## 66. 아동이 작은 가위로 종이를 반으로 자르는 발달 연령으로 옳은 것은?

1) 1~2세
2) 2~2.5세
3) 2.5~3세
4) 3~3.5세
5) 3.5~4세

> **해설** 3.5~4세
> 도움없이 혼자 세수하기, 옷입고 벗기가 가능하며 도움없이 제자리에서 한 발로 뛰며 작은 가위로 종이를 반으로 자른다.
>
> 답 ⑤

## 67. Freud의 심리성적 발달 이론 중 다음의 설명에 해당하는 단계는 무엇인가?

- 젖, 손가락, 젖꼭지를 빠는 행위를 통해 만족과 쾌감을 느끼게 됨
- 수용적이며 대상에 대한 개념이 없어 자기애가 특징적임

1) 구강기(Oral stage)
2) 항문기(Anal stage)
3) 남근기(Phallic stage)
4) 잠복기(Latent stage)
5) 생식기(Genital stage)

> **해설** 구강기
> • 대략 생후 1년에 해당
> • 젖, 손가락, 고무젖꼭지를 빠는 행위를 통해 만족과 쾌감을 느끼게 됨
> • 수용적이며 대상에 대한 개념이 없어 자기애가 특징적임
> • 고착된 성격형태
>
> 답 ①

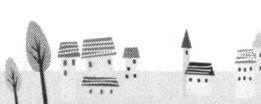

**68.** 1인의 작업치료사가 2인 이상의 환자를 상대로 동시에 10분 이상의 훈련을 실시하는 경우에 청구 가능한 수가는 무엇인가?

1) 복합작업치료
2) 특수작업치료
3) 단순작업치료
4) 일상생활동작훈련
5) 삼킴장애재활치료

> **해설**  단순작업치료(Simple)
> 1인의 작업치료사가 2인 이상의 환자를 상대로 동시에 10분 이상의 훈련을 실시하는 경우에 산정한다.
>
> 답 ③

**69.** SOAP 작성시 Object에 해당되는 부분은 어디인가?

1) Tx
2) STG(Short term goal)
3) Ploblem list
4) History
5) LOTCA

> **해설**
> 1) Tx – Plan
> 2) STG(Short term goal) – Assessment
> 3) Ploblem list – Assessment
> 4) History – Subjective
> 5) LOTCA – Object
>
> 답 ⑤

**70.** Subjective에 포함되어야 할 내용으로 옳은 것은?

1) 치료장소/치료과정
2) 퇴원계획
3) 필요한 도구 및 장비
4) 발병이전의 기능수준
5) 다른 분야의 치료 서비스 의뢰 검토

> **해설**
> 1) 치료장소 / 치료과정 – plan
> 2) 퇴원계획 – plan
> 3) 필요한 도구 및 장비 – plan
> 4) 발병이전의 기능수준 – Subjective
> 5) 다른 분야의 치료 서비스 의뢰 검토 – plan
>
> 답 ④

**71.** 병원 병상이 몇 개 이상일 경우 병원감염 예방을 위하여 감염관리위원회와 감염관리실을 설치 하여야 하는가?

1) 50개   2) 100개   3) 150개
4) 200개   5) 상관없음

> **해설** 의료법 규칙 제 43조(감염관리위원회 및 감염관리실의 설치 등)
> 병원(병상이 200개 이상인 경우만 해당한다) 및 종합병원으로서 중환자실을 운영하는 의료기관의 장은 병원감염 예방을 위하여 감염관리위원회와 감염관리실을 설치, 운영하여야 한다.
>
> 답 ④

**72.** 한지의사, 한지치과의사, 한지한의사가 의료인이 되기 위하여 허가받은 지역 내에서 의료업에 종사한 기간으로 옳은 것은?

1) 1년   2) 3년   3) 7년
4) 10년   5) 15년

> **해설** 의료법 제 79조 4항
> 한지의사, 한지치과의사, 한지한의사로서 허가받은 지역내에서 10년이상 의료업무에 종사한 경력이 있는 자 또는 이 법 시행당시 의료업무에 종사하고 있는 자 중 경력이 5년이상인 자에게는 제 5조에도 불구하고 보건복지부령으로 정하는 바에 따라 의사, 치과의사, 한의사 면허를 줄 수 있다.
>
> 답 ④

**73.** 개설 허가를 취소당하거나 폐쇄 명령을 받은 자는 그 취소 된 날이나 폐쇄 명령을 받은 날부터 얼마 이내에 의료업 정지처분을 받은 자는 그 업무 정지 기간 중에 각각 의료기관을 개설·운영하지 못하는가?

1) 6개월   2) 1년   3) 3년
4) 5년   5) 10년

> **해설** 의료법 제 64조(개설 허가 취소 등)
> 개설 허가를 취소당하거나 폐쇄 명령을 받은 자는 그 취소 된 날이나 폐쇄 명령을 받은 날부터 6개월 이내에, 의료업 정지처분을 받은 자는 그 업무 정지 기간 중에 각각 의료기관을 개설·운영하지 못한다.
>
> 답 ①

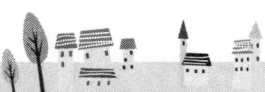

## 74.

의료인, 의료기관 개설자 및 의료기관 종사자는 품목허가를 받은 자 또는 품목신고를 한 자, 같은 의약품 도매상으로부터 의약품 채택, 처방유도 등 판매촉진을 목적으로 제공되는 경제적 이익 이외에 보건복지부령으로 정하는 범위 안의 경제적 이익은?

1) 물품
2) 임상시험 지원
3) 편익
4) 노무
5) 향응

> **해설** 의료법 제 23조의 3(부당한 경제적 이익등의 취득 금지)
> 금전, 물품, 편익, 노무, 향응, 그 밖의 경제적 이익을 받아서는 아니 된다. 다만, 견본품 제공, 학술대회 지원, 임상시험 지원, 제품 설명회, 대금결제조건에 따른 비용할인, 시판 후 조사 등의 행위로서 보건복지부령으로 정하는 범위 안의 경제적 이익등인 경우에는 그러하지 아니하다.
>
> 답 ②

## 75.

보건의료정책을 위하여 필요하거나 국민보건에 중대한 위해가 발생하거나 발생할 우려가 있으면 의료기관이나 의료인에게 필요한 지도와 명령을 할 수 있는 자로 올바르게 묶인 것은?

1) 보건복지부장관
2) 보건복지부장관, 시·군·구청장
3) 보건복지부장관, 시·도지사
4) 시·도지사, 시·군·구청장
5) 보건복지부장관, 시·도지사, 시·군·구청장

> **해설** 의료법 제 59조(지도와 명령)
> 보건복지부장관 또는 시·도지사는 보건의료정책을 위하여 필요하거나 국민보건에 중대한 위해가 발생하거나 발생할 우려가 있으면 의료기관이나 의료인에게 필요한 지도와 명령을 할 수 있다.
>
> 답 ③

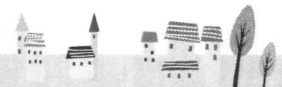

**76.** 보건복지부장관은 면허증의 발급 신청을 받았을 때에는 그 신청인에게 면허증 발급을 신청 받은 날부터 얼마 이내에 면허증을 발급하여야 하는가?

1) 7일  2) 14일  3) 15일
4) 30일  5) 35일

> **해설** 의료기사 등에 관한 법률 규칙 제 12조(면허증의 발급)
> 3항 보건복지부장관은 면허증의 발급 신청을 받았을 때에는 그 신청인에게 면허증 발급을 신청 받은 날부터 14일 이내에 면허증을 발급하여야 한다.
>
> 답 ②

**77.** 의료기사 등은 최초로 면허를 받은 후부터 얼마마다 실태와 취업상황을 신고하여야 하는가?

1) 1년  2) 2년  3) 3년
4) 4년  5) 5년

> **해설** 의료기사 등에 관한 법률 제 11조(실태 등의 신고)
> 의료기사등은 대통령령으로 정하는 바에 따라 최초로 면허를 받은 후부터 3년 마다 그 실태와 취업상황을 보건복지부장관에게 신고하여야 한다.
>
> 답 ③

**78.** 면허의 취소 또는 면허자격의 정지처분을 하였을 때에는 면허증을 회수하여 누구에게 제출하여야 하는가?

1) 시 · 도지사  2) 군수 · 구청장  3) 특별자치시장
4) 특별자치도지사  5) 보건복지부장관

> **해설** 의료기사 등에 관한 법률 규칙 제 24조(면허증의 회수)
> 특별자치시장 · 특별자치도지사 · 시장 · 군수 · 구청장은 지체 없이 면허의 취소처분을 받은 해당 의료기사등의 면허증을 회수하여 보건복지부장관에게 제출하여야 한다. 이 경우 시장 · 군수 · 구청장은 시 · 도지사를 거쳐 제출하여야 한다.
>
> 답 ⑤

## 79. 보건복지부장관 또는 특별자치시장·특별자치도지사·시장·군수·구청장이 청문을 하여야 하는 경우는?

1) 과대광고
2) 자격 정지
3) 시정 명령
4) 면허 취소
5) 등록 개설

> **해설** 의료기사 등에 관한 법률 제 26조(청문)
> 면허의 취소, 등록의 취소
>
> 답 ④

## 80. 작업치료 국사고시에서 부정행위를 하면 최대 응시자격 제한 횟수는?

1) 1회
2) 2회
3) 3회
4) 4회
5) 5회

> **해설** 의료기사 등에 관한 법률 제 7조(응시자격의 제한 등)
> 보건복지부장관은 시험이 정지되거나 합격이 무효가 된 사람에 대하여 처분의 사유와 위반정도 등을 고려하여 보건복지부령으로 정하는 바에 다라 그 다음에 치러지는 국가시험 응시를 3회의 범위에서 제한할 수 있다.
>
> 답 ③

## 81. 누구든지 정치·경제·사회·문화생활의 모든 영역에서 _____을/를 차별을 받지 아니하고, 비하·모욕하거나 부당한 영리행위를 하여서는 아니 되며, 이해하기 위하여 노력하여야 하는 밑줄 친 대상으로 옳은 것은?

1) 의료인
2) 의료기사
3) 노인
4) 소아
5) 장애인

> **해설** 장애인 복지법 제 8조(차별금지 등)
> 누구든지 장애를 이유로 정치·경제·사회·문화 생활의 모든 영역에서 차별을 받지 아니하고, 누구든지 장애를 이유로 정치·경제·사회·문화 생활의 모든 영역에서 장애인을 차별하여서는 아니 된다.
>
> 답 ⑤

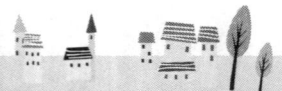

## 82.
정신질환자가 입원 또는 입소하거나 사회복귀를 위한 훈련을 받으려는 때에는 지체 없이 정신질환자와 그 보호의무자에게 이 법에 따른 권리행사 방법을 알리고, 그 권리행사에 필요한 각종 서류를 정신보건시설에 갖추어 두어야하는 자는?

1) 보건복지부장관
2) 국가
3) 정신보건전문요원
4) 정신보건시설의 장
5) 정신보건사회복지사

> **해설** 정신건강증진 및 정신질환자 복지서비스 지원에 관한 법률 제6조(정신건강증진시설의 장의 의무)
> ① 정신건강증진시설의 장은 정신질환자등이 입원등을 하거나 사회적응을 위한 훈련을 받으려고 하는 때에는 지체 없이 정신질환자등과 그 보호의무자에게 이 법 및 다른 법률에 따른 권리 및 권리행사 방법을 알리고, 그 권리행사에 필요한 각종 서류를 정신건강증진시설에 갖추어 두어야 한다.
> ② 정신건강증진시설의 장은 정신질환자등의 치료, 보호 및 재활과정에서 정신질환자등의 의견을 존중하여야 한다.
> ③ 정신건강증진시설의 장은 입원등 또는 거주 중인 정신질환자등이 인간으로서의 존엄과 가치를 보장받으며 자유롭게 생활할 수 있도록 노력하여야 한다.
> ④ 제1항에 따라 정신질환자등과 그 보호의무자에게 알릴 권리의 종류 · 내용, 고지방법 및 서류비치 등에 관하여 필요한 사항은 보건복지부령으로 정한다.
>
> 답 ④

## 83.
다음 중 정신재활시설의 종류와 설명으로 옳은 것은?

1) 재활훈련시설 : 정신질환자를 치료할 목적
2) 생활시설 : 정신질환자 등이 생활할 수 있도록 주로 의식주 서비스를 제공하는 시설
3) 정신요양시설 : 정신질환자를 입소시켜 요양 서비스를 제공하는 시설
4) 정신건강증진시설 : 정신질환자등이 지역사회에서 직업활동과 사회생활을 할 수 있도록 주로 상담 · 교육 · 취업 · 여가 · 문화 · 사회참여 등 각종 재활활동을 지원하는 시설
5) 정신건강복지센터 : 학교 및 사업장과 연계체계를 구축하여 지역사회에서의 정신건강증진 사업 및 복지서비스 지원사업을 하는 기관

> **해설** 정신건강증진 및 정신질환자 복지서비스 지원에 관한 법률 제27조(정신재활시설의 종류)
> ① 정신재활시설의 종류는 다음 각 호와 같다.
>   1. 생활시설 : 정신질환자등이 생활할 수 있도록 주로 의식주 서비스를 제공하는 시설
>   2. 재활훈련시설 : 정신질환자등이 지역사회에서 직업활동과 사회생활을 할 수 있도록 주로 상담 · 교육 · 취업 · 여가 · 문화 · 사회참여 등 각종 재활활동을 지원하는 시설
>   3. 그 밖에 대통령령으로 정하는 시설
>
> 답 ②

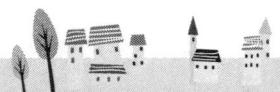

## 84. 보건복지부장관은 정신질환자에 대한 지역별 병상 수급 현황 등을 고려하여 정신의료기관의 규모를 제한 할 수 있다. 규모의 제한으로 옳은 것은?

1) 500병상 이상의 정신의료기관을 개설하려는 경우
2) 300병상 이상의 정신의료기관을 개설하려는 경우
3) 정신의료기관의 병상 수를 100병상 미만에서 기존의 병상 수를 포함하여 200병상 이상으로 증설하려는 경우
4) 정신의료기관의 병상 수를 300병상 미만에서 기존의 병상 수를 포함하여 600병상 이상으로 증설하려는 경우
5) 100병상 이상의 정신의료기관을 운영하는 자가 병상 수를 증설하려는 경우

> **해설** 정신건강증진 및 정신질환자 복지서비스 지원에 관한 법률 제19조(정신의료기관의 개설·운영 등)
> ① 정신의료기관의 개설은 「의료법」에 따른다. 이 경우 「의료법」 제36조에도 불구하고 정신의료기관의 시설·장비의 기준과 의료인 등 종사자의 수·자격에 관하여 필요한 사항은 정신의료기관의 규모 등을 고려하여 보건복지부령으로 따로 정한다.
> ③ 보건복지부장관은 정신질환자에 대한 지역별 병상 수급 현황 등을 고려하여 정신의료기관이 다음 각 호의 어느 하나에 해당하는 경우에 그 정신의료기관의 규모를 제한할 수 있다.
>   1. 300병상 이상의 정신의료기관을 개설하려는 경우
>   2. 정신의료기관의 병상 수를 300병상 미만에서 기존의 병상 수를 포함하여 300병상 이상으로 증설하려는 경우
>   3. 300병상 이상의 정신의료기관을 운영하는 자가 병상 수를 증설하려는 경우
>
> 답 ②

## 85. 노인에 대하여 신체적·정신적·정서적·성적 폭력 및 경제적 착취 또는 가혹행위를 하거나 유기 또는 방임 하는 것은??

1) 노인 폭력     2) 노인 방치     3) 노인 방조
4) 노인 학대     5) 노인 방임

> **해설** 노인복지법 제 1조의 2(정의)
> 4호 "노인학대"라 함은 노인에 대하여 신체적·정신적·정서적·성적 폭력 및 경제적 착취 또는 가혹행위를 하거나 유기 또는 방임을 하는 것을 말한다.
>
> 답 ④

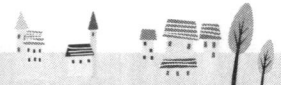

## 86. 보건복지부장관은 인권교육을 하기 위하여 인권교육기관을 지정할 수 있다. 그 지정을 무조건 취소하여야 하는 것으로 옳은 것은?

1) 거짓이나 부정한 방법으로 지정을 받은 경우
2) 인권교육의 수행능력이 부족하다고 인정되는 경우
3) 인권교육의 대상자가 지정 요건과 다른 경우
4) 인권교육의 시간이 지정 요건과 다른 경우
5) 인권교육의 방법이 지정 요건과 다른 경우

> **해설** 정신건강증진 및 정신질환자 복지서비스 지원에 관한 법률 제70조(인권교육)
> ① 정신건강증진시설의 장과 종사자는 인권에 관한 교육(이하 "인권교육"이라 한다)을 받아야 한다.
> ② 보건복지부장관은 인권교육을 하기 위하여 인권교육기관을 지정할 수 있다.
> ③ 보건복지부장관은 제2항에 따라 지정한 인권교육기관에 교육과정의 운영에 드는 비용의 일부를 예산의 범위에서 보조할 수 있으며, 제2항에 따라 지정을 받은 인권교육기관은 보건복지부장관의 승인을 받아 교육에 필요한 경비를 교육대상자로부터 징수할 수 있다.
> ④ 보건복지부장관은 제2항에 따라 지정을 받은 인권교육기관이 다음 각 호의 어느 하나에 해당하면 그 지정을 취소하거나 6개월 이내의 기간을 정하여 업무를 정지할 수 있다. 다만, 제1호에 해당하면 그 지정을 취소하여야 한다.
>   1. 거짓이나 그 밖의 부정한 방법으로 지정을 받은 경우
>   2. 제5항에 따라 보건복지부령으로 정하는 지정요건을 갖추지 못하게 된 경우
>   3. 인권교육의 수행능력이 현저히 부족하다고 인정되는 경우
> ⑤ 인권교육의 시간·대상·내용·방법, 제2항에 따른 인권교육기관의 지정요건 등 지정 및 제4항에 따른 인권교육기관의 지정취소·업무정지 처분의 기준 등에 필요한 사항은 보건복지부령으로 정한다.
>
> 답 ①

## 87. 노인의 건강진단을 실시하려는 경우에는 그 실시기간, 실시장소, 진단기관 및 대상자의 범위 등을 정하여 건강진단 실시 예정일 며칠 전까지 공고하여야 하는가?

1) 7일　　2) 14일　　3) 15일
4) 20일　　5) 30일

> **해설** 노인복지법 규칙 제 9조(건강진단)
> 건강진단을 실시하려는 경우에는 그 실시기간, 실시장소, 진단기관 및 대상자의 범위 등을 정하여 건강진단 실시 예정일 14일 전까지 공고하여야 한다.
>
> 답 ②

## 88. 정신건강전문요원의 구성으로 옳은 것은?

1) 임상심리사, 작업치료사
2) 정신건강임상심리사, 간호사
3) 정신건강사회복지사, 정신건강작업치료사
4) 정신건강임상심리사, 사회복지사
5) 정신건강임상심리사, 정신건강사회복지사

> **해설** 정신건강증진 및 정신질환자 복지서비스 지원에 관한 법률 제17조 2항
> 제 1항에 다른 정신건강전문요원(이하 "정신건강전문요원"이라 한다)은 그 전문분야에 따라 정신건강임상심리사, 정신건강간호사, 정신건강사회복지사로 구분한다.
>
> 답 ⑤

## 89. 노인요양시설은 최소 몇 명 이상이 입소할 경우 작업치료실이 설치되어 질 수 있는가?

1) 5명 이상
2) 10명 이상
3) 15명 이상
4) 20명 이상
5) 30명 이상

> **해설** 노인복지법 별표 4
> 노인요양시설 : 입소자 30명 미만 10명 이상 일 경우 작업치료실 설치
>
> 답 ②

## 90. 국·공립 박문관이나 도시철도 요금에 대해 할인을 받을 수 있는 기준 연령은?

1) 60세 이상　　　2) 61세 이상　　　3) 62세 이상
4) 65세 이상　　　5) 67세 이상

**해설**

노인복지법 시행령[별표 1]
경로우대시설의 종류와 할인율

| 시설의 종류 | 할인율<br>(일반요금에 대한 백분율) |
|---|---|
| 1. 철도 | |
| 가. 새마을호, 무궁화호<br>나. 통근열차<br>다. 수도권전철 | 100분의 30<br>100분의 50<br>100분의 100 |
| 2. 도시철도(도시철도 구간안의 국유전기철도를 포함한다.) | 100분의 100 |
| 3. 고궁 | 100분의 100 |
| 4. 능원 | 100분의 100 |
| 5. 국·공립박물관 | 100분의 100 |
| 6. 국·공립공원 | 100분의 100 |
| 7. 국·공립미술관 | 100분의 100 |
| 8. 국·공립국악원 | 100분의 50 이상 |
| 9. 국가·지방자치단체 또는 국가나 지방자치단체가 출연하거나 경비를 지원하는 법인이 설치·운영하거나 그 운영을 위탁한 공연장 | 100분의 50 |

답 ④

# 3회

# 2교시

## 01. 다음 중 설명이 바르게 연결된 것을 고르시오.

1) 작업 수행 영역 : 운동기술, 처리기술, 의사소통/상호작용기술
2) 수행기술 : 습관, 일과, 역할
3) 환경 : ADL, IADL, 교육, 일, 놀이, 레저, 사회참여
4) 클라이언트 요소 : 사물의 사용과 특성, 요구되는 공간, 사회적요구, 순서와시간, 요구되는 동작, 요구되는 신체 기능, 요구되는 신체 구조
5) 작업치료의 진행 과정은 평가, 중재, 결과로 이루어진다.

> **해설**
> 1) 작업 수행 영역 : ADL, IADL, 교육, 일, 놀이, 레저, 사회참여
> 2) 수행기술 : 운동기술, 처리기술, 의사소통/상호작용기술
> 3) 환경 : 습관, 일과, 역할
> 4) 활동요건 : 사물의 사용과 특성, 요구되는 공간, 사회적요구, 순서와 시간, 요구되는 동작, 요구되는 신체 기능, 요구되는 신체 구조
>
> 답 ⑤

## 02. 다음 내용이 말하는 치료기법은 무엇인가?

> • 뇌졸중 환자의 환측 상지 기능을 향상시키고 학습된 비사용 현상을 감소시키기 위한 방법이다.
> • 강도 높은 훈련을 특징으로 하며 건측 상지의 운동을 제한하고 환측 상지의 운동을 유도함으로써 손상된 상지의 기능 및 사용을 향상시키는 재활치료이다.

1) 강제유도 운동치료(CIMT)
2) Rood 치료기법
3) Bobath 치료기법
3) PNF 치료기법
4) Brunnstrom 기법
5) NDT 치료기법

> **해설** 강제운동 유도치료
> • 뇌졸중 환자의 환측 상지 기능을 향상시키고 학습된 비사용 현상을 감소시키기 위한 방법이다.
> • 강도 높은 훈련을 특징으로 하며 건측 상지의 운동을 제한하고 환측 상지의 운동을 유도함으로써 손상된 상지의 기능 및 사용을 향상시키는 재활치료이다.
>
> 답 ①

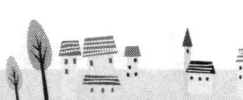

## 03. 작업치료의 철학적 뿌리인 '도덕적 치료'를 발전시킨 사람은?

1) Barton
2) Susan Tracy
3) Phillipe Pinel
4) Benjamin Rush
5) Dunton

**해설** 피넬(Phillipe Pinel)
- 파리의 비세톨 병원에서 정신병자를 쇠사슬로부터 해방시켰다.
- 쇠사슬을 대신하여 '신체 운동과 수작업의 처방이 큰 역할을 하였다'고 함
- 도덕치료(moral treatment)로서의 작업치료 도입

답 ③

## 04. 뇌혈관 손상의 위치에 따른 증상 중 아래 내용이 말하는 손상 부위는?

- 안구진탕증
- 눌어증
- 실조증
- 반대쪽 편마비와 통증, 온도감각 상실

1) 중대뇌동맥(Middle Cerebral Artery)
2) 내경동맥(Internal cerebral Artery)
3) 전대뇌동맥(Anterior Cerebral Artery)
4) 소뇌동맥(Cerebellar Cerebral Artery)
5) 후대뇌동맥(Posterior Cerebral Artery)

**해설** 소뇌동맥(Cerebellar Cerebral Artery) 증상
- 안구진탕증
- 눌어증
- 실조증
- 반대쪽 편마비와 통증, 온도감각 상실
- 동측 얼굴마비

답 ④

## 05. 뇌졸중의 임상증상과 그 예후 중 좋은 예후에 해당하는 것은 무엇인가?

1) 뇌졸중 과거력
2) 지속되는 이완성 근 긴장도
3) 심한 감각 / 인지 손상
4) 발병 시 오랜 무의식 기간
5) 구축이 없는 경우

**해설**

| 나쁜 예후 | 좋은 예후 |
|---|---|
| 발병 시 오랜 무의식 기간, 뇌졸중 과거력, 당뇨, 심장 질환, 심한 편부전마비나 지속되는 이완성 근 긴장도, 심한 감각/인지 손상, 실행증, 수용성 실어증, 편측 무시, 치매, 신체도식, 공간관계 장애, 운동회복 지연, 대소변문제 | 근 긴장도의 빠른 정상화, 2주 내 운동기능의 회복, 손상되지 않는 감각과 지각, 신체도식, 좋은 인지기능, 최소한의 경련성 근 긴장도, 구축이 없는 경우, 약간의 자발적인 양측활동, 선택적인 움직임 발달 |

답 ⑤

## 06. 외상성 뇌손상 환자가 사고 이후부터 일상생활에 대한 기억력을 되찾을 때까지 1시간에서 24시간의 시간이 소요되었다. PTA 심각성은 어느 정도인가?

1) 매우 경미
2) 경미
3) 중등도
4) 심각
4) 매우 심각

**해설**
- 외상 후 건망증 기간(PTA)과 손상의 심각성
- 5분보다 더 적은 : 매우 경미
- 5분~60분 : 경미
- 1시간~24시간 : 중등도
- 1일~7일 : 심각
- 1주~4주 : 매우 심각
- 4주보다 더 : 극도로 심각

답 ③

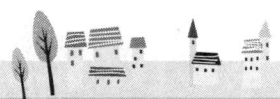

## 07. Glasgow Coma Scale의 언어반응 중 3점에 해당하는 것은?

1) 검사자와 이야기하는 것을 이해할 수 있지만 감각이 없음
2) 소리조차 내지 못함
3) 혼동되거나 지각이 없어 보임
4) 대화를 정확하게 계속하고, 검사자가 어디에 있는지, 누구인지, 연도와 달을 말함
5) 소리를 내지만 검사자는 이해할 수 없음

> **해설** 언어반응
> 5점 : 대화를 정확하게 계속하고, 검사자가 어디에 있는지, 누구인지, 연도와 달을 말함
> 4점 : 혼동되거나 지각이 없어 보임
> 3점 : 검사자와 이야기하는 것을 이해할 수 있지만 감각이 없음
> 2점 : 소리를 내지만 검사자는 이해할 수 없음
> 1점 : 소리조차 내지 못함
>
> 답 ①

## 08. 외상성 뇌손상 환자의 지각손상 치료의 보상적 중재방법으로 옳은 것은?

1) 행위상실증이 있을 경우 순서적인 사진의 시각적 설명이나 포스터 목록 또는 노트를 통해 각 단계에 따라 활동을 수행 할 수 있다.
2) 무시증상이 있을 경우 방의 오른쪽에 침상이나 TV를 배치한다.
3) 전경배경지각 손상이 있을 경우 서랍장 안의 물건을 뒤죽박죽 섞어 놓는다.
4) 기억력의 손상이 있을 경우 머릿속으로 계속 기억하도록 인식시킨다.
5) 언어상실증이 있을 경우 틀리게 말한 단어에는 피드백을 줄 필요가 없다.

> **해설**
> 2) 무시증상이 있을 경우 방의 왼쪽에 침상이나 TV를 배치한다.
> 3) 전경배경지각 손상이 있을 경우 서랍장 안의 물건을 분류하여 정리한다.
> 4) 기억력의 손상이 있을 경우 노트에 적어 기억할 수 있도록 한다.
> 5) 언어상실증이 있을 경우 틀리게 말한 단어에는 피드백을 주고 올바른 단어를 표현했을 때는 말로 하게 하는 반복적인 대화훈련을 통해 치료 할 수 있다.
>
> 답 ①

## 09. 환자의 손가락, 손, 팔의 대동작과 미세한 손끝 민첩성을 평가와 고용 전 근로자 선별평가로 사용되는 평가는 무엇인가?

1) o'connor finger dexterity test
2) purdue pegboard test
3) nine hole pegboard test
4) manual function test
5) jebson – taylor hand function test

**해설**
- o' connor finger dexterity test : 손의 빠른 조작능력을 평가하기 위해 개발
- nine hole pegboard test : 손의 민첩성을 평가하기 위함이다.
- manual function test : 뇌졸중 환자의 조기재활을 위해 상지운동기능의 변화를 측정, 기록하기 위해 개발
- jebson-taylor hand function test : 손의 기능수준을 평가하기 위한 시간화 된 진단 검사

답 ②

## 10. 다음은 어떤 평가에 대한 내용인가?

- 환자의 손은 책상 위에 손등을 보이게 놓은 상태로 환자의 시야를 가린다.
- 물체를 무작위 순서로 뽑아서 환자에게 조작하도록 한다.
- 환자에게 물건의 이름을 대게하고 실어증환자는 세트 중에서 해당 물건을 고르도록 한다.

1) Graphesthesia
2) Streognosis
3) Body scheme
4) Agnosia
5) Proprioception

**해설** 입체인지지각(Streognosis)의 평가에 대한 내용이다.

답 ②

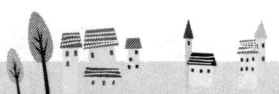

## 11. 다음의 설명은 어떠한 지각 손상인가?

> • 어떤 사물의 색을 명명할 수 없는 것을 말한다.
> • 환자는 빨간색 침대는 인지할 수 있지만 그 빨간 침대를 명명할 수는 없다.

1) 색채인식불능증
2) 색채이름못대기증
3) 행위상실증
4) 변시증
5) 얼굴인식불능증

**해설** 색채이름못대기증 클라이언트는 물체들의 다양한 색의 차이점은 이해하는 반면, 그 물체를 정확하게 명명할 수는 없다.

답 ②

## 12. 다음이 설명하는 일상생활동작 평가도구는 무엇인가?

> • 18개 항목으로 구성
> • 항목 당 1점에서 7점의 척도로 평가
> • 자조관리, 대소변 조절, 옮겨 앉기, 이동, 의사소통, 사회적 인지의 항목으로 구성

1) MBI
2) COPM
3) AMPS
4) Katz index of ADL
5) FIM

**해설** FIM(Functional Independence Measure)
작업 수행을 18개 항목(13개의 행동 항목과 5개의 인지 항목)으로 나눠서 1점에서 7점의 단계를 사용하여 평가한다. 그에 해당하는 영역으로는 관리, 대소변 조절, 옮겨앉기(transfer), 이동(mobility), 의사소통, 그리고 사회적 인지가 있다. FIM은 장애의 정도를 평가하는 도구이지, 손상의 정도를 평가하는 도구는 아니다. 클라이언트의 수행 평가 척도는 그가 다른 사람의 도움이나 도구의 필요 여부를 고려한다.

답 ⑤

## 13. 외상성 뇌손상 환자에게서 심각하게 흥분되고 고조된 반응, 공격적인 반응을 보인다. Rancho Los Amigos 단계는?

1) Ⅰ　　　　　　　　　2) Ⅱ　　　　　　　　　3) Ⅲ
4) Ⅳ　　　　　　　　　5) Ⅴ

**해설**
- Ⅰ : 무반응 : 어떤 자극에도 반응이 없음
- Ⅱ : 일반적 반응 : 자극에 대해 지속적이지 못하고 목적 없는 반응
- Ⅲ : 국소적 반응 : 자극에 대해 구체적이지만 지속적이지 못한 반응
- Ⅳ : 혼돈-흥분 반응 : 심각하게 흥분되고 고조된 반응, 공격적 일 수 있음.
- Ⅴ : 혼돈-부적절 반응 : 간단한 지시에 반응을 보이지만 복잡한 지시에는 혼돈된 양상
- Ⅵ : 혼돈-적절 반응 : 보다 목표 지향적인 반응이 나타나지만 지시 필요
- Ⅶ : 자동-적절 반응 : 일상과제를 자동적으로 완수하지만 로봇같이 반응하며 판단 및 문제해결은 부족하다.
- Ⅷ : 목적적인-적절 반응 : 일상과제를 적절히 수행하지만 타인의 요구와 관점을 알아차리거나 계획을 수립하는데 있어서 도움을 필요로 하는 미세한 장애를 보인다.
- Ⅸ : 목적적인-적절 반응 : 일상과제를 효율적으로 수행하나 문제를 예견하고 수행을 완성하는데 있어 전반적인 암시 필요하다.
- Ⅹ : 목적적인-적절 반응 : 다양한 과제들에 적절히 반응하나 시간의 지연이 보이고 일시적인 차단이 필요하다.

답 ④

## 14. 다음 중 삼킴장애 환자에게서 나타나는 정상적인 구강 반사는?

1) sucking reflex　　　　2) rooting reflex　　　　3) cough reflex
4) bite reflex　　　　　　5) suck-swallow reflex

**해설**

| 비정상 반사 | rooting reflex, bite reflex, suck-swallow reflex 등 |
|---|---|
| 정상 반사 | cough reflex, gag reflex |

답 ③

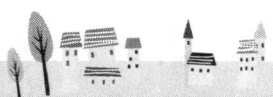

## 15. 아래 내용이 설명하는 중추신경계 퇴행성 질환은?

- 느리게 진행하며, 퇴행성 운동장애를 보이는 것이 특징이다.
- 수의적과 불수의적 운동기능장애를 나타내는 것이 특징이다.
- 전형적인 증상은 떨림, 강직, 수의적인 움직임 장애이다.

1) 파킨슨 병
2) 알츠하이머 병
3) 헌팅톤 병
4) 다발성 경화증
5) 근육위축가쪽경화증

**해설** 파킨슨 병
- 느리게 진행하며, 퇴행성 운동장애를 보이는 것이 특징이다.
- 수의적과 불수의적 운동기능장애를 나타내는 것이 특징이다.
- 전형적인 증상은 떨림, 강직, 수의적인 움직임 장애이다.

답 ①

## 16. 다음이 설명하는 Brunnstrum 회복단계는?

| 팔 | 손 |
|---|---|
| 경직 감소, 협력 작용으로 인해 어려웠던 복합적인 운동 가능 | 외측쥐기(lateral prehension), 엄지손가락 움직임, 약간의 손가락 펌 |

1) 단계 2
2) 단계 3
3) 단계 4
4) 단계 5
5) 단계 6

**해설**

| 단계 | 팔의 회복단계 | 손의 회복단계 |
|---|---|---|
| 1 | 이완성 | 기능 없음 |
| 2 | 경직시작, 팔의 협력작용, 연합반응 나타남 | 손 전체로 잡기(gross grasp), 약간의 손가락 굽힘 |
| 3 | 경직증가. 협력작용과 관련된 운동을 수의적으로 조절가능 | 손 전체로 잡기(gross grasp), 고리잡기(hook grasp), 물건 놓기 안됨 |
| 4 | 경직감소. 협력작용으로 인해 어려웠던 복합적인 운동가능 | 외측쥐기(lateral prehension), 엄지손가락 움직임, 약간의 손가락 펌 |
| 5 | 경직은 운동에 영향을 주지 않으며 복합적인 운동이 쉬워짐 | 손바닥 잡기(palmar prehension), 구형잡기(sphereical grasp), 막대기둥잡기(cylindrical grasp), 물건 놓기 가능 |
| 6 | 빠른 운동 시도 외에는 경직 없음. 독립적인 관절움직임 가능 | 모든 잡기 및 쥐기 가능, 모든 관절가동범위의 펌가능 |

답 ③

**17.** 뇌손상환자에게서 발생하는 것으로, 위팔뼈가 더 이상 오목(fossa)에서 지지되지 못할 때 발생하는 현상을 (가)이라고 하며 이것의 측정법은 (나)이다.

1) (가) - 딴곳뼈되기, (나) - 수동관절가동범위 측정
2) (가) - 기립성 저혈압 (나) - 선 자세로 변경
3) (가) - 어깨손증후군, (나) - 손목 폄 시 손의 통증 여부
4) (가) - 부종, (나) - volumeter의 사용
5) (가) - 어깨관절 불완전 탈구, (나) - 어깨뼈 봉우리 아래에서 위팔뼈 머리를 촉지

**해설** 위팔뼈가 더 이상 오목(fossa)에서 지지되지 못할 때 이차적으로 근력 약화, 어깨뼈 위치 변화, 관절주머니의 약화가 나타남

답 ⑤

**18.** 척수손상 환자의 배설반사를 위해 거울을 보면서 항문과 손가락 등의 감각 손실을 자극하기 위한 보조도구는?

1) 마우스 스틱(mouth stick)   2) 드릴 스틱(drill stick)   3) U-cuff
4) button-hook   5) tendenosis splint

**해설** 드릴스틱
배설 반사를 위해 항문을 자극할 때는 손가락 마비를 보상하기 위해 드릴 스틱이라는 도구를 사용하며 항문과 손가락 등의 감각 손상을 보상하기 위해 거울을 이용한다.

답 ②

**19.** 언어상실증이 있는 환자에게 사용해야 하는 방법으로 옳은 것은?

1) 여러 명씩 대화하기   2) 환자에게 대답할 시간을 준다.
3) 대답을 강압적으로 요구한다.   4) 복잡한 문장을 사용한다.
5) 빠르게 말한다.

**해설**
• 한 번에 한 사람이 말할 때 이해가 촉진된다.
• 환자에 응답할 시간을 준다.
• 환자에게 쉽게 응답할 수 있는 문제를 사용한다.
• 발화와 함께 시각적 지시 도는 몸짓을 사용으로 환자의 이해를 돕는다.
• 대답을 강압적으로 요구하지 않다.
• 간결한 문장을 사용한다.

답 ②

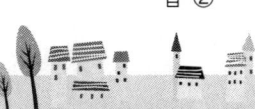

**20.** 길랑-바레 증후군 환자의 작업치료 중재과정 중 회복단계에 대한 내용으로 옳은 것은?

1) 표시 또는 그림판을 의사소통의 도구로 사용한다.
2) 손을 사용하지 않고도 전화를 사용할 수 있도록 변경한다.
3) 몸통, 머리, 상지의 안정성을 줄 수 있는 자세를 취한다.
4) 손목, 손가락, 발목의 특별한 관절가동범위를 위한 활동과 동적인 보조기를 제공한다.
5) 길랑-바레 증후군에 대해 교육하며 불안을 감소시키기 위한 전략을 이용한다.

> **해설** 정체단계 동안은 일시적으로 변형이 필요하다.
> • 표시 또는 그림판을 의사소통의 도구로 사용한다.
> • 손을 사용하지 않고도 전화를 사용할 수 있도록 변경한다.
> • 몸통, 머리, 상지의 안정성을 줄 수 있는 자세를 취한다.
> • 길랑-바레 증후군에 대해 교육하며 불안을 감소시키기 위한 전략을 이용한다.
> **회복단계 중재는 활동과 역할의 재개이다.**
> • 손목, 손가락, 발목의 특별한 관절가동범위를 위한 활동과 동적인 보조기를 제공한다.
> • 안전한 움직임과 독립적인 이동을 위한 지도교육
> • 지역사회로 접근할 수 있도록 장려
> • 에너지 보존 법칙과 피로관리 전략의 교육

답 ④

**21.** 시지각능력 증진을 위한 활동으로 알맞은 것은?

1) 요일 맞추기
2) 문장 만들기
3) 끈 묶기
4) 서서 큰 고리 던지기
5) 물고기 잡기

> **해설** 물고기 잡기 놀이는 물고기들이 입 벌렸을 때 낚싯대를 입안에 넣는 시각적 집중으로 시지각 능력을 향상시킨다.

답 ⑤

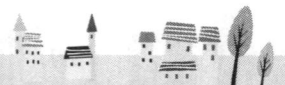

## 22. 뇌졸중 환자의 식사하기 훈련 과정이다. 가장 정확한 것을 고르시오.

1) 우세손이 마비 된 경우 발병 초기부터 우세손으로 젓가락질을 할 수 있도록 강하게 훈련한다.
2) 우세손이 마비 된 경우에 우세손을 교환하는 방법은 옳지 않다.
3) 발병 초기에는 보조자가 있으므로 식사 훈련은 일상생활훈련 우선순위에서 잠시 미뤄둬도 된다.
4) 병원 내에서는 차려진 상태로 식사하므로 식사 준비에 대한 훈련은 필요하지 않다.
5) 발병 후 가장 빨리 훈련해야 하는 일상생활동작이다.

> **해설** 식사하기의 훈련과정
> - 발병 후 가장 빨리 훈련해야 하는 일상생활동작
> - 우세손이 마비되어 있는 경우에는 비 우세손에 숟가락이나 포크를 사용
> - 우세손 교환 훈련, 한 손동작 훈련 등을 시행
> - 테이블 위에 안정되게 고정시키는 미끄럼 방지 매트나 흡판을 이용하면 효과적
>
> 답 ⑤

## 23. 집중력에 대한 내용으로 옳은 것은?

1) 반응집중력 : 환경의 자극들에 반응하거나 그 차이를 알아내는 능력
2) 선택적 집중력 : 두 개 또는 그 이상의 비슷한 자극에 대해 유지하고 집중하는 능력
3) 지속적 집중력 : 양쪽 자극에 교대로 집중하는 능력
4) 변화적 집중력 : 외부 또는 내부의 많은 자극 중에서 한 가지 자극에 집중하는 능력
5) 분리적 집중력 : 작업을 지속할 수 있는 능력

> **해설**
> 1) 반응집중력 : 환경의 자극들에 반응하거나 그 차이를 알아내는 능력
> 2) 선택적 집중력 : 외부 또는 내부의 많은 자극 중에서 한 가지 자극에 집중하는 능력
> 3) 지속적 집중력 : 작업을 지속할 수 있는 능력
> 4) 변화적 집중력 : 양쪽 자극에 교대로 집중하는 능력
> 5) 분리적 집중력 : 두 개 또는 그 이상의 비슷한 자극에 대해 유지하고 집중하는 능력
>
> 답 ①

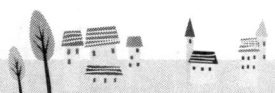

## 24. 다음이 설명하는 구강인두 운동의 종류는?

- 혀 인두근이라고 알려져 있는 상부수축근 부위의 훈련을 위해 만들어진 방법.
- 혀끝이 밖으로 약 3/4인치 정도 나오도록 하여 고정시킨 후 삼킴.
- 치아나 입술로 혀를 고정시킨 상태에서 힘껏 삼킴을 하도록 하면 인두벽이 좀 더 앞쪽으로 당겨지는 효과가 있다.

1) 혀 기저부 운동
2) 쉐이커 운동
3) 마사코 메뉴버
4) 기도 폐쇄 운동
5) 물렁입천장 운동

**해설** 마사코메뉴버
혀 인두근이라고 알려져있는 상부수축근 부위의 훈련을 위해 만들어진 방법. 상부수축근의 아랫 부분 섬유들은 인두벽의 중앙 솔기로부터 나와 양쪽 혀 기저부 안으로 들어가며, 혀 기저부의 뒤쪽 당김과 후 인두벽의 앞쪽 돌출을 담당한다.

답 ③

## 25. 평평한 바닥에 누워 고개를 들어 1분 동안 자신의 발가락을 바라보는 운동의 이름은 무엇인가?

1) 성대 모음 운동
2) 쉐이커 운동
3) 마사코 메뉴버
4) 물렁입천장 운동
5) 힘껏 삼키기

**해설** 쉐이커 운동
상부 식도 괄약근이 잘 안 열리거나 후두 상승이 감소되어 삼킨 후 흡인이 발생하는 환자에게 효과적이다. 운동은 등척성, 등가속성 운동으로 목뿔위근육의 근력을 강화시키고, 상부 식도 괄약근의 개방을 증가시킨다.

답 ②

## 26. 척수손상 환자 치료의 일반적 목표로 옳은 것은?

1) 가능한 근육은 사용하고, 목적있는 동작을 수행함으로 완전한 신경지배와 부분적 신경지배 근육의 근력을 강화한다.
2) 가족과 간병인 등 조력자와 환자와의 관계에 대한 중재는 하지 않아도 된다.
3) 익숙한 환경을 제공하기 위해 집의 구조 변경은 하지 않는 것이 좋다.
4) 관심있는 여가활동보다 할 수 있는 여가활동에 초점을 맞추어 탐색한다.
5) 관절가동범위는 유지만 하면 된다.

**해설**
1) 가능한 근육은 사용하고, 목적있는 동작을 수행함으로 완전한 신경지배와 부분적 신경지배 근육의 근력을 강화한다.
2) 환자가 안전성 있는 조력을 제공받기 위한 간병인 교육을 하기 위해 환자에게 효과적인 의사소통 기술을 가르친다.
3) 집의 구조를 변경하여 안전성과 독립성을 확보한다.
4) 관심있는 여가활동과 직업적 가능성을 탐색한다.
5) 관절가동범위를 유지 및 증가시키며 능동적, 수동적 관절가동 및 보조기와 고정을 통하여 기형을 예방한다.

답 ①

## 27. 척수손상 증후군중 다음의 설명으로 옳은 것은?

> 척수의 중심에 있는 세포가 많이 파괴 되었을 때 발생하고, 상지의 마비와 감각소실이 더 크다.

1) 앞척수증후군　　　　　　　　2) Brown‑sequard 증후군
3) 중심척수증후군　　　　　　　4) 말총손상
5) 척수원뿔증후군

**해설**
1) 앞척수증후군 : 마비와 통증, 온도감각, 촉각 소실되지만 고유감각은 유지
2) Brown-sequard 증후군 : 같은쪽 운동기능 마비, 고유감각의 소실, 반대쪽 통증과 온도감각, 촉각 소실
3) 중심척수증후군 : 상지의 마비와 감각소실이 더 크게 나타남
4) 말총손상 : 척수가 직접 손상 받은 것이 아니라 말초 신경이 침범된 것, 이완형 마비가 나타나며 예후가 좋다.
5) 척수원뿔증후군 : 신경관 내의 엉치뼈뿔과 허리의 신경뿌리의 손상으로 방광과 장, 하지의 무반사가 나타남

답 ③

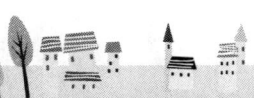

## 28. 보바스 접근의 뇌졸중 회복단계 중 팔의 기능이 있고 손 전체로 잡는 것이 가능하다. 이에 맞는 치료의 초점으로 옳은 것은?

1) 대칭적 체중지지를 이용한 이동
2) bilateral activity
3) 먼쪽 손 기능 증진
4) 상호교대적 전환 움직임 촉진
5) 엄지 맞섬 활동

> **해설** 3단계로 팔의 기능이 있고 손 전체로 잡는 것이 가능하다. 이 시기에 적절한 치료로는 unilateral activity, 먼쪽 손 기능 증진활동이 있다.
>
> 답 ③

## 29. 척수 손상의 주요 근육 중 다리신경에 대한 내용이다. 옳은 것을 고르시오.

1) 다리 근육은 L1~L5까지 측정한다.
2) L2 - Knee extensors
3) L3 - Ankle dorsiflexors
4) L5 - Ankle plantar flexors
5) L5 - Long Toe extensors

> **해설** Lower key muscle
> L2 : Hip flexors – Iliopoas
> L3 : Knee extensors – Quadriceps femoris
> L4 : Ankle dorsiflexors – Tibialis anterior
> L5 : Long toe extensors – Extensor hallucis longus
> S1 : Ankle plantar flexors – Gastrocnemius
>
> 답 ⑤

## 30. 45세의 한 T12환자가 수동휠체어를 이용하여 독립적으로 실내 이동이 가능하다. 해당하는 SCIM 점수는?

1) 8점
2) 6점
3) 4점
4) 2점
5) 0점

**해설**

| 점수 | 내용 |
|---|---|
| 8점 | 보조기 없이 독립적으로 보행 |
| 7점 | 다리 보조기만 사용하여 보행 |
| 6점 | 한 개의 지팡이로 보행 |
| 5점 | 목발이나 두 개의 지팡이로 보행 |
| 4점 | 워킹 프레임이나 목발로 보행 |
| 3점 | 보행시 감독이 필요(보조기 유무와 관계 없이) |
| 2점 | 수동휠체어를 이용하여 독립적으로 이동 |
| 1점 | 전동휠체어를 사용하거나 수동휠체어 조작시 부분적인 도움 필요 |
| 0점 | 전반적인 도움이 필요 |

답 ④

## 31. 기도 삽입관 없이 호흡이 가능하나 기침을 위한 많은 도움, 원활한 호흡을 위한 산소 마스크 또는 간헐적으로 인공호흡기가 필요한 환자의 SCIM 호흡 항목 점수는?

1) 10점
2) 8점
3) 6점
4) 4점
5) 2점

**해설**

| 점수 | 내용 |
|---|---|
| 10 | 보조도구나 도움 없이 독립적인 호흡이 가능 |
| 8 | 기도삽입관 없이 호흡이 가능<br>기침을 위한 자극이나 도움이 거의 필요하지 않음 |
| 6 | 기도삽입관 없이 호흡 가능<br>기침을 위한 많은 도움, 원활한 호흡을 위한 산소 마스크 또는 간헐적으로 인공호흡기가 필요 |
| 4 | 기도삽입관을 이용하여 스스로 호흡<br>기도삽입관 관리 또는 기침을 위해 거의 도움이 필요하지 않음 |
| 2 | 기도삽입관을 이용하여 스스로 호흡함<br>기침을 위한 많은 도움, 원활한 호흡을 위한 산소가 필요 기도삽입관 관리에 도움이 필요 |
| 0 | 기도삽입관(tracheal tube; TT)이 필요하며 지속적으로 또는 간헐적으로 인공호흡기의 도움이 필요 |

답 ③

## 32. 서기 장치를 이용하여 독립적으로 서기가 가능하며, 전완 크러치, 워커, 발보조기 (KAFO) 이용하여 기능적으로 걷기, 약간의 보조나 독립이 가능한 척수손상 레벨은?

1) C5
2) C6
3) C7~8
4) T1~9
5) T10~L1

**해설** 서기 장치를 이용하여 독립적으로 서기가 가능하며, 전완 크러치, 워커, 발보조기(KAFO) 이용하여 기능적으로 걷기, 약간의 보조나 독립이 가능한 척수손상 레벨은 T10~L1이다.

답 ⑤

## 33. 다음 중 배뇨중추가 있어 척수손상의 수준을 판단할 때 주요하게 고려하는 곳은 어디인가?

1) L4~S1
2) S2~S4
3) L5~S2
4) S1~S3
5) L2~L5

**해설** 배뇨중추는 S2~S4, T11~L2 및 대뇌, 뇌줄기에 있다.

답 ②

## 34. 척수손상 환자의 바닥에서 의자차로 이동 방법에 대한 설명이다. 올바른 순서로 나열 된 것은?

> A. 양손으로 팔받침(lever arm)을 당겨서 kneeling position을 취하고 Wheel chair를 마주 본다.
> B. 팔꿈치를 펴고 몸을 일으켜 세워 양팔로 밀어 일어나면서 몸을 회전시켜서 앉는다.
> C. brake를 잠그고 의자가 넘어지는 것을 방지하기 위해 작은 바퀴를 앞으로 돌려 놓고 발받침은 뒤로 젖힌다.

1) B - C - A
2) C - A - B
3) C - B - A
4) A - C - B
5) A - B - C

**해설** 앞으로 올라 앉는 방법
1. brake를 잠그고 의자가 넘어지는 것을 방지하기 위해 작은 바퀴를 앞으로 돌려 놓고 발받침은 뒤로 젖힌다.
2. 양손으로 팔받침(lever arm)을 당겨서 kneeling position을 취하고 Wheel chair를 마주 본다.
3. 팔꿈치를 펴고 몸을 일으켜 세워 양팔로 밀어 일어나면서 몸을 회전시켜서 앉는다.

답 ②

## 35. 다음이 말하는 치료 접근법은?

> 클라이언트의 관절에 구축이나 변형을 예방하고, 관절 가동 범위를 증진시키거나 유지시키는 치료법

1) 고유수용성 촉진 기법(PNF techniques)
2) 신경 발달 치료적 접근(NDT approach)
3) 관절 가동 범위 운동(ROM exercise)
4) 강제유도 운동치료(constraint-induced movement therapy)
5) 삼킴장애 재활 치료(dyphagia rehabilitation therapy)

**해설**

1) 강제유도 운동치료(constraint-induced movement therapy)
 • 약화되거나 마비된 상지의 사용을 증가시키기 위해 설계된 기술로, 건측을 주로 사용하게 되어 손상측의 기능을 더욱 악화시키는 것을 방지하여, 일상생활에서 건측의 사용을 제한하고 손상측의 사용을 촉진 시키는 치료법.
2) 고유수용성 촉진 기법(PNF techniques)
 • 정상적인 움직임과 운동 발달에 근거를 둔 접근법으로 대각선 패턴을 이용하여 환자의 자세, 운동성, 근력, 노력, 그리고 협응력을 키워주는 접근법.
3) 신경 발달 치료적 접근(NDT approach)
 • 클라이언트에게 기능적 활동의 제한과 비효율적인 움직임 전략, 상실한 움직임 요소에 효과가 있는 중재를 제공하여, 운동능력을 향상시키고 운동학습에 기여하기 위한 훈련법.
4) 관절 가동 범위 운동(ROM exercise)
 • 클라이언트의 관절에 구축이나 변형을 예방하고, 관절 가동 범위를 증진시키거나 유지시키는 치료법.
5) 삼킴장애 재활 치료(dyphagia rehabilitation therapy)
 • 삼킴과 안면마비 장애가 있는 환자의 장애원인과 문제점들에 대해 파악하여 다시 정상적으로 독립적인 생활을 영위할 수 있도록, 삼킴의 재교육과 문제점들을 감소시키기 위하여 치료법.

답 ③

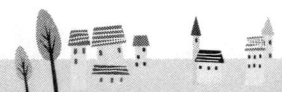

## 36. 다음 보조도구와 관련된 일상생활동작은 무엇인가?

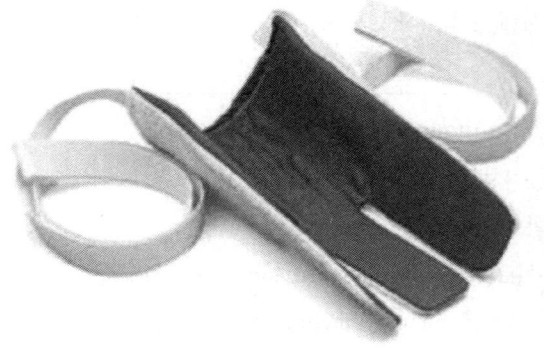

1) toilet hygiene
2) grooming
3) bathing
4) dressing
5) feeding

**해설** 그림은 sock cone으로 dressing에 필요한 보조도구이다.

답 ④

## 37. 다음의 임상적 특징을 보이는 질환은 무엇인가?

- 피로(fatigue)
- 인지 장애(cognitive disorder)
- 경직(spasticity)
- 삼킴장애(dysphagia)
- 근육약화(muscle weakness)
- 통증(pain)
- 떨림과 운동실조(tremor&ataxia)

1) 다발성경화증(MS)
2) 헌팅톤병(HD)
3) 파킨슨씨병(PD)
4) 근육위축가쪽경화증(ALS)
5) 치매(Dementia)

**해설** 다발성경화증(Multiple Sclerosis)의 임상적 증상에 대한 내용이다.

답 ①

## 38. 다발성 경화증(MS)와 근위축성가쪽경화증(ALS)의 공통적인 치료시 유의사항으로 옳은 것은?

1) 지구력
2) 지적능력
3) 호흡기능
4) 피로
5) 감각기능

**해설** 두 질환 모두 피로에 주의해야 한다.

답 ④

## 39. 다음 중 류마티스 관절염에 대한 설명으로 옳은 것을 고르시오.

1) 관절염은 1기 또는 2기로 구분된다.
2) 1기는 원인 불명으로 국소적 혹은 전체적으로 나타난다.
3) 2기는 외상, 해부학적 비정상적, 감염, 무균괴사 등 원인을 밝힐 수 있다.
4) 관절 통증과 뻣뻣함을 보이며, 관절 내 연부조직을 파괴한다.
5) 대칭적 여러 관절통증과 부종, 길어진 조조강직, 병감 느낌, 피로, 미열이 특징이다.

**해설** ①, ②, ③, ④는 뼈 관절염에 대한 설명이다.

답 ⑤

## 40. 절단 된 사지에 쥐가 나거나, 조이는 느낌, 뜨거운 통증이 있는 것이 특징인 것은 무엇인가?

1) 부종(Edema)
2) 환상지(Phantom limb)
3) 의수 알레르기 반응
4) 환상통(Phantom pain)
5) 신경종(Neuromas)

**해설** 환상통(Phantom pain)
절단 된 사지에 쥐가 나거나, 조이는 느낌, 뜨거운 통증이 있는 것이 특징이다. 환상통을 위해 진정한 치료계획은 없으나, 물리치료와 작업치료를 시행 할 수 있다.

답 ④

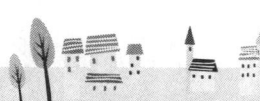

## 41. 류마토이드 관절염 환자의 특징으로 옳은 것은?

1) 통증은 없다.
2) 부종은 발생하지 않는다.
3) ROM 제한을 발견할 수 없다.
4) 척추는 보통 직접적인 영향을 받지 않는다.
5) 체력은 발병전보다 더 좋아진다.

> **해설** 류마토이드 관절염
> • 염증(통증, 부종, ROM 제한, 체력 및 지구력 손실)
> • 척추는 보통 직접적인 영향을 받지 않는다.
>
> 답 ④

## 42. 다음 중 올바르게 연결 된 것을 고르시오.

1) 부딪힘 검사 – 팔을 수동적으로 손바닥이 바닥을 향하게 90°옆으로 들어 올린 후 클라이언트가 팔을 능동적으로 아래로 내리도록 한다.
2) 팔 내리기 검사 – 수동적으로 클라이언트의 팔을 마지막 범위까지 올라가도록 많은 압력을 준다.
3) Roos test – 양쪽 팔 벌림을 90°로 유지하고, 어깨 바깥돌림과 팔꿈치 폄을 90°로 3분 동안 유지하며 그 동안 열린 주먹을 천천히 쥐었다 폈다 한다.
4) Adson maneuver – 클라이언트기 바로 누운 자세에서 평가자는 클라이언트의 팔을 어깨의 정면이 될 벌림, 바깥돌림을 시킨다.
5) Tinel's 징후 – 검사 할 때 팔의 노뼈의 맥박을 손으로 만져본다. 클라이언트는 머리를 검사하는 팔쪽으로 돌린다.

> **해설** 1) 부딪힘 검사 – 수동적으로 클라이언트의 팔을 마지막 범위까지 올라가도록 많은 압력을 준다.
> 2) 팔내리기 검사 – 팔을 수동적으로 손바닥이 바닥을 향하게 90° 옆으로 들어 올린 후 클라이언트가 팔을 능동적으로 아래로 내리도록 한다.
> 4) 상지 긴장도 검사 – 클라이언트기 바로 누운자세에서 평가자는 클라이언트의 팔을 어깨의 정면이 될 벌림, 바깥돌림을 시킨다.
> 5) Adson maneuver – 검사 할 때 팔의 노뼈의 맥박을 손으로 만져본다. 클라이언트는 머리를 검사하는 팔쪽으로 돌린다.
>
> 답 ③

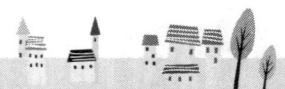

## 43. 다음 중 요통에 대한 설명으로 옳은 것은?

1) 진단이 쉽다.
2) 환자마다 증상이 같다.
3) 나쁜 자세로는 요통을 유발하지 않는다.
4) 단 한 번의 손상 혹은 사고로는 발생하지 않는다.
5) 쉽게 치료가 된다.

> **해설** 요통
> - 진단이 어렵다.
> - 빈번한 재발과 환자마다 증상이 다르다.
> - 단 한 번의 손상 혹은 사고로는 발생하지 않는다.
> - 척추관절에 압박이 오는 활동을 할 때, 몇 시간, 몇 달, 혹은 수년 간의 습관적인 부적절한 신체자세의 누적으로 발생한다.
> - 나쁜 자세로 인해 많이 발생한다.
>
> 답 ④

## 44. 다음 중 요통환자의 주관적인 평가로 옳은 것은?

1) 손상의 메터니즘
2) 척추의 능동적 관절가동범위
3) 척추부분의 수동적 움직임 테스트
4) 골반 평형
5) 긴장의 징후

> **해설** 요통환자의 주관적인 평가
> - 손상의 메터니즘
> - 증상의 악화
> - 최근 치료와 결과
> - 과거 병력
> - 수면외관, 자세, 베개를 포함한 수면 방해
> - 작업자세
> - 일상생활활동 자세와 자세의 활동 동안 증상의 반응
> - 자기 관리, 작업, 여가 활동에서 이전의 기능 수준
>
> 답 ①

## 45. 다음 중 표면화상에 대한 설명으로 옳은 것은?

1) 2도 화상에 해당된다.
2) 진피까지 손상이 있다.
3) 회복 시간은 3~7일 정도 소요된다.
4) 흉터가 발생한다.
5) 물집이 발생한다.

> **해설** 표면화상(1도 화상)
> • 일반적 원인 – 햇빛, 짧은 기간 불꽃 및 액체, 화학품
> • 조직 깊이 – 표면 상피
> • 임상 증상 – 홍반, 건조, 물집 없음, 중간 정도의 통증
> • 회복 시간 – 3~7일
> • 흉터 형성 – 흉터 형성 및 구성 가능성 없음
>
> 답 ③

## 46. 뒤가쪽 접근법 엉덩관절 치환술 후 주의사항으로 옳은 것을 고르시오.

1) 엉덩관절 굽힘은 상관이 없다.
2) 안쪽돌림을 해도 된다.
3) 모음 금지
4) 바깥돌림 금지
5) 보통 수술 후 1~3달 후 침상 밖 활동을 한다.

> **해설** 뒤가쪽접근법 주의사항
> • 엉덩관절 굽힘을 90이상 금지
> • 안쪽돌림금지
> • 모음 금지
> • 보통 수술 1~3일 후에 침상밖의 활동을 시작함
>
> 답 ③

## 47. 다음은 어깨의 특정 기능장애가 있으면 나타나는 손상패턴이다. 무엇에 대한 설명인가?

> 80°~100° 정도 팔을 들어 올리거나 능동적으로 팔을 올리는 끝부분에서 통증이 유발된다.

1) 충돌 증후군
2) 유착성 관절낭염
3) 어깨 회전근 건염
4) Winging Scapula
5) 어깨 회전근 파열

**해설** 충돌 증후군
80°~100° 정도 팔을 들어 올리거나 능동적으로 팔을 올리는 끝부분에서 통증이 유발된다.

답 ①

## 48. 다음 중 설명하는 것에 대한 옳은 것을 고르시오.

> • 이완기술, 심호흡, 명상, 기도, 이미지 유도와 같은 많은 방법이 사용됨
> • 좌절하지 않고 화를 다스리고, 부정적인 생각을 다스릴 줄 아는 것은 클라이언트가 의미있는 일상 작업을 참여하는데 매우 중요
> • 통증으로 인한 스트레스를 줄이는 데 도움

1) 스트레스 감소와 대처방안을 위한 전략
2) 근력과 지구력 증진을 위한 작업
3) 에너지 보존
4) 페이스 조절
5) 신체역학

**해설**
• 이완기술, 심호흡, 명상, 기도, 이미지 유도와 같은 많은 방법이 사용됨
• 좌절하지 않고 화를 다스리고, 부정적인 생각을 다스릴 줄 아는 것은 클라이언트가 의미있는 일상 작업을 참여하는데 매우 중요
• 통증으로 인한 스트레스를 줄이는 데 도움

답 ①

## 49. 다음 중 골절 치료의 목적으로 가장 옳은 것은?

1) 통증 증가시키도록 한다.
2) 뼈의 유합을 느려지도록 한다.
3) 일상생활로 복귀 시키지 않는다.
4) 뼈가 바른 자세를 유지하도록 한다.
5) 보조기나 케스트를 사용하지 않도록 한다.

> **해설** 골절 치료의 목적
> • 통증 감소
> • 뼈의 바른 자세를 유지
> • 골절치료를 위한 뼈의 유합이 이루어지게 함
> • 환자에게 최적의 기능을 회복시킴

답 ④

## 50. 고관절 전치술에서 전외측 접근법에 대한 설명으로 옳은 것은?

1) 바로 운동 시작
2) 엉덩이 관절 안쪽 돌림 금지
3) 엉덩이 관절 벌림 금지
4) 엉덩이 관절 바깥돌림 금지
5) 엉덩이 관절 90° 굽힘 금지

> **해설** 전외측 접근법
> • 엉덩이 관절의 바깥돌림, 모음, 폄 금지
> • 6~12주 움직임 주의

답 ④

## 51. 관절 구축 예방 및 관절 가동범위 유지 및 증진을 위한 운동으로 옳은 것은?

1) 무릎 위 절단(A-K amputation) - 엉덩관절 신전(hip extension)
2) 무릎 위 절단(A-K amputation) - 엉덩관절 안쪽돌림(hip internal rotation)
3) 무릎 위 절단(A-K amputation) - 엉덩관절 내전(hip adduction)
4) 무릎 아래 절단(B-K amputation) - 무릎 관절 외전(knee abduction)
5) 무릎 아래 절단(B-K amputation) - 엉덩관절 가쪽돌림(hip external rotation)

> **해설** 관절 구축 예방 및 관절 가동범위 유지 및 증진을 위한 운동
> - 무릎 위 절단(A-K amputation)
>   - 엉덩관절 굽힘(hip flexion)
>   - 엉덩관절 가쪽돌림(hip external rotation)
>   - 엉덩관절 벌림(hip abduction)
> - 무릎 아래 절단(B-K amputation)
>   - 무릎 관절 굽힘(knee flexion)
>   - 엉덩관절 가쪽돌림(hip external rotation)
>
> 답 ⑤

## 52. 의수 착용 프로그램에 대해서 옳은 것을 고르시오.

1) 의수양말과 내의는 더운 날씨에도 땀이 흘러도 그냥 두는 게 좋다.
2) 소켓은 잘 들어가기 위해서 항상 젖은 채로 착용한다.
3) 의수를 착용하는 사람은 하루에 15~30분간 세 번 착용한다. 피부상태에 문제가 없으면 착용시간을 늘려준다.
4) 의수를 벗은 상태에서만 팔꿉관절 굽힘을 측정한다.
5) 각 의수 용어는 전문가가 알아서 잘 해주기 때문에 용어와 기능을 알 필요가 없다.

> **해설**
> 1) 의수양말과 내의는 더운 날씨에 하루에 두 번 정도 바꿔주는 것이 좋고 땀나는 것을 줄이기 위해 사지부분에 탈취제를 사용하면 더욱 더 좋다.
> 2) 소켓은 잘 들어가기 위해서 항상 젖은 채로 착용하면 피부문제를 야기하기 때문에 젖은채로 착용하는 것은 좋지 않다.
> 4) 의수를 벗은 상태와 착용한 상태에서 팔꿉관절 굽힘을 측정하여야한다. - 팔꿈 밑 의수
> 5) 각 의수 용어와 기능은 클라이언트가 의수 교체의 필요여부, 사용상의 어려움을 이해시키기 위해 용어를 사용하기 때문에 재활 팀과의 의사소통에서 중요하다.
>
> 답 ③

## 53. 관절염 환자를 위한 보조도구로 알맞게 짝지은 것은?

1) 손의 쥐기 향상 보조도구 – Nonskid mats
2) 감소한 정상 ROM에 대한 보상 – Reachers
3) 변형을 가중시키는 압력을 예방 – Built-up soft handles on tools
4) 약하거나 상실된 운동 기능 보상 – Dressing stick
5) 도구나 도구재료를 고정하는 도구 – Electrical appliance

> **해설** 관절염 환자를 위한 보조도구
> • 손의 쥐기 향상 보조도구 : Built-up soft handles on tools
> • 감소한 정상 ROM에 대한 보상 : Dressing stick, Reachers
> • 쉽게 작업수행을 할 수 있도록 : Lightweight equipment, Electrical appliance
> • 도구나 도구재료를 고정하는 도구 : Nonskid mats, Suction brushes
> • 변형을 가중시키는 압력을 예방 : Extended faucet handles, Adapted key holder
> • 장시간 동안의 지속적 등척성 근수축을 예방 : Book stand, Bowl holder
> • 약하거나 상실된 운동 기능 보상 : Universal cuffs, Stocking devices

답 ②

## 54. 정신분열병의 음성 증상끼리 연결된 것은 무엇인가?

1) 환각, 망상
2) 연상 이완, 무관심
3) 무관심, 감정표현 안함
4) 무질서한 말과 행동, 자발성의 감소
5) 망상, 정신운동 지연

> **해설**
> • 양성증상 : 환각, 망상, 연상 이완, 무질서한 말과 행동 등이 있다.
> • 음성증상 : 무관심, 감정표현 안함, 목적지향적 행동의 감소, 자발성의 감소, 위생관리 및 자기관리의 퇴행, 일상생활 기능 및 참여의 감소, 사회적 고립, 정신운동 지연 등이 있다.

답 ③

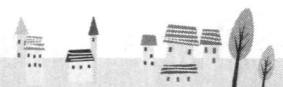

## 55. 정신분열병의 하위 유형에 포함되는 것 끼리 연결된 것은?

1) 단순형, 편집형
2) 긴장형, 다양형
3) 단순형, 다양형
4) 긴장형, 단순형
5) 와해형, 미분형

**해설**
- 정신분열병에는 다섯 가지 하위유형이 있다.
- 긴장형, 와해형, 편집형, 미분형, 잔류형으로 나뉘며 단순형은 DSM-Ⅳ부록에는 있으나 DSM-Ⅳ의 정신장애 분류에는 실질적으로 포함되지 않는다.

답 ⑤

## 56. 다음 설명하는 것에 옳은 것을 고르시오.

> 약물에 취한 채 운전하거나 약물 사용이 개인의 일상생활에 심각한 지장을 주는 등의 분명한 부적응적 행동을 보이는 경우

1) 중독
2) 의존
3) 섬망
4) 치매
5) 물질남용

**해설** 중독
약물에 취한 채 운전하거나 약물 사용이 개인의 일상생활에 심각한 지장을 주는등의 분명한 부적응적 행동을 보이는 경우

답 ①

## 57. 다음 중 우울증 환자의 작업치료 시 유의점으로 옳은 것은?

1) 병전 익숙했던 활동을 선택 한다.
2) 정적이며 느긋한 속도의 활동을 선택 한다.
3) 적당한 실패감을 경험 할 수 있는 활동을 선택한다.
4) 경쟁적인 활동을 한다.
5) 작업과정을 중간에 변경할 수 있는 활동을 선택한다.

**해설** 작업 활동 선택기준
실패감을 주지 않는 활동, 작업과정이 명확한 작업, 정적이며 느긋한 속도의 활동, 병전 익숙했던 활동은 이용하지 않음, 생산적, 실용적 비경쟁적인 활동

답 ②

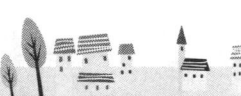

## 58. 기분장애에 대한 설명으로 옳은 것은 무엇인가?

1) 조증은 스스로 무가치하다고 느끼고, 수동적이고 지루하게 느껴지는 등의 증상이 있다.
2) 주요 우울장애(major depressive disorder)는 1개 이상의 주요 우울증 증상이 2주 이상 지속될 때 내려지는 진단이다.
3) 양극성Ⅰ장애는 일차적으로 우울증을 가지고 있다.
4) 조증은 평상시에는 불안정한 상태이지만 밤에 잠을 잘 잔다.
5) 양극성Ⅱ는 일차적으로는 조증을 가지고 있다.

> **해설**
> 1) 우울증은 스스로 무가치하다고 느끼고, 수동적이고 지루하게 느껴지는 등의 증상이 있다.
> 3) 양극성Ⅰ장애는 일차적으로 조증을 가지고 있다.
> 4) 조증은 모든 것에 과장되어 있으며 불안정한 상태이고 종종 잠을 설치게 된다.
> 5) 양극성Ⅱ는 일차적으로는 우울증을 가지고 있다.

답 ②

## 59. 다음 외상 후 스트레스성장애의 설명으로 옳은 것은?

1) 특정 자극에 의해서 발생한다.
2) 감정표현을 과하게 한다.
3) 세상과의 접촉을 줄이고 스트레스를 주는 감정을 심리적으로 피하려 한다.
4) 항상 무기력하고 한 번 잠에 들면 장시간 잠에 든다.
5) 이전에 즐겨하던 활동에만 관심을 가진다.

> **해설**
> 1) 특정 자극에 의해서 발생한다. - 공포증(phobia)에 대한 설명이다.
> 2) 감정표현의 축소가 나타난다.
> 4) 항상 긴장하고 있으며 잠을 설치고 집중력이 저하된다.
> 5) 이전에 즐겨하던 활동에서 흥미를 잃게 된다.

답 ③

## 60. 다음은 무엇에 대한 설명인가?

> 사회적 규범을 따르지 않고 지속적인 반사회적 또는 범죄적 행동을 하며 공격적, 위법적 활동, 사기, 반복적 절도, 폭행, 채무 불이행, 거짓말이 주요 양상으로 의리, 정직 등이 없기 때문에 지속적이거나 친밀한 관계를 유지하기 힘들다.

1) 편집성 인격장애
2) 분열성 인격장애
3) 분열형 인격장애
4) 반사회적 인격장애
5) 경계성 인격장애

**해설**
- 반사회적 인격장애는 사회적 규범을 따르지 않고 지속적인 반사회적 또는 범죄적 행동을 하며 공격적, 위법적 활동, 사기, 반복적 절도, 폭행, 채무 불이행, 거짓말이 주요 양상으로 의리, 정직 등이 없기 때문에 지속적이거나 친밀한 관계를 유지하기 힘들다.
- 분열성 인격장애 : 대인관계 및 감정적 접촉으로부터 떨어져 있음. 냉담하고 무관심해 보이고 타인의 일에 관여하지 않으려하며 조용하고 혼자서 지내며 사회성이 없어 보임. 현실을 인식하는 능력은 정상적이지만 자신에게 몰두하고 백일몽에 빠져 있는 것처럼 보임
- 분열형 인경장애 : 대인관계에서 떨어져 있으려는 모습과 엉뚱하고 이상야릇한 사고 및 지각을 보이고 사회적 격리, 신체적 관심, 제한된 정동 및 대인관계에서의 의심을 보이며 미신에 사로잡히기도 하고, 자신이 초능력자라 믿는 경우도 있음

답 ④

## 61. 다음은 어떤 물질에 대한 설명인가?

> 마약성 진통제로 강력한 신체적 의존과 중단 했을 때 심각한 금단증상이 있다. 장기간 복용 시 변비, 성욕감퇴, 불안 등이 나타난다.

1) 아편
2) 코카인
3) 알콜
4) 환각제
5) 니코틴

**해설** 보기는 아편에 대한 설명으로 처음 사용한 경우 불쾌감, 오심, 구토 등이 나타나며 경도 중독 시 비적응적 행동변화로 다행감 → 따뜻한 느낌, 팔 다리의 무거운 느낌, 구갈, 홍조, 가려운 느낌 → 졸음

답 ①

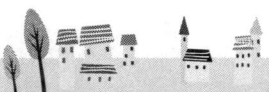

## 62. 다음 중 우울증을 가진 사람이 활동할 때 접근하는 방법으로 옳은 것을 고르시오.

1) 클라이언트들은 간단하고 구조적이며 단기적이고 익숙한 활동으로 시작해야 한다.
2) 중립적인 주제나 건설적인 화제로 주의를 되돌린다.
3) 클라이언트가 스스로 활동을 선택하도록 안내해야한다.
4) 지속적인 경계와 인내가 필요하다.
5) 산만한 요소를 가능한 최대로 제거하거나 줄여야한다.

**해설**
2), 3) – 불안장애
4), 5) – 조증

답 ①

## 63. 치매 환자의 작업치료에 대한 설명으로 바른 것을 고르시오.

1) 치료 환경은 비슷한 색깔과 질감으로 가구를 배치한다.
2) 가능한 한 환자의 기능적 능력을 유지하고 발전시킨다.
3) 지남력 장애로 무엇을 어떻게 해야 할지 판단할 수 없게 되어 불안하게 된 환자에겐 환경을 자주 바꿔준다.
4) 새로운 환경으로 지루하지 않게 한다.
5) 물건의 위치를 자주 바꾸어 기억력을 향상시킨다.

**해설**
1) 대조적인 색깔과 질감으로 주위배경으로부터 대상을 구별해 내는데 도움이 되도록 한다.
3) 지남력 장애로 무엇을 어떻게 해야 할지 판단할 수 없게 되어 불안하게 된 환자에겐 무엇보다도 안심하게 지낼 수 있는 환경을 조성해 주는 것이 중요하다.
4) 예측가능하고 친숙한 공간을 제공한다.
5) 안전하게 주변 환경에 익숙해질 수 있는 공간을 제공함으로써 필요 없이 왔다 갔다 하는 경우를 줄일 수 있다.

답 ②

## 64. 다음 설명의 임상치매평가척도(clinical dementia rating : CDR)수준은 무엇인가?

- 중증의 기억력 감퇴로 고도로 숙련된 기억만 유지한다.
- 대개 시간에 대한 지남력의 장애가 있고, 장소 지남력의 장애도 종종 있다.
- 단순한 집안일만 수행하며 매우 제한된 관심만 겨우 유지된다.
- 착의, 위생 및 외모 유지에 도움이 필요하다.

1) 0
2) 0.5
3) 1
4) 2
5) 3

**해설** CDR 2단계는 중간정도의 인지 손상으로, 심각한 기억 손실을 겪는다. 최근에 알게 된 것, 얼마 전의 일들 그리고 친숙하지 않은 일은 할 수 없게 된다. 또한 일상생활 활동을 통해 도와줄 수 있는, 지속적으로 기억을 상기시켜 주는 사람, 지시, 명령이 필요하다.

답 ④

## 65. 알츠하이머병에 대한 설명으로 옳은 것을 고르시오.

1) 걷기와 균형 장애, 환경에서 장벽을 느끼고 혼란스러워하며 빠른 움직임이 나타난다.
2) 2단계의 클라이언트 특징은 감수성이 줄어들고, 무관심이 증가된다.
3) IADL에 대한 문제는 초기부터 수행할 수 없다.
4) 매우 경하거나 경한 인지력 감퇴인 단계에서도 사회적, 신체적으로 이상을 느낀다.
5) 새로운 것을 배워서 하는 일은 피하고 주변의 일을 단순화 한다.

**해설**
1) 걷기와 균형장애, 환경에서 장벽을 느끼고 혼란스러워하며 느린 움직임이 나타난다.
2) 3단계의 클라이언트 특징은 감수성이 줄어들고, 무관심이 증가된다.
3) IADL에 대한 문제는 3단계(중간부터 중간보다 심한 인지손상)에서부터 수행할 수 없다.
4) 매우 경하거나 경한 인지력 감퇴인 단계(1단계)에서는 사회적 신체적으로 이상을 느끼지 못한다.

답 ⑤

## 66. Piaget의 인지발달 중 전조작기에 대한 설명으로 옳은 것은?

1) 유아의 행위는 반사에 의존한다.
2) 다른 사람의 관점을 이해할 수 있게 된다.
3) 자기중심적-다른 관점을 생각하지 못한다.
4) 가치와 이상을 중요시 한다.
5) 대인관계에 협조적인 측면이 보인다.

> **해설** 전 조작기
> - 자기중심적- 다른 관점을 생각하지 못한다.
> - 보이는 것이 아니라 알고 있는 것을 그린다.
> - 시각적으로 지각되지 않았다 하더라도 개념적 속성을 그린다.

답 ③

## 67. 뇌성마비 분류 중 가벼운 경직(Mild spasticity)에 해당되는 뇌성마비의 특징으로 옳은 것은?

1) 전혀 걷지 못한다.
2) 사지마비가 흔하다.
3) 휴식 시 조금 증가되거나 정상적인 긴장을 보이나, 빠른 움직임 시 긴장도가 증가 된다.
4) 원시반사를 기능적으로 이용하지 못한다.
5) 높은 수준의 반응은 충분히 발달되어져 있다.

> **해설** 가벼운 경직(Mild spasticity)
> - 긴장의 질 : 휴식 시 조금 증가되거나 정상적인 긴장을 보이나, 빠른 움직임 시 긴장도가 증가 된다.
> - 긴장의 분포 : 심한 경직과 동일하나, 양측 마비와 편마비가 더 흔하다.
> - 움직임의 질 : 걸을 수 있는 경우가 많다. 움직임의 다양성이 증가된다.
> - 반사와 반응 : 원시반사는 필연적이지 않고, 기능적으로 이용할 수 있다. 정위반응, 보호반응, 균형 반응은 지연되나 가능하다. 높은 수준의 반응은 발달하지 않을 수도 있다.

답 ③

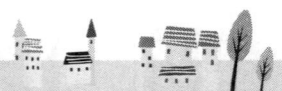

## 68. 대칭성 긴장성 경반사(STNR)의 양성반응으로 옳은 것은?

1) 머리를 돌린쪽의 팔과 다리가 신전된다.
2) 양측 상지가 굴곡 또는 굴곡근의 긴장도가 증가된다.
3) 반대편 상지나 신체의 다른 부위에서 근 긴장도가 증가된다.
4) 머리, 몸통, 팔, 다리의 신전이 불가능 하다.
5) 양쪽다리의 신전 근 긴장도 증가된다.

> **해설** 대칭성 긴장성 경반사(Symmertrical tonic neck reflex)
> - 검사자세 : 네발기기자세 또는 검사자이 양 무릎위에 엎드린 자세
> - 검사자극 : 머리를 숙이게 한다.
> - 음성반응 : 양측상지와 하지에 아무런 반응이 없다.
> - 양성반응 : 양측상지가 굴곡 또는 굴곡근의 긴장도가 증가된다.
>
> 답 ②

## 69. 자폐(Autism)를 가진 아동의 특징으로 가장 옳은 것은?

1) 의사소통 장애를 가진다.
2) 행동 장애는 관찰되지 않는다.
3) 사회적 상호작용이 잘 된다.
4) 감각 처리와 관련된 장애를 보이지 않는다.
5) 운동 처리와 관련된 장애를 보이지 않는다.

> **해설** 자폐(Autism)를 가진 아동의 특징
> - 사회적 상호작용 장애를 가진다.
> - 의사소통 장애를 가진다.
> - 행동 장애를 가진다.
> - 감각 및 지각 처리 장애와 관련 장애를 가진다.
>
> 답 ①

## 70. 아스퍼거 증후군(Asperger's syndrome)에 대한 중재로 옳은 것은?

1) 넓은 환경에 적응하도록 도움을 주지 않는다.
2) 직업 복귀는 신경 쓰지 않아도 된다.
3) 언어 기술 훈련은 필요하지 않다.
4) 하나의 환경만을 제공한다.
5) 특수 교육 프로그램을 제공한다.

> **해설** 아스퍼거 증후군(Asperger's syndrome)에 대한 중재
> - 특수 교육 프로그램을 제공한다.
> - 보다 넓은 환경에 적응 기능을 일반화시키는 것에 대한 도움을 준다.
> - 문제 해결방법, 사회적 기술 훈련, 언어 기술훈련, 그리고 직업 훈련을 시키도록 한다.
>
> 답 ⑤

## 71. 중력불안을 느끼는 아동의 행동으로 옳은 것은?

1) 머리를 자를 때 거부가 심한 아동
2) 입안의 특정 감각을 가하기 위해 특정 물건을 씹거나 빠는 아동
3) 머리의 위치 변화와 움직임에 대해서 부적절한 공포 반응을 나타내는 아동
4) 뛰어오르기와 같은 관절에 무게가 가해지는 활동을 피하는 아동
5) 햇빛을 싫어하며 피하는 아동

> **해설** 중력불안
> - 머리의 위치 변화와 움직임에 대해서 부적절한 공포반응을 나타낸다.
> - 바닥에서 발이 떨어질 때 와 머리가 뒤쪽이나 앞쪽으로 기울어 질 때 주로 공포반응을 나타낸다.
> - 매일 겪는 움직임, 느리거나 빠른 것 수직선상의 머리 움직임과 관련된 것을 공포스러워 한다.
>
> 답 ③

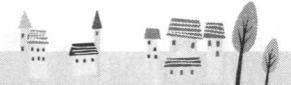

## 72. 학습장애 아동에 대한 설명으로 옳은 것은?

1) 평균 이하의 지능을 가진다.
2) 모든 감각 능력이 부적합하다.
3) 잠재적 학업 능력과 교육 수행 사이에 큰 차이는 없다.
4) 적절한 배움의 기회가 제공되지만, 학습장애가 된다.
5) 사회경제적 조건으로부터 오는 학습 문제도 포함된다.

> **해설** 학습장애 아동
> - 평균 또는 평균 이상의 지능을 가진다.
> - 적합한 감각 능력을 가진다(실명 또는 난청이 아닌 경우).
> - 적절한 배움의 기회가 제공되지만. 학습장애가 된다.
> - 잠재적 학업 능력과 교육 수행 사이에 상당한 차이가 있다.
> - 주요 감각 결핍, MR, 사회경제적 조건, 사회 심리 장애로부터 오는 학습 문제는 포함되지 않는다.
>
> 답 ④

## 73. 다음이 설명하는 뇌성마비의 분류로 옳은 것은?

> - 뇌성마비 유형 중 가장 많은 형태로 전체의 약 80% 차지한다.
> - 주요 원인으로는 조산으로 인한 뇌실주변의 백색연화증과 주변의 뇌조직의 괴사이다.
> - 높은 근긴장도로 수동 움직임 시 심한 저항을 동반한다.

1) 경직형 뇌성마비
2) 무정위형 뇌성마비
3) 운종실조형 뇌성마비
4) 이완형 뇌성마비
5) 단마비

> **해설** 경직형 뇌성마비 특징
> - 뇌성마비 유형 중 가장 많은 형태로 전체의 약 80% 차지한다.
> - 주요 원인으로는 조산으로 인한 뇌실주변의 백색연화증과 주변의 뇌조직의 괴사이다.
> - 높은 근긴장도로 수동 움직임 시 심한 저항을 동반한다.
>
> 답 ①

## 74. 지대형 근이영양증(Limb-girdle muscular dystrophy)에 대한 설명으로 옳은 것은?

1) 임상적 소견에는 안면근육 움직임의 감소가 관찰된다.
2) 가장 영향을 많이 받는 근육은 골반과 어깨의 근위 근육이다.
3) 발병은 주로 이른 청소년기 때 일어난다.
4) 보통염색체 우성이다.
5) 가장 흔하고 가장 심각한 근육퇴행위축이다.

> **해설** 지대형 근이영양증(Limb-girdle muscular dystrophy)
> • 가장 영향을 많이 받는 근육은 골반과 어깨의 근위 근육이다.
> • 발병은 10대에서 30대 사이 어느 때나 일어날 수 있다.
> • 진행은 대부분 느리지만, 빠른 경우도 있다.
> • 유전 패턴은 선천적 형태와 마찬가지로 보통염색체 열성이다.

답 ②

## 75. Klumpke palsy에 대한 설명으로 옳은 것은?

1) 부분 고정은 필요하지 않다.
2) 구축을 예방하기 위한 자세는 필요하지 않다.
3) 손의 문제보다는 어깨의 문제가 더 많다.
4) Brachial plexus의 Lower part에 문제가 생기는 경우이다.
5) 자폐(Autism)아동에게 흔하게 나타난다.

> **해설** Klumpke palsy
> • Brachial plexus의 Lower part에 문제가 생기는 경우이다.
> • 손과 손목 근육의 마비를 일으킨다.
> • 부분고정과 구축을 예방하기 위한 적절한 자세가 필요하다.

답 ④

## 76. 학교에서 제공되는 작업치료의 목적에 대한 설명으로 가장 옳은 것은?

1) 질환으로 인한 부상은 병원에서 치료하도록 맡긴다.
2) 조기 중재를 통해 추가 기능 장애를 예방한다.
3) 100% 기능 회복이 되도록 한다.
4) 상대방과의 상호작용 증진 교육은 하지 않아도 된다.
5) ADL 훈련은 병원에 근무하는 치료사에게 의뢰한다.

> **해설** 학교에서 제공되는 작업치료의 목적
> • 질환이나 부상, 손실을 통해서 손상되거나 잃어버린 기능을 향상, 발달, 그리고 회복시킨다.
> • 기능이 손상되거나 감퇴될 때, 독립적 기능을 위한 과제 수행력 향상시킨다.
> • 조기 중재를 통해 추가 기능 장애를 예방한다.
>
> 답 ②

## 77. 학교 내 작업치료와 관련된 매뉴얼에서 놀이/여가와 관련된 수행과 중재에 대한 설명으로 가장 옳은 것은?

1) 아동이 글씨 쓰기를 효과적으로 수행할 수 있도록 적절한 자세 취하도록 훈련시킨다.
2) 학교에서 생산적인 작업에 참여시킨다.
3) 옷입기, 스스로 먹기를 가르치기 위해 체이닝 접근 방법을 훈련시킨다.
4) 불안 검사로 대처 전략 제공한다.
5) 학교 관계자와 상담을 통한 놀이 중심의 휴식시간을 보장해주도록 한다.

> **해설** 학교 내 작업치료와 관련된 매뉴얼에서 놀이/여가와 관련된 수행과 중재
> • 작업 수행 참여의 예
>   쉬는 동안 동료 친구와 놀이, 학급 게임에 성공적으로 참여하기, 학교 외 시간에 대해 흥미있는 레저 활동 개발하기(스포츠, 미술, 춤 등)
> • 작업치료 중재의 예
>   - 접근하기 쉬운 환경(예, 놀이터)에서 놀이 도와주기
>   - 학교 관계자와 상담을 통한 놀이 중심의 휴식시간 보장하기
>   - 흥미 있는 레저 탐색하는 것 도와주기
>   - 방과 후 레저 활동 참여를 촉진하기 위해 부모와 상담하기
>
> 답 ⑤

## 78. 다음이 설명하는 아동은 어떤 행동을 보이는 아동인가?

> 감각을 등록함에도 불구하고, 들어오는 자극에 대해 과소반응을 보인다. 이런 아동은 영향을 받는 감각 양식에 대해 강한 자극을 추구하는 것처럼 보인다.

1) 과잉반응
2) 촉각방어
3) 감각 추구 행동
4) 감각 등록 문제
5) 중력불안

**해설** 감각 추구 행동
감각을 등록함에도 불구하고, 들어오는 자극에 대해 과소반응을 보인다. 이런 아동은 영향을 받는 감각 양식에 대해 강한 자극을 추구하는 것처럼 보인다.

답 ③

## 79. 아동의 임상적 관찰 중 아래의 내용을 알기 위해 어떤 검사를 하면 되는가?

> 자동적 자세와 사지 조절은 신체의 중력 중심지지 기저면에서 이동할 때 일어난다. 이러한 조절은 지지 기저면 위로 신체의 중력 중심을 회복하도록 도와서 균형을 유지하거나 회복한다.

1) Supine flexion
2) Equilibrium reaction
3) Crossing body midline
4) Prone extension
5) Muscle tone

**해설** 평형반응(Equilibrium reaction)
자동적 자세와 사지 조절은 신체의 중력 중심지지 기저면에서 이동할 때 일어난다. 이러한 조절은 지지 기저면 위로 신체의 중력 중심을 회복하도록 도와서 균형을 유지하거나 회복한다.

답 ②

## 80. 다음이 설명하는 레트 증후군(Syndrome)에 대한 설명으로 옳은 것은?

1) 언어기술에 있어서 임상적으로 뚜렷한 지연을 보이지 않는다.
2) 한 개의 성염색체 결핍에 의해 일어난다.
3) 다섯 번째 염색체 일부분이 삭제되어 일어난다.
4) XXY 성염색체 패턴 때문에 일어난다.
5) 6개월 까지 정상적인 발달을 하는 것처럼 보인다.

> 해설
> 1) 언어기술에 있어서 임상적으로 뚜렷한 지연을 보이지 않는다. - 아스퍼거 증후군
> 2) 한 개의 성염색체 결핍에 의해 일어난다. - 터너증후군
> 3) 다섯 번째 염색체 일부분이 삭제되어 일어난다. - 묘성증후군
> 4) XXY 성염색체 패턴 때문에 일어난다. - 클라인펠터 증후군
>
> 답 ⑤

## 81. 지역사회 중심재활(CBR)의 원칙에 대한 설명으로 옳은 것은?

1) 지역사회가 그 지역사회 내의 장애발생 예방과 장애인에 대한 재활 및 복지서비스에 책임을 질 필요는 없다.
2) 재활의 주체는 장애인 자신만 해당한다.
3) 기존의 재활서비스 전달체계에 통합되어 수행되는 것이며 지역사회중심 재활사업만을 위한 새로운 기관이나 전달체계를 만드는 것은 바람직하다.
4) 지역사회의 경제적·사회적 발전 수준에 적합하며, 저렴한 비용으로 구입 할 수 있고, 효과도 기할 수 있는 익히기 쉬운 기술을 활용한다.
5) 지역사회 내의 기존자원은 활용하지 않아도 된다.

> 해설
> 1) 지역사회가 그 지역사회 내의 장애발생 예방과 장애인에 대한 재활 및 복지서비스에 책임을 진다.
> 2) 재활의 주체는 장애인 자신과 장애인 가족이다.
> 3) 기존의 재활서비스 전달체계에 통합되어 수행되는 것이며 지역사회중심 재활사업만을 위한 새로운 기관이나 전달체계를 만드는 것은 바람직하지 않다.
> 5) 지역사회 내의 기존자원은 활용하여야 한다.
>
> 답 ④

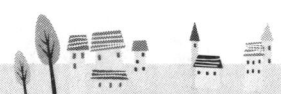

## 82. 뇌졸중 환자의 편측무시증후군(neglect syndrome)의 평가로 옳은 것은?

1) Albert's test
2) Trail making test Ⅰ
3) Trail making test Ⅱ
4) MMSE - K
5) GDS

> **해설** 편측무시증후군(neglect syndrome)의 평가
> MVPT, Albert's test, Behavioral inattention test, 시계 그리기, BIT 등

답 ①

## 83. 다음 증상으로 옳은 것은?

- 경추와 높은 수준의 흉추 손상 환자들의 문제임
- 목빗근과 가로막의 강화, 기침할 때 수동적인 보조, 심호흡 운동이 필수적이다.

1) 욕창
2) 폐활량 감소
3) 뼈엉성증
4) 기립성 저혈압
5) 자율신경 반사기능 장애

> **해설** 폐활량 감소
> • 경추와 높은 수준의 흉추 손상 환자들의 문제임
> • 목빗근과 가로막의 강화, 기침할 때 수동적인 보조, 심호흡 운동이 필수적이다.

답 ②

## 84. 다음 척수손상 수준 중에 Over head sling이 필요한 환자는 누구인가?

1) C5
2) C7
3) T1
4) T10
5) L2

> **해설** Over head sling : 어깨 근력이 약한 환자의 상지 사용을 돕는다.

답 ①

**85.** 길랑-바레 증후군 환자가 삼킴 장애로 인해 구강기에 혀와 혀의 기저부에 움직임이 감소된 모습이 보였다. 이에 대한 결과로 옳은 것은?

1) 인두부에 음식물이 남아있다.
2) 삼킴의 지연이 나타난다.
3) 인두기 시작 전에 기도로 음식이 유입된다.
4) 흡인이 나타난다.
5) 삼킴반사의 지연이 나타난다.

**해설** 길랑-바레 증후군의 삼킴장애 특징

| 시 기 | 증 상 | 결 과 |
|---|---|---|
| 구강기 | 혀와 혀의 기저부 움직임 감소 | 삼킴의 지연 |
| 인두기 | 호흡이 불안정<br>후두의 움직임이 감소<br>기관절개 삽입관 사용하는 환자 | 흡인<br>인두부에 음식물이 남아있음 |

답 ②

**86.** 다음 중 중추신경계의 염증반응으로 인한 질환으로 발생하는 것은 무엇인가?

1) 다발성 경화증(Multiple Sclerosis)
2) 길리안 바레 증후군(Guillian - Barre Syndrome)
3) 중증 근무력증(Myasthenia Gravis)
4) 근육위축성 가쪽 경화증(ALS)
5) 소아마비(poliomyelitis)

**해설** 다발성 경화증(Multiple Sclerosis)
중추신경계의 염증반응으로 인한 질환

답 ①

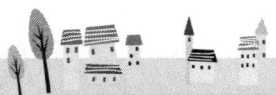

## 87. 다음 척수손상 환자 수준 중에 Mobile arm support가 가장 필요한 환자는?

1) C5
2) C7
3) T1
4) L2
5) L3

**해설**
Mobile arm support
C5환자에게서 사용한다.

답 ①

## 88. 삼킴장애 환자의 자세변화 중 바로 앉은 자세에 대한 설명으로 옳은 것은?

1) 푹신한 재질의 의자에 앉는다.
2) 발은 바닥에 꼬아서 앉는다.
3) 무릎을 90도 정도 구부린다.
4) 양쪽 엉덩이에 체중은 동등하게 싣지 않아도 된다.
5) 양손은 무릎위에 올려 놓는다.

**해설**
1) 견고한 재질의 의자에 앉는다.
2) 발은 바닥에 바르게 내려놓는다.
3) 무릎을 90도 정도 구부린다.
4) 양쪽 엉덩이에 동등하게 체중을 싣는다.
5) 양손은 책상 위에 올려놓는다.

답 ③

## 89. 지역사회 중심 재활(CBR)의 정의가 공식적으로 권고되어진 연도는 언제인가?

1) 1976년
2) 1981년
3) 1998년
4) 2002년
5) 2014년

**해설**
CBR개념
1976년 WHA에서 시작되었지만, CBR의 정의는 1981년 WHO 재활전문위원회에 의해 공식적으로 권고되었다.

답 ②

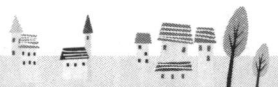

## 90. 지역사회에서 상담 전문가로써의 작업치료사의 역할에 대한 설명으로 옳은 것은?

1) 개인 상담 서비스만 제공한다.
2) 연구와 관련된 상담은 하지 않는다.
3) 보이스카우트와 같은 다양한 그룹에도 역할을 수행한다.
4) 상담 서비스는 변화가 거의 없는 상황에서 많이 이용되어진다.
5) 새로운 프로그램이 개발되었을 때, 상담 서비스는 제공될 필요가 없다.

> **해설** 지역사회에서 상담 전문가로써의 작업치료사의 역할
> • 개인, 그룹, 프로그램 또는 조직에 상담 서비스를 제공한다.
> • 상담의 내용은 실행의 문제들, 프로그램 개발, 행정상의 문제들, 그리고 연구 프로토콜과 관련 있다.
> • 프로그램 개발과 평가, 감독 모델, 조직화된 문제들 그리고 임상적인 문제들과 관련하는 전문가의 조언과 정보를 제공한다.
> • 상담 서비스는 새로운 프로그램이 개발되거나, 현저한 변화가 나타날 대 대부분 이용되어진다.
> • 성인 교육 프로그램, 성인 주간 보호소, 보이스카우트와 같은 다양한 그룹에도 역할을 수행한다.
>
> 답 ③

## 91. 작업 시에 정면과 옆면에서 추천되는 의자의 특성으로 올바른 것을 고르시오.

1) 정면에서 봤을 때 발판에서 좌석까지의 거리는 41cm이다.
2) 옆면에서 봤을 때 등받이 조절 범위는 32~36cm이다.
3) 정면에서 봤을 때 의자의 넓이는 41cm이다.
4) 정면에서 봤을 때 수직 높이 조절 범위는 18~25cm이다.
5) 옆면에서 봤을 때 등받이높이 조절 범위는 18~25cm이다.

> **해설** 정면에서 봤을 때
> • 등받이 넓이 : 32~36cm
> • 의자넓이 : 43cm
> • 수직높이조절범위 : 15cm
> • 발판에서 좌석까지 거리 : 46cm
> 옆면에서 봤을 때
> • 등받이 조절 범위 : 30~43cm
> • 등받이 높이 : 15~23cm
> • 등받이 높이 조절 범위 : 18~25cm
> • 의자깊이 : 41cm
>
> 답 ⑤

## 92. 다음 평가도구들 중 면담을 통한 평가는 무엇인가?

1) 미국장애인보호법(Americans with Disabilities Act) 작업장 평가
2) 작업경험조사(Work Environment Survey ; WES)
3) 고용현장방문 직업분석(Job Analysis during Employer site visit)
4) Life Stressors and Social Resources Inventory-Adult form(LISRES – A)
5) 작업환경척도(Work Environment Scale ; WES)

### 해설

| 평가도구 | 설 명 | 장단점 |
|---|---|---|
| 미국장애인보호법(Americans with Disabilities Act) 작업장 평가 | 미국장애인보호법에 명시된 작업장 평가로 짧은 질문 형식의 체크리스트 | 장점 : 미국장애인보허법에 검사법 명시<br>단점 : 정신측정 타당도의 부족 |
| 고용현장방문 직업분석(Job Analysis during Employer site visit) | 직장을 방문하여 관련요인들을 분석하는 체크리스트 | 장점 : 구조화된 관찰<br>단점 : 정신측정 타당도의 부족. 일상 스트레스 요인과 사회적 자원조사표- 성인용 |
| Life Stressors and Social Resources Inventory-Adult form(LISRES-A) | 질문지는 개인의 일상에서 스트레스를 일으키는 요인(9개척도)과 사회적 자원(7개척도)의 개괄을 제공하기 위해 고안됨 | 장점 : 스트레스 요인과 사회적 지원을 하나의 검사 도구로 평가 가능. ICIDH의 변형판. 표준화 잘되어 있음. 내적 일관성이 상대적으로 안정된 검사도구 임<br>단점 : 더 많은 인구를 대상으로 한 연구가 필요함. 정신적인 면을 평가하는 항목이 없음 |
| 작업환경척도(Work Environment Scale ; WES) | 작업장 내 고용인의 사회적 환경 인식을 평가하는 설문지 | 장점 : 표준화됨; 정신측정 요인 확립, 쉽고 활용하기 편함. 논의를 촉진하고 의뢰인의 관점에서 증명됨. 개인, 그룹, 조직 등에 유용<br>단점 : 점수만으로는 개선 방향을 제시 못함. 물리적 손상을 가진 사람들에 대한 보다 많은 연구 필요 |
| 작업경험조사(Work Environment Survey ; WES) | 직업적응의 요구점을 확인하기 위한 면담(작업장 접근성, 수행에 필요한 필수 기능, 직무 숙달, 직무 만족 등) | 장점 : 여러 연구를 통해 본 평가가 활용됨. 방해요소 및 필요 설비의 확인을 용이하게 함. 고용주에게 작업장의 방해요소를 제시함으로써 의뢰인 권리 신장. 다양한 장애를 가진 개인에게도 적용 가능<br>단점 : 추후 면담을 통하여 WES의 유용성을 확인해야 함. 부가적 정신측정 자료 부족 |

답 ②

## 93. 선 자세에서 작업 시 워크 벤치 높이는 정밀 작업 시에는 (가), 가벼운 작업 시에는 (나), 힘든 일의 경우 (다)가 추천된다.

1) (가) - 팔꿈치 바로 아래, (나) - 팔꿈치에서 4~6인치 아래, (다) - 팔꿈치 위
2) (가) - 팔꿈치 위, (나) - 팔꿈치 바로 아래, (다) - 팔꿈치에서 4~6인치 아래
3) (가) - 팔꿈치에서 4~6인치 아래, (나) - 팔꿈치 바로 아래, (다) - 팔꿈치 위
4) (가) - 팔꿈치 바로 아래, (나) - 팔꿈치 위, (다) - 팔꿈치에서 4~6인치 아래
5) (가) - 팔꿈치에서 4~6인치 아래, (나) - 팔꿈치 위, (다) - 팔꿈치 바로 아래

**해설** 워크벤치 높이는 정밀 작업 시 팔꿈치 위, 가벼운 작업 시 팔꿈치 바로 아래, 힘든 일의 경우 팔꿈치에서 4~6인치 아래가 적합하다.

답 ②

## 94. 작업장에서의 인간 공학 중 자재취급에 대한 설명으로 옳은 것은?

1) 자재취급은 허리 손상과는 관계가 없다.
2) 허리 손상은 미세한 외상 보다는 한 가지 요소에 의해 많이 일어난다.
3) 무거운 물체를 들어 올릴 때는 Hoyer 리프트 같은 기계적으로 도와주는 장치를 사용해야 한다.
4) 신축성 있는 허리 지지대는 큰 도움이 되지 않는다.
5) 기계가 없을 때는 직접 들어 올리는데, 허리 힘을 사용하는 것이 좋다.

**해설**
1) 자재취급은 허리 손상의 주요 원인으로써, 들기, 밀기, 당기기, 구부리기, 비틀기를 포함한다.
2) 허리 손상은 한 가지 요소 보다는 미세한 외상에 의해 많이 일어난다.
4) 신축성 있는 허리 지지대는 논란의 여지가 있지만 허리 보호적 기능과 허리 조직을 보호해 주어 상해를 줄인다.
5) 기계가 없을 때는 직접 들어 올리는데, 허리는 세우고 허벅지 힘을 이용하는 것이 좋다.

답 ③

## 95. 상해를 입은 근로자를 재활하기 위한 공식적, 다학제적 프로그램으로써 팀에는 작업치료사, 물리치료사, 보조자, 심리학자, 직업평가사, 상담가, 허가받은 전문 상담가, 운동 처방사, 생리학자, 영양사 등이 포함되어 시행하는 것은 무엇인가?

1) 산재프로그램
2) 직업기능강화
3) 직업신체능력강화
4) 우울증개선프로그램
5) 직업복귀프로그램

**해설** 직업기능강화(work hardening)은 상해를 입은 근로자를 재활하기 위한 공식적, 다학제적 프로그램을 말한다. 팀에는 작업치료사, 물리치료사, 보조자, 심리학자, 직업평가사, 상담가, 허가받은 전문 상담가, 운동 처방사, 생리학자, 영양사 등이 포함된다. 프로그램은 4~8주 정도이며 초기부터 최종 평가, 현장 평가, 활동, 모의 직무, 근력 및 심혈관계강화, 교육, 종일 혹은 수정된 형태로의 직업복귀를 위한 개인적인 목표설정과 프로그램 수정이 포함된다.

답 ②

## 96. 다음 설명하는 심장 질환을 고르시오.

> • 심장이 충분한 펌프질을 하지 못해 폐 또는 몸으로 체액이 되돌아오는 경우
> • 클라이언트의 심장 크기가 정상인에 비해 커지는 경우가 있다.

1) 죽경화증
2) 협심증
3) 심근경색
4) 울혈성 심부전
5) 판막질환

**해설** 울혈성 심부전
• 심장이 충분한 펌프질을 하지 못해 폐 또는 몸으로 체액이 되돌아오는 경우
• 클라이언트의 심장 크기가 정상인에 비해 커지는 경우가 있다.

답 ④

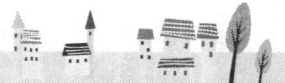

## 97. 원인 질환별 치매 종류로 알맞게 연결된 것은?

1) 대사성 질환 : 인간광우병, AIDS, 결핵 등
2) 감염성 질환 : 베르니케-코르사코프 증후군
3) 뇌혈관질환 : 알츠하이머병
4) 중독성 질환 : 알코올, 일산화탄소, 약물 등
5) 퇴행성 뇌질환 : 혈관성 치매

> **해설** 원인 질환별 치매 종류
> • 퇴행성 뇌질환 : 알츠하이머병, 루이체 치매, 이마관자엽 치매, 헌팅턴병, 파킨슨병, 크로이츠펠트야콥병
> • 뇌혈관질환 : 혈관성 치매
> • 대사성 질환 : 저산소증, 저혈당증, 갑상샘저하증
> • 감염성 질환 : 인간광우병, AIDS, 결핵 등
> • 중독성 질환 : 알코올, 일산화탄소, 약물 등
> • 결핍성 질환 : 베르니케-코르사코프 증후군, 비타민 B12, 엽산 결핍으로 인한 치매
> • 기타 : 뇌종양, 외상성, 우울증에 의한 치매 등
>
> 답 ④

## 98. 치매환자의 여가 활동을 계획 할 때 작업치료사가 주의해야 할 사항으로 옳은 것은?

1) 환자의 결핍에 맞추어 계획을 수립한다.
2) 환자에게 많은 자극을 주어 환자가 스트레스에 적응 할 수 있게 한다.
3) 활동 수행시간을 최대한 길게 잡는다.
4) 활동 수행동안 제한된 의사결정을 할 수 있게 해 준다.
5) 도움을 절대 제공할 수 없다.

> **해설** 지남력 장애로 무엇이 어떻게 해야 할 지 판단할 수 없게 되어 불안하게 된 환자에게 무엇보다도 안심하고 지낼 수 있는 환경을 조성해 주는 것이 중요하다. 따라서 활동 수행동안에 제한된 의사결정을 할 수 있게 해주는 것이 옳다.
>
> 답 ④

## 99. 심장병과 관련된 약물과 그 작용 대한 설명으로 옳은 것은?

1) Digoxin - 부종 저하
2) Warfarin - 심박수를 낮춤
3) Lidocaine - 혈압을 낮춤
4) Heparin - 심장의 리듬조절
5) Aspirin - 혈액이 응고하여 덩어리가 생기는 것을 방지

> **해설**
> 1) Digoxin – 심박수를 낮춤
> 2) Warfarin – 혈액이 응고하여 덩어리가 생기는 것을 방지
> 3) Lidocaine – 심장의 리듬 조절
> 4) Heparin – 혈액이 응고하여 덩어리가 생기는 것을 방지

답 ⑤

## 100. 다음 설명하는 노인의 생물학적 노화 이론을 고르시오.

> • 어떤 해로운 유전자가 노년에 이르러 활성화되면 유기체의 생존을 불가능하게 만든다는 견해
> • 두 가지의 유형의 유전자, 즉 젊음과 활기, 성장과 성숙을 촉진시키는 유전자와 구조를 파괴시키는 유전자가 존재한다는 것.
> • 한 유전자가 두 개의 측면을 지니고 있어 초기에는 청년기의 측면이 작용하고, 중년기 이후에는 노쇠의 측면이 활성화되는 이중적인 역할을 한다는 것.

1) 유전자 이론
2) 프로그램 이론
3) 오류와 복구 이론
4) 텔로메라제 이론
5) 활성산소 이론

> **해설** 유전자 이론
> • 어떤 해로운 유전자가 노년에 이르러 활성화되면 유기체의 생존을 불가능하게 만든다는 견해
> • 두 가지의 유형의 유전자, 즉 젊음과 활기, 성장과 성숙을 촉진시키는 유전자와 구조를 파괴시키는 유전자가 존재한다는 것.
> • 한 유전자가 두 개의 측면을 지니고 있어 초기에는 청년기의 측면이 작용하고, 중년기 이후에는 노쇠의 측면이 활성화되는 이중적인 역할을 한다는 것.

답 ①

# 3회
# 3교시

## 01. 다음의 증상은 어느 근육의 손상 시 나타나는가?

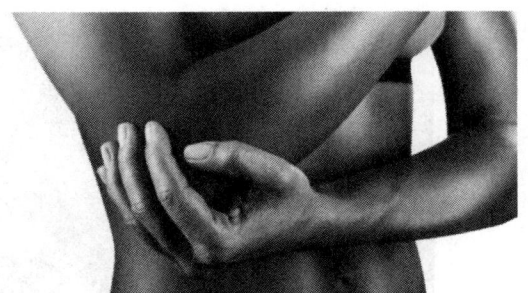

1) Anconeus
2) Triceps Brachii
3) Brachialis
4) Flexor carpi radialis
5) Flexor carpi ulnaris

**해설** 팔꿈치근이 위팔뼈의 가쪽 위관절융기에 부착되어 있으므로, 이것은 '가쪽위관절융기염' 또는 '가쪽위관절융기증'이라고 알려진 테니스엘보우(tennis elbow)와 관련될 수 있다.

답 ①

## 02. 다음 보조기를 사용하는 대상자로 가장 옳은 것은?

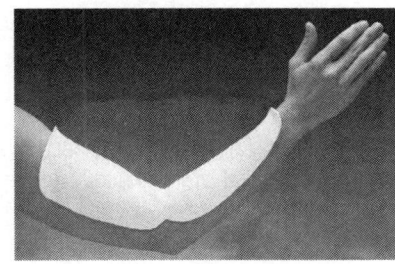

1) 관절염 환자
2) 폄구축이 있는 환자
3) 절단환자
4) 화상환자
5) 복합부위통증증후군 환자

**해설** 화상환자의 변형 예방 자세
- 목 : 중립에서 약간 뒤로 젖힌 자세
- 겨드랑이 : 어깨관절 90~100도 벌림, 45도 가쪽돌림, 60도 수평모음
- 팔꿈치, 아래팔 : 팔꿈치 폄, 아래팔 중립
- 손목 : 손목관절 30도 폄

화상환자 보조기
- Axillary splint, airplane splint : 어깨의 모음 구축 방지
- Elbow conformer splint : 팔꿈치 굽힘 구축 방지
- Antideformity splint : Claw hand 변형 방지

답 ④

## 03. 다음 그림과 같은 자세의 근력 평가에 대한 설명으로 옳은 것은?

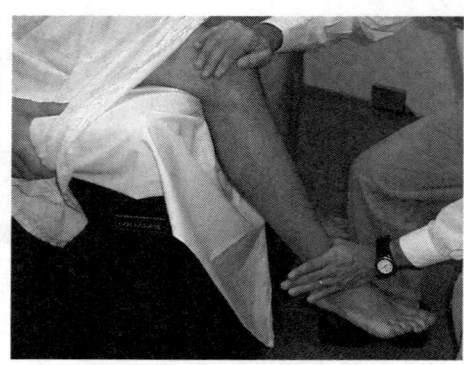

1) P(2)와 T(1)의 등급을 검사하는 과정에서 평가 자세는 발이 바닥에 닿지 않도록 치료대의 가장자리에 무릎을 구부리고 걸터앉는다.
2) N(5)에서 F(3)의 등급을 검사하는 과정에서 저항은 발등을 무릎관절이 굽혀지는 방향으로 아래로 누른다.
3) N(5)에서 F(3)의 등급을 검사하는 과정에서 고정은 강하게 넓적다리를 잡거나 무릎 밑에 손을 넣어 치료대의 가장자리에 대해 완충역할을 한다.
4) 평가 시 대상작용은 엉덩관절의 바깥돌림(external rotation)이 발생한다.
5) 이 동작의 주동근으로는 두덩근(pectineus)이 있다.

---

**해설**  다음 그림은 무릎관절 폄(knee extension)의 근력평가를 나타낸다.

**N(5)에서 F(3)의 등급을 검사하는 과정**
- 자세 : 클라이언트는 발이 바닥에 닿지 않도록 치료대의 가장자리에 무릎을 구부리고 걸터앉는다.
- 고정 : 강하게 넓적다리를 잡거나 무릎 밑에 손을 넣어 치료대의 가장자리에 대해 완충역할을 한다. 클라이언트는 치료대의 가장자리를 잡는다.
- 저항 : 발목 바로 위에서 다리의 앞쪽에 무릎관절을 굽히는 방향으로 아래로 누른다.

**P(2)와 T(1)의 등급을 검사하는 과정**
- 자세 : 클라이언트는 검사받는 쪽이 아래로 오도록 옆으로 눕는다. 아래쪽 다리는 엉덩관절을 펴고 무릎관절을 90도 굴곡한다.
- 고정 : 한손으로 위쪽의 다리는 약간 벌린 상태로 받쳐주고, 다른 손으로는 검사하는 다리의 넓적다리 앞면을 고정한다.
- 대상작용 : 엉덩관절의 안쪽돌림이 일어난다.
- 무릎관절 폄의 근육
  - 넓다리곧은근(retus femoris)
  - 중간넓은근(vastus intermedius)
  - 안쪽넓은근(vastus medialis)
  - 가쪽넓은근(vastus lateralis)

답 ③

## 04. 다음 그림에 대한 설명으로 옳은 것은?

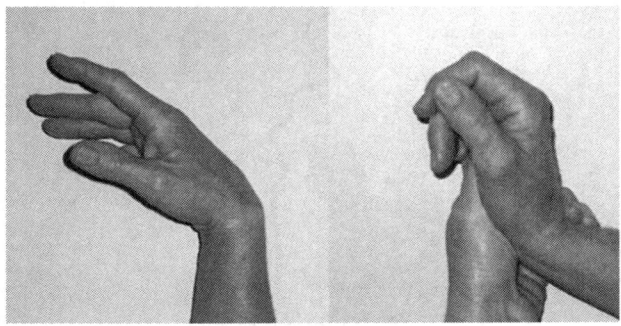

1) spherical grasp을 나타낸 그림이다.
2) 손목을 떨어뜨려 굽히면 손가락이 수동적으로 펴진다.
3) 손목을 펼 때 손가락 폄근과 엄지 폄근에 의해서 발생되는 수동적 장력(passive tension)에 의해 가능해진다.
4) 어떤 방법으로 잡게 되는지는 엄지굽힘근(thumb flexor muscle)이 가장 큰 영향을 미친다.
5) C5 환자들이 주로 사용하는 방법이다.

**해설**
1) Tenodesis grip의 그림이다.
3) 손목을 펼 때 손가락 굽힘근과 엄지 굽힘근에 의해서 발생되는 수동적 장력(passive tension)에 의해 가능해진다.
4) 어떤 방법으로 잡게 되는지는 엄지모음근(thumb adductor muscle)이 가장 큰 영향을 미친다.
5) C6, 7 환자들이 주로 사용하는 방법이지만, C5환자에서 조악한 형태이기는 해도 가능한 경우가 있다.

답 ②

## 05. 다음 그림의 평가가 가능한 척수손상의 수준은 무엇인가?

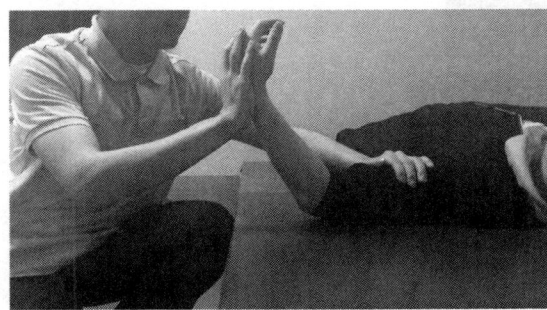

1) C8
2) C7
3) C6
4) C5
5) C4

**해설** 팔꿈치 폄(elbow extension)을 검사하는 그림이다. C7부터 elbow extension을 할 수 있다.

답 ②

## 06. 다음의 증상은 무슨 망상인가?

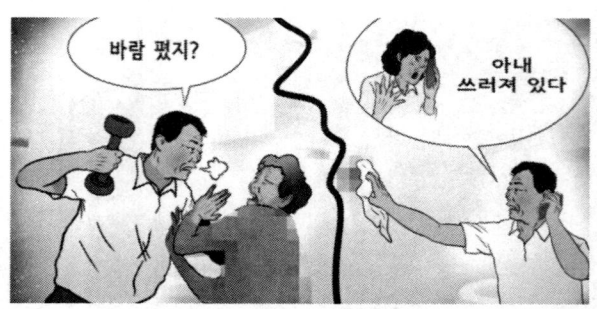

1) 편집망상
2) 사고침입 망상
3) 색정망상
4) 부정망상
5) 관계망상

**해설**
1) 편집망상 또는 피해망상 : 가장 흔한 망상 중 하나로, 남이 자신을 미행한다는 망상, 자기를 죽이려 누군가 독을 탄 것 같다는 망상, 남이 자신을 감시한다 등의 망상이 있다.
2) 사고침입 망상 : 남이 자신의 머리 속에 생각을 집어넣고 있다는 망상이다.
3) 색정망상 : 공주병 또는 도끼병을 말한다.
4) 부정망상 : 의처증, 의부증을 말한다.
5) 관계망상 : 편집망상, 과대망상, 우울망상, 색정망상, 부정망상, 신체망상, 조종 망상, 사고침입 등 각종 망상과 모두 관계가 있고 광범위한 내용을 가진 망상으로 주위에서 일어나는 일상적인 사실이 모두 자신과 관련되어 일어난다고 믿는 망상을 말한다.

답 ④

## 07. 다음과 같은 타일 모자이크 활동을 정신과 환자들에게 적용했을 때 얻을 수 있는 가장 큰 치료 효과는 무엇인가?

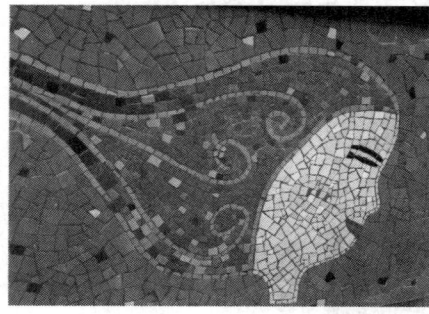

1) 판단력 향상
2) 파괴성 표출을 통하여 정서 안정
3) 근력 증진
4) 협응능력 향상
5) 공간능력 증진

**해설** 정신과 환자들에게는 타일을 자르는 동안 파괴하는 것에 대한 쾌감을 주어 파괴성 표출을 통한 정서안정의 효과를 기대할 수 있다.

답 ②

## 08. 이 질환을 가진 환자가 보이는 증상의 진행에 대한 설명으로 옳은 것은?

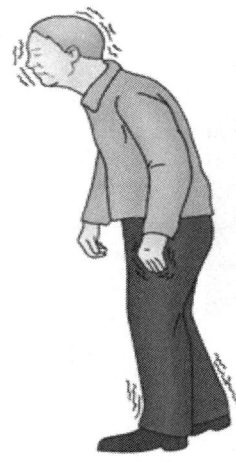

1) Ⅰ : 양쪽 떨림, 소실증, 이전 작업에서 저하된 지구력, 피로
2) Ⅱ : 양쪽운동장애, 중한 강직 소견, 동시과제의 어려움, 실행기능의 어려움
3) Ⅲ : 지연된 반응과 함께 균형저하, 숙련된 순차적 과제의 어려움
4) Ⅳ : 소동작 조절이 심각하게 안 됨, 구강운동은 가능
5) Ⅴ : 운동적으로 심각하게 안 됨, 구강운동결함, 의존적 ADL

**해설**
1) Ⅰ : 한쪽 떨림, 소실증, 이전 작업에서 저하된 지구력, 피로
2) Ⅱ : 양쪽운동장애, 경한 강직 소견, 동시과제의 어려움, 실행기능의 어려움
4) Ⅳ : 소동작 조절이 심각하게 안 됨, 구강운동결함
5) Ⅴ : 운동적으로 심각하게 안 됨, 의존적 ADL

답 ③

## 09. 시지각 기술 중 하나인 사진이다. 아동은 이 시지각 기술이 언제 안정성 있게 성장하는가?

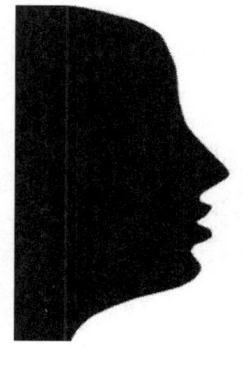

1) 3~5세
2) 6~7세
3) 8~9세
4) 7~9세
5) 10세

**해설**
1) 전경 배경 지각 : 3~5세 사이에 발달하고, 6~7세에 안정성이 성장한다.
2) 형태항상성 : 6~7세 사이에 갑작스럽게 향상된다.
4) 공간에서의 위치 : 7~9세에 완성된다.
5) 공간관계 : 약 10세에 발달한다.

답 ②

## 10. 이 검사는 어떤 질환을 발견하기 위한 검사인가?

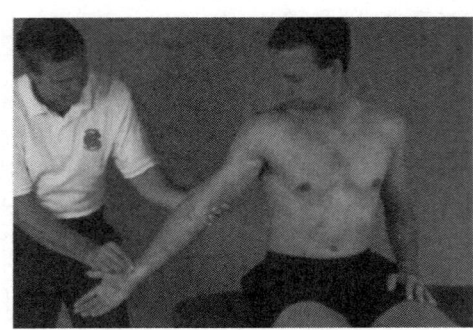

1) 손배뼈 불안정
2) 팔꿉굴증후군
3) 손목굴증후군
4) 반달뼈 탈구
5) 흉곽출구증후군

**해설** 위 사진은 Roos 검사를 하는 모습이다.
1) 손배뼈 불안정 : 손상패턴은 해부학적 코 담배값에서 통증 또는 손목의 움직임의 '부딪히는 소리'가 나며, 검사하는 방법으로는 watson검사가 있다.
2) 팔꿉굴증후군 : 손상패턴은 팔꿈치의 자뼈 신경 압박이며, 검사하는 방법으로는 팔꿈치 굴곡 검사가 있다.
3) 손목굴증후군 : 손상패턴은 통증과 감각소실, 주로 엄지, 검지와 중지. 일반적으로 밤에 더 나쁘며 활동성과 관계있을 수 있다. 검사하는 방법으로는 손목에서의 Tinel's 징후, Phalen's 검사, 역 Phalen's 검사, 손목압박검사가 있다.
4) 반달뼈 탈구 : 손상패턴은 손목 중앙의 통증 또는 불안정이고, 검사하는 방법으로는 Murpy의 징후가 있다.
5) 흉곽출구증후군 : 손상패턴은 어깨높이 이상에서 활동하거나 몸의 뒷면에서 자세를 유지할 때 뻣뻣함이 있거나 불특정한 감각이상이 나타나며, 검사하는 방법으로는 Adson검사와 Roos 검사가 있다.

답 ⑤

**(11~13) 다음을 읽고 질문에 답하시오.**

> ☐ 성별 / 나이 : 남 / 43세
> ☐ 의뢰 사유 : 최근 옷입기 등 일상생활을 스스로 하지 못해 작업치료사를 찾게 되었다.
> ☐ 작업치료 평가 내용
> 치료사 : 안녕하세요~ 최OO님
> 환  자 : 네~
> 치료사 : 자, 오늘은 옷 입는 연습을 해봅시다. 옷을 팔에 끼워봅시다.
> 환  자 : (옷을 입으로 가져가고, 옷을 흔든다)
> 치료사 : 그럼 옷을 어떻게 입는지 설명해주시겠어요?
> 환  자 : 팔 넣는 곳에 팔을 넣고 단추를 잠그면 되지요.

**11.** 위 환자가 가지고 있는 문제점으로 가장 옳은 것은?

1) 관념운동 실행증
2) 관념 실행증
3) 구조적 실행증
4) 선택적 집중력 저하
5) 통찰력 저하

> **해설** 관념운동 실행증
> 과제를 이해하고, 자동적인 과제수행은 가능하지만, 지시에 의한 과제를 수행할 수 없으며, 환자는 언어로 하려는 동작을 설명할 수 있다.
>
> 답 ①

**12.** 위 환자에게 보일 수 있는 일상생활활동에서의 모습은 무엇인가?

1) 차를 넣기 전에 물을 따른다.
2) 커피를 마시라고 했을 때 컵을 기울이지 않고 마시거나 귀에 댄다.
3) 주전자에 물을 넣지 않고 불 위에 얹는다.
4) 연필로 머리를 빗는다.
5) 고기를 다 자르기 전에 입으로 가져간다.

> **해설**
> • 정답 외에 나머지 보기는 관념 실행증의 예이다.
> • 관념 실행증 : 움직임의 개념을 형성하는 능력과 지시에 대한 반응이나 자발적인 활동을 수행하지 못한다.
>
> 답 ②

## 13. 위 환자를 위한 치료 방법으로 옳은 것은?

1) 지시어는 짧고 명료하며, 간결하게 사용한다.
2) 단서는 처음 한 번만 주고 주지 않는다.
3) 옷 입는 방법을 한 번에 다 보여준다.
4) 말로만 설명한다.
5) 이해를 돕기 위해 여러 가지 방법을 가르쳐 준다.

> **해설**
> - 지시어는 짧고 명료하며, 간결하게 사용하고 과제는 구성요소를 단계별로 나누고 각 단계별로 가르친다. 많은 반복이 필요하다.
> - 말이나 설명하는 지시보다는 간결한 지시어와 함께 촉각과 고유수용성감각을 주면서 올바른 움직임으로 이끄는 것이 효과적이다.
> - 단서를 주거나, 같은 방법으로 반복해서 옷입기를 단계적으로 나누어 가르친다.
>
> 답 ①

### (14~16) 다음 사례를 읽고 질문에 답하시오.

---
□ 성별 / 나이 : 여 / 24세
□ 작업치료 의뢰 사유
전자회사에서 조립라인에서 일하는 여성이다. 김씨는 직장 복귀를 위해 손의 ① (　　　)를 평가하기 위해 외래로 작업치료를 의뢰하였다.
□ 작업치료 평가 내용
치료사 : 김○○씨 한 구멍에3개의 핀을 넣어주세요. 동시에 3개의 핀을 집어 최대한 빨리 넣어주시면 됩니다. 옷소매나 손가락에 핀이 걸릴 수도 있으니 조심해 주시고, 핀이 떨어지면 ② (　　　).
김○○씨 : 네. 선생님

---

## 14. ①에 들어갈 내용으로 가장 옳은 것은?

1) 기민성    2) 근력    3) 협응
4) 관절가동범위    5) 감각

> **해설** O'connor Finger Dexterity Test는 손의 빠른 조작능력(기민성)을 평가하기 위한 도구이며 대상자로는 손 손상 환자, 제조업의 조립라인 고용을 위한 자이다.
>
> 답 ①

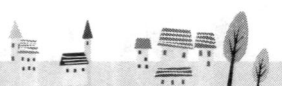

## 15. ㉮에 들어갈 내용으로 가장 옳은 것은?

1) 주워 넣어주시면 됩니다.
2) 처음부터 다시 평가하겠습니다.
3) 신경쓰지 마시고 계속 핀을 꽂아주세요.
4) 그 줄은 빼고 다음 줄부터 꽂아주세요.
5) 네. 그만 하겠습니다.

> **해설** 핀이 많으므로 떨어진다면 줍지 않고, 보드에 있는 핀을 가져다 꽂으면 된다.
>
> 답 ③

## 16. 위 평가를 점수화 하려고 한다. 분자에 해당되는 내용으로 옳은 것은?

1) 위쪽 다섯줄을 꼽는데 소요된 시간 + (아래 다섯줄을 꼽는데 소요된 시간 × 1.1) / 2
2) 위쪽 다섯줄을 꼽는데 소요된 시간 + (아래 다섯줄을 꼽는데 소요된 시간 × 1.2) / 2
3) 위쪽 다섯줄을 꼽는데 소요된 시간 − (아래 다섯줄을 꼽는데 소요된 시간 × 1.1) / 2
4) 위쪽 다섯줄을 꼽는데 소요된 시간 − (아래 다섯줄을 꼽는데 소요된 시간 × 1.2) / 2
5) 위쪽 다섯줄을 꼽는데 소요된 시간 + (아래 다섯줄을 꼽는데 소요된 시간 × 1.3) / 2

> **해설** 점수화
> 위쪽 다섯줄을 꼽는데 소요된 시간 + (아래 다섯줄을 꼽는데 소요된 시간 × 1.1) / 2
>
> 답 ①

## (17~19) 다음 사례를 읽고 질문에 답하시오.

□ 성별 / 나이 : 남 / 37세
□ 진단명 : C5-7 ruptured HIVD, Lamina Fx on C5, T12 burst Fx, T11 compression Fx
□ 작업치료 평가
1. 신체적 기능 수준
- 항문까지 감각이 존재하고, 모든 관절에 LOM은 없다.
- 양쪽 팔꿈관절 굽힘 및 폄, 손목 관절 폄, 손가락 굽힘, 손가락 벌림은 MMT상 F+이상 나온다.
- 양쪽 하지는 고관절 굽힘은 약간의 근수축이 느껴지나, 움직임이 없고, 그 이하는 근수축이 느껴지지 않는다.
2. 일상생활활동 수준
- 용변 처리 및 화장실 사용은 화장실 손잡이를 사용해서 독립적으로 가능하다.
- 수동 휠체어를 이용해서 실내와 실외에서 100m이상 이동이 가능하다.
- 침대-휠체어-욕조와 같이 이동(transfer)을 위해서는 보조도구가 필요하다.
□ 주요 호소
직장으로 복귀를 원함(사무직)

### 17. 위 환자가 직장으로 복귀하려고 한다. 가장 필요한 보조도구는 무엇인가?

1) 타이핑 보조도구
2) 전동 휠체어
3) 에디슨 젓가락
4) 해드 포인터
5) 돋보기

> **해설** 출퇴근 및 직장 내 이동을 위해서는 전동휠체어가 가장 필요하다. 수지기능에는 큰 제한이 없기에 수지와 관련된 보조도구가 필요하다고 보기는 힘들다. 해드 포인터는 사지 마비 환자가 그림을 그리거나 글을 쓸 때 머리에 막대기를 쓰고 글씨를 쓰는 도구이다.
>
> 답 ②

### 18. 위 환자가 현재 사용하고 있는 보조도구는 무엇인가?

1) 슬라이딩 보드
2) 리처
3) 전동 휠체어
4) 샤스 에이드
5) 모바일 암 서포트

> **해설** "침대-휠체어-욕조와 같이 이동(transfer)을 위해서는 보조도구가 필요하다"라고 하였다. 여기서 보조도구는 이동(transfer)에 필요한 도구이므로, 슬라이딩 보드가 가장 적합하다.
>
> 답 ①

## 19. 위 환자의 ASIA scale은 무엇인가?

1) ASIA A
2) ASIA B
3) ASIA C
4) ASIA D
5) ASIA E

**해설** ASIA 분류 척도

| | 감 각 | 운 동 |
|---|---|---|
| ASIA A | 완전 손상 | 완전 손상 |
| ASIA B | S4-5신경을 포함한 손상 수준 이하의 감각 존재 | 완전 손상 |
| ASIA C | 정상 | 손상 수준 이하 주요 근육(key muscle) 중 MMT F이상이 1/2미만 |
| ASIA D | 정상 | 손상 수준 이하 주요 근육(key muscle) 중 MMT F이상이 1/2이상 |
| ASIA E | 정상 | 정상 |

답 ④

## (20~22) 다음 사례를 읽고 질문에 답하시오.

- 성별 / 나이 : 여 / 80세
- 과거력 : 2017년 09월 03일 아침 밤사이 많이 내린 눈이 얼어 빙판길에서 넘어졌다. 응급실 내원 후 뒤가쪽 접근법으로 엉덩관절전치술 수술을 받았다.
- 진단명 : 오른쪽 전자 간 엉덩관절 골절
- 작업치료 평가
• 임상 관찰
- 보행기의 도움을 받아, 오른쪽 다리에 체중지지를 30%정도 가능하여, 걷기 가능하다.

## 20. 그녀가 취해야 할 안정적인 골반의 위치로 적절한 것은?

1) 엉덩관절 굽힘 및 모음
2) 엉덩관절 폄 및 안쪽돌림
3) 엉덩관절 벌림 및 바깥돌림
4) 엉덩관절 굽힘 및 안쪽돌림
5) 엉덩관절 폄 및 벌림

**해설** 뒤가쪽 접근법으로 수술한 사람의 안정적인 골반의 위치는 굽힘, 벌림, 바깥돌림이며, 불안정한 자세는 모음, 안쪽돌림, 주의사항에 제한범위보다 큰 굴곡이다. 반대로 앞가쪽접근법으로 수술한 사람은 안정자세가 굽힘, 벌림, 안쪽돌림, 불안정자세가 모음, 바깥돌림, 과다 젖힘이다.

답 ③

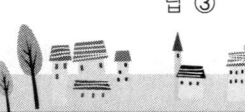

## 21. 사례에서 현재 그녀가 엉덩관절 수술 후 체중지지의 상태로 옳은 것은?

1) 전체 체중지지(Full weight bearing)
2) 부분적인 체중지지(Partial weight bearing)
3) 비체중지지(Non-weight bearing)
4) 발가락으로 체중지지(Touchdown weight bearing)
5) 50%의 체중지지(50% weight bearing)

**해설** 엉덩관절 수술 후 체중지지의 과정

| 체중지지상태 | 수술한 하지로 체중지지의 퍼센트 | 보행보조도구 |
|---|---|---|
| 비체중지지(NWB) | 0% | 보행기 혹은 목발 |
| 발가락으로 체중 지지 | 10~15% | 보행기 혹은 목발 |
| 부분적인 체중지지 | 30% | 보행기 혹은 목발 |
| 50% 체중지지 | 50% | 지팡이 |
| 전체 체중지지 | 75~100% | 지팡이 혹은 필요 없음 |

답 ②

## 22. 다음 환자가 신발을 신을 때 사용하는 보상도구는 무엇인가?

1) 변기의자(Commode chair)
2) 리쳐(reacher)
3) 긴 손잡이 구두주걱
4) 옷입는 막대(Dressing-stick)
5) 손잡이가 긴 목욕 스펀지

**해설**

| 엉덩관절 대치 수술 후 일상생활활동에 적응하기 | |
|---|---|
| 문제점 | 적응법 |
| 발 닦기 | 손잡이가 긴 목욕 스펀지 사용 |
| 욕조에 들어가고 나오기 | 욕실에 미끄럼 방지매트, 손잡이, 목욕의자 설치 |
| 신발 신고 벗기 | 손잡이가 긴 구두주걱, 탄력 있는 신발끈 사용 |
| 바지 입기 | 리쳐, 옷 입기 보조막대 사용 |
| 화장실 욕조침대로부터 이동하기 | 변기, 의자, 침상의 높이를 높게 함. |
| 의자에 앉고 일어서기 | 의자 등받이에 단단한 쿠션 부착 |
| 장식장 열고 닫기 | 허리를 숙이지 않도록 물건들의 위치 조정, 리쳐 사용. |

답 ③

**(23~25) 다음을 읽고 질문에 답하시오.**

> ☐ 성별 / 나이 : 남 / 63세
> ☐ 진단명 : 뇌졸중
> ☐ 작업치료 의뢰 사유
> 뇌졸중 후 일상생활에서 평소와 다른 모습을 보여 평가 받기 위해 작업치료사를 찾게 되었다.
> ☐ 작업치료 평가
> 1. 임상 관찰
> - 주전자에 물을 넣지 않고 불 위에 얹는다.
> - 고기를 다 자르기 전에 입으로 가져간다.
> - 연필로 머리를 빗는다.
> - 컵에 우유를 따르라는 지시에 컵에 넘치도록 붓는다.

**23.** 다음 관찰된 행동에서 보이는 위 환자의 문제점으로 옳은 것은?

1) 전운동보속증
2) 관념 실행증
3) 공간관계의 어려움
4) 조직화와 순서화의 어려움
5) 수행에 대한 동기결여

> **해설** 환자는 움직임의 개념을 형성하는 능력과 지시에 대한 반응이나 자발적인 활동을 수행하지 못하는 관념 실행증(ideational apraxia)의 증상을 보이고 있다.
>
> 답 ②

**24.** 위 환자에게 나타나는 문제점에 대한 설명으로 옳은 것은?

1) 움직임의 개념을 형성하는 능력과 지시에 대한 반응이나 자발적인 활동을 수행하지 못한다.
2) 과제를 이해하고, 자동적인 과제수행은 가능하다.
3) 지시에 의한 과제를 수행할 수 없다.
4) 환자는 언어로 하려는 동작을 설명할 수 있지만, 의지대로 행동을 할 수는 없다.
5) 2, 3차원적인 그림그리기, 쌓기, 모방하기가 불가능하다.

> **해설** 2) 과제를 이해하고, 자동적인 과제수행은 가능하다. - 관념운동 실행증
> 3) 지시에 의한 과제를 수행할 수 없다. - 관념운동 실행증
> 4) 환자는 언어로 하려는 동작을 설명할 수 있지만, 의지대로 행동을 할 수는 없다. - 관념운동 실행증
> 5) 2, 3차원적인 그림그리기, 쌓기, 모방하기가 불가능하다. - 구조적 실행증
>
> 답 ①

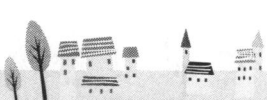

## 25. 위 환자와 같은 증상을 보이는 환자를 치료에 대한 설명으로 옳은 것은?

1) 말이나 설명하는 지시보다는 간결한 지시어와 함께 청각과 시각적 자극을 함께 준다.
2) 지시어는 길고 자세하게 설명한다.
3) 목적있는 활동이나, 과제분석, 활동분석에 대한 기본적인 기전을 이해하고 중요한 사항을 파악한다.
4) 실어증을 동반하지는 않는다.
5) 단계별로 가르치기 보다는 반복적으로 계속 학습시키도록 한다.

> **해설**
> • 실어증을 동반할 수 있으므로 지시어는 짧고 명료하며, 간결하게 사용하고 과제는 구성요소를 단계별로 나누고 각 단계별로 가르친다. 반복이 필요하다.
> • 말이나 설명하는 지시보다는 간결한 지시어와 함께 촉각과 고유수용성감각을 주면서 올바른 움직임으로 이끄는 것이 효과적이다.
>
> 답 ③

## (26~28) 다음 사례를 읽고 질문에 답하시오.

□ 성별 / 나이 : 여 / 44세
□ 진단명 : 알츠하이머형 치매
□ 작업치료 평가
치료사 : 바늘을 잡아서 구멍에 넣고, 다시 잡아당기세요. 다음 구멍에 뒤쪽으로 넣고, 다시 당겨서 팽팽하게 하세요. 구멍을 빠트리고 해서는 안됩니다. 이제 해보세요.
환　자 : 네(가죽판에 한 구멍에 바늘을 집어 넣음).
치료사 : 네. 잘하고 계시네요.

## 26. 위 대화를 보고 알 수 있는 수준은?

1) 2.8수준　　　　2) 3.0수준　　　　3) 3.2수준
4) 3.4수준　　　　5) 3.6수준

> **해설** 홈질(Running Stitch)에 대한 설명으로 가죽판에 적어도 한 구멍에 바늘을 집어 넣은 경우 3.2수준에 해당된다.
>
> 답 ③

## 27. 위 평가 도구에 대한 설명으로 옳은 것은?

1) 검사자는 대상자의 오른쪽에 앉아서 평가한다.
2) 손기능 평가 도구이다.
3) 양면의 차이가 나지 않는 가죽끈이 필요하다.
4) 3가지 하위 항목으로 나뉜다.
5) 실수를 하면 평가를 즉시 중지한다.

> **해설** 알렌 인지 판별 검사에 대한 발취록이다. 인지수준을 평가하기 위해 고안되었으며, 가죽판, 양면의 차이가 있는 가죽끈, 바늘이 필요하다. 하위 3개의 항목으로 구성되어 있다. 검사자는 대상자의 왼쪽에 앉거나 서서 평가를 해야 된다.
>
> 답 ④

## 28. 위 평가를 하기 위해 몇 땀을 미리 따 놓아야 되는가?

1) 1땀
2) 2땀
3) 3땀
4) 4땀
5) 5땀

> **해설**
> • ACLS 초기 세팅은 홈질 3땀, 감칠질 4땀, 코도만 바느질 4땀을 미리 해 놓아야 된다.
> • 위 대화는 홈질에 해당하므로 3땀을 미리 따져있어야 한다.
>
> 답 ③

(29~30) 다음 사례를 읽고 질문에 답하시오.

> □ 성별 / 나이 : 남 / 6세
> □ 작업치료 의뢰사유
> 얼굴에 불수의적 움직임이 지속되어 작업치료를 받기 위해 작업치료사를 찾게 되었다.
> □ 과거력
> 눈 깜빡거리는 것으로 시작해서, 안면근육을 씰룩거리더니, 머리를 들썩거리고, 킁킁거리며 이상한 소리를 지르는 증상을 보인지 1년 정도 지속되었다.

## 29. 다음 아동이 진단받은 질환은 무엇인가?

1) 뚜렛장애(Tourette's disorder)
2) 만성운동 또는 음성 틱장애(Chronic Motor or Vocal Tic disorder)
3) 음성장애(Phonological disorder)
4) 말더듬기(Stuttering)
5) 레트장애(Rett's disorder)

> 해설 틱은 불수의적으로 갑자기 빠르게 반복적으로 불규칙하게 움직이는 상동적 근육의 움직임이나 발성을 말한다. 그 종류에 뚜렛장애와 만성운동 또는 음성 틱장애가 있는데 위와 같이 다양한 운동 틱과 1개 또는 그 이상의 음성 틱이 1년 이상 지속될 때 뚜렛장애라고 한다.
>
> 답 ①

## 30. 다음 아동이 진단받은 질환의 특징에 대해 옳은 것은?

1) 여아에게 많이 발생된다.
2) 초기증상은 얼굴과 목에 나타나고, 점차로 신체하부로 틱이 나타난다.
3) 치료받지 않을 경우 계속적으로 악화된다.
4) 가장 효과적인 치료방법은 정신치료이다.
5) 같은 가족 내에서 흔히 발생된다.

> 해설 운동 틱은 7세정도, 음성 틱은 평균 11세경에 호발하며, 남아가 많다. 운동틱과 음성 틱이 동시 또는 따로 나타나고, 평균 7세 늦어도 16세 이전에 발생한다. 초기 증상은 얼굴과 목에 나타나고 점차로 신체하부로 나타나며, 일부 외화증이 나타나기도 한다. 치료받지 않을 경우 만성적이며 호전과 악화를 반복하고, 가장 효과적인 치료방법은 약물치료이며 이차적으로 정신치료이다.
>
> 답 ②

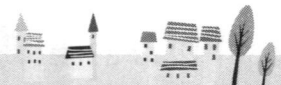

## (31~32) 다음 사례를 읽고 질문에 답하시오.

□ 성별 / 나이 : 남 / 10세
□ 진단명 : 발달 장애
□ 작업치료 평가
1. 임상 관찰
- 수업시간에 가만히 앉아 있지 못하고 계속 돌아다닌다.
- 끊임없이 수다스럽게 말을 하며, 집중도 어렵다.
- 사람들과 어울리지 못하며 학습능력도 다른 아이보다 뒤쳐진다.

### 31. 다음의 행동특성을 치료하기 위한 방법으로 가장 적절한 치료방법은?
1) 특수교육  2) 호흡훈련  3) 감각통합
4) 물리치료  5) 언어치료

> **해설** 치료로는 약물치료가 효과적이며, 인지행동치료, 지지적 정신치료, 부모 및 교사상담 환경 조정 등의 정신사회적 치료, 감각통합치료가 있다.
>
> 답 ③

### 32. 위 아동에게 가장 먼저해야하는 중재법?
1) 호흡  2) 자세 조절  3) 원위부 안정화
4) 앉기균형  5) 에너지보존

> **해설** 과잉 행동
> • 흔히 손발을 가만히 두지 못하거나 의자에 앉아서도 몸을 꼼지락거린다.
> • 흔히 앉아 있도록 요구되는 교실이나 다른 상황에서 자리를 떠난다.
> • 흔히 부적절한 상황에서 지나치게 뛰어다니거나 기어오른다(청소년 또는 성인 경우에는 주관적인 좌불안석으로 제한될 수 있다).
> • 흔히 조용히 여가 활동에 참여하거나 놀지 못한다.
> • 흔히 "끊임없이 활동하거나" 마치 "자동차(무엇인가)에 쫓기는 것"처럼 행동한다.
> • 흔히 지나치게 수다스럽게 말을 한다.
> 충동성 증상
> • 흔히 질문이 채 끝나기 전에 성급하게 대답한다.
> • 흔히 차례를 기다리지 못한다.
> • 흔히 다른 사람의 활동을 방해하고 간섭한다.
>
> 답 ⑤

**(33~34) 다음 사례를 읽고 질문에 답하시오.**

> □ 성별 / 나이 : 여 / 9세
> □ 진단명 : 뇌성마비
> □ 작업치료 평가
> 1. 근긴장도
>  - 저긴장부터 고긴장까지 변화가 많다.
> 2. 기능 수준
> - 머리조절이 안되며, 근위부의 비정상적인 움직임이 나타난다.
> - 앉아있을 때 보상적으로 앉고 ATNR이 존재한다.
> - 의사소통은 가능하나, 호흡이 불규칙적이고 발성이 약하다.
> □ 주요 호소 : 아동은 컴퓨터로 게임을 하고 싶어한다.

## 33. 위 아동에게 가장 먼저해야하는 중재법?

1) 호흡  2) 자세 조절  3) 원위부 안정화
4) 앉기균형  5) 에너지보존

> **해설** 위 아동은 자세조절을 먼저 중재하여야 근긴장도 및 협응, 머리조절, 호흡이 좋아 질 것으로 생각된다.
> 답 ②

## 34. 위 아동에게 필요한 도구는?

1) 큰 키보드  2) 터치스크린  3) 음성인식 프로그램
4) 헤드포인터  5) 마우스 스틱

> **해설** 아동은 컴퓨터를 하고 싶다고 하므로 키보드가 필요하다. 다만, 아동의 부족한 조절능력 등으로 인해 큰 키보드가 필요하다.
> 답 ①

(35~37) 다음 사례를 읽고 질문에 답하시오.

> □ 성별 / 나이 : 여 / 29세
> □ 의뢰 사유 : 남들에게 과장하여 잘 보이려하는 자신이 힘들다고 스스로 의뢰하였다.
> □ 임상관찰
> - 자신이 처한 상황보다 매우 과장하여 남들에게 잘 보이려고 한다.
> - 어떤 모임에서든 자신이 중심이 되지 않으면 매우 불편해 한다.
> - 감정표현에 있어서 매우 강하여 다른 사람들이 과장되어 표현하는 것처럼 느낀다.

## 35. 위 환자가 가지고 있는 질환은 무엇인가?

1) 알츠하이머 치매
2) 혈관성 치매
3) 정신분열증
4) 연극성 성격장애
5) 기분장애

**해설** **성격장애의 유형**
- 편집성 : 다른 사람의 행동을 자신에게 고의적으로 피해를 주는 것으로 해석하는 경향이 특징이다.
- 분열성 : 다른 사람들과의 사회적인 교류가 매우 제한적일 때 내려진다.
- 분열형 : 분열성 성격장애에서 관찰되는 사회 참여에 대한 무관심과 함께 정신분열병에서 보이는 기이한 행동을 특징으로 한다.
- 반사회적 : 15세 이전부터 품행장애가 있거나 18세 이후에 지속적으로 반사회적인 행동을 보일 경우 진단한다.
- 경계선 : 불안정하고 변덕스러운 인간관계와 정체성의 심한 변동을 특징으로 한다.
- 연극성 : 지나친 감정표현과 관심 끌기, 남성보다는 여성에게 많이 나타난다.
- 자기애적 : 타인의 감정에 대한 이해 부족, 타인 착취, 잘난 척하기, 성공에만 몰두함 등을 비롯한 극도의 자기중심성을 특징으로 한다.
- 회피성 : 타인과의 사회적 접촉을 무서워하고 피하려 한다.
- 의존성 : 다른 사람의 바람에 복종하는 패턴, 스스로 결정을 내리지 못하는 패턴 등이 있다.
- 강박성 : 완벽주의가 특징적이다.

답 ④

## 36. 위 환자의 성격장애 유형과 같은 증상군에 포함되는 것으로 올바른 것은?

1) 편집성, 분열성, 분열형
2) 반사회성, 경계성, 자기애적 성격
3) 회피성, 의존성, 강박형
4) 편집성, 경계성, 의존성
5) 분열성, 분열형, 자기애적 성격

> **해설** 성격장애의 세 가지 증상군 분류
> • A증상군 : 편집성, 분열성, 분열형
> • B증상군 : 반사회성, 경계성, 연극성, 자기애적 성격
> • C증상군 : 회피성, 의존성, 강박형

답 ②

## 37. 위 환자가 속한 증상군의 증상으로 올바른 것은?

1) 다른 사람들 눈에 상식에서 벗어나 괴짜 같고 남다르며 별나게 보인다.
2) 삶에 대한 공포감, 불안감, 회피적 태도를 보인다.
3) 불안감, 자기중심적인 행동을 보인다.
4) 변덕스럽고, 감정적이며, 자기중심적인 행동을 한다.
5) 변덕스럽고, 회피적인 태도를 보인다.

> **해설**
> • A증상군 : 다른 사람들 눈에 상식에서 벗어나 괴짜 같고 남다르며 별나게 보인다.
> • B증상군 : 변덕스럽고, 감정적이며, 자기중심적인 행동을 한다.
> • C증상군 : 삶에 대한 공포감, 불안감, 회피적 태도를 보인다.

답 ④

(38~40) 다음 사례를 읽고 질문에 답하시오.

□ 성별 / 나이 : 남 / 21세
□ 의뢰 사유 : 학교에서 발표 할 때마다 느끼는 심한 불안감 때문에 의뢰하였다.
□ 임상관찰
- 학교에서 발표를 할 때 마다 실패할지도 모른다는 불안감에 몸살, 오한, 두통을 앓는다.
- 그로 인해 분노증상도 나타난다.
- 내일 사고가 나면 어떡하지 등의 일어나지 않은 일들에 대해 끊임없이 걱정한다.

## 38. 위 환자가 가지고 있는 질환은 무엇인가?

1) 불안장애
2) 우울증
3) 조증
4) 환각
5) 망상

> **해설** 불안이란 자아가 해결 할 수 없는 충돌에 의해 발생하는 긴장과 불안의 상태로 결코 일어날 수 없는 일에 대해 끊임없이 이야기 하고, 초조해 하며, 발을 구르고 다리를 흔들며, 손톱을 물어뜯고, 머리카락을 당기고, 얼굴을 잡아당기고, 책상을 두드리고, 복도를 서성인다.
>
> 답 ①

## 39. 위 환자와 같은 유형의 특징으로 올바른 것은?

1) 결코 일어날 수 없는 일에 대해 끊임없이 이야기한다.
2) 자신과 세상 전반을 어둡게 보며 미래를 절망적으로 보는 경향이 있다.
3) 무력함, 절망감 및 무가치함과 자책감을 느낀다.
4) 과잉행동이나 흥분성을 보인다.
5) 비상한 기억력을 가지고 있다.

> **해설** 불안이란 자아가 해결 할 수 없는 충돌에 의해 발생하는 긴장과 불안의 상태로 결코 일어날 수 없는 일에 대해 끊임없이 이야기 하고, 초조해 하며, 발을 구르고 다리를 흔들며, 손톱을 물어뜯고, 머리카락을 당기고, 얼굴을 잡아당기고, 책상을 두드리고, 복도를 서성인다.
>
> 답 ①

## 40. 위 환자의 행동에 대한 적절한 반응은?

1) 환자의 잘못된 행동을 지적한다.
2) 절대 환자의 행동을 비난하지 않는다.
3) 환자의 행동은 일시적일 수 있기에 기억하지 않고 그냥 넘긴다.
4) 터무니없는 행동은 다른 행동으로 수정 할 수 있도록 한다.
5) 사소한 행동에 대해서는 별 신경을 쓰지 않아도 되지만 큰 잘못한 행동은 수정 할 수 있도록 한다.

> **해설** 의식적, 강박적 행동에 대한 적절한 반응
> 절대 환자의 행동을 비난하지 마라. 대신, 의식적 행동이 아무리 터무니없게 보이더라도 환자가 불안에 대처하는 한 가지 방법임을 기억하라.
>
> 답 ②

### (41~43) 다음 사례를 읽고 질문에 답하시오.

□ 성별 / 나이 : 남 / 76세
□ 의뢰 사유 : 아내의 사망 후 정서적으로 고통이 심하여 의뢰하였다.
□ 임상관찰
- 2년 전 아내가 죽고 혼자 살고 있다.
- 자식들은 도시에 나가 살아서 자살을 생각할 정도로 정서적으로 고통이 심하다고 한다.
- 항상 무기력하며 수면장애를 앓고 있다.
- 무표정하거나 고통스러운 표정을 항상 짓고 있다고 한다.

## 41. 위 환자가 가지고 있는 질환은 무엇인가?

1) 지적장애    2) 우울증    3) 강박장애
4) 조울증    5) 알코올 중독

> **해설** 우울증이란 극도의 슬픔, 절망 그리고 무망감(무력+실망)이다.
>
> 답 ②

## 42. 위 환자가 보일 수 있는 증상으로 올바른 것은?

1) 비상한 기억력을 가지고 있다.
2) 존재하지 않는 사물을 보고, 듣고, 느끼고, 냄새 맡고 맛을 느낀다.
3) 과잉행동이나 흥분성을 보인다.
4) 무력함, 절망감 및 무가치함과 자책감을 느낀다.
5) 결코 일어날 수 없는 일에 대해 끊임없이 이야기한다.

> **해설** 우울증의 증상으로는 울음 또는 과민성이 자주 나타나는 우울한 기분과 자신과 세상 전반을 어둡게 보며 미래를 절망적으로 보는 경향이 있다. 그리고 무력함, 절망감 및 무가치함과 자책감을 느낀다.
>
> 답 ④

## 43. 위 환자의 치료전략 중 활동선택 전략에 해당하는 것은?

1) 문제 해결에 필요한 에너지가 적기 때문에 비구조적인 활동은 피해야 한다.
2) 무엇이 그들을 괴롭히고 있는지 말하게 한다.
3) 과잉보호 및 도움을 삼가야 한다.
4) 신체증상과 가능한 원인에 대한 집중적인 토론은 삼간다.
5) 장기적인 활동으로 선택한다.

> **해설** **우울증 환자의 활동선택 전략**
> • 문제 해결에 필요한 에너지가 적기 때문에 비구조적인 활동은 피한다.
> • 긴 활동에 필요한 주의집중이 부족하기 때문에 활동이 단기적이어야 한다.
> • 순간적인 빠른 반응이 필요한 활동은 피하도록 한다.
>
> 답 ①

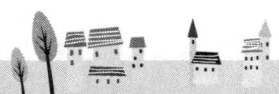

**(44~46) 다음 사례를 읽고 질문에 답하시오.**

> □ 성별 / 나이 : 남 / 37세
> □ 작업치료 평가
> 1. 주요 호소
> - 원래 아주 소극적이고 다소곳하였는데, 갑자기 사치가 심해지고 너무 과하게 기분이 좋으며, 사람들에게 친절하게 대한다고 아내에 의해 의뢰되었다.
> 2. 임상 관찰
> - 항상 기분이 좋고 너무 친절하고 지나치게 농담을 퍼붓는다고 한다.
> - 아내와 싸우고 나서 아내더러 너무 뚱뚱하다고 비아냥대고 자기는 언제라도 젊고 예쁜 여자를 찾을 수 있다고 얘기한다고 한다.
> - 최고급 호텔에 묵으면서 최고급차를 렌트하여 여행을 다닌다고 한다.

## 44. 위 환자가 가지고 있는 질환은 무엇인가?

1) 지적장애  2) 편집증  3) 조증
4) 우울증  5) 알코올 중독

**해설** 조증은 과잉행복 상태, 관대함, 과다흥분, 주의산만 및 과잉행동이 특징인 기분장애의 하나이다. 조증클라이언트는 과잉행동이나 흥분성을 보이고 매우 빨리 말하며(언어 압박) 대화의 주제를 건너뛴다(사고비약).

답 ③

## 45. 위 환자가 보일 수 있는 증상으로 올바른 것은?

1) 과잉행복 상태, 관대함, 과다흥분, 주의산만 및 과잉행동 양상을 보인다.
2) 주위 사람들을 수상하게 여긴다.
3) 무력함, 절망감 및 무가치함과 자책감을 느낀다.
4) 현실의 뒷받침이 없는 믿음을 가지고 있다.
5) 결코 일어날 수 없는 일에 대해 끊임없이 이야기한다.

**해설** 조증은 과잉행복 상태, 관대함, 과다흥분, 주의산만 및 과잉행동이 특징인 기분장애의 하나이다. 조증클라이언트는 과잉행동이나 흥분성을 보이고 매우 빨리 말하며(언어 압박) 대화의 주제를 건너뛴다(사고비약).

답 ①

## 46. 위 환자의 치료전략 중 환경수정 전략에 해당하는 것은?

1) 에너지 수준이 높기 때문에 일어서서 주위를 돌아다니도록 용인하는 활동을 한다.
2) 과잉보호 및 도움을 삼가고 차분히 수용한다.
3) 최대한 장기적인 활동으로 선택한다.
4) 산만한 요소를 가능한 최대로 제거하거나 줄여야 한다.
5) 목적이 불투명하거나 창의성 또는 의사결정이 필요한 활동은 피해야한다.

> **해설** 조증환자의 환경수정은 단 한 가지 원리에 기초를 둔다. 조증 환자는 사소한 자극에도 반응하므로 환경 내의 산만한 요소를 가능한 최대로 제거하거나 줄여야 한다.
>
> 답 ④

### (47~50) 다음 사례를 읽고 질문에 답하시오.

☐ 성별 / 나이 : 남 / 45세
☐ 의뢰 사유 : 계속 없는 것을 보고 느끼는 남편이 걱정되어 아내가 의뢰하였다.
☐ 임상관찰
남편은 (실제로 없는)물건이 눈에 보인다고 하며, 냄새도 나고 소리도 들린다고 얘기한다고 한다.

## 47. 위 환자가 가지고 있는 질환은 무엇인가?

1) 분노, 적개심 및 공격성
2) 편집증
3) 망상
4) 우울증
5) 환각

> **해설** 환각은 외부 현실과 일치하지 않는 감각 경험이다. 환각이 있는 사람은 존재하지 않는 사물을 보고, 듣고, 느끼고, 냄새 맡고 맛을 느낀다. 일반적인 환각은 목소리가 들리고, 동물이나 사람 또는 빛이 보이고, 피부가 타거나 스멀거리는 느낌이다.
>
> 답 ⑤

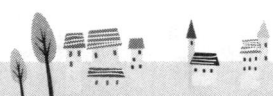

## 48. 위 환자가 보일 수 있는 증상으로 올바른 것은?

1) 타인을 향한 적대적이고 위협적인 태도를 보인다.
2) 끊임없이 주위 사람들을 경계한다.
3) 자신이 미행당하고 있다고 말한다.
4) 무력함, 절망감 및 무가치함과 자책감을 느낀다.
5) 비난하는 목소리를 들으며 음악이나 이상한 소리가 들린다고 한다.

해설 환각은 환청(소리)이 가장 흔히 발생한다. 환청을 겪는 사람은 무언가를 하라는 말(명령 환각)이나 비난하는 목소리를 들으며 음악이나 이상한 소리 또는 누군가 그들의 이름을 부르는 소리를 듣는다. 환시 또한 일반적이며 벽이 움직이는 것을 보거나, 거울에 낯선 사람의 얼굴이 보이거나, 사람이 투명하게 또는 납작하게 보이는 사고가 나타난다.

답 ⑤

## 49. 위 환자의 치료전략 중 환경수정 전략에 해당하는 것은?

1) 방음장치가 되어 압박이 적은 곳으로 이동한다.
2) 다른 사람이 없이 혼자 있을 수 있도록 한다.
3) 조용하고 부드러우며 정중한 대화를 한다.
4) 환각이 실제인지 아닌지에 대한 논쟁을 한다.
5) 단순하고 고도로 구조화된 활동을 한다.

해설 환각 환자의 환경수정 전략은 과도한 환경 자극이 있는 스트레스 상황에 놓일 때 환각이 발생하므로 방음장치가 되어 압박이 적은 곳으로 이동하는 것이 환각을 줄이거나 완전히 사라지게 할 것이다. 반면, 어떤 다른 자극의 결핍이 환각을 증가시킬 수 있으므로 클라이언트를 다른 사람이 없이 전적으로 혼자 두지 않아야 한다.

답 ①

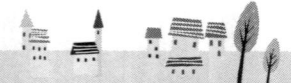

**50.** 위 환자의 치료전략 중 활동선택 전략에 해당하는 것은?

1) 위로와 긍정의 말이나 단어를 반복해서 말한다.
2) 복잡하고 비구조화된 활동을 선택한다.
3) 감각을 강하게 자극하는 활동을 한다.
4) 조용하고 부드러우며 정중한 대화를 한다.
5) 목적이 불투명하거나 창의성 또는 의사결정이 필요한 활동으로 선택한다.

> **해설** 환각 환자의 활동선택 전략은 단순하고 고도로 구조화된 활동이 좋으며, 이는 신뢰 할 수 있는 다른 몇 사람과의 상호작용 및 참여를 촉진한다. 활동은 도구에 대한 질문을 제외하고, 가능하면 다른 사람과 상호작용이 최소한으로 요구되어야 한다. 일부 치료사들은 감각을 강하게 자극하는 활동을 지지한다. 그들은 음악이나 노래 따라 부르기 같은 청각 채널에 대한 자극범람법이 환청을 차단할 수 있다고 주장한다.
>
> 답 ③

# 4회

# 1교시

## 01. 다음 중 심장(heart) 내부의 구분으로 옳은 것은?

1) 1심방 1심실
2) 1심방 2심실
3) 2심방 1심실
4) 2심방 2심실
5) 2심방 3심실

해설 심장은 2심방(오른심방, 왼심방)과 2심실(오른심실, 왼심실)로 구분된다.

답 ④

## 02. 다음 중 심장박동수를 증가시키는 것으로 옳은 것은?

1) 체온 상승
2) 우울증
3) 혈중 산도의 증가
4) 혈중 이산화탄소 농도의 저하
5) 부교감신경 자극

해설 심장박동수가 증가 되는 경우
• 체온이 상승될 때
• 혈중 산도의 감소
• 에피네프린이 투여된 경우
• 교감신경 자극
• 혈중 이산화탄소의 농도가 증가 된 때

답 ①

## 03. 다음 중 식도(esophagus)의 점막층은?

1) 단층원주상피
2) 중층원주상피
3) 중층편평상피
4) 단층편평상피
5) 위중층편평상피

해설 일반적인 소화관의 점막상피는 단층원주상피이지만 식도의 점막층은 중층편평상피이다.

답 ③

## 04. 인두의 근육 중 혀인두신경의 지배를 받는 것은?

1) 입천장인두근　　2) 귀관인두근　　3) 붓인두근
4) 아래인두수축근　5) 위인두수축근

**해설** 인두의 근육은 대부분 미주신경이 분포하고 있지만 붓인두근에는 혀인두신경이 분포하고 있다.

답 ③

## 05. 빛의 굴절에 가장 주된 역할을 하는 부분은?

1) 홍채　　2) 유리체　　3) 수정체
4) 각막　　5) 황반

**해설** 수정체
- 양면이 볼록한 렌즈 모양의 혈관이 없는 무색 투명 구조
- 각막 뒤쪽의 후방속에 있고 뒤는 유리체로 경계가 된 렌즈와 같은 모양의 것으로 각막과 함께 광산을 굴절시켜 망막 위에 상을 맺게 하는 역할을 한다.

답 ③

## 06. 다음 중 치아에서 가장 단단한 구조는?

1) 상아질　　2) 치아속질　　3) 치아뿌리관
4) 시멘트질　5) 에나멜질

**해설** 에나멜질
치아머리에서 상아질의 가쪽을 덮으며 신체 중 가장 단단한 조직이다.

답 ⑤

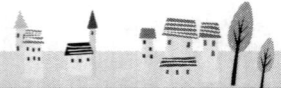

## 07. 다음 중 오줌 성분을 걸러내는 곳은?

1) 집합관
2) 토리주머니
3) 신장세관고리
4) 먼쪽곱슬세관
5) 토리쪽곱슬세관

**해설** 오줌성분을 걸러내는 곳은 토리주머니이다.

답 ②

## 08. 다음 중 호흡에 관여하는 근육으로 옳은 것은?

1) 깊은가슴근육
2) 깊은등근육
3) 앞배근육
4) 가로가시근
5) 뒤통수밑근육

**해설** 호흡에 관여 하는 근육
- 얕은 가슴근육 : 가슴벽과 팔을 연결하는 근육, 팔신경얼기의 지배
- 깊은가슴근육 : 호흡에 관여하며 갈비사이신경의 지배를 받는다.
- 가로막 : 원개상으로 된 근육 가슴안과 배안의 경계로 배호흡을 주관한다.

답 ①

## 09. 외이(external ear)와 중이(middle ear)의 경계는?

1) 고막
2) 이관
3) 안뜰창
4) 정원창
5) 귀속뼈

**해설** 고막
귓바퀴와 가운데귀(중이)의 경계막으로 망치뼈와 연결되며 이완부(상부)와 긴장부(하부)로 구분 됨

답 ①

**10.** 다음 중 뇌를 싸고 있는 뇌척수막의 가장 바깥쪽에서 안쪽으로 가는 순서로 옳은 것은?

1) 맥락막 – 경질막 – 거미막
2) 거미막 – 연질막 – 경질막
3) 경질막 – 거미막 – 연질막
4) 연질막 – 경질막 – 거미막
5) 거미막 – 공막 – 맥락막

해설
- 척수막 3겹 : 경질막 > 거미막 > 연질막
- 맥락막 : 안구벽 중간 막 혈관막이라고도 한다.
- 공막 : 안구 벽 흰자 위

답 ③

**11.** 보행 시 체중이 한쪽 다리에 실릴 때 골반을 안정시키고 그 높이를 유지 시키는 작용을 하는 근육은?

1) 큰볼기근(대둔근)
2) 반막근(반막양근)
3) 중간볼기근(중둔근)
4) 반힘줄근(반건양근)
5) 넙다리네모근(대퇴방형근)

해설  보행 시 체중이 한쪽 다리에 실릴 때 골반을 안정시키고 그 높이를 유지 시키는 작용을 하는 근육은 중간볼기근이다.

답 ③

**12.** 목빗근(sternocleidomastoid)이 시작하는 부위는?

1) 빗장뼈와 위팔뼈
2) 복장뼈와 빗장뼈
3) 복장뼈와 어깨뼈
4) 빗장뼈와 어깨뼈
5) 복장뼈와 갈비뼈

해설  목빗근은 복장뼈와 빗장뼈에서 일어나 관자뼈에 닿는 근육으로 더부신경과 목신경 지배를 받으며 머리의 굽힘에 작용한다.

답 ②

## 13. 다음 중 팔에서 가장 긴 뼈는?

1) 빗장뼈　　2) 위팔뼈　　3) 어깨뼈
4) 노뼈　　　5) 자뼈

> **해설** 위팔뼈
> 위팔을 이루는 긴 뼈, 팔에서 가장 긴 뼈, 약 28cm

답 ②

## 14. 다음 중 남녀 골반에 관한 설명으로 옳은 것은?

1) 여성의 골반모양은 심장형이다.
2) 남성의 골반모양은 타원형이다.
3) 여성의 두덩결합은 남성보다 얕다.
4) 여성의 두덩밑각은 남성보다 좁다.
5) 여성의 폐쇄구멍은 타원형이다.

> **해설**
> • 여성의 골반모양은 타원형이고 남성은 심장형이다.
> • 여성의 두덩밑각은 남성보다 넓다.
> • 여성의 폐쇄구멍은 삼각형이다.

답 ③

## 15. 광대활(zygomatic arch)을 제거해야 관찰이 용이한 곳은?

1) 날개입천장오목　　2) 꼭지돌기　　3) 큰구멍
4) 아래눈확틈새　　　5) 위눈확틈새

> **해설** 날개입천장오목은 관자아래 우묵에 있기 때문에 광대활을 제거해야 관찰이 용이하다.

답 ①

## 16. 다음 중 팔꿈관절을 이루는 관절로 옳은 것은?

1) 봉우리빗장관절
2) 복장빗장관절
3) 몸쪽노자관절
4) 먼쪽노자관절
5) 복장갈비관절

**해설** 팔꿈관절
위팔노관절, 위팔자관절, 몸쪽노자관절로 구성되어 있다.

답 ③

## 17. 다음 중 뇌하수체 앞엽 호르몬으로 옳은 것은?

1) 갑상샘 자극호르몬
2) 칼시토닌
3) 옥시토신
4) 바소프레신
5) 아드레날린

**해설** 뇌하수체앞엽 호르몬
- TSH 갑상샘 자극호르몬
- ACTH 부신겉질 자극호르몬
- GH 성장호르몬
- FSH 난포자극호르몬
- LH 황체자극호르몬
- LTH 젖샘자극호르몬

답 ①

## 18. 면역글로불린 중 가장 많은 양을 차지하고 태반을 통과하는 물질은?

1) Ig-A
2) Ig-M
3) Ig-D
4) Ig-G
5) Ig-E

**해설**
- Ig-A : 타액이나 기관지 점막 등의 상피세포에서 분비
- Ig-M : 1차 면역반응, 분자량이 큰 항체, 항원 제거항체, 혈액형의 응집소
- Ig-D : B세포에 의한 항원인식, 어린이의 우유알레르기로 나타남
- Ig-E : 호염기구 및 비만세포에서 분비 – 천식 및 알러지 등의 과민성 반응

답 ④

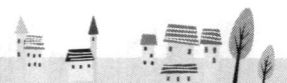

## 19. 혈관들이 유입되는 곳을 연결한 것으로 옳은 것은?

1) 작은두렁정맥 - 뒤정강정맥
2) 팔오금중간정맥 - 겨드랑정맥
3) 큰두렁정맥 - 정강정맥
4) 노쪽피부정맥 - 노정맥
5) 자쪽피부정맥 - 위팔정맥

**해설** 팔의 자쪽피부정맥은 위팔정맥으로, 노쪽피부정맥은 겨드랑정맥으로 유입되고, 다리의 큰두렁정맥은 넙다리정맥으로, 작은두렁정맥은 오금정맥으로 유입된다.

답 ⑤

## 20. 다음 중 혈액이 응고되는 것을 방지해주는 물질은?

1) 헤파린  2) 에피네프린  3) 인슐린
4) 요오드  5) 붕산

**해설** 항응고제
- $Ca^{2+}$ 제거제 : 수산염, 구연산소다, 불화소다, EDTA
- 트롬빈작용 억제제 : 헤파린, 히루딘
- 비타민 K 작용 저해제 : 쿠마린과 쿠마린 유도체들

답 ①

## 21. 세크레틴 호르몬은 아래의 어떤 일을 맡고 있는가?

1) 산성을 중화한다.
2) 위액분비를 촉진한다.
3) 장액분비를 촉진한다.
4) 침의 분비를 촉진한다.
5) 이자액 분비를 촉진한다.

**해설** 세크리틴 호르몬은 이자액분비를 촉진한다.

답 ⑤

## 22. 다음 중 위액 분비를 촉진하는 호르몬은?

1) 세크레틴
2) 콜레시스토키닌
3) 가스트린
4) 위억제성폴리펩티드
5) 모틸린

**해설**
- 세크레틴 : 이자액분비촉진
- 콜레시스토키닌 : 쓸개즙분비촉진
- 위억제성폴리펩티드 : 위액분비억제, 이자의 인슐린 분비 촉진
- 모틸린 : 위액분비 및 위장관 운동 촉진

답 ③

## 23. 난소에서 배란된 난자가 수정된 후 경로는?

1) 황체와 함께 난관체로 들어간다.
2) 자궁을 통하여 난관 밖으로 나온다.
3) 난관을 통하여 자궁으로 들어간다.
4) 백체와 함께 자궁 안으로 들어간다.
5) 난관을 통하여 난관체로 들어간다.

**해설** 정자와 난자의 수정이 자궁관팽대에서 이루어지고 수정란이 자궁벽에 착상하기 위해 난관을 통하여 자궁으로 들어간다.

답 ③

## 24. 다음 중 숨뇌의 기능으로 옳은 것은?

1) 평형유지
2) 자세반사 중추
3) 생명의 중추
4) 동공반사 중추
5) 제3뇌실과 제4뇌실을 연결하는 터널역할

**해설**

숨뇌
- 척수의 연장부분, 뇌에서 최하위에 위치한다.
- 숨골, 생명의 중추
- 삼킴 및 구토 중추
- 호흡중추
- 타액분비 중추
- 피라미드로 교차
- 각막반사 중추
- 심장중추

중간뇌
- 교에서부터 시상하부까지 연결
- 제3뇌실과 제4뇌실을 연결하는 터널역할
- 평형유지 기능
- 시각 및 청각반사 중추
- 동공반사 중추
- 자세반사 중추

답 ③

## 25. 다음 중 소리의 전달 경로는?

1) 고막 – 모루뼈 – 망치뼈 – 등자뼈 – 달팽이창 – 안뜰창
2) 고막 – 모루뼈 – 등자뼈 – 망치뼈 – 안뜰창 – 달팽이창
3) 고막 – 망치뼈 – 모루뼈 – 등자뼈 – 안뜰창 – 달팽이창
4) 고막 – 망치뼈 – 모루뼈 – 등자뼈 – 달팽이창 – 안뜰창
5) 고막 – 망치뼈 – 등자뼈 – 모루뼈 – 안뜰창 – 달팽이창

**해설** 소리의 전달 경로는 고막 – 망치뼈 – 모루뼈 – 등자뼈 – 안뜰창 – 달팽이창 순서이다.

답 ③

**26.** 어두운 곳에 있던 사람이 갑자기 밝은 곳으로 나와 먼 곳을 바라보았다. 눈의 변화는?

1) 동공이 작아지고 섬모체근이 이완되었다.
2) 동공이 커지고 섬모체근은 이완되었다.
3) 동공이 작아지고 섬모체근이 수축되었다.
4) 동공이 커지고 섬모체근이 수축되었다.
5) 동공은 작아지고 섬모체근은 그대로였다.

**해설** 빛의 양을 줄이기 위하여 동공은 작아지고, 먼 곳을 바라보기 위해서는 섬모체근이 이완되어 수정체걸이인대가 수축되고 수정체가 얇아진다.

답 ①

**27.** 민무늬근육(smooth muscle)의 구성성분 중 수축과정에서 칼슘과 결합하는 단백질은?

1) 액틴            2) 트로포닌         3) 트로포미오신
4) 칼모듈린        5) 미오글로빈

**해설** 민무늬근육에서는 칼슘과 결합하는 트로포닌이 없는 대신에 칼모듈린이라는 단백질이 있다.

답 ④

**28.** 사람이 죽은 후 활동전위가 없어도 뼈대근육이 강축을 일으킨다. 이것을 무엇이라고 하는가?

1) 사후연축        2) 사후경직         3) 사후가중
4) 사후긴장        5) 사후마비

**해설** 사람이나 동물이 죽은 후에 일정 시간 경과하여 활동전위도 발생되지 않지만 뼈대근육이 강축을 일으키는데 이를 사후경직이라고 한다.

답 ②

## 29.
다음 중 신생아 머리뼈의 봉합과 봉합사이가 아직 뼈가 되지 않고 막으로 되어 있는 것을 무엇이라고 하는가?

1) 숫구멍
2) 비강
3) 안와틈새
4) 중심고랑
5) 뇌들보

**해설** 숫구멍
- 신생아 머리뼈의 봉합과 봉합사이가 뼈가 되지 않고 막으로 되어 있는 것
- 앞숫구멍 : 생후 2년 폐쇄
- 뒤숫구멍 : 생후 3개월 폐쇄
- 앞가쪽숫구멍 : 생후 6개월 폐쇄
- 뒤가쪽숫구멍 : 생후 1~1년 반 폐쇄
- 숫구멍은 출산시 태아 만출 및 태아머리 위치, 방향 촉지의 지표가 되며 폐쇄가 늦어지면 물뇌증, 구루병, 크레틴병 등을 유발한다.

답 ①

## 30.
발음이 불가능하게 되는 운동언어상실증과 관계가 깊은 곳은?

1) 베르니케영역
2) 청각연합영역
3) 시각연합영역
4) 브로카영역
5) 몸감각영역

**해설** 이마엽에 있는 운동언어영역은 일명 브로카영역이라고도하며 언어에 필요한 종합적인 운동을 지배하는 곳이다.

답 ④

## 31.
지령예방활동에서 2차적 예방활동이란 무엇인가?

1) 조기진단, 조기치료활동
2) 질병치료 활동
3) 환경개선활동
4) 예방접종활동
5) 금연, 절주

**해설** Leavell과 Clark 교수가 설명한 2차적 예방단계 : 숙주의 병적 변화가 있는 시기로서 질병의 조기발견, 조기치료 등의 치료의학적 예방활동이 필요한 질병 악화를 예방하는 단계이다.

답 ①

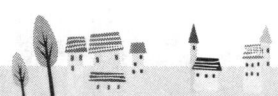

## 32. 질병의 자연사 5단계 중 질병에 걸리지 않은 시기로 병인에 대항하여 이를 극복함으로써 건강을 유지하는 단계는?

1) 제1단계(비병원성기)
2) 제2단계(초기병원성기)
3) 제3단계(불현성 감염기)
4) 제4단계(발현성 질환기)
5) 제5단계(회복기)

해설  질병의 자연사 5단계
- 제1단계 : 질병에 걸리지 않은 시기, 병인에 대항하여 극복함으로써 건강을 유지하는 단계
- 제2단계 : 질병에 걸리게 되는 최초의 시기, 숙주의 면역강화로 질병에 대한 저항력을 증가시켜 건강을 유지하는 단계
- 제3단계 : 감염은 되었으나 증상이 나타나지 않는 시기, 감염병의 경우에는 잠복기, 만성질환의 경우에는 자각증상이 없는 시기
- 제4단계 : 감염되어 증상이 나타나는 시기, 질병에 걸린 것을 이때서야 알 수 있고 진단과 치료를 하는 임상의학의 시기
- 제5단계 : 질병에 이환되어 회복되거나 불구 또는 사망에 이르는 시기, 재활단계로 질병에 의한 정신적, 육체적 후유증이 최소로 남게하고 나머지 기능을 최대로 재생시키는 단계

답 ①

## 33. 다음 중 영아사망률에 관한 설명으로 옳은 것은?

1) 출생 직후의 평균 여명
2) 인구 1,000명당 1년간의 사망수
3) 영아사망률이 높을수록 보건의료서비스 수준이 높다고 판단한다.
4) 한 국가와 지역사회의 건강수준을 나타내는 대표적인 지표이다.
5) 0세의 기대수명을 나타낸다.

해설
- 영아사망률 : 한 국가와 지역사회의 건강수준을 나타내는 가장 대표적인 지표이다.

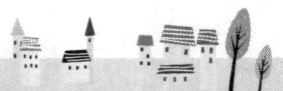

- 영아 사망률이 가장 중요한 이유는 12개월 미만의 일정 연령군이기 때문에 보통 사망률에 비하여 통계적 유의성이 높다.

답 ④

## 34. 코호트 연구(cohort study)에 관한 설명으로 옳은 것은?

1) 희귀질병을 조사하는데 적절하다.
2) 비교위험도와 귀속위험도를 직접 측정할 수 없다.
3) 신간과 경비가 적게 든다.
4) 속성 또는 요인에 편견이 들어가는 일이 적다.
5) 발생률이 높은 질병에는 부적합하다.

**해설** 코호트조사란 질병발생의 원인과 관련되어 있다고 생각하는 특정 코호트 인구집단과 관련이 없는 인구집단 간의 질병발생률을 비교분석하는 방법이다. 전향성 코호트 조사는 현재의 원인에 의하여 앞으로 어떤 결과를 나타낼지를 조사하는 것이고, 후향성 코호트 조사란 현재 나타난 결과가 과거 어떤 요인이 원인이 되었는지를 규명하고자 하는 조사이다. 장점으로는 질병 발생의 위험률을 직접구할 수 있으며 비교적 신뢰성이 높다는 것, 여러가지 가설을 한 번에 검증할 수 있다는 것이고, 단점은 발생률이 낮은 질병에는 부적합하며, 시간과 비용이 많이 들고, 연구대상자의 변동이 심하다는 것이다.

답 ④

## 35. 동물 병원소 중 소에 의해 감염되는 감염병은 ?

1) 일본뇌염
2) 페스트
3) 광견병
4) 광우병
5) 톡소프라스마증

**해설**
- 소 : 결핵, 탄저, 광우병, 파상열, 살모넬라증
- 돼지 : 살모넬라증, 파상열, 탄저, 일본뇌염
- 양 : 탄저, 파상열
- 개 : 광견병, 톡소프라스마증
- 말 : 탄저, 유행성뇌염, 살모넬라증
- 쥐 : 페스트, 발진열, 살모넬라증, 렙토스피라증, 쯔쯔가무시병, 서교증
- 고양이 : 살모넬라증, 톡소프라스마증

답 ④

## 36. 다음 중 보균자가 감염병 관리상 어려운 대상자인 이유는?

1) 행동이 자유롭다.
2) 보균자 수가 현성 환자수보다 적기 때문이다.
3) 자각적 임상증상만 있기 때문이다.
4) 활동영역이 좁아서 색출하기 힘들다.
5) 자타가 모두 경계하는 대상이다.

> **해설**
> • 보균자 : 자각적 / 타각적으로 임상증상이 없는 병원체 보유자로서 감염원으로 작용하는 감염자
> **보균자가 감염원으로 중요시되고 관리가 어려운 대상인 이유는**
> • 행동이 자유롭고 활동영역이 넓다.
> • 색출이 어렵고 자타가 모두 경계하지 않는다.
> • 보균자 수가 현성 환자수보다 많기 때문이다. 즉 보균자의 발견, 색출, 격리, 감시 등이 어렵다.
>
> 답 ①

## 37. 다음 중 1급 감염병으로 옳은 것은?

1) 두창
2) 콜레라
3) 발진티푸스
4) 폐렴구균 감염증
5) 후천성면역결핍증

> **해설** 제1급 감염병(총 17종)
> 에볼라바이러스병, 마버그열, 라싸열, 크리미안콩고출혈열, 남아메리카출혈열, 리프트밸리열, 두창, 페스트, 탄저, 툴라늄독소증, 야토병, 신종감염병증후군, 중급성호흡기증후군(SARS), 중동호흡기증후군(MERS), 동물인플루엔자, 인체감염증, 신종인플루엔자, 디프테리아
>
> 답 ①

## 38. 다음 중 현성감염자에 해당하는 것은?

1) 은닉환자
2) 아임상감염자
3) 잠복기감염자
4) 불현성감염자
5) 무증상감염자

**해설**
- 현성감염자 : 은닉환자, 전구기환자, 간과환자, 현성환자
- 불현성감염자 : 아임상, 잠복기, 불현성, 무증상감염자

답 ①

## 39. 우리나라의 인구동태 조사의 신고 자료로 사용되는 것으로 구성된 것은?

1) 출생
2) 전입
3) 전출
4) 이출
5) 이입

**해설** 우리나라 인구동태 조사 신고 자료는 출생, 사망, 혼인, 이혼에 의해서 실시되고 있다.

답 ①

## 40. 다음 중 인구형태 중 항아리형의 설명으로 옳은 것은?

1) 농촌 형, 인구유출 형이다.
2) 인구 감퇴형으로 선진국 형이며 출생률이 사망률보다 낮다.
3) 인구 정지형으로 출생률과 사망률 모두 낮다.
4) 인구 증가형으로 출산률과 사망률이 모두 낮고 후진국 형이다.
5) 도시형, 인구 유입 형으로 생산연령이 유입된다.

**해설**
- 피라미드형 : 발전형, 인구증가형(고출산–고사망), 후진국형
- 종형(벨형) : 인구정지형, 이상형(저출산, 저사망)
- 항아리(pot)형 : 인구 감퇴형, 선진국형, 출생이 사망보다 낮음
- 별(star)형 : 도시형, 인구유입형(생산연령유입)
- 기타(guitar)형 : 농촌형, 인구유출형(생산연령), 표주박형

답 ②

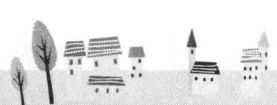

**41.** 우리나라의 국민기초생활보장법에서 규정한 노인의 연령은?

1) 70세 이상   2) 65세 이상   3) 60세 이상
4) 55세 이상   5) 50세 이상

> **해설** 노인은 만 65세 이상으로 규정짓고 있다.

답 ②


**42.** 우리나라의 의료보험제도의 성격으로 가장 적합한 것은?

1) 의료비와 전액 국가 부담
2) 공공기관의 의료비 부담
3) 의료비를 면제해 주는 제도
4) 의료비 재원을 세금을 충당
5) 의료비의 과중부담을 경감하는 제도

> **해설** 사회보험이란 질병, 재해, 실직 등 경제 보건적 불안으로부터 국민을 보호할 목적으로 평소 각자의 능력에 상응하는 부담을 부과하여 국가나 공공단체의 보조금과 더불어 자기 부담보다 많은 혜택을 주도록 하는 사회공제제도라 할 수 있다.

답 ⑤


**43.** 다음 중 모성사망률의 분모는 무엇인가?

1) 연간가임여성수
2) 임산부수
3) 연간사망자수
4) 연간출생아수
5) 여성인구

> **해설** 모성사망률
> 연간 모성사망수 / 연간 출생아수 × 100,000이다.

답 ④

## 44. 보건의료정책의 결정 과정 중 문제 해결을 위해 실현 가능한 대안을 발전시키는 단계는?

1) 정책평가 단계
2) 정책형성 단계
3) 정책채택 단계
4) 정책집행 단계
5) 문제정의와 정책의제형성 단계

**해설** 보건의료정책의 결정과정
- 문제정의와 정책의제형성 단계 : 심각한 정책문제를 정책당국이 해결하기 위한 정책의제를 오를 문제를 선정하는 단계
- 정책형성 단계 : 문제 해결을 위해 실현 가능한 대안을 발전시키는 단계
- 정책채택 단계 : 최종 안을 선택하고 권위 있는 기관이 의결이나 합법성을 부여하기 위해 문제를 정립하고 정책목표설정, 달성하기 위한 대안을 선택하는 과정
- 정책집행 단계 : 정부의 행정기구가 정책을 실행하는 과정
- 정책평가 단계 : 정책 집행의 결과를 측정, 효과분석, 문제점 원인 분석, 결과 반영의 과정

답 ②

## 45. 다음 중 영아사망률을 구하는 공식은?

1) 1세 미만 유아의 사망자수 / 같은 해의 연간출생아의 수 × 100
2) 1세 미만 유아의 사망자수 / 같은 해의 연간출생아의 수 × 1,000
3) 같은 해의 연간 출생아 수 / 1세 미만 유아의 사망자수 × 100
4) 같은 해의 연간 출생아 수 / 1세 미만 유아의 사망자수 × 1,000
5) 1세 미만 유아의 사망자수 / 같은 해의 연간 출생아수 × 10,000

**해설** 영아 사망률
1세 미만 유아의 사망자수 / 같은 해의 연간 출생아 수 × 1,000

답 ②

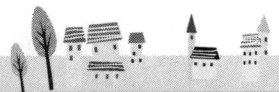

**46.** 도수근력검사(Manual muscle testing)을 실시한 결과 중력을 제거한 상태에서 50%정도의 ROM을 보였다. 본 대상자의 등급은 무엇인가?

1) T
2) P
3) P-
4) P+
5) F

**해설**

| 등급 | 정의 | 내용 |
|---|---|---|
| 5 | 정상(N) | 최대의 저항과 함께 중력에 대항하여 완전한 관절가동범위까지 움직임 |
| 4 | 우(G) | 중등도의 저항과 함께 중력에 대항해서 완전한 관절가동범위까지 움직임 |
| 3+ | 양+(F+) | 약간의 저항과 함께 중력에 대항하여 완전한 관절가동범위까지 움직임 |
| 3 | 양(F) | 중력에 대항해서 완전한 관절가동범위까지 움직임 |
| 3- | 양-(F-) | 중력에 대항해서 불완전한 관절가동범위(50%이상)까지 움직임 |
| 2+ | 가(P+) | 중력에 대항해서 불완전한 관절가동범위(50%미만)까지 움직임 |
| 2 | 가(P) | 중력이 제거된 상태에서 완전한 관절가동범위까지 움직임 |
| 2- | 가(P-) | 중력이 제거된 상태에서 불완전한 관절가동범위까지 움직임 |
| 1 | 불가(T) | 근수축이 느껴지지만, 동작은 일어나지 않음 |
| 0 | 영(O) | 아무런 근수축도 느껴지거나 보이지 않음 |

답 ③

**47.** Side lying position 자세로 검사하는 근력검진은?

1) 어깨뼈 올림근의 Fair 검사
2) 넙다리 빗근의 Poor 검사
3) 어깨관절 벌림근의 Fair 검사
4) 무릎관절 굽힘근의 Good 검사
5) 엉덩관절 돌림근의 Good 검사

**해설** 엉덩관절 굽힘(Hip flexion)도수근력검사
1) 근육 : 큰 허리근, 엉덩근, 넙다리 곧은근, 넙다리근막 긴장근, 넙다리 빗근, 두덩근
2) Normal~Fair : Sitting(바닥에 발이 닿지 않도록 앉는다)
3) Poor~Zero : side lying position(옆으로 눕고 다리는 엉덩관절과 무릎을 편다)

답 ②

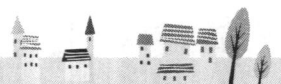

## 48. 다음 보기 중 관절가동범위가 바른 것을 고르시오.

1) 아래팔 뒤침(Forearm supination) : 0~75도
2) 아래팔 엎침(Forearm pronation) : 0~95도
3) 손목 굽힘(Wrist flexion) : 0~85도
4) 손목 폄(Wrist extension) : 0~65도
5) 자뼈치우침(Ulnar deviation) : 0~30도

해설
1) 아래팔 뒤침(Forearm supination) : 0~80도 또는 0~90도
2) 아래팔 엎침(Forearm pronation) : 0~80도 또는 0~90도
3) 손목 굽힘(Wrist flexion) : 0~80도
4) 손목 폄(Wrist extension) : 0~70도

답 ⑤

## 49. 관절가동범위 측정방법에 대한 설명으로 옳은 것은?

1) 관절측정의 180도 체계에서 모든 관절움직임의 시작자세는 90도 이다.
2) 관절측정의 360도 체계가 가장 보편적으로 사용된다.
3) 해부학적 자세에서 관절축을 기준으로 회전하면 같은 면에서 원운동을 하게 된다.
4) 360도 체계에서 모든 움직임이 완전한 원운동이 가능하다.
5) 360도 체계의 각도기는 반원형 각도계이다.

해설
1) 관절측정의 180도 체계에서 모든 관절움직임의 시작자세는 0도 이다.
2) 관절측정의 180도 체계가 가장 보편적으로 사용된다.
4) 360도 체계에서 어떤 움직임은 완전한 원운동이 불가능하다. - 아래팔의 뒤침(supination), 엎침(pronation), 엉덩관절의 안쪽돌림(medial rotation) 등이 있다.
5) 360도 체계의 각도기는 원형 각도계이다.

답 ③

## 50. 불완전하게 제시된 물체 또는 형태를 확인하는 능력으로 시각구별 기술 중 옳은 것은?

1) 형태항상성
2) 시각적 폐쇄
3) 전경-배경 구분
4) 공간내 위치
5) 공간 관계성

**해설** 시각적 폐쇄(Visual closure)
불완전하게 제시된 물체 또는 형태를 확인하는 능력으로 일부가 가려진 물체를 제시하고 그 물건이 무엇인지 알아맞히도록 한다.

답 ②

## 51. 선천성 고관절 탈구가 있을 때 굴곡한 고관절을 외전, 외회전하면 "딸가닥"하는 소리가 나는지를 평가하는 것은?

1) 알렌 테스트(Allen test)
2) 크보스텍 테스트(Chvostek test)
3) 번넬 - 리틀러 테스트(bunnel - littler test)
4) 오토라니 크릭 테스트(ortolani click test)
5) 지대 인대 검사(retinalcular test)

**해설**
- 알렌 테스트 : 요골동맥과 척골동맥이 손에 혈액을 충분히 공급하는지를 알아보는 검사
- 크보스텍 테스트 : 제 7뇌신경(안면신경)을 검사하기 위한 것으로, 교근 위에 있는 이하 선 부분을 두드려 안면근의 연축을 여부를 검사
- 번넬-리틀러 테스트 : 손의 내재근의 단축을 평가
- 오토라니 크릭 테스트 : 선천성 엉덩관절 탈구가 있을 때 굽힘한 엉덩관절을 벌림, 바깥돌림하여 "딸가닥"하는 소리가 나는지 보는 것으로 이 소리는 넙다리뼈머리가 볼기뼈절구에 들어왔다가 벗어날 때 들리는 소리다.
- 지대 인대 검사 : 지대 인대의 단축을 입증하는 검사

답 ④

## 52. 다음이 설명하는 반사는 무엇인가?

> 능동적인 손의 폄운동이 있을지라도, 손 안에 주어진 물체를 놓지 못한다. 이 반사는 단독적으로 일어나는 경우는 거의 없다.

1) 경직 반사
2) 움켜잡기 반사
3) 굽힘회피반사
4) 교차신전반사
5) 양성 지지반응

**해설** 움켜잡기 반사(파악반사)
능동적인 손의 폄운동이 있을지라도, 손 안에 주어진 물체를 놓지 못한다. 이 반사는 단독적으로 일어나는 경우는 거의 없다.

답 ②


## 53. 다음 중 척수 수준 반사로 옳은 것은?

1) 비대칭적 긴장성 목반사
2) 대칭적 긴장성 목반사
3) 긴장성 미로반사
4) 교차신전반사
5) 양성 지지반응

**해설** 척수 수준 반사
- 교차신전반사
- 굽힘회피반사
- 움켜잡기반사

답 ④

## 54. 다음은 어떤 test인가?

> • 준비 : 환자는 책상에 팔을 올려놓고, 치료사는 옆이나 앞에 위치함
> • 검사 : 환자에게 반대되는 동작(굽힘 - 폄, 엎침 - 뒤침, 주먹 쥠 - 주먹 폄)을 최대한 빠르게 교대로 한팔 또는 양팔을 사용하여 하도록 지시함

1) 손가락-코 검사
2) 핀 보드 검사
3) 발꿈치-무릎 검사
4) 거리측정장애 검사
5) 교대적 반복운동 검사

**해설** 교대적 반복운동 검사
• 준비 : 환자는 책상에 팔을 올려놓고, 치료사는 옆이나 앞에 위치함
• 검사 : 환자에게 반대되는 동작(굽힘 - 폄, 엎침 - 뒤침, 주먹 쥠 - 주먹 폄)을 최대한 빠르게 교대로 한팔 또는 양팔을 사용하여 하도록 지시함
• 신경학적 운동 협응성 검사로서 교대적 반복불능증을 adiadochokinesia라고 함

답 ⑤

## 55. 다음이 설명하는 검사(Test)로 옳은 것은?

> 한쪽 발로 체중을 지지하고 서도록 한 후, 피검자의 위뒤엉덩뼈가시 위의 오목하게 들어간 부분을 관찰한다.

1) 엉덩관절을 굽힘구축 검사
2) 롬버그 검사
3) 버그발란스 검사
4) 트렌델렌버그 검사
5) 호만의 징후

**해설** 트렌델렌버그 검사
한쪽 발로 체중을 지지하고 서도록 한 후, 피검자의 위뒤엉덩뼈가시 위의 오목하게 들어간 부분을 관찰한다. 엉덩관절 벌림근의 근력 검사 이다.

답 ④

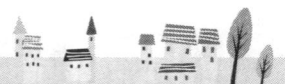

## 56. 표재통각(Superficial pain sensation)에 대한 설명으로 옳은 것은?

1) 수용성 실어증이 있는 환자에게도 정확한 검사를 시행가능하다.
2) 환측 부터 먼저 검사를 시행 한다.
3) 각각의 자극은 압박강도를 다르게 한다.
4) 날카로운 자극을 둔하다고 하면 D라고 표기한다.
5) 평가의 정확성을 위해 초기부터 피검자의 시야를 가린다.

> **해설** 수용성 실어증이 있는 경우 정확한 검사를 할 수 없다. 손상된 손과 아래팔에 날카롭거나 둔한 자극을 무작위의 속도와 순서로 임의의 위치에 자극한다. 각각의 자극은 압박강도를 같게 한다. 초기에는 피검자가 검사를 이해하고 반응하는 방법을 알 수 있도록 시야를 가리지 않는다. 점수는 날카로운 자극에 맞게 반응하면(+S), 날카로운 자극에 반응하지 못하면(-S), 날카로운 자극을 둔하다고 하면 D라고 표기하며, 둔한자극에 맞게 반응하면(+D), 둔한 자극에 맞게 반응하지 못하면(-D)라고 기록한다.
>
> 답 ④

## 57. 다음은 무엇을 평가하기 위함인가?

- 신체의 형태, 자세, 능력이 왜곡되는 것
- 사람을 그리거나 신체 부분을 지적하게 하여 평가

1) 입체인지지각(Stereognosis)
2) 서화감각(graphesthesia)
3) 신체도식(Body scheme)
4) 지남력(Orientation)
5) 운동감각(kinesthesia)

> **해설** 신체도식은 신체의 형태, 자세, 능력이 왜곡되는 것으로 사람 그림을 그리거나 수행을 통하여 알 수 있는 것이다.
>
> 답 ③

## 58. 입체인지지각 장애의 치료에 대한 설명으로 옳은 것은?

1) 처음에 둘 이상의 감각을 동시에 사용하여서는 안 된다.
2) 촉각으로 탐색하는 동안에는 눈은 가리지 않는다.
3) 마지막에는 초각 - 운동감각 입력에만 의지하도록 한다.
4) 촉각 - 운동감각 재교육에 대한 프로그램은 비슷한 물체를 구별하는 것에서부터 시작 한다.
5) 2차원적인 물체와 3차원적인 물체를 구별해내기에서 시작하여, 큰 물체와 작은 물체를 구별해내게 하는 방식으로 단계를 높인다.

> **해설** 감각장애에 대한 단계별 치료계획이 Eggers에 의해 설명되었다. 초기에는 내부감각 촉진의 효과를 느끼도록 하기 위해 물건을 보고 듣도록 하고, 촉각으로 탐색하는 동안은 눈을 가린다. 마지막으로 책상에 패드를 대어 청각과 시각적 단서를 제거하고, 환자가 촉각-운동감각 입력에만 의지하도록 한다. 촉각 운동감각 재교육에 대한 프로그램은 전혀 비슷하지 않은 물체를 전반적으로 구별하는 것에서부터 시작한다. 모래에 숨겨져 있는 큰 물체와 작은 물체를 구별해내게 한 후, 2차원적인 물체와 3차원적인 물체를 구별해내도록 단계를 높인다.

답 ③

## 59. 다음 설명에 대한 시지각 장애로 옳은 것은?

> 크기와 무게의 물리적 속성처럼 물체의 시각적 뒤틀림을 말한다. 예를 들어 농구공과 축구공, 야구공을 구별할 수 가 없다. 관찰만으로 공들의 차이를 구분하기 힘들어 각각의 공들이 실제보다 무겁거나 가볍게 크거나 작은 것처럼 보였다.

1) 착의행위상실증(Dressing apraxia)
2) 변시증(Metamorphosia)
3) 관념행위상실증(Ideational apraxia)
4) 구성실행증(Construc-tional apraxia)
5) 서화감각불능증(Agraphestfesia)

> **해설** 변시증(Metamorphosia)
> 크기와 무게의 물리적 속성처럼 물체의 시각적 뒤틀림을 말한다. 예를 들어 농구공과 축구공, 야구공을 구별할 수 가 없다. 관찰만으로 공들의 차이를 구분하기 힘들어 각각의 공들이 실제보다 무겁거나 가볍게 크거나 작은 것처럼 보였다.

답 ②

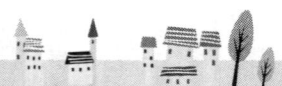

## 60. 매일기억(Everyday Memory)을 평가하기 위한 평가도구는 무엇인가?

1) Benton Visual Retention Test
2) Rey Complex Figure
3) Rivermead Behavioral memory Test
4) mini-Mental State Examination
5) Lowenstein Occupational Therapy Cognitive Assessment

**해설** 매일기억을 평가하는 도구는 Rivermead Behavioral memory Test이다. Rey Complex Figure, Benton Visual Retention Test는 시각기억을 평가하는 평가도구이다. MMSE-K는 인지수행정도를 평가하는 판별검사 도구이다. LOTCA도 인지평가도구이다.

답 ③

## 61. 다음이 설명하는 것은 무엇인가?

> 정상적인 상태에서는 보통 알아채지 못하는 정신적 기능. 이것은 이드와 초자아와 방어기제를 포함한다.

1) 불안(anxiety)
2) 갈등(conflict)
3) 억제(suppression)
4) 무의식(unconscious)
5) 상징(symbol)

**해설** 무의식(unconscious)
정상적인 상태에서는 보통 알아채지 못하는 정신적 기능. 이드와 초자아와 방어기제를 포함한다.

답 ④

## 62. Maslow의 단계 설명으로 옳은 것은?

1) 1단계 – 안전 욕구
2) 2단계 – 소속감과 사랑 욕구
3) 3단계 – 자기실현 욕구
4) 4단계 – 존중 욕구
5) 5단계 – 생리적인 욕구

> **해설**
> - 1단계 – 생리적인 욕구
> - 2단계 – 안전 욕구
> - 3단계 – 소속감과 사랑 욕구
> - 4단계 – 존중 욕구
> - 5단계 – 자기실현 욕구
>
> 답 ④

## 63. 방어 기제 중 이상화(idealization)에 대한 정의로 가장 옳은 것은 무엇인가?

1) 받아들일 수 없는 행동이나 감정에 대해 변명하는 것
2) 예전보다 더욱 원시적인 발달 수준을 보이는 것. 행동의 미성숙한 패턴으로 되돌아간다.
3) 불안하기 때문에 그 사실을 믿고 싶어하지 않는 것
4) 성취할 수 없을 만한 것을 실제적인 목표나 사물로 대신하는 것
5) 누군가를 과대평가하거나 그 사람이 지닌 실제 장점과 실제 성격보다 더 높게 평가하는 것

> **해설** 이상화(idealization)
> 누군가를 과대평가하거나 그 사람이 지닌 실제 장점과 실제 성격보다 더 높게 평가하는 것
>
> 답 ⑤

## 64. 일상생활동작훈련을 시행하려고 한다. 수가를 인정받기 위한 최소한의 조건에 대한 설명으로 가장 옳은 것은?

1) 1인의 작업치료사가 환자를 1대 1로 시행, 20분 이상
2) 1인의 작업치료사가 환자를 1대 1로 시행, 30분 이상
3) 1인의 작업치료사가 환자를 1대 2로 시행, 20분 이상
4) 1인의 작업치료사가 환자를 1대 2로 시행, 30분 이상
5) 기준이 없다.

> **해설** 일상생활동작훈련
> 1인의 작업치료사가 1인의 환자를 1대 1로 중점적으로 식사, 옷입고 벗기, 배변 및 위생훈련 등 일상생활동작 적응 훈련을 최소 20분 이상 실시한 경우에 산정한다.
>
> 답 ①

## 65. 정상발달에서 가장 나중에 발달하는 것으로 옳은 것은?

1) 기저귀가 젖은 것을 표현 한다.
2) 끈 없는 신발을 혼자 신는다.
3) 사과조각 등을 손으로 스스로 집어 먹을 수 있다.
4) 흘리지 않고 컵으로 물을 혼자 마실 수 있다.
5) 코트를 혼자 벗을 수 있다.

> **해설**
> 1) 12~18개월
> 2) 끈 없는 신발 신음 : 30~36개월
> 3) 9~12개월
> 4) 19개월
> 5) 24~30개월
>
> 답 ②

## 66. 스스로 먹기(Self Feeding)의 발달순서로 옳은 것은?

> 가. 숟가락으로 혼자 먹기 가능
> 나. 한 손으로 컵을 잡지만 그것을 잘 내려놓진 못함
> 다. 흘리지 않고 컵으로 마실 수 있음

1) 가 - 나 - 다
2) 나 - 다 - 가
3) 나 - 가 - 다
4) 다 - 가 - 나
5) 다 - 나 - 가

**해설**
- 가 – 24개월
- 나 – 13개월
- 다 – 19개월

답 ②

## 67. 다음의 설명의 시기에 나타나는 Erikson의 심리사회적 발달의 특징으로 옳은 단계는?

> - 대략 3세에서 5세 사이의 시기
> - 남아의 오이디푸스 콤플렉스, 여아의 일렉트라 콤플렉스
> - 성감대가 생식기로 옮겨가면서 아동은 성기에 관심을 가지고 가치를 부여함

1) 자율성 대 수치감 및 회의감
2) 주도성 대 죄책감
3) 친밀감 대 고립감
4) 통정성 대 절망감
5) 정체감 대 정체감 혼미

**해설** 주도성 대 죄책감
- 3세에서 6세 사이의 시기
- 프로이드의 남근기에 해당
- 아동은 언어를 사용하고 신체적 능력이 개발되며 여러 가지 물건을 마음대로 다룰 수 있게 됨
- 아동은 어떤 목표나 계획을 세우는 주도성을 갖게 됨

답 ②

## 68. 환자가 생각하는 목표는 SOAP에서 어느 영역에 속하는가?

1) S  2) O  3) A
4) P  5) 반영하지 않는다.

> **해설** Subjective
> • 환자의 병력  • 주소  • 가정 환경  • 환자의 치료목표
>
> 답 ①

## 69. SOAP 작성시 Assessment의 condition에 해당하는 내용으로 옳은 것은?

1) 목표기술을 수행할 주체
2) 행동의 달성 여부를 결정하는 기준
3) 행동을 수행하기 위한 신체적, 환경적, 사회적 상태
4) 목표달성을 위한 기간
5) 기존에 클라이언트가 받은 치료를 기술함

> **해설**
> 1) 목표기술을 수행할 주체-actor
> 2) 행동의 달성 여부를 결정하는 기준-behavior
> 4) 목표달성을 위한 기간-expected timeframe
>
> 답 ③

## 70. 의무기록 작성 시, 수정 할 때 지켜야 되는 사항으로 가장 옳은 것은?

1) 문장 전체를 지우도록 한다.
2) 문장 전체에 한 줄을 그어 오류를 표시한다.
3) 수정액을 사용하면 안된다.
4) 문장 전체에 두 줄을 그어 오류를 표시한다.
5) 단어를 지워서 오류를 수정한다.

> **해설** 의무기록 작성 시, 수정 할 때 지켜야 되는 사항
> • 수정액을 사용하면 안된다.
> • 단어나 첫 글자, 날짜에 한 줄을 그어 오류를 표시한다.
> • 문장이나 단어를 지우려 하지 말아야 한다(다른 사람에게 본래 적혀 있던 것이 무엇인지 알지 못하게 하기 위한 의도로 보이기 때문).
>
> 답 ③

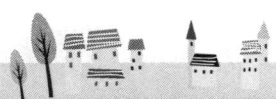

## 71. 300병상을 초과하는 경우 최소 진료과목의 수로 옳은 것은?

1) 5개
2) 6개
3) 7개
4) 8개
5) 9개

> **해설** 의료법 제 3조의3(종합병원)
> 3호 300병상을 초과하는 경우에는 내과, 외과, 소아청소년과, 산부인과, 영상의학과, 마취통증의학과, 진단검사의학과 또는 병리과, 정신건강의학과 및 치과를 포함한 9개 이상의 진료과목을 갖추고 각 진료과목마다 전속하는 전문의를 둘 것

답 ⑤

## 72. 중증질환에 대하여 난이도가 높은 의료행위를 전문적으로 하는 병원으로 옳은 것은?

1) 의원
2) 병원
3) 종합병원
4) 상급병원
5) 전문병원

> **해설** 의료법 제 3조의 4(상급종합병원 지정)
> 보건복지부장관은 종합병원 중에서 중증질환에 대하여 난이도가 높은 의료행위를 전문적으로 하는 종합병원을 상급종합병원으로 지정 할 수 있다.

답 ④

## 73. 작업치료사 국가시험 중 손동작으로 답을 알려주는 행위를 하였다면 다음 시험 응시제한 횟수로 옳은 것은?

1) 1회
2) 2회
3) 3회
4) 4회
5) 5회

> **해설** 의료기사법 시행규칙 [별표2] 국가시험 응시제한의 기준
> • 응시제한 횟수 : 1회
> • 시험 중 대화, 손동작 또는 소리 등으로 서로 의사소통을 하는 행위
> • 허용되지 아니한 자료를 가지고 있거나 이용 하는 행위

답 ①

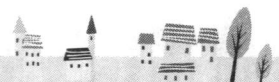

## 74. 진료 중이던 환자가 최종 진료 시부터 몇 시간 이내에 사망한 경우에는 다시 진료하지 아니하더라도 진단서나 증명서를 내줄 수 있는가?

1) 12시간  2) 24시간  3) 36시간
4) 48시간  5) 60시간

> **해설** 의료법 제 17조(진단서 등)
> 의료업에 종사하고 직접 진찰하거나 검안한 의사, 치과의사, 한의사가 아니면 진단서, 검안서, 증명서 또는 처방전을 작성하여 환자 또는 검사를 하는 지방검찰청검사에게 교부하거나 발송하지 못한다. 다만, 진료중이던 환자가 최종 진료 시부터 48시간 이내에 사망한 경우에는 다시 진료하지 아니하더라도 진단서나 증명서를 내줄 수 있으며, 환자 또는 사망자를 직접 진찰하거나 검안한 의사, 치과의사 또는 한의사가 부득이한 사유로 진단서, 검안서 또는 증명서를 내줄 수 없으면 같은 의료기관에 종사하는 다른 의사, 치과, 의사 또는 한의사가 환자의 진료기록부 등에 따라 내줄 수 있다.
>
> 답 ④

## 75. 의료인은 태아나 임부를 진찰하거나 검사하면서 알게 된 태아의 성을 알게 하여서는 아니 되는 임신 주수로 옳은 것은?

1) 12주  2) 24주  3) 32주
4) 45주  5) 50주

> **해설** 의료법 제 20조(태아 성 감별 행위 등 금지)
> • 1항 의료인은 태아 성 감별을 목적으로 임부를 진찰하거나 검사하여서는 아니 되며, 같은 목적을 위한 다른 사람의 행위를 도와서도 아니 된다.
> • 2항 의료인은 임신 32주 이전에 태아나 임부를 진찰하거나 검사하면서 알게 된 태아의 성을 임부, 임부의 가족, 그 밖의 다른 사람이 알게 하여서는 아니 된다.
>
> 답 ③

## 76. 의료인은 최초로 면허를 받은 후부터 몇 년 마다 취업상황 등을 신고하여야 하는가?

1) 1년  2) 2년  3) 3년
4) 4년  5) 5년

> **해설** 의료법 제 25조(신고)
> 의료인은 대통령령으로 정하는 바에 따라 최초로 면허를 받은 후부터 3년 마다 그 실태와 취업상황 등을 보건복지부장관에게 신고하여야 한다.
>
> 답 ③

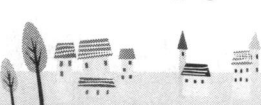

## 77. 의료기관의 관리자가 진료에 관한 진료기록부를 보존하여야 하는 기간으로 옳은 것은?

1) 2년
2) 3년
3) 5년
4) 10년
5) 15년

**해설** 의료법 규칙 제 15조(진료에 관한 기록의 보존)
- 10년 : 진료기록부
- 5년 : 환자명부, 검사내용 및 검사소견기록, 방사선 사진 & 소견서, 간호기록부, 조산기록부
- 3년 : 진단서
- 2년 : 처방전

답 ④

## 78. 사체를 검안하여 변사한 것으로 의심되는 때에 변사체 신고의무자로 옳은 것은?

1) 임상병리사
2) 병원장
3) 구청장
4) 조산사
5) 간호사

**해설** 의료법 제 26조(변사체 신고)
의사·치과의사·한의사 및 조산사는 사체를 검안하여 변사한 것으로 의심되는 사체의 소재지를 관할하는 경찰서장에게 신고하여야 한다.

답 ④

## 79. 의원·치과의원·한의원 또는 조산원을 개설하려는 자는 누구에게 신고하여야 하는가?

1) 시·군·구청장
2) 시·도지사
3) 보건복지부장관
4) 보건소장
5) 경찰서장

**해설** 의료법 제 33조(개설 등)
3항 의원·치과의원·한의원 또는 조산원을 개설하려는 자는 보건복지부령으로 정하는 바에 다라 시장·군수·구청장에게 신고하여야 한다.

답 ①

## 80. 의사 또는 치과의사의 지도 아래 진료나 의화학적 검사에 종사는 사람으로 옳은 것은?

1) 임상병리사
2) 조산사
3) 간호사
4) 안경사
5) 의무기록사

**해설** 의료기사법 제 1조의 2(정의)
의료기사란 의사 또는 치과의사의 지도 아래 진료나 의화학적 검사에 종사하는 사람을 말한다.

답 ①

## 81. 의료기사 등에 대한 보수교육을 인정되는 기관에 위탁할 수 있는 기관으로 옳은 것은?

1) 협회
2) 병원
3) 동사무소
4) 복지관
5) 보건소

**해설** 의료기사법 제 28조(권한의 위임 또는 위탁)
영 제 14조(업무의 위탁)
보건복지부장관은 법 제11조제1항에 따른 신고 수리 업무를 법 제16조에 따라 의료기사등의 면허 종류별로 설립된 단체(이하 이 조에서 "협회"라 한다)에 위탁한다.

답 ①

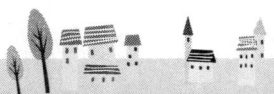

## 82. 장애인 복지법의 설명으로 옳은 것은?

1) 장애인 지원 사업은 보건복지부령으로 정한다.
2) 장애인복지상담원의 임용·직무·보수와 그 밖에 필요한 사항은 보건복지부령으로 정한다.
3) 장애인복지실시기관은 의료비 지급대상·기준 및 방법 등에 관하여 필요한 사항은 보건복지부령에 따른다.
4) 산후조리도우미 지원의 기준 및 방법 등에 관하여 필요한 사항은 보건복지부령으로 정한다.
5) 장애인복지실시기관은 교육비 지급 대상·기준 및 방법 등에 관하여 필요한 사항은 대통령령에 따른다.

> **해설** 장애인 복지법
> - 장애인 지원 사업은 대통령령으로 정한다.
> - 장애인복지상담원의 임용·직무·보수와 그 밖에 필요한 사항은 대통령령으로 정한다.
> - 산후조리도우미 지원의 기준 및 방법 등에 관하여 필요한 사항은 대통령령으로 정한다.
> - 장애인복지실시기관은 교육비 지급 대상·기준 및 방법 등에 관하여 필요한 사항은 보건복지부령에 따른다.
>
> 답 ③

## 83. 장애인 의료비 지급에 대한 설명으로 옳은 것은?

1) 의료기관은 장애인에게 의료를 제공하였을 때에는 장애인복지법에 따른 장애인심사평가원에 의료비 지급 심사 청구를 하여야 한다.
2) 의료비 지급 심사한 후 그 결과를 의료비지급대상자를 관할하는 동사무소에 보낸다.
3) 장애인보조기구에 대한 의료비는 그 비용의 지급을 청구한 자에게 지급할 수 없다.
4) 의료비 심사결과에 따라 시·군·구청장은 의료비를 지체 없이 대상자에게 지급하여야한다.
5) 장애인이 진료를 받으려는 경우에는 장애인등록증, 건강보험증을 건강보험심사평가원에 내보여야 한다.

> **해설**
> - 의료기관은 장애인에게 의료를 제공하였을 때에는 국민건강보험법에 따른 건강보험심사평가원에 의료비 지급 심사 청구를 하여야 한다.
> - 의료비 지급 심사한 후 그 결과를 의료비지급대상자를 관할하는 시·군·구청장에게 통보하여야 한다.
> - 장애인보조기구에 대한 의료비는 그 비용의 지급을 청구한 자에게 지급할 수 있다.
> - 장애인이 진료를 받으려는 경우에는 장애인등록증, 의료급여증 또는 의료급여증명서, 건강보험증을 의료기관에 내보여야 한다.
>
> 답 ④

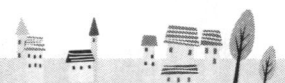

## 84. 학교에 입학하거나 재학하는 자녀를 둔 장애인 중에서 교육비 지급은 무엇을 고려하여 매년 예산의 범위에서 보건복지부장관이 정할 수 있는가?

1) 장애정도
2) 재산
3) 배우자의 유무
4) 자녀 수
5) 가구 구성

> **해설** 장애인 복지법 제 38조(자녀교육비 지급)
> 규칙 제 23조(자녀교육비 지급대상 및 기준)
> 자녀교육비의 지급대상은 소득과 재산을 고려하여 매년 예산의 범위에서 보건복지부장관이 정한다.
>
> 답 ②

## 85. 장애인사용자동차등표지를 발급하여야 하는 자로 옳은 것은?

1) 시·군·구청장
2) 시·도지사
3) 장애인복지시설장
4) 보건복지부장관
5) 보건소장

> **해설** 장애인 복지법 제 39조(장애인이 사용하는 자동차 등에 대한 지원 등)
> 시장·군수·구청장은 장애인이 이용하는 자동차 등을 지원하는 데에 편리하도록 장애인이 사용하는 자동차 등임을 알아 볼 수 있는 표지 (장애인사용자동차등표지)를 발급하여야 한다.
>
> 답 ①

## 86. 장애수당의 지급 시기에 대해 옳은 것은?

1) 매월 1일
2) 매월 5일
3) 매월 10일
4) 매월 15일
5) 매월 20일

> **해설** 장애인 복지법 제 49조(장애수당)
> 영 제 32조(장애수당등의 지급 시기 및 방법)
> 장애수당 등은 매월 20일(토요일이거나 공휴일인 경우에는 그 전날로 한다)에 금융기관이나 우편관서의 지급대상자 계좌에 입금하는 방법으로 지급한다.
>
> 답 ⑤

## 87. 정신질환자가 보호의무자에 의해 입원하여 3개월 이후 입원 기간을 연장 할 때 연장할 수 있는 기간으로 옳은 것은?

1) 1개월 이내
2) 3개월 이내
3) 6개월 이내
4) 1년 이내
5) 3년 이내

> **해설** 정신건강증진 및 정신질환자 복지서비스 지원에 관한 법률 제43조(보호의무자에 의한 입원등)
> ⑤ 제4항에 따른 입원등의 기간은 최초로 입원등을 한 날부터 3개월 이내로 한다. 다만, 다음 각 호의 구분에 따라 입원등의 기간을 연장할 수 있다.
>   1. 3개월 이후의 1차 입원등 기간 연장: 3개월 이내
>   2. 제1호에 따른 1차 입원등 기간 연장 이후의 입원등 기간 연장: 매 입원등 기간 연장 시마다 6개월 이내
>
> 답 ②

## 88. 정신의료기관등의 장은 입원을 한 사람의 치료, 재활 및 사회적응에 도움이 된다고 인정되는 경우에는 그 사람의 건강상태와 위험성을 고려하여 보건복지부령으로 정하는 _____을/를 시킬 수 있다. 빈칸으로 옳은 것은?

1) 노동
2) 사회적응훈련
3) 물리치료
4) 작업
5) 직업훈련

> **해설** 정신건강증진 및 정신질환자 복지서비스 지원에 관한 법률 제76조(작업요법)
> ① 정신의료기관등의 장은 입원등을 한 사람의 치료, 재활 및 사회적응에 도움이 된다고 인정되는 경우에는 그 사람의 건강상태와 위험성을 고려하여 보건복지부령으로 정하는 작업을 시킬 수 있다.
> ② 제1항에 따른 작업은 입원등을 한 사람 본인이 신청하거나 동의한 경우에만 정신건강의학과전문의가 지시하는 방법에 따라 시켜야 한다. 다만, 정신요양시설의 경우에는 정신건강의학과전문의 지도를 받아 정신건강전문요원이 작업의 구체적인 방법을 지시할 수 있다.
> ③ 제1항에 따른 작업의 시간, 유형 또는 장소 등에 관한 사항은 보건복지부령으로 정한다.
>
> 답 ④

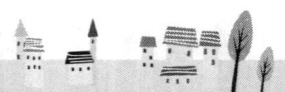

**89.** 양로시설에 입소하기 위하여 입소신청서를 제출하면 신청을 받은 자는 신청일 부터 몇 일 이내에 입소대상자의 건강상태와 부양의무자의 부양능력등을 심사하여 입소여부와 입소시설을 결정한 후 이를 신청인 및 당해시설의 장에게 통지하여야 하는가?

1) 5일 이내
2) 7일 이내
3) 10일 이내
4) 14일 이내
5) 15일 이내

> **해설** 노인복지법 제 32조(노인주거복지시설)
> 규칙 제 15조(양로시설등의 입소 절차 등)
> 3항 특별자치도지사・시장・군수・구청장은 신청일 부터 10일 이내에 입소대상자의 건강상태와 부양의무자의 부양능력등을 심사하여 입소여부와 입소시설을 결정한 후 이를 신청인 및 당해시설의 장에게 통지하여야 한다.
>
> 답 ③

**90.** 작업치료사가 요양보호사 교육을 받을 때 이론강의, 실기, 현장실습 시간 순으로 옳은 것은?

1) 25시간, 18시간, 7시간
2) 28시간, 13시간, 9시간
3) 31시간, 11시간, 8시간
4) 35시간, 10시간, 5시간
5) 40시간, 8시간, 2시간

> **해설** 노인복지법 별표 10의 2
> ● 간호조무사, 물리치료사, 작업치료사
>   이론강의 : 31시간
>   실기연습 : 11시간
>   현장실습 : 8시간
>
> 답 ③

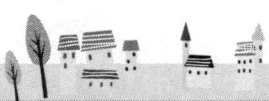

# 4회

# 2교시

## 01. 다음 중 옳은 것을 고르시오.

1) 1966년 한국 최초의 작업치료사인 최귀자가 탄생되었다.
2) 처음부터 작업치료사들은 독자적인 협회에 소속되어 활동 하였다.
3) 1998년 세계 작업치료사 연맹 49번째 회원국에 가입 하였다.
4) 처음 KAOT였다가 케냐와 같아서 KOTA로 바뀌었다.
5) KAOT의 약자는 Korean Occupation Therapy Association 이다.

> **해설**
> ① 1969년 한국 최초의 작업치료사인 최귀자가 탄생되었다.
> ② 1993년 10월 전까지는 작업치료사들은 대한 물리치료사 협회에 소속되어 활동을 했다.
> ④ 처음 KOTA였다가 케냐와 같아서 KAOT로 바뀌었다.
> ⑤ KOTA의 약자는 Korean Occupation Therapy Association 이다.
>
> 답 ③

## 02. 다음 설명에 해당하는 실행 모델은 무엇인가?

- 목적적인 활동에 초점을 맞춤
- 클라이언트는 작업 활동이 의미있고, 생산적인 활동, 건강과 안녕의 활동으로 접근된다는 것을 인식함

1) 지각 모델
2) 건강 모델
3) 인간작업 모델
4) 인지 - 행동 모델
5) 정신역동 모델

> **해설** 인간작업모델
> 인지 - 행동 모델과 정신역동 모델이 임상심리사, 사회사업가, 정신과 의사에 의해 적용되는 동안, 인간작업모델이 작업치료내에서 발전했다. 이 모델은 목적적인 활동들에 초점을 맞추고, 삶의 경험에서 목적적인 활동이 중심적인 위치에 초점을 맞춘다. 클라이언트는 작업 활동이 의미있고, 생산적인 활동으로, 건강과 안녕의 활동으로 접근된다는 것을 인식한다.
>
> 답 ③

## 03. 다음 중 작업의 수행 영역에 포함되는 것을 고르시오.

1) 습관
2) 신체 기능
3) 사회 참여
4) 사회적 요구
5) 시공간적

**해설** 작업수행 영역에는 일상생활활동, 수단적 일상생활활동, 교육, 일, 놀이, 레저, 사회참여가 있다.

답 ③

## 04. 다음은 무엇을 설명하고 있는가?

> 죽상동맥경화증에 의하여 생성되는 혈전(혈관 내벽의 혈액덩어리가 존재하는 것)으로 혈관벽이 좁아지고 막혀서 발생하며 비교적 서서히 혈관 폐쇄가 진행

1) Laccunnar infarction
2) Embolism
3) TIA
4) Thrombosis
5) ICH

**해설** 혈전성 뇌졸중 Thrombosis에 대한 내용이다.
1) Laccunnar infarction : 열공뇌졸중
2) Embolism : 색전성 뇌졸중
3) TIA : 일시적 뇌허혈
5) ICH : 뇌실질내 출혈

답 ④

## 05. 다음 내용은 외상성 뇌손상 환자에게 Glasgow Coma Scale를 평가한 결과이다. 총 GCS점수는 몇점인가?

- 눈뜨기 : 꼬집을 때 눈을 뜬다.
- 운동반응 : 검사자가 클라이언트를 꼬집었을 때 신체부위를 끌어당긴다.
- 언어반응 : 소리를 내지만 검사자는 이해할 수 없다.

1) 5점  2) 6점  3) 7점
4) 8점  5) 9점

**해설**
- 눈뜨기 : 꼬집을 때 눈을 뜬다. - 2점
- 운동반응 : 검사자가 클라이언트를 꼬집었을 때 신체부위를 끌어당긴다. - 4점
- 언어반응 : 소리를 내지만 검사자는 이해할 수 없다. - 2점

답 ④

## 06. 강제-유도 운동치료를 시행할 수 있는 운동의 최소 조건은?

1) 손목 폄 20°와 각 손가락의 폄 10°, 또는 손목 폄 10°, 엄지 벌림 10°, 각기 다른 두 손가락의 폄 10°
2) 손목 폄 30°와 각 손가락의 폄 10°, 또는 손목 폄 10°, 엄지 벌림 20°, 각기 다른 두 손가락의 폄 10°
3) 손목 폄 10°와 각 손가락의 폄 10°, 또는 손목 폄 10°, 엄지 벌림 10°, 각기 다른 두 손가락의 폄 10°
4) 손목 폄 20°와 각 손가락의 폄 10°, 또는 손목 폄 15°, 엄지 벌림 10°, 각기 다른 두 손가락의 폄 10°
5) 손목 폄 20°와 각 손가락의 폄 10°, 또는 손목 폄 10°, 엄지 벌림 10°, 각기 다른 두 손가락의 폄 15°

**해설** 강제-유도 운동치료의 최소 조건
손목 폄 20°, 와 각 손가락의 폄 10°, 또는 손목 폄 10°, 엄지 벌림 10°, 각기 다른 두 손가락의 폄 10° 또는 어떤 형태의 잡기로도 행주를 책상 위로 들어올리고 놓을 수 있는 능력

답 ①

## 07.
Rancho Los Amigos Scale의 6단계인 혼동-적절한 반응에 대한 설명으로 옳은 것을 고르시오.

1) 자극에 대해 지속적이지 못하고 목적 없는 반응
2) 심각하게 흥분되고 고조된 반응, 공격적일 수 있음
3) 간단한 지시에 보다 목표지향적인 반응이 나타나지만 지시 필요
4) 일상과제를 효율적으로 수행하나 문제를 예견하고 수행을 완성하는데 있어 전반적인 암시 필요
5) 간단한 지시에 반응하지만 복잡한 지시에 혼돈된 양상, 매우 주의산만, 새로운 학습 불가능

**해설** 6단계(혼동 - 적절한 반응)은 간단한 지시에 보다 목표지향적인 반응이 나타나지만 지시 필요, ADL 수행가능하나 감독이 필요하다.

답 ③

## 08.
어깨굽힘(shoulder flexion)의 설명이다. 빈칸에 들어갈 말로 순서대로 바르게 짝지어진 것을 고르시오.

| 어깨 굽힘의 범위는 (　　)도이며, 축은 (　　)의 약 1인치 아래 어깨관절의 바깥면을 통과하는 점이다. |
|---|

1) 0~185, 봉우리 돌기(acromion process)
2) 0~175, 어깨 관절의 앞면
3) 0~180, 봉우리 돌기(acromion process)
4) 0~180, 어깨 관절의 뒷면
5) 0~170, 봉우리 돌기(acromion process)

**해설** 어깨 굽힘의 정상 범위는 0~180도이며, 축은 봉우리돌기의 약 1인치 아래 어깨관절의 바깥면을 통과하는 점이다.

답 ③

## 09. 뇌손상을 받은 환자가 일상생활에서 전화를 받으면서 주소를 적는 것에 대한 어려움을 느끼고 있다. 어떤 집중력의 문제인가?

1) 반응집중력
2) 선택적 집중력
3) 지속적 집중력
4) 변화적 집중력
5) 분리적 집중력

> **해설** 분리적 집중력
> 두 개 또는 그 이상의 비슷한 자극에 대해 유지하고 집중하는 능력으로 가장 고위의 집중력을 말한다.
>
> 답 ⑤

## 10. 척수손상 환자에게 자율신경 과반사가 나타났을 때 대응방법에 대한 내용으로 옳은 것은?

1) 활동 중이였다면 중단할 필요 없이 계속 진행한다.
2) 휠체어를 탄 상태에서는 휠체어를 뒤로 젖혀주거나 몸통을 앞으로 숙여 머리를 낮게 해주어야 한다.
3) 휠체어를 타기 전에 복대를 하거나 탄력스타킹을 신어서 혈액이 복부와 다리에 모이는 것을 막아주는 방법이 있다.
4) 옷, 복대, 기타 압박 보조기 등을 느슨하게 벗긴다.
5) 혈압은 신경 쓰지 않아도 된다.

> **해설** 자율신경 과반사 시 척수손상 환자의 주의사항
> 1) 혈압을 상승시킬 수 있는 활동을 중단하게 한다.
> 2) 혈압을 점검한다.
> 3) 혈압이 높을 시 환자를 앉히고 머리에 과도한 혈압이 증가되지 않도록 고개를 높인다.
> 4) 옷, 복대, 기타 압박 보조기 등을 느슨하게 벗긴다.
> 5) 혈압을 지속적으로 관찰하고 방광 세척, 손으로 대변 배출, 약품 등의 의학적 도움을 요청한다.
>
> 답 ④

## 11. 다음은 무엇을 평가하기 위한 방법인가?

"열쇠로 문을 여는 방법 혹은 망치 사용하는 방법을 저에게 보여주세요."

1) Agnosia　　　　　2) Aphasia　　　　　3) Apraxia
4) Agraphia　　　　　5) Alexia

**해설**
- Apraxia : 정상적인 근력, 감각기능, 협응 능력이 있음에도 불구하고 목적 있는 활동이나 기능적인 활동을 확실하게 수행하기 어려움.
- Agnosia : 가족이나 사용하던 물건 등을 알지 못함
- Agraphia : 구두 표현 능력, 문자로 써서 표현하는 능력 손상
- Alexia : 읽은 것을 이해하는 능력 손상

답 ③

## 12. 다음 환자는 어떠한 지각 손상인가?

이○○씨는 풍경화를 그리는 동안 그가 사용하는 물감의 색을 인지할 수 없었다. 그는 잔디를 그리면서 사용하는 녹색 물감과 하늘을 그리는데 사용한 파란색 물감을 혼동했다.

1) 행위상실증　　　　2) 얼굴인식불능증　　　3) 색채인식불능증
4) 색채이름못대기증　5) 인식불능증

**해설** 색채인식불능증은 주위환경에 흔한 물체의 특정 색깔을 기억하고 인지하는 능력이 없는 것을 말한다.

답 ③

## 13. 다음의 기능을 보이는 환자의 FIM과 MBI 점수로 알맞게 짝지어 진 것은?

보조도구를 사용하여 시간이 지체되지만 독립적으로 상의 옷 입기가 가능함

1) FiM 5, MBI 8　　　2) FIM 5, MBI 10　　　3) FIM 6, MBI 8
4) FIM 6, MBI 10　　　5) FIM 6, MBI 12

**해설** FIM은 보조도구를 사용하거나 시간 지연 시 6점, MBI는 보조도구 사용여부나 시간과 상관없이 독립적으로 수행 가능하면 최대점수를 부여한다.

답 ④

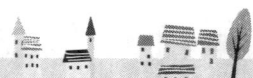

## 14. 파킨슨병의 진행에 따른 증상 중 1단계에 해당하는 내용으로 옳은 것은?

1) 양쪽 운동기능장애가 나타난다.
2) 바로잡기 반응과 평형반응의 속도가 지연된다.
3) 가정구조의 변경이 필요하다.
4) 대부분 일상생활활동은 다른 사람에 의해서 도움을 받는다.
5) 전형적으로 손에 떨림이 보이고 한쪽 불수의 운동을 나타내지만 기능적인 손상은 없다.

**해설**
1) 양쪽 운동기능장애가 나타난다. - 2단계
2) 바로잡기 반응과 평형반응의 속도가 지연된다. - 3단계
3) 가정구조의 변경이 필요하다. - 3단계
4) 대부분 일상생활활동은 다른 사람에 의해서 도움을 받는다. - 5단계
5) 전형적으로 손에 떨림이 보이고 한쪽 불수의 운동을 나타내지만 기능적인 손상은 없다. - 1단계

답 ⑤

## 15. 다음 중 삼킴 평가 시 최적의 자세에 대한 내용이다. 옳은 것은?

1) 머리와 목은 중심선에서 굽힘근과 폄근의 균형을 이루어 약간 뒤로 젖히게 하는 것이 안정감 있다.
2) 어깨는 대칭을 이룬 자세에서 약간 올린다.
3) 엉덩 관절은 굽힘시키고 항상 90도를 유지해야 한다.
4) 전반적인 신체 자세는 약간 굽힘 시키고 폄근은 약간 뒤로 기울어진 자세로 만든다.
5) 자연스럽게 약간 발바닥쪽굽힘을 유지한다.

**해설**

| | |
|---|---|
| 머리와 목 | 중심선에서 굽힘근과 폄근의 균형을 이루어 약간 앞으로 숙이게 하는 것이 안정감 있다. |
| 몸 통 | 전반적인 신체 자세는 약간 굽힘 시키고 폄근은 약간 뒤로 기울어진 자세로 만든다. |
| 머리와 몸통 | 중심선을 유지하면서 신장시킨다. |
| 어 깨 | 어깨는 대칭을 이룬 자세에서 약간 내린다. |
| 엉덩 관절 | 골반에 안정감을 주고 엉덩 관절은 굽힘시키지만 항상 90도를 유지해야 하는 것은 아니다. |
| 발 목 | 자연스럽게 약간 발등쪽굽힘을 유지한다. |

답 ④

## 16. ROOD의 억제기법 중 고유수용기 감각자극의 종류로 옳은 것은?

1) 빠른스트레치, 진동, 촉각자극
2) 장기이완, 관절접근, 힘줄압박
3) 빠른스트레치, 진동, 저항
4) 장기이완, 진동, 힘줄압박
5) 관절접근, 진동, 촉각자극

> 해설
> • ROOD의 억제기법 중 고유수용기 감각자극의 종류 : 장기이완, 관절접근, 힘줄압박
> • ROOD의 촉진기법 중 고유수용기 감각자극의 종류 : 빠른 스트레치, 진동, 손가락 내재근 스트레치, 무거운 관절 압박, 저항
>
> 답 ②

## 17. Bobath 단계에 따른 치료 내용이다. 옳은 것은?

1) 치료의 원칙 : 비정상적인 움직임에 정상움직임을 추가하는 것
2) 핸들링을 통하여 비정상적인 근 긴장도와 spasticity를 감소시키고 비정상 움직임을 억제함
3) 억제 기법 : 균등한 체중지지가 이루어지지 않는 곳의 체중 지지
4) 촉진 기법 : 몸통회전을 이용하여 짧아진 몸통근육의 신장을 이용한 반사 촉진 기법
5) 의자차에 앉은 자세 : 손상 측 엉덩이에 수건을 덧대어 어깨 높이를 맞춘다.

> 해설
> Bobath 단계에 따른 치료
> 〈치료의 원칙〉
> • 비정상적인 움직임에 정상 움직임을 추가하는 일은 불가능하기 때문에, 정상 움직임은 촉진하고 비정상적인 움직임은 억제함
> • 핸들링을 통하여 비정상적인 근 긴장도와 spasticity를 감소시키고 비정상 움직임을 억제함
> • 억제기법 : 체중지지, 몸통회전을 이용하여 짧아진 몸통근육의 신장을 이용한 반시억제기법
> • 촉진기법 : 자동적인 자세반응, 몸통조절, 균등한 체중지지가 이루어지지 않는 곳의 체중지지
>
> 답 ②

## 18. 건고정술(Tenodesis)이 가능한 척수 레벨은?

1) C5
2) C6
3) C7
4) C8
5) T1

> **해설** 건고정술(Tenodesis)이 가능한 척수 레벨은 C6이다.
>
> 답 ②

## 19. 뇌졸중환자의 운동회복 단계에 관한 설명으로 옳은 것은?

1) 팔이 다리보다 먼저 회복되기 시작한다.
2) 큰 움직임이 선택적인 움직임보다 먼저 나타난다.
3) 먼 쪽에서 가까운 쪽으로 회복한다.
4) 수의적 움직임 후에 반사적 움직임이 나타난다.
5) 작은 동작이 큰 동작보다 먼저 나타난다.

> **해설** 운동회복단계
> - 가까운 쪽에서 먼 쪽으로 회복한다.
> - 큰 동작이 나오고 작은 동작이 나타난다.
> - 반사적 움직임 후에 수의적 움직임이 나타난다.
> - 큰 움직임이 선택적인 움직임보다 먼저 나타난다.
>
> 답 ②

## 20. 다음에 설명하는 NDT 접근법 방법으로 옳은 것은?

> 환자에게 활동의 제한과 비효율적인 움직임 전략, 상실한 움직임 요소의 효과에 대한 중재를 제공한다.

1) 개별화된 기능적 회복
2) 손상 측의 능동적 사용 증가
3) 24시간 관리 교육
4) 강조된 운동조절
5) 중재를 위한 다학문적 접근

**해설** NDT 접근법 핵심 관리 원칙
- 개별화된 기능적 회복
- 강조된 운동조절
- 손상측의 능동적 사용 증가
- 운동학습에 기여하는 운동수행 향상을 위한 훈련
- 유지와 일반화를 증진하기 위한 24시간 관리 교육
- 중재를 위한 다학문적 접근법 사용

답 ①

## 21. 몸치장 활동을 수행할 때에는 정확하게 칫솔을 사용하지만 명령에 의하면 사용하지 못한다. 이것은 어떠한 실행증인가?

1) ideational apraxia
2) ideational motor apraxia
3) dressing apraxia
4) body scheme disorder
5) agraphesthesia

**해설** 관념운동행위상실증은 구두명령이나 모방으로 운동동작을 실행하기가 불가능한 것이다. 하지만 실제물건을 사용하면 정확하게 동작을 실행할 수 있다.

답 ②

## 22. 뇌졸중 후 앉은 자세에서 흔히 볼 수 있는 비정상적인 앉은 자세로 옳은 것은?

1) 머리, 목 - 중립
2) 어깨 - 대칭적인 높이
3) 팔 - 관련된 팔의 근긴장 또는 감소
4) 골반 - 대칭적 체중지지
5) 다리 - 양발은 바닥에 평평하게 있고 무게를 받칠 수 있음

> **해설**
> 1) 머리, 목 - 약한 쪽으로 기울어짐
> 2) 어깨 - 환측 어깨가 뒤로 당겨짐
> 3) 팔 - 관련된 팔의 근긴장 또는 감소
> 4) 골반 - 무게받침 비대칭적임
> 5) 다리 - 양발이 바닥과 평평하지 않으며 체중을 지지할 수 없음
>
> 답 ③

## 23. Bobath 접근의 뇌졸중 회복단계 중 4단계인 미세운동 기능과 상호교대운동이 부족할 시기에 할 수 있는 활동으로 옳은 것은?

1) unilateral activity, 먼쪽 손 기능 증진
2) 상호교대적 전환 움직임, 엄지 맞섬 활동
3) unilateral activity, bimanual activity, bilateral activity
4) 대칭적 체중지지 활동, 적절한 자세취하기
5) 대칭적 체중지지 활동, bilateral activity

> **해설**
> • 1단계 : 손과 팔의 기능이 없음 - 적절한 자세취하기, 대칭적체중지지활동, bilateral activity
> • 2a 단계 : 팔은 기능이 약간 있으나 손의 기능은 없음 - unilateral activity, bimanual activity, bilateral activity
> • 2b 단계 : 손은 잡기가 가능하나, 팔은 전혀 또는 기능이 없음 - unilateral activity, bimanual activity, bilateral activity
> • 3단계 : 팔의 기능이 있고 손 전체로 잡는 것이 가능해짐 - unilateral activity, 먼쪽 손 기능 증진
> • 4단계 : 미세운동기능과 상호교대운동이 부족함 - 상호교대적 전환 움직임, 엄지 맞섬 활동
> • 상체를 똑바로 세워 액체를 쉽게 먹을 수 있게 빨대 사용
>
> 답 ②

## 24. 뇌졸중환자의 목욕하기 활동(Bathing activities)시 필요한 보조도구로 알맞게 짝지어진 것은?

1) grab bar, velcro closure
2) 끈 달린 비누, long shoe horn
3) safety mats, bath bench
4) wash mit, button hook
5) bidet for cleansing, 끈 달린 수건

> **해설** 목욕 시 필요한 적응기구(adaptive equipment)
> - 안전손잡이(safety rail), 안전 매트(safety mats) : 욕조로 이동하는 것을 돕고 욕조 안에서 미끄러지는 것을 방지하기 위하여 욕조바닥에 안전 줄을 깔르고 미끄럼 방지 매트를 깐다.
> - roll-in shower and commode chair: 욕조 또는 샤워장에서 욕조 바닥에 앉거나 서서 샤워하는 것을 줄이기 위하여 욕조 이동 의자, 샤워 의자, 또는 일반 의자를 놓고 안전하게 한다.
> - 손잡이(grab bar): 넘어지는 것을 예방하고 이동을 쉽게 하기 위하여 잡을 수 있는 손잡이
> - bath bench
> - wash mit or washcloth
> - 끈 달린 비누, 끈 달린 비누 주머니
> - 끈 달린 수건
> - handle-held shower
> - sing-lever facet

답 ③

## 25. 다음은 어떤 운동법인가?

> 1. 평평한 바닥이나 침대에 눕는다. 바닥에서 고개를 들어 1분 동안 자신의 발가락을 바라본다. 머리를 들어 올릴 때 어깨를 같이 들어 올리지 않도록 주의한다. 1분 동안 이완하였다가 2번 더 시행한다.
> 2. 평평한 바닥이나 침대에 눕는다. 바닥에서 고개를 들어 자신의 발가락 바라보기를 30회 시행한다. 일정한 속도를 유지하며 고개를 들고 어깨가 들어 올려지지 않도록 주의한다.

1) 성대 모음 운동  2) 마사코 메뉴버  3) 물렁입천장 운동
4) 쉐이커 운동  5) 힘껏 삼키기

> **해설** 쉐이커 운동
> 상부 식도 괄약근이 잘 안 열리거나 후두 상승이 감소되어 삼킨 후 흡인이 발생하는 환자에게 효과적이다. 운동은 등척성, 등가속성 운동으로 목뿔위근육의 근력을 강화시키고, 상부 식도 괄약근의 개방을 증가시킨다.

답 ④

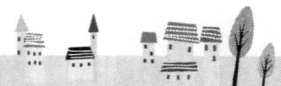

## 26. 뇌졸중 환자에게 자신의 방에서 물건의 위치를 찾게 하거나 특정 장소의 위치와 찾아가는 방법 등을 설명하는 활동의 목적으로 옳은 것은?

1) 지리적 지남력 증진
2) 시간 지남력 증진
3) 집중력 증진
4) 언어능력 증진
5) 계산능력 증진

**해설** 지리적 지남력
시각 연합영역의 기능으로 공간에서 자신의 방향을 찾는 것

답 ①

## 27. 다음과 같은 증상이 나타나는 척수 손상의 분류는?

- 척수의 한쪽 면만 손상된 경우에 발생함.
- 손상된 측의 수준이하 : 근력 마비, 고유수용성감각이 손상되지만 통각, 온도감각은 손상 받지 않음
- 손상 받지 않은 측의 수준 이하 : 근력은 손상 받지 않으며 통각, 온도감각은 소실됨

1) 중심 척수 증후군(Central cord syndrome)
2) Brown-sequard 증후군(Brown-Sequard syndrome)
3) 앞 척수 증후군(Anterior spinal cord syndrome)
4) 말총 손상(Cauda equina)
5) 척수 원뿔 증후군(Conus medullaris syndrome)

**해설** Brown-sequard syndrome
흉기나 총기로 인한 손상과 같이 척수의 한쪽 면만 손상을 입었을 때 생긴다. 손상된 수준 이하에는 운동기능의 마비, 같은 쪽의 고유수용성 감각의 소실, 통각과 온도감각의 소실, 반대쪽의 촉각이 소실된다.

답 ②

## 28. 편측무시가 있는 뇌졸중 환자의 스캐닝(Scanning)패턴에 대한 내용으로 옳은 것은?

1) 생략된 스캐닝 패턴을 가지고 있다.
2) 스캐닝 패턴이 조직화되어 있다.
3) 재 스캐닝 패턴이 관찰된다.
4) 시간과 노력으로 과제를 수행할 수 있다.
5) 조직화되지 않은 무작위의 스캐닝 패턴을 가지고 있다.

**해설**
1) 생략된 스캐닝 패턴을 가지고 있다.
2) 스캐닝 패턴이 조직화되어 있다.
3) 재 스캐닝 패턴이 관찰된다.
4) 시간과 노력으로 과제를 수행할 수 있다.
1), 2), 3), 4)번은 시야결함에 해당하는 내용이다.
- 편측무시 환자의 스캐닝 패턴
- 조직화되지 않은 무작위한 스캐닝 패턴
- 편측공간에서 비대칭적으로 찾는 형태
- 스캐닝 패턴은 적은 노력에도 완성되고, 재스캐닝은 거의 없음

답 ⑤

## 29. 질병 말기에 말하기와 호흡에 가장 어려움을 보이는 질환은?

1) Parkinson's Disease
2) Multiple Sclerosis
3) Huntington's Disease
4) Alzheimer's Disease
5) Amyotrophic Lateral Sclerosis

**해설** 근육위축가쪽경화증 질병의 마지막 단계에서 환자는 튜브로 먹고 호흡기로 숨을 쉬게 될 수도 있다. 발병 후 평균 여명은 2~4년이다.

답 ⑤

## 30. 다음 그림의 검은색이 칠해져 있는 부분의 감각은 어떤 신경의 지배를 받는가?

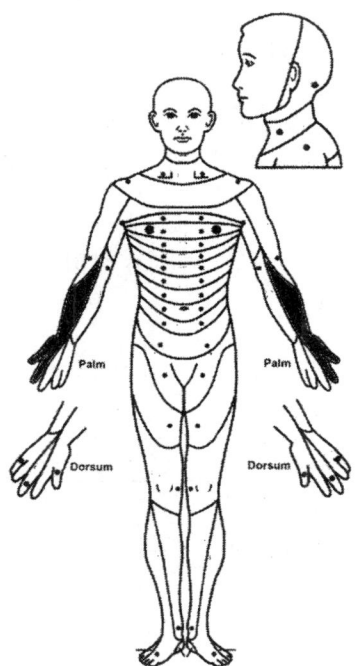

1) C4
2) C5
3) C6
4) C7
5) C8

**해설**

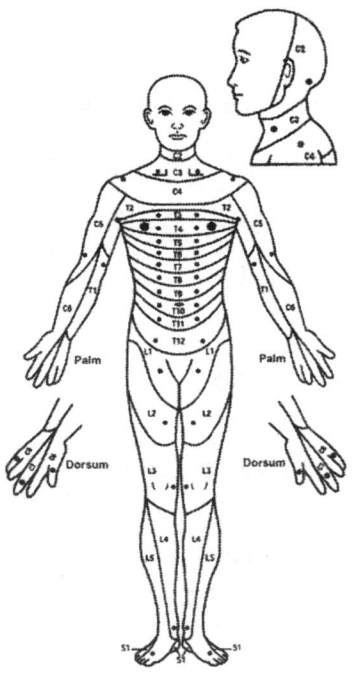

답 ③

## 31. 다음은 일상생활 평가 중 하나에 대한 설명이다. 이 설명에 해당하는 것은?

- 독립이란, 감독 / 지시 / 실제적 도움 어느 것도 받지 않는 것을 가리킴
- 실제 상황에 기초하여 결정하는 것으로, 기능의 근거로 하지 않음
- 고안자는 고령환자의 ADL 기능 쇠퇴에는 일정한 순서가 있다고 주장
- 성인은 목욕, 옷 입기 등 6종의 ADL 영역 중 개개의 활동 영역의 독립 / 의존을 판정하고 그것을 감안하여 A~G를 판정

1) SCIM　　　　　　　　2) FIM　　　　　　　　3) MBI
4) Klein - Bell ADL Scale　　5) Katz index of ADL

**해설**

| | |
|---|---|
| 지표 A | 모두에 있어서 독립적으로 할 수 있음 |
| 지표 B | 얼마 안되어 6개 중 하나의 독립성을 잃음 |
| 지표 C | 다음으로 목욕과 기타 하나의 독립성 |
| 지표 D, E, F | 그 다음 차례대로 옷 입기, 화장실로의 이동, 이동의 독립성을 잃게 됨 |
| 지표 G | 마지막에는 모든 독립성을 잃어버리게 됨 |

답 ⑤

## 32. 다음 증상과 관련된 척수손상의 합병증은 무엇인가?

- 경추와 높은 수준의 흉추손상 환자들의 문제임
- 가로막과 갈비사이근, 넓은 등근의 약화 또는 마비로 발생함

1) Autonomic Dysreflexia　　　　2) Orthostatic Hypotension
3) Osteoporosis　　　　　　　　4) Pressure Sores
5) Decreased Vital Capacity

**해설** 폐활량 감소(Decreased Vital Capacity)
- 경추와 높은 수준의 흉추손상환자들의 문제임
- 가로막과 갈비사이근, 넓은등근의 약화 또는 마비로 폐 확장을 현저히 감소시키고 기침이 곤란하며 그 결과 호흡기관의 감염을 초래함
- 폐활량의 감소는 인내력 전반에 영향을 미침
- 보조적 호흡 방법, 왕성한 호흡작용, 기침과 심호흡을 통하여 목빗근과 가로막 강화로 최적의 폐활량 수준을 유지함

답 ⑤

**33.** 다음 중 척추갈림증(spina bifida)이 제일 흔히 유발되는 부위는 어디인가?

1) 엉치뼈  2) 등뼈  3) 목뼈
4) 허리뼈  5) 꼬리뼈

> **해설** 척추갈림증(spina bifida)
> 발생 과정 중 척추뼈고리의 결손을 포함함 기형을 뜻한다. 대부분의 척추갈림증에서 배아의 척추뼈고리의 비융합이 나타난다. 심한 경우 척수와 척수막에 기형이 생기기도 한다.
>
> 답 ⑤

**34.** 척수손상 환자의 계단을 이용하여 의자차에서 바닥으로 이동하는 방법에 대한 설명이다. 올바른 순서로 나열 된 것은?

> 가. brake를 잠그고 손을 이용하여 양 다리를 계단에 놓는다.
> 나. 양 손으로 arm rest를 잡고 팔에 힘을 주어 몸을 들어 앞으로 옮긴다.
> 다. brake를 풀고 작은 바퀴를 뒤로 젖히고 의자차는 계단에 바싹 붙인다.
> 라. 위와 같은 동작을 반복하여 마지막으로 바닥에 몸을 옮겨 놓는다.
> 마. 의자차를 가장 높은 계단 가까이에 위치한다.

1) 마 - 다 - 라 - 가 - 나
2) 다 - 라 - 가 - 나 - 마
3) 마 - 가 - 다 - 나 - 라
4) 다 - 가 - 나 - 마 - 라
5) 마 - 나 - 다 - 가 - 라

> **해설**
> 1. 의자차를 가장 높은 계단 가까이에 위치한다.
> 2. brake를 잠그고 손을 이용하여 양 다리를 계단에 놓는다.
> 3. brake를 풀고 작은 바퀴를 뒤로 젖히고 의자차는 계단에 바싹 붙인다.
> 4. 양 손으로 arm rest를 잡고 팔에 힘을 주어 몸을 들어 앞으로 옮긴다.
> 5. 위와 같은 동작을 반복하여 마지막으로 바닥에 몸을 옮겨 놓는다.
>
> 답 ③

## 35. 외상성 뇌손상 환자의 혼돈관리 중 환경 정상화 전략에 대한 내용으로 옳은 것은?

1) 안전이 확보된 상태에서 자유로운 움직임 가능해질 때까지 장비나 도구들을 활용한다.
2) 세수하기, 공 잡기, 풍선치기, 간단한 옷 입기와 같은 대동작 위주의 훈련을 할 수 있다.
3) 환자가 불안해하거나 동요적인 행동들이 나타나는 시점에서 활동의 변화를 준비한다.
4) 평온하고, 신뢰하며, 수용할 수 있도록 한다.
5) 환자의 집중력을 산란시키지 않는 조용한 환경을 마련한다.

> **해설** 물리적 관리 전략
> 1) 안전이 확보된 상태에서 자유로운 움직임 가능해질 때까지 장비나 도구들을 활용한다.
> 2) 세수하기, 공 잡기, 풍선치기, 간단한 옷 입기와 같은 대동작 위주의 훈련을 할 수 있다.
> 3) 환자가 불안해하거나 동요적인 행동들이 나타나는 시점에서 활동의 변화를 준비한다.
> 4) 평온하고, 신뢰하며, 수용할 수 있도록 한다.
>
> 환경적 관리 전략
> 1) 환자의 친숙한 물건을 가져오도록 하며 치료 시 눈에 보이는 곳에 위치시켜 혼돈의 영향을 최소화한다.
> 2) 시간 및 장소에 관한 정보를 제공하고 하루의 생활을 예측할 수 있도록 구조화한다.
> 3) 치료 회기 마다 치료사를 소개하여 관계를 정상화시키고, 환자에게 현재 및 앞으로 무엇을 하려는지 말해준다.
> 4) 환자의 집중력을 산란시키지 않는 조용한 환경을 마련한다.
>
> 답 ⑤

## 36. 다음 보조도구의 이름은?

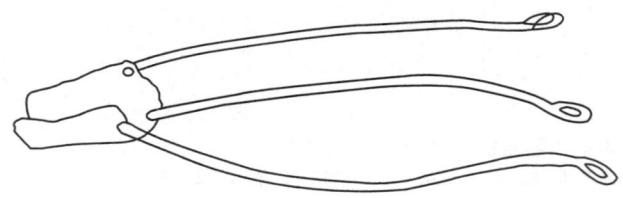

1) long handle shoe horn    2) knee strap    3) monkey bar
4) swedish reacher    5) sock cone

> **해설** 그림은 sock cone 이다.
>
> 답 ⑤

## 37. 척수손상 C5 환자의 치료적 고려 사항에 대한 내용으로 옳은 것은?

1) 가로막이 마비되거나 아주 미약하게 가능하므로 외적 호흡 보조기구가 필요하다.
2) 다용도 커프(universal cuff)를 이용하여 물건은 잡을 수 있도록 한다.
3) 노쪽 손목 폄근을 이용하여 손가락을 굽히는 건고정술 잡기 방법을 이용할 수 있다.
4) 손허리손가락관절의 폄과 근위 및 원위지절의 굽힘으로 물건을 잡을 수 있다.
5) 손목보조도구를 사용하여 물건을 잡을 수 있도록 한다.

> **해설**
> 1) 가로막이 마비되거나 아주 미약하게 가능하므로 외적 호흡 보조기구가 필요하다. - C4 환자
> 2) 다용도 커프(universal cuff)를 이용하여 물건은 잡을 수 있도록 한다.
> 3) 노쪽 손목 폄근을 이용하여 손가락을 굽히는 건고정술 잡기 방법을 이용할 수 있다. - C6, C7환자
> 4) 손허리손가락관절의 폄과 근위 및 원위지절의 굽힘으로 물건을 잡을 수 있다. - C8환자
> 5) 손목보조도구를 사용하여 물건을 잡을 수 있도록 한다. - C6, C7환자
>
> 답 ②

## 38. 척수손상 환자의 합병증 중 아래 내용에 해당하는 것으로 옳은 것은?

> 관절에 비정상적인 병적 뼈가 형성되는 것으로 이는 관절 주위의 연결 조직의 칼슘화 현상으로 척수손상 후 1~4개월에 나타난다. 증상으로는 열감, 부종, 발열, 관절가동범위의 제한이다.

1) 이소성 골화증
2) 욕창
3) 자율신경반사부전증
4) 기립성 저혈압
5) 경직

> **해설** 이소성 골화증
> 관절에 비정상적인 병적 뼈가 형성되는 것으로 이는 관절 주위의 연결 조직의 칼슘화 현상으로 척수손상 후 1~4개월에 나타난다. 증상으로는 열감, 부종, 발열, 관절가동범위의 제한이다.
>
> 답 ①

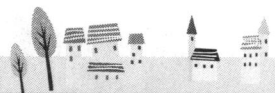

## 39. 다음이 설명하는 것은 무엇인가?

> 주된 증상은 오랜 기간 동안 관절에 염증이 생기는 것이다. 아침에 경직이 생길 수도 있으며, 만성적이며 자가 면역 장애이다.

1) 오십견
2) 당뇨
3) 류마토이드 관절염
4) 골 관절염
5) 뇌졸중

**해설** 류마토이드 관절염
주된 증상은 오랜 기간 동안 관절에 염증이 생기는 것이다. 아침에 경직이 생길 수도 있으며, 만성적이며 자가 면역 장애이다.

답 ③

## 40. 다음이 설명하는 것은 무엇인가?

> 근육과 뼈 주위에 있는 조직들에 통증이 있다. 다른 징후는 피로, 불면증, 우울증 등을 호소하며, 여자가 걸릴 확률이 남성보다 10배 높다.

1) 류마토이드 관절염
2) 섬유근통
3) 골관절염
4) 인대 파열
5) 화상

**해설** 섬유근통(Fibromyalgia)
근육과 뼈 주위에 있는 조직들에 통증이 있다. 다른 징후는 피로, 불면증, 우울증 등을 호소하며, 여자가 걸릴 확률이 남성보다 10배 높다.

답 ②

## 41. 다음 설명하는 평가를 고르시오.

- 팔꿉굴(주관터널)증후군을 위한 검사를 위해 사용
- 3~5분 동안 완전히 폄된 손목과 함께 팔꿈치를 완전히 구부리도록 지시
- 아래팔과 손의 자뼈신경 분포에서 울림이 나타나면 양성

1) 손목 압박 검사
2) phalen의 검사
3) 역 phalen's 검사
4) 상지 긴장도 검사
5) 팔꿈치 굽힘 검사

**해설** 팔꿈치 굽힘 검사
- 팔꿉굴(주관터널)증후군을 위한 검사를 위해 사용
- 3~5분 동안 완전히 폄된 손목과 함께 팔꿈치를 완전히 구부리도록 지시
- 아래팔과 손의 자뼈신경 분포에서 울림이 나타나면 양성

답 ⑤

## 42. 다음 손과 상지 손상에 촉각 대한 검사하는 방법 중 옳은 것을 고르시오.

1) 정상범위가 아니라 먼 쪽에서부터 시작해서 정상범위로 이동해야한다.
2) 단일필라멘트를 사용할 때 피부에서 비스듬이 적용하고 필라멘트가 안 굽어져야한다.
3) 단일필라멘트를 사용할 때 1.65~2.85 범위는 필라멘트가 굽어지도록 세 번 자극한다.
4) 단일필라멘트를 사용할 때 4.17~6.65 범위는 탐침은 한 번씩 자극한다.
5) 반응을 볼 때 세 번 중 세 번 다 바른 반응이면 감각이 정상인 것으로 간주한다.

**해설**
① 정상범위에서부터 시작하여 먼쪽으로 이동한다.
② 단일필라멘트를 사용할 때 피부에서 수직으로 적용하고 필라멘트가 굽어질때까지 사용한다.
③ 단일필라멘트를 사용할 때 3.22~4.08범위는 필라멘트가 굽어지도록 세 번 자극한다.
⑤ 반응을 볼 때 세 번 중 두번이 바른 반응이면 감각이 정상인 것으로 간주한다.

답 ④

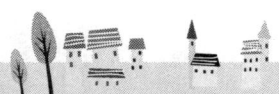

## 43. 다음 설명하는 누적 외상장애의 등급을 고르시오.

- 작업 중 한군데 이상에서 통증이 유발된다.
- 활동을 멈춘 후에도 통증이 지속된다.
- 생상성에 영향을 받으며 일을 지속하기 위하여 자주 휴식하여야한다.
- 일이 아닌 다른 활동에도 영향을 받는다.
- 근력약화, 조절력과 기민성의 저하, 따끔거림, 저림등의 객관적인 증상이 나타난다.
- 잠재적이거나 활동적인 통증이 있다.

1) Grade Ⅰ     2) Grade Ⅱ     3) Grade Ⅲ
4) Grade Ⅳ     5) Grade Ⅴ

**해설** Grade Ⅲ
- 작업 중 한군데 이상에서 통증이 유발된다.
- 활동을 멈춘 후에도 통증이 지속된다.
- 생상성에 영향을 받으며 일을 지속하기 위하여 자주 휴식하여야한다.
- 일이 아닌 다른 활동에도 영향을 받는다.
- 근력약화, 조절력과 기민성의 저하, 따끔거림, 저림 등의 객관적인 증상이 나타난다.
- 잠재적이거나 활동적인 통증이 있다.

답 ⑤

## 44. 다음 중 옳게 연결 되어있는 것을 고르시오.

1) NWB - 골절부위에 손상 받지 않게 손상된 다리에 100% 체중을 견딜 수 있다.
2) TTWB - 통증이 없이 손상된 다리에 얼마나 체중을 견딜 수 있는지 클라이언트에게 판단하게 한다.
3) PWB - 체중의 50%를 손상된 다리에 실리게 한다.
4) WBAT - 서있는 동안 균형을 유지하기 위해 바닥에 발가락만 닿는다.
5) FWB - 손상된 다리에 전혀 체중을 지지 하지 않는다.

**해설**
- NWB - 손상된 다리에 전혀 체중을 지지 하지 않는다.
- TTWB - 서있는 동안 균형을 유지하기 위해 바닥에 발가락만 닿는다.
- PWB - 체중의 50%를 손상된 다리에 실리게 한다.
- WBAT - 통증이 없이 손상된 다리에 얼마나 체중을 견딜 수 있는지 클라이언트에게 판단하게 한다.
- FWB - 골절부위에 손상 받지 않게 손상된 다리에 100% 체중을 견딜 수 있다.

답 ③

## 45. 표면부분 화상에 대한 설명으로 옳은 것은?

1) 물집이 발생하지 않는다.
2) 최소한 8주 이상의 회복기간이 걸린다.
3) 표면 2도 화상에 해당된다.
4) 손가락의 단추구멍 변형 가능성 높다
5) 절단이 필요하다.

> **해설** 표면부분 화상(표면 2도 화상)
> • 일반적 원인 – 심한 햇빛, 자외선, 지속적인 뜨거운 물, 짧은 뜨거운 금속
> • 조직 깊이 – 상피, 상층 진피
> • 임상 증상 – 홍반, 축축함, 물집, 심한 통증
> • 회복 시간 – 2주 이하
> • 흉터 형성 – 약간의 흉터 형성 혹은 구축, 감염이 없다면 상처 회복이 지연되지 않음
>
> 답 ③

## 46. 다음 빈칸에 들어갈 말로 옳은 것은?

> 화상의 크기를 평가하는 가장 공통적인 두 가지 방법은 ( ① )과 ( ② )이 있다.

1) ① MAS, ② MMT
2) ① ROM, ② MVPT-3
3) ① Lund & Browder의 차트법, ② ROM
4) ① MFT, ② Nine of rule
5) ① Nine of rule, ② Lund & Browder의 차트법

> **해설** 화상의 크기를 평가
> 가장 공통적인 두 가지 방법은 Nine of rule, Lund & Browder의 차트법이 있다.
>
> 답 ⑤

## 47. 다음 중 설명한 요통의 작업치료의 중재를 고르시오.

- 허리통증 클라이언트를 위한 성공적인 회복요소
- 기초해부학과 병리학 지식은 작업 수행 시 클라이언트에게 발생하는 통증을 이해하는 데 도움을 준다.
- 개인과 집단 모두에게 적용할 수 있다.

1) 클라이언트 교육
2) 신체 역학
3) 보조도구
4) 인간공학
5) 에너지 보존

**해설** 클라이언트 교육
- 허리통증 클라이언트를 위한 성공적인 회복요소
- 기초해부학과 병리학 지식은 작업 수행 시 클라이언트에게 발생하는 통증을 이해하는데 도움을 준다.
- 개인과 집단 모두에게 적용할 수 있다.

답 ①

## 48. 다음은 어떤 검사에 대한 설명이다. 어떤 검사에 대한 설명인가?

환자는 3~5분 동안 완전히 신전된 손목과 함께 팔꿈치를 완전히 구부리도록 지시받는다. 검사결과는 만약 전완과 손의 자신경 분포에서 울림이 기록되면 양성이다.

1) Elbow flexion test
2) Roos test
3) Upper limb tension test
4) Sensory mapping
5) Phalen test

**해설** 팔꿈치 굴곡검사(Elbow flexion test)
환자는 3~5분 동안 완전히 신전된 손목과 함께 팔꿈치를 완전히 구부리도록 지시받는다. 검사결과는 만약 전완과 손의 자신경 분포에서 울림이 기록되면 양성이다.

답 ①

## 49. 다음 설명에 대한 것을 고르시오.

- 원인 : 심한 열, 지속적인 열, 오랜 시간 뜨거운 물건 및 화학품
- 조직 깊이 : 상피, 진피(신경종말 손상 및 피부 부속기관)
- 임상 증상 : 창백, 마름, 모세혈관 응고, 깊은 부분을 제외한 가벼운 접촉 감각 손실
- 회복 시간 : 큰 부위는 상처봉합을 위한 수술, 작은 부위는 시간 지연 요함.
- 흉터 형성 : 상처 봉합 방법에 따라 흉터형성 및 구축 가능성 매우 높음.

1) 얕은 화상
2) 얕은 부분 화상
3) 깊은 부분 화상
4) 전층 화상
5) 피부 밑 화상

**해설** 전층 화상
- 원인 : 심한 열, 지속적인 열, 오랜 시간 뜨거운 물건 및 화학품
- 조직 깊이 : 상피, 진피(신경종말 손상 및 피부 부속기관)
- 임상 증상 : 창백, 마름, 모세혈관 응고, 깊은 부분을 제외한 가벼운 접촉 감각 손실
- 회복 시간 : 큰 부위는 상처봉합을 위한 수술, 작은 부위는 시간 지연 요함
- 흉터 형성 : 상처 봉합 방법에 따라 흉터형성 및 구축 가능성 매우 높음

답 ④

## 50. 고관절 전치술에서 후외측 접근법에 대한 설명으로 옳은 것은?

1) 고관절 30° 굴곡 금지
2) 고관절 내회전 금지
3) 고관절 외전 금지
4) 고관절 신전 금지
5) 바로 운동 시작

**해설** 후외측 접근법
- 고관절 90° 굴곡 금지
- 내회전과 내전을 시키지 않는다.

답 ②

## 51. 다음 설명하는 화상의 초기 의학적 관리를 고르시오.

- 이것은 팽팽한 괴사딱지(가피, 깊은 부분 화상이나, 전층 화상에서 피부 위에 형성되는 죽은 조직의 점착)를 결합시키는 기능을 약화시키고, 내부조직압력을 줄여 말초혈액순환을 향상시킴
- 깊은 상처에서는 압력을 적절하게 완화시키기 위해서 실시함.

1) 괴사 딱지 절개술
2) 생물학적 드레싱
3) 이종 이식
4) 동종 이식
5) 그물 피부 이식

**해설**  괴사딱지 절개술
- 이것은 팽팽한 괴사딱지(가피, 깊은 부분 화상이나, 전층 화상에서 피부 위에 형성되는 죽은 조직의 점착)를 결합시키는 기능을 약화시키고, 내부조직압력을 줄여 말초혈액순환을 향상시킴
- 깊은 상처에서는 압력을 적절하게 완화시키기 위해서 실시함

답 ①

## 52. 아래에서 말하는 뇌졸중 환자에게 나타나는 합병증의 치료 방법으로 옳은 것은?

근육의 긴장정도가 낮고 팔의 움직임이 없기 때문에 림프시스템의 펌프활동이 손상되어 나타나는 증상

1) 보톡스 주사
2) 팔을 심장보다 아래로 내린다.
3) 대조욕
4) 휴식
5) 근위부에서 원위부로 마사지하기

**해설**  부종 치료법
- 팔을 심장보다 높이 올린다.
- 수동적 관절 운동
- 능동적 관절운동
- 대조욕(찬물-따뜻한 물 반복)
- 원위부에서 근위부로 마사지 하기

답 ③

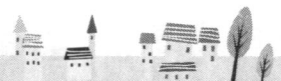

## 53. 다음 설명한 장치를 고르시오.

> - 조절케이블에 장력이 생기면 닫힌다.
> - 케이블이 느슨해지면 스프링이 작동하여 자동으로 열린다.

1) VO말단장치
2) VC말단장치
3) 후크
4) 의수 손
5) 팔꿈 밑 경첩

**해설** VC말단장치
- 조절케이블에 장력이 생기면 닫힌다.
- 케이블이 느슨해지면 스프링이 작동하여 자동으로 열린다.

답 ②

## 54. 정신분열병의 증상으로 바르게 설명된 것은 무엇인가?

1) 양성증상 – 환각, 망상, 무관심
2) 양성증상 – 환각, 망상, 무질서한 말과 행동
3) 음성증상 – 무관심, 환각, 망상
4) 음성증상 – 망상, 무관심, 자발성의 감소
5) 음성증상 – 무관심, 감정표현 안함, 환각

**해설**
- 양성증상 : 환각, 망상, 연상 이완, 무질서한 말과 행동 등이 있다.
- 음성증상 : 무관심, 감정표현 안함, 목적지향적 행동의 감소, 자발성의 감소, 위생관리 및 자기관리의 퇴행, 일상생활 기능 및 참여의 감소, 사회적 고립, 정신운동 지연 등이 있다.

답 ②

## 55. 다음 설명하는 알코올 중독자들이 선호하는 방어 구조를 고르시오.

- 자신의 느낌을 다른 사람이 똑같이 느낀다고 생각함.
- 스스로 받아드릴 수 없는 부정적인 감정을 숨기는데 사용.
- 예) 매우 화가 나 있지만 그 사실을 인정하기 싫은 알코올 중독자는 이웃이 자신에게 화가 나 있기 때문에 자기가 어쩔 수 없이 술을 마시게 된다고 탓을 하게 됨.

1) 부정  2) 투사  3) 합리화
4) 이분법적 사고  5) 승화

**해설** 투사
- 자신의 느낌을 다른 사람이 똑같이 느낀다고 생각함.
- 스스로 받아드릴 수 없는 부정적인 감정을 숨기는데 사용.
- 예) 매우 화가 나 있지만 그 사실을 인정하기 싫은 알코올 중독자는 이웃이 자신에게 화가 나 있기 때문에 자기가 어쩔 수 없이 술을 마시게 된다고 탓을 하게됨

답 ②

## 56. 유지기 조현병(정신분열증) 환자에게 작업치료의 목적은 무엇인가?

1) 정동의 안정
2) 병적 사고나 환각
3) 생활의 행위나 리듬을 되찾으면서 의욕 끌어내기
4) 대인관계기능의 개선이나 획득
5) 사회적 소속감 획득

**해설**
- 급성기 : 정동의 안정, 병적 사고나 환각, 망상 등의 경감, 신체기능의 안정 등
- 회복기 : 생활의 행위나 리듬을 되찾으면서 의욕 끌어내기, 사회적 소속감 획득, 자기 평가 향상이나 자기에 대한 존엄성 회복 등
- 유지기 : 대인관계기능의 개선이나 획득, 지속성이나 집중력 등 작업수행능력의 개선, 사회적 역할의 획득 등

답 ④

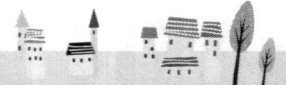

## 57. 다음 보기는 무엇에 대한 설명인지 고르시오.

> 조증과 울증이 번갈아가며 나타난다. 병원에 입원해 있는 동안에 증상을 줄이는 데 우선적으로 기분(mood)혹은 정동(affective)장애의 작업치료가 이루어진다.

1) 강박장애(obsessive-compulsive disorder)
2) 울증(depression)
3) 양극성장애(bipolar disorder)
4) 조증(mania)
5) 범불안장애(Generalized anxiety disorder)

**해설** 양극성장애는 조증과 울증이 번갈아가며 나타난다. 양극성 I 장애는 일차적으로 우울증을 가지고 있으면서 적어도 한 번의 울증삽화를 겪을 때 진단하고 양극성 II 장애는 일차적으로 우울증을 가지고 있으면서 적어도 한 번의 경조증(hypomania : 조증보다는 낮지만 정상보다는 높은 행복을 느끼는 상태) 삽화가 있을 때 진단한다.

답 ③

## 58. 다음 예시와 적절하게 연결 된 것을 고르시오.

1) 전환 - 십대 소년이 종이가 없어서 숙제를 못했다고 말한다.
2) 동일시 - 그룹에서 소외된 환자는 다른 환자들이 자기와 말하기 싫어한다고 한다.
3) 승화 - 경찰 시험에 떨어진 젊은 남자가 경호원이 된다.
4) 보상 - 십대 소녀가 치료사의 머리 모양을 따라하기 시작한다.
5) 부정 - 엄마가 정신지체가 있는 아이를 의사로 만들 계획을 세운다.

**해설**
① 합리화 - 십대 소년이 종이가 없어서 숙제를 못했다고 말한다.
② 투사 - 그룹에서 소외된 환자는 다른 환자들이 자기와 말하기 싫어한다고 한다.
③ 대치 - 경찰 시험에 떨어진 젊은 남자가 경호원이 된다.
④ 동일시 - 십대 소녀가 치료사의 머리 모양을 따라 하기 시작한다.

답 ⑤

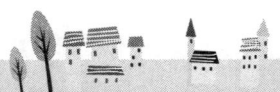

## 59. 다음 중 정신분열병의 하위유형에 대한 설명중 옳게 연결 된 것을 고르시오.

1) 긴장형 – 지리멸렬한 사고, 괴이한 의사소통, 거의 표현되지 않는 감정, 전반적으로 부적절한 기능
2) 와해형 – 움직임의 결여, 경직된 움직임, 움직임에 대한 저항, 목적 없는 과잉행동, 괴이하고 경직된 자세
3) 편집형 – 체계화된 망상적 사고를 가지고 있는 경우, 사고의 다른 부분은 영향을 받지 않음
4) 미분화형 – 뚜렷한 정신병적 증상은 없지만 음성증상을 보이는 경우
5) 잔류형 – 다른 세 가지 하위유형의 진단에 대한 근거가 충분하지 않은 경우에 해당

**해설**
① 긴장형 – 움직임의 결여, 경직된 움직임, 움직임에 대한 저항, 목적없는 과잉행동, 괴이하고 경직된 자세
② 와해형 – 지리멸렬한 사고, 괴이한 의사소통, 거의 표현되지 않는 감정, 전반적으로 부적절한 기능
④ 미분화형 – 다른 세가지 하위유형의 진단에 대한 근거가 충분하지 않은 경우에 해당
⑤ 잔류형 – 뚜렷한 정신병적 증상은 없지만 음성증상을 보이는 경우

답 ③

## 60. 다음 보기는 어떤 인격장애에 대한 설명인가?

> 자신의 중요성과 성취에 대한 지속적이고 비현실적인 과대평가로 거만, 특권의식, 관심 및 숭배 받고자 하는 욕구 등의 모습들이 나타난다.

1) 편집성 인격장애
2) 자기애적 인격장애
3) 반사회적 인격장애
4) 강박성 인격장애
5) 분열성 인격장애

**해설** 자기애적 인격장애는 자신의 중요성과 성취에 대한 지속적이고 비현실적인 과대평가로 거만, 특권의식, 관심 및 숭배 받고자 하는 욕구 등의 모습들이 나타난다.

답 ②

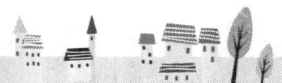

**61.** 다음 보기는 어떤 물질을 복용했을 때 나타나는 증상인가?

> 이뇨효과, 심근자극, 장운동자극, 위산분비 증가, 약간의 혈압상승, 불면, 불안, 과민, 홍조

1) 코카인
2) 아편
3) 알코올
4) 니코틴
5) 카페인

**해설** 카페인
커피, 차, 청량음료, 코코아, 진통제, 감기약 등에 포함된 자극제로 소량의 카페인은 각성, 쾌감, 기능수행의 개선이 나타난다.

답 ⑤

**62.** 다음 중 알츠하이머 병을 바르게 설명한 것을 고르시오.

1) 알츠하이머 병은 PNS의 퇴행성 변화로 인한 것이다.
2) 치매의 가장 흔한 형태이고 비진행성 신경계장애이다.
3) 발병은 점진적으로 나타나며, 인지장애 등의 기능 손상이 나타난다.
4) 가족력과는 무관하다.
5) 요즘은 거의 모든 노인에게서 발생한다.

**해설**
1) 알츠하이머 병은 CNS의 퇴행성 변화로 인한 것이다.
2) 치매의 가장 흔한 형태이고 진행성 신경계장애이다.
4) 가족력 또한 주요한 위험요소이다.
5) 치매 발생률은 빠르게 증가하고 있지만 모든 노인에게 일어나는 것은 아니다.

답 ③

## 63. 다음 중 옳게 연결 된 것을 고르시오.

1) 편집성 성격장애 – 15세 이전부터 품행장애가 있었거나 18세 이후에 지속적으로 반사회적은 행동을 보일 경우 진단함
2) 분열형 성격장애 – 다른 사람과 사회적 교류가 매우 제한적일 때 내려지고 혼자 살며 사회적인 접촉을 꺼리고 대부분 사회적인 교류에 무관심한 것으로 보임
3) 경계선 성격장애 – 사회참여에 대한 무관심과 함께 정신분열병에서 보이는 기이한 행동을 특징으로 한다.
4) 의존성 성격장애 – 타인과의 사회적 접촉을 무서워하고 피하려는 것으로, 많은 사람들이 익숙하지 않은 사회적 상황에서 부끄러워하고 불편해 하는 것의 과장된 형태이다.
5) 연극성 성격장애 – 관심 끌기와 극단적인 정서성으로, 남성보다는 여성에게 많이 나타난다.

**해설**
① 편집성 성격장애 – 다른 사람과 사회적 교류가 매우 제한적일 때 내려지고 혼자 살며 사회적인 접촉을 꺼리고 대부분 사회적인 교류에 무관심한 것으로 보임.
② 분열형 성격장애 – 15세 이전부터 품행장애가 있었거나 18세 이후에 지속적으로 반사회적은 행동을 보일 경우 진단함.
③ 경계선 성격장애 – 불안정하고 변덕스러운 인간관계와 정체성의 심한 변동을 특징으로 한다.
④ 의존성 성격장애 – 남성보다 여성에게서 많이 볼 수 있고 다른 사람의 바람에 복종하는 패턴, 스스로 결정을 내리지 못하는 패턴이 있다.

답 ⑤

## 64. 치매환자의 작업치료로 옳은 것은?

1) 지시를 복잡하게 한다.
2) 작업환경을 다양하게 한다.
3) 작품의 완성을 목표로 한다.
4) 복잡한 공정의 작업은 피한다.
5) 자존감을 위해 설명은 최소한으로 한다.

**해설**
1) 지시를 단순하게 한다.
2) 작업환경을 일정하게 한다.
3) 심리적 안정 유지 및 생활에 적응, 집중력과 기억력 수준을 유지하고 스트레스 해소가 목적이다. 따라서 작품의 완성을 하는 것을 목표로 하는 것은 옳지 않다.
5) 충분히 이해할 수 있을 만큼 명료하고 간결하게 설명하며 수시로 격려한다.

답 ④

## 65. 다음 중 설명하는 것에 대하여 고르시오.

> - 뇌혈관계 손상으로 생기며 보통 여러번의 소소한 뇌졸중이 원인
> - 알츠하이머성 치매보다 더 점진적이나 무질서함
> - 어느 한 영역에 심각한 문제가 있는 반면에 다른 영역은 손상되지 않음

1) 알츠하이머치매
2) 혈관성치매
3) 다른 의학적 상태에 의한 치매
4) 물질에서 비롯된 치매
5) 다발성 손상에 의한 치매

**해설** 혈관성치매
- 뇌혈관계 손상으로 생기며 보통 여러 번의 소소한 뇌졸중이 원인
- 알츠하이머성 치매보다 더 점진적이나 무질서함
- 어느 한 영역에 심각한 문제가 있는 반면에 다른 영역은 손상되지 않음

답 ②

## 66. 뇌성마비 아동의 특징으로 옳은 것은?

1) 정상적 자세를 유지하는 것에 대한 장애를 보인다.
2) 근육의 동시 활성이 증가된다.
3) 머리 조절이 쉽게 된다.
4) 한 부분의 움직임으로 인해, 다른 부분의 보상은 발생하지 않는다.
5) 정상적인 보상 움직임의 발달을 보인다.

**해설** 뇌성마비 아동의 특징
- 근육 동시 활성의 부족을 가지고 있다.
- 비정상적인 보상 움직임의 발달 때문에, 정상적 자세를 유지하는 것에 대한 장애를 보인다.
- 선 자세를 유지하기 위해 보상작용이 나타난다(예, 머리 조절이 잘 되지 않으면, 흉추와 요추에서 보상 반응이 발생).

답 ①

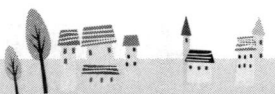

## 67. 뇌성마비 분류 중 순수 무정위 운동(Pure athetosis)에 해당되는 뇌성마비의 특징으로 옳은 것은?

1) 원시반사는 필연적이지 않고, 기능적으로 이용할 수 있다.
2) 비자발적 꿈틀거리는 움직임은 나타나지 않는다.
3) 경직은 매우 증가되어 있다.
4) 낮은 긴장에서 정상 긴장으로 변화한다.
5) 원위보다 근위에 비자발적 움직임이 나타난다.

> **해설** 순수 무정위 운동(Pure athetosis)
> - 긴장의 질 : 낮은 긴장에서 정상 긴장으로 변화한다. 경직이 적거나 없다.
> - 긴장의 분포 : 종종 편마비와 함께 사지마비가 일어난다.
> - 움직임의 질 : 비자발적 꿈틀거리는 움직임(근위보다 원위에 더 많이 나타남)이 나타난다. 안정될 능력의 감소로 인해 많은 고정을 시도한다.
> - 반사와 반응 : 원시 반사는 필연적이거나 유발되지 않는다. 보호 및 균형 반사는 주로 있지만, 비자발적 움직임이 단계화에 영향을 준다.
>
> 답 ④

## 68. 가벼운 지적장애를 가진 아동에 대한 설명으로 옳은 것은?

1) IQ 55~77
2) 1~2학년 수준의 학업을 배울 수 있는 능력을 가진다.
3) 성인이 되면 대부분 가족의 보호가 필요하다.
4) 취업을 할 수 없다.
5) 지역사회에 전혀 참여하지 못한다.

> **해설** 가벼운 지적장애
> - IQ 55~77
> - 3~7학년 수준의 학업 기술을 배울 수 있는 능력을 가진다.
> - 간헐적인 지지를 받으며, 지역사회에서 생활할 수 있는 기술을 성취할 수 있다.
> - 성인 취업률은 80%이며, 80%가 결혼을 한다.
>
> 답 ①

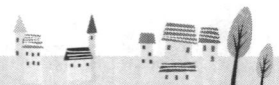

## 69. 아동과 성인모두 평가할 수 있으며 주로 면담을 통해서 이뤄지는 감각통합평가도구로 옳은 것은?

1) Sensory profile
2) Degangi-Berk test of sensory integration
3) SIPT
4) BOTMP
5) SPM

> **해설** Sensory profile
> • 출생~36개월용, 3~10세용, 11세 이상 성인용
> • 부모 / 주양육자와의 면담
> • 일상생활에서 감각처리능력을 평가한다.
>
> 답 ①

## 70. 다음이 설명하는 것은 무엇인가?

> X 연관 우성 진행 신경질환이다. 에틸-CpG-결합단백질2의 부화화를 책임지는 MecP2 유전자의 돌연변이에 의해 발생한다.

1) 아스퍼거 증후군
2) 레트 증후군
3) 다운 증후군
4) ADHD
5) 학습장애

> **해설** 레트 증후군(Rett syndrome)
> X 연관 우성 진행 신경질환이다. 에틸-CpG-결합단백질2의 부화화를 책임지는 MecP2 유전자의 돌연변이에 의해 발생한다.
>
> 답 ②

## 71. ADHD의 증상에 대한 설명으로 옳은 것은?

1) 주의력 결핍에 관한 증상 가운데 3가지 증상이 3개월 동안 부적응적이고 발달 수준에 맞지 않을 정도로 지속될 때
2) 과잉행동-충동에 관한 증상 가운데 4가지 증상이 4개월 동안 부적응적이고 발달 수준에 맞지 않을 정도로 지속될 때
3) 주의력 결핍에 관한 증상 가운데 5가지 증상이 5개월 동안 부적응적이고 발달 수준에 맞지 않을 정도로 지속될 때
4) 과잉행동-충동에 관한 증상 가운데 6가지 증상이 6개월 동안 부적응적이고 발달 수준에 맞지 않을 정도로 지속될 때
5) 주의력 결핍에 관한 증상 가운데 7가지 증상이 7개월 동안 부적응적이고 발달 수준에 맞지 않을 정도로 지속될 때

**해설** 주의력 결핍 과다 행동 장애(ADHD)의 진단(DSM-Ⅳ TR기준)
- 주의력 결핍에 관한 다음 증상 가운데 6가지(또는 그 이상) 증상이 6개월 동안 부적응적이고 발달수준에 맞지 않을 정도로 지속된다.
- 과잉행동-충동에 관한 다음 증상 가운데 6가지 또는 그 이상이 6개월 동안 부적응적이고 발달수준에 맞지 않을 정도로 계속된다.

답 ④

## 72. 다음이 설명하는 잡기의 종류로 옳은 것은?

> 문을 열기 위해 열쇠를 잡는 패턴으로 엄지의 손바닥 면과 검지의 측면을 이용하여 잡을 때 사용된다.

1) 갈고리 잡기
2) 힘 있게 잡기
3) 외측 잡기
4) 연필모양 잡기
5) 핀셋모양 잡기

**해설** 외측잡기
문을 열기 위해 열쇠를 잡는 패턴으로 엄지의 손바닥 면과 검지의 측면을 이용하여 잡을 때 사용된다.

답 ③

## 73. 다음이 설명하는 것은 무엇인가?

> 기능적 행동을 위해 감각 정보를 신경학적으로 조직화하는 특별한 방법과 관련하여 사용된다. 감각 처리에 기능적 장애를 가진 사람의 사정과 치료를 위한 임상적 이론의 틀과 관련되어 있다.

1) 감각 통합
2) 신경 가소성
3) 적응 반응
4) 실행
5) 감각 처리

**해설** 감각 통합(Sensory Integration)
기능적 행동을 위해 감각 정보를 신경학적으로 조직화하는 특별한 방법과 관련하여 사용된다. 감각 처리에 기능적 장애를 가진 사람의 사정과 치료를 위한 임상적 이론의 틀과 관련되어 있다.

답 ①

## 74. 안면견갑상완 근육퇴행위축(Facioscapulohumeral muscular dystrophy)에 대한 설명으로 옳은 것은?

1) 유전 패턴은 보통염색체 우성이다.
2) 가장 영향을 많이 받는 근육은 골반과 어깨의 근위 근육이다.
3) 디스트로핀 생성 결핍으로 인해 발병한다.
4) 남아에게만 나타난다.
5) 발병은 10대에서 30대 사이 어느 때나 일어날 수 있다.

**해설** 안면견갑상완 근육퇴행위축(Facioscapulohumeral muscular dystrophy)
• 유전 패턴은 보통염색체 우성이다.
• 발병은 주로 이른 청소년기 때 일어난다.
• 환자에 따라 심각한 정도는 상당히 다양하지만, 주로 얼굴, 위팔, 그리고 견갑 부위와 주로 관련이 있다.
• 임상적 소견에는 어깨의 기울기, 어깨 높이 이상으로 팔을 드는 능력의 감소, 안면근육 움직임의 감소가 관찰된다.

답 ①

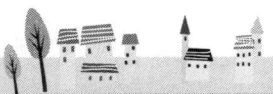

## 75. 선천성 대사이상과 관련 있는 질환은 무엇인가?

1) 다운 증후군
2) 당뇨병
3) 페닐케톤뇨증(Phenylketonuria)
4) 태아 알코올 증후군
5) 아스퍼거 증후군

> **해설** 페닐케톤뇨증(Phenylketonuria)
> • 선천성 대사이상과 관련된 질환이다.
> • 아미노산인 페닐아민 대사의 선천적 오류이다.
> • 유태인 또는 흑인계 아동에서는 드물다.
> • 치료하지 않으면, 심각한 선천적 및 행동장애가 발생한다.
>
> 답 ③

## 76. 학교 기능 평가(School Function Assessment)에 대한 설명으로 가장 옳은 것은?

1) 유치원에서부터 고등학생까지의 사회참여와 기능에 대한 포괄적인 평가이다.
2) 작업치료사는 학습적인 영역에만 초점을 맞추어야 한다.
3) 유치원에서 사회성 측면의 기능적 과제 수행을 측정한다.
4) 10회를 통해 제공된 척도는 아동의 참여단계, 과제를 수행하는데 필요한 평가, 학교 활동에서의 수행 평가를 확인할 수 있다.
5) 학원에서 참여하는 활동은 포함되지 않는다.

> **해설** 학교 기능 평가(School Function Assessment)
> • 정의 : 유치원에서부터 6학년 학생의 사회참여와 기능에 대한 포괄적인 평가이다.
> • 목적 : 학원에 참여하는 것과 유치원에서 사회성 측면의 기능적 과제 수행을 측정한다. IEP 개발 동안 아동에 대한 정보를 제공한다. 3회를 통해 제공된 척도는 아동의 참여단계, 과제를 수행하는데 필요한 평가, 학교 활동에서의 수행 평가를 확인할 수 있다. 작업치료사는 때로는 비학습적인 영역(예, 점심먹기, 친구와 놀기 등)의 기능적 수행에 초점을 맞추고 학습적인 수행을 지원하기도 한다.
>
> 답 ③

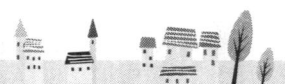

## 77. 학교 내 작업치료와 관련된 매뉴얼에서 일과 관련된 수행과 중재에 대한 설명으로 가장 옳은 것은?

1) 독립적인 생활기술에 참여를 촉진하기 위해 그룹 활동 제공한다.
2) 장애가 있는 아동이 학교환경 안에서(점심식사 테이블) 작업 활동하는 것은 포함하지 않는다.
3) 학교에서 생산적인 작업에 참여하도록 한다.
4) 기본적 위생과 몸 단장을 하도록 한다.
5) 작업 기술을 촉진하기 위한 개별적 프로그램을 개발한다.

**해설** 학교 내 작업치료와 관련된 매뉴얼에서 일과 관련된 수행과 중재
- 작업 수행 참여의 예 : 작업 전 활동
- 작업치료 중재의 예 :
  - 학교에서 생산적인 작업에 참여하기
  - 청소하기
  - 장애가 있는 아동이 학교환경 안에서(점심식사 테이블) 작업 활동하는 것도 포함
  - 작업 기술을 촉진하기 위한 그룹 프로그램 개발하기

답 ③

## 78. 다음이 설명하는 행동은 아동의 과잉 반응 중 무엇에 해당하는 것인가?

> 대부분의 사람이 귀찮아하지 않는 감각에 짜증과 불편함을 경험한다.

1) 과소 반응
2) 지각 장애
3) 자세 불안
4) 촉각 방어
5) 중력 불안

**해설** 촉각 방어
- 일반적 촉각에 대해 과도하게 반응하는 경향과 관련된다.
- 대부분의 사람이 귀찮아하지 않는 감각에 짜증과 불편함을 경험한다.

답 ④

## 79. 감각 통합을 사용한 중재에 대한 설명으로 가장 옳은 것은?

1) 치료사의 요구와 흥미에 맞추도록 한다.
2) 수동적인 전정감각 입력은 중요하다.
3) 일관된 환경에서 제공한다.
4) 볼풀에 들어가는 것은 감각 조절에 대한 도전을 제시한다.
5) 또래와의 사회적 환경을 제공 할 필요는 없다.

> **해설** 감각 통합을 사용한 중재
> - 치료사에게 치료적 활동이 변화하는 아동의 요구와 흥미에 맞추어지도록 기본적으로 매순간 아동에게 주의하도록 요구한다.
> - 아동에게 수동적 전정감각 입력을 부과하는 것보다, 능동적 참여와 자기 주도성을 강조한다.
> - 수행되는 환경은 다양한 감각 경험을 제공한다.
> - 볼풀에 들어가는 것은 감각 조절에 대한 도전을 제시한다.
> - 또래와의 사회적 환경은 아동의 대응 기술을 발달시킬 기회를 제공한다.

답 ④

## 80. 감각 통합 이론에서, 유아에게 안정감과 편안함을 일으키는 데 중요한 역할을 수행하며, 전체 삶 동안 정서적 발달과 사회적 관계에 영향을 미치는 감각으로 가장 옳은 것은?

1) 촉각
2) 온각
3) 고유수용성감각
4) 통각
5) 전정 감각

> **해설** 촉각
> 감각 통합 이론에서, 유아에게 안정감과 편안함을 일으키는 데 중요한 역할을 수행하며, 전체 삶 동안 정서적 발달과 사회적 관계에 영향을 미치는 감각이다.

답 ①

## 81. 운전재활전문가가 차량 평가 시 고려해야 된 사항으로 옳은 것은?

1) 운전자가 차 안으로 들어가고 나갈 수 있어야 하며, 그 안에 휠체어나 스쿠터 또는 필요한 보조도구를 보관 할 필요는 없다.
2) 운전에 필요한 보조도구는 클라이언트의 차량에 호환이 되며, 보다 적절한 차량을 구입하기 위해 특별히 고려하지 않아도 된다.
3) 차량은 리프트 도구뿐만 아니라 휠체어나 스쿠터를 고려한 특수한 차량 모델을 결정할 필요는 없다.
4) 휠체어 측정과 무제 선정 시 싣는 도구가 특정한 휠체어 또는 스쿠터를 수용할 수 있는지는 필요한 경우에만 시행한다.
5) 운전재활전문가는 운전자, 휠체어, 운전자의 능력과 안정성 및 효율성을 위한 보조도구의 조절 능력을 포함하여 적절한 차량을 검사한다.

> **해설**
> 1) 운전자가 차 안으로 들어가고 나갈 수 있어야 하며, 그 안에 휠체어나 스쿠터 또는 필요한 보조도구를 보관할 수 있어야 한다.
> 2) 운전에 필요한 보조도구는 클라이언트의 차량에 호환이 되며, 보다 적절한 차량을 구입하기 위해 특별히 고려해야 한다.
> 3) 차량은 리프트 도구뿐만 아니라 휠체어나 스쿠터를 고려한 특수한 차량 모델을 결정해야한다.
> 4) 휠체어 측정과 무제 선정 시 싣는 도구가 특정한 휠체어 또는 스쿠터를 수용할 수 있는지 확인해야 한다.

답 ⑤

## 82. 척수 수준에 따른 주요 근육군으로 옳은 것 끼리 연결된 것은?

1) C5 – 손목 폄근
2) C6 – 팔꿉관절 폄근
3) C7 – 손가락 굽힘근
4) C8 – 새끼 벌림근
5) L2 – 엉덩관절 굽힘근

> **해설** Key muscle
> • C5 – 팔꿉관절 굽힘근
> • C6 – 손목 폄근
> • C7 – 팔꿉관절 폄근
> • C8 – 손가락 굽힘근

답 ⑤

## 83. 성인 뇌졸중 환자의 평가 도구로 옳은 것은?

1) W-FIM, MBI
2) MVPT-R, COPM
3) AMPS, SCIM-3
4) COPM, BSID-3
5) MMSE-K, LOTCA

**해설** 성인 뇌졸중 환자의 평가 도구
- FIM : 성인의 일상생활능력을 평가하는 도구
- COPM : 작업수행의 문제점을 파악하고 클라이언트의 우선순위를 결정하여 클라이언트의 작업 수행에 대한 인식 변화를 측정하는 평가 도구. 연령 무관
- MMSE-K : 성인의 인지 기능과 치매여부를 평가하기 위해 개발된 선별 검사 도구
- LOTCA : 뇌손상 환자의 지남력과 지각능력, 시각운동조직력, 사고력을 평가하는 도구
- MBI : 만성환자의 일상생활능력을 평가하는 도구
- AMPS : 의미있는 활동을 통해, 일상생활능력을 평가하는 도구
- SCIM-3 : 척수손상 환자의 일상생활능력을 평가하는 도구
- MVPT-3 : 4~94세의 시지각 능력을 평가하는 도구

답 ⑤

## 84. 다음은 무엇에 대한 설명인가?

> 6개월까지 정상적인 발달을 하는 것처럼 보인다. 이후에 아동은 머리 발달의 빠른 퇴화, 손 기술의 상실, 그리고 잘 조절되지 않는 걸음 또는 몸통 움직임을 보인다.

1) 아스퍼거 증후군
2) 레트 증후군
3) 자폐
4) 지적장애
5) 발달적 협응장애

**해설** 레트 증후군
6개월까지 정상적인 발달을 하는 것처럼 보인다. 이후에 아동은 머리 발달의 빠른 퇴화, 손 기술의 상실, 그리고 잘 조절되지 않는 걸음 또는 몸통 움직임을 보인다.

답 ②

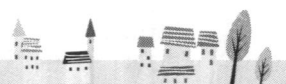

## 85. 다음이 설명하는 검사는 무엇인가?

> 손등을 서로 맞대고, 손목을 90° 이상 굽힌 상태에서 1분간 지속시키도록 한다. 손의 통증 및 저림이 있는지 관찰한다.

1) Elbow flexion test
2) Jeanne's sign
3) Froment's sign
4) Phalen's test
5) Watenberg's sign

**해설** Phalen's test
손등을 서로 맞대고. 손목을 90° 이상 굽힌 상태에서 1분간 지속시키도록 한다. 손의 통증 및 저림이 있는지 관찰한다. 정중신경(madian nerve)를 검사한다.

답 ④

## 86. 장애를 입은 사람이 운전평가를 받을 준비가 되었는지 결정하는 지침에 대한 내용으로 옳은 것은?

1) 3개월 동안 발작이 없어야 한다.
2) 보상이 있든 없든 복시가 없어야 한다.
3) 양쪽 눈의 120도 시야가 되어야 한다.
4) 최소한 한쪽 또는 이상적으로 양쪽 팔다리의 좋은 근력만 있으면 가능하다.
5) 기본적 일상생활에서의 중등도의 도움만 받으면 가능하다.

**해설** 장애를 입은 사람이 운전평가를 받을 준비가 되었는지 결정하는 지침
- 기본적 일상생활에서의 최대한의 독립성
- 보행이나 휠체어 이동이 독립성
- 운전면허증이나 교습 허가증의 유효성
- 양쪽 눈의 140도 시야
- 약물이나 약물없이 경직을 조절함
- 깊이나 전정배경 지각과 같은 좋은 시지각 기능
- 최소한 한쪽 또는 이상적으로 양쪽 팔다리의 좋은 근력, 감각, 협응력
- 좋은 인지기능
- 6개월 동안 발작이 없어야함
- 최소한 한쪽 시력이 20/40
- 보상이 있든 없든 복시가 없어야함

답 ②

## 87. 다발성경화증의 삼킴장애 중 구강기에서 저작 시기에 혀의 운동 장애가 나타나고 구강기 지연의 모습이 관찰되었다. 이는 어떤 신경의 문제인가?

1) 혀인두신경 손상
2) 미주신경 손상
3) 혀밑신경 손상
4) 삼차신경 손상
5) 얼굴신경 손상

**해설** 구강기에서 저작 시기에 혀의 운동 장애가 나타나고 구강기 지연은 혀밑신경의 손상으로 인해 나타난다.

답 ③

## 88. 다음은 고관절 전치술 후 환자에게 필요한 보조도구에 대한 설명이다. 무엇에 대한 설명인가?

> 수술 후에 심부정맥혈전증의 위험을 감소하기 위해 사용된다.

1) 양말 보조기
2) 색전 예방양말
3) 변기 의자
4) 단계적인 압력보조기
5) 스키상자

**해설** 단계적인 압력보조기
수술 후에 심부정맥혈전증의 위험을 감소하기 위해 사용된다.

답 ④

## 89. 지역사회 작업치료 중 주택개조를 위해 고려할 사항으로 옳은 것은?

1) 주택개조가 들어나게 한다.
2) 생활의 흐름에 맞출 필요 없이 지원한다.
3) 코디네이터는 필요없다.
4) 단순히 편리하게 지원한다.
5) 목적의 공유화가 필요하다.

**해설**
1) 환경정비가 들어나게 한다.
2) 생활의 흐름에 맞게 지원한다.
3) 코디네이터가 필요하다
4) 주택개조의 목적은 사는 사람에 알맞게 지원하는 것이다.

답 ⑤

## 90. 지역사회에서 사례 관리자로서의 작업치료사의 역할에 대한 설명으로 옳은 것은?

1) 서비스에 필요한 준비사항은 보호자에게 전담 시킨다.
2) 임상적 경험은 중요하지 않다.
3) 성인 작업치료 환경에서 주로 사례 관리의 역할을 한다.
4) 장기적 과정일 수도 있다.
5) 재정 자원을 평가하지는 않는다.

**해설** 지역사회에서 사례 관리자로서의 작업치료사의 역할
• 서비스에 필요한 준비사항들을 조정한다.
• 소비자, 가족 또는 보호자에게 조언한다.
• 재정 자원을 평가한다.
• 필요한 서비스들을 주장한다.
• 충분한 임상적 경험을 가지고, 보상 메커니즘을 이해하고, 훌륭한 조직화 기술이 요구된다.
• 정신 보건과 소아의 작업치료 환경에서 주로 사례 관리의 역할을 한다.
• 장기적 과정일 수도 있다.

답 ④

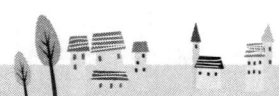

## 91. 다음 중 설명하는 것에 대해 올바른 것을 고르시오.

- 호기시에 저항을 가하여 기도가 좁아지는 것을 방지하는 방법
- 순서
  • 휘파람을 불 듯이 입을 오므린다.
  • 오므린 입으로 숨을 내쉰다.
  • 코로 깊게 숨을 들이 쉰다.
  • 날숨은 들숨보다 2배 이상 길어야 한다.

1) 호흡 곤란 조절 자세
2) PLB
3) 가로막 호흡
4) 이완
5) 혈압 조절

해설 PLB
• 호기시에 저항을 가하여 기도가 좁아지는 것을 방지하는 방법
• 순서
  − 휘파람을 불 듯이 입을 오므린다.
  − 오므린 입으로 숨을 내쉰다.
  − 코로 깊게 숨을 들이 쉰다.
  − 날숨은 들숨보다 2배 이상 길어야 한다.

답 ②

## 92. 수동의자차를 운전하는 클라이언트에게 복도나 출입문을 통과하기 위해서 얼마만큼의 열린 공간이 필요한지 고르시오.

1) 30 × 40 inch
2) 30 × 42 inch
3) 30 × 44 inch
4) 30 × 46 inch
5) 30 × 48 inch

해설 수동의자차를 운전하는 클라이언트에게 복도나 출입문을 통과하기 위해서 30 × 48 inch 정도의 열린 공간이 필요하다.

답 ⑤

## 93. 작업장에서의 인간 공학 중 시각적 요소에 대한 설명으로 옳은 것은?

1) 시야의 범위가 인접한 과제는 작업 표면의 25~50cm정도 위에서 보여져야 한다.
2) 세 가지 기본적인 조명의 요소로는 양, 대비, 반사가 있다.
3) 컴퓨터 사용자에게 적합한 조도는 50~78 ft-c이다.
4) 과제물 사이의 극명한 대비는 눈의 피로에 도움이 된다.
5) 과제, 장비, 평행 작업면, 주변 공간 사이의 대비는 최대화 되어야 한다.

> **해설**
> 1) 시야의 범위가 인접한 과제는 작업 표면의 15~25cm정도 위에서 보여져야 한다.
> 3) 컴퓨터 사용자에게 적합한 조도는 28~50 ft-c이다.
> 4) 과제물 사이의 극명한 대비는 눈에 피로를 줄 수 있다.
> 5) 과제, 장비, 평행 작업면, 주변 공간 사이의 대비는 최소화 되어야 한다.
>
> 답 ②

## 94. 일의 근력 요구도가 올바르게 연결 된 것을 고르시오.

1) 근력단계 - 정적인, 가끔 - 20Ib
2) 근력단계 - 가벼운, 자주 - 10~20Ib
3) 근력단계 - 중간, 지속적으로 - 10Ib
4) 근력단계 - 힘든, 자주 - 50~100Ib
5) 근력단계 - 매우 힘든, 지속적으로 10~20Ib

> **해설**
> ① 근력단계 - 정적인, 가끔 - 10lb
> ② 근력단계 - 가벼운, 자주 - 20lb
> ④ 근력단계 - 힘든, 자주 - 20~50lb
> ⑤ 근력단계 - 매우 힘든, 지속적으로 20~50lb
>
> 답 ③

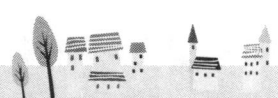

## 95. 신체적인 기능강화를 주로 하는 경우에 정의 되며 근력, 유산소운동능력, 유연성, 협응 능력, 지구력 등이 포함되는 프로그램은 무엇인가?

1) 우울증개선프로그램
2) 직업기능강화
3) 직업신체능력강화
4) 직업복귀프로그램
5) 산재프로그램

> **해설** 직업신체기능강화(work conditioning)
> 신체적인 기능강화를 주로 하는 경우에 정의 되며 근력, 유산소운동능력, 유연성, 협응 능력, 지구력 등이 포함되는 프로그램
>
> 답 ③

## 96. 다음 설명하는 것에 올바른 증상을 고르시오.

- 쥐어짜는, 조이는, 아리는, 타는 듯한 또는 숨이 막힐 것 같은 가슴 통증이 관찰됨.
- 통증은 일반적으로 복장뼈 밑에서 발생하나 팔, 턱, 목 또는 등으로 방사될 수 있음.
- 통증이 심해지거나 오래 지속되면 더 심한 허혈의 전조증상임.

1) 가슴조임증(협심증)
2) 호흡곤란
3) 기좌호흡
4) 메스꺼움 / 구토
5) 발한

> **해설** 가슴조임증(협심증)
> • 쥐어짜는, 조이는, 아리는, 타는 듯한 또는 숨이 막힐 것 같은 가슴 통증이 관찰됨
> • 통증은 일반적으로 복장뼈 밑에서 발생하나 팔, 턱, 목 또는 등으로 방사될 수 있음
> • 통증이 심해지거나 오래 지속되면 더 심한 허혈의 전조증상임
>
> 답 ①

**97.** 다음은 치매의 원인이 되는 질환들이다. 이 중 대사성질환은?

1) 결핵
2) 일산화탄소
3) 저혈당증
4) 헌팅턴병
5) 인간광우병

> **해설** 원인 질환별 치매 종류
> - 퇴행성 뇌질환 : 알츠하이머병, 루이체 치매, 이마관자엽 치매, 헌팅턴병, 파킨슨병, 크로이츠펠트야콥병
> - 뇌혈관질환 : 혈관성 치매
> - 대사성 질환 : 저산소증, 저혈당증, 갑상샘저하증
> - 감염성 질환 : 인간광우병, AIDS, 결핵 등
> - 중독성 질환 : 알코올, 일산화탄소, 약물 등
> - 결핍성 질환 : 베르니케-코르사코프 증후군, 비타민 B12, 엽산 결핍으로 인한 치매
> - 기타 : 뇌종양, 외상성, 우울증에 의한 치매 등
>
> 답 ③

**98.** 호스피스에 대한 설명으로 옳은 것은?

1) 정신과 문제를 가진 환자를 위한 레크리에이션이다.
2) 아동의 발달을 증진시키기 위한 치료적 접근 방법이다.
3) 뇌손상환자의 일상생활 기능 훈련을 통한 사회적은 프로그램이다.
4) 죽음을 앞둔 환자나 그 가족들을 대상으로 삶의 질을 향상시키는 프로그램이다.
5) 심장병 환자의 호흡을 증진시키기 위한 치료방법이다.

> **해설** 미국호스피스협회(National Hospital Organization,1996)에서는 호스피스를 '말기환자와 가족에게 입원케어와 가정케어를 연속적으로 제공하는 프로그램'이라고 정의하였다. 즉 호스피스란 삶의 마지막 단계의 환자와 그 가족을 위한 프로그램으로 편안하게 죽음을 맞이할 수 있도록 의학적으로 관리함과 동시에 마지막 단계에서 발생할 수 있는 여러 가지 부정적 증상을 경감 시키기 위해 신체적, 정서적, 사회적, 영적으로 도우며 사별가족의 고통과 슬픔을 경감시키기 위해 지지와 격려를 제공하는 총체적인 돌봄이라고 할 수 있다.
>
> 답 ④

## 99. 항응고제(Anticoagulants)로 알맞게 짝지어진 것은?

1) Warfarin, Lidocaine
2) Heparin, Aspirin
3) Persantine, Digoxin
4) Aspirin, Lidocaine
5) Heparin, Lidocaine

**해설**

| 분류 | 일반적인 약품명 | 사용목적과 용도 | 부작용 |
|---|---|---|---|
| 항응고제 | Coumadin(Warfarin) | 혈액이 응고하여 덩어리가 생기는 것(blood clot)을 방지 | 출혈(hemorrhage) |
| | Heparin, Aspirin | | 메스꺼움과 구토, 배근육의 경직 |
| | Persantine | | |

답 ②

## 100. 다음 HIV클라이언트들에게 사용하는 예방법이다. 몇 차인지 고르시오.

- 그 질병에 버금가는 장애로 고통 받는 클라이언트에게 제공
- 사회 복귀에 중점을 두며, 건강증진 프로그램은 지속되고 건강한 기능을 할 수 있다는 희망을 주고 한 개인의 라이프스타일에 긍정적으로 영향을 미치는 것도 포함할 수 있다.

1) 1차예방
2) 2차예방
3) 3차예방
4) 4차예방
5) 5차예방

**해설** 3차예방
- 그 질병에 버금가는 장애로 고통 받는 클라이언트에게 제공
- 사회 복귀에 중점을 두며, 건강증진 프로그램은 지속되고 건강한 기능을 할 수 있다는 희망을 주고 한 개인의 라이프스타일에 긍정적으로 영향을 미치는 것도 포함할 수 있다.

답 ③

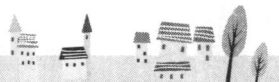

4회

3교시

## 01. 다음 보조기를 사용하는 척수손상 환자의 손상부위로 옳은 것은?

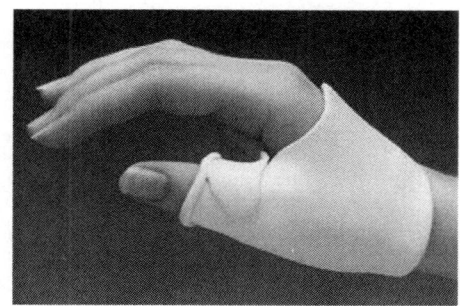

1) C4
2) C5
3) C6
4) C7
5) T10

**해설** 척수손상 환자의 손상에 따른 적합한 보조기
- C3, 4 : Electric Wheel Chair
- C5 : Self-feeding, Hand splint
- C6 : Tenodesis splint
- C7 : Opponens splint
- T10 : Above : Long Leg Brace+Pelvic Band+Knight Spinal Brace
- L1 : Long Leg Brace
- L4 : Short Leg Brace+Posterior 90도 Ankle stop
- L5 : Short Leg Brace+Anterior 90도 Ankle stop

답 ④

## 02. 다음 그림의 설명으로 옳은 것은?

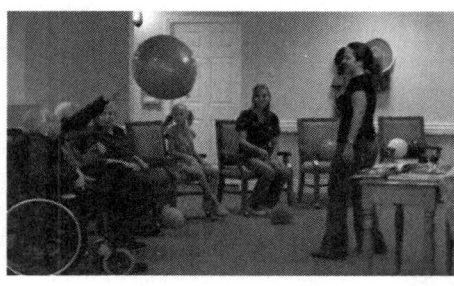

1) 복합작업치료
2) 단순작업치료
3) 특수작업치료
4) 일상생활동작훈련
5) 삼킴장애재활치료

**해설**
- 복합작업치료 : 1인의 작업치료사가 1인의 환자를 1대 1로 10분 이상 ~ 30분 치료
- 단순작업치료 : 1인의 작업치료사가 2인 이상의 환자를 상대로 동시에 10분 이상 치료
- 특수작업치료 : 1인의 작업치료사가 1인의 환자를 1대 1로 30분 이상 치료
- 일상생활동작훈련 : 1인의 작업치료사가 1인의 환자를 1대 1로 일상생활동작 적응 훈련을 최소 20분 이상 실시
- 삼킴장애재활치료 : 1인의 작업치료사가 1:1로 30분 이상 훈련을 실시

답 ②

## 03. 다음은 Glasgow coma scale 평가 중 이다. 언어 반응의 점수로 옳은 것은?

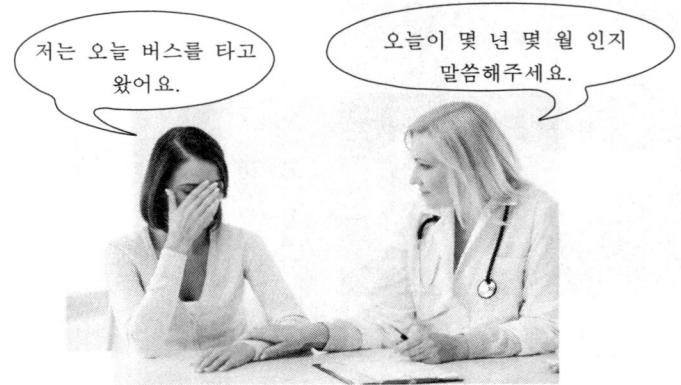

1) 5점
2) 4점
3) 3점
4) 2점
5) 1점

**해설** 언어반응
- 5점 : 대화를 적당히 지속하고 검사자가 어디에 있는지, 누구인지, 월, 년을 말한다.
- 4점 : 혼돈되어 지각이 없어 보인다.
- 3점 : 검사자와 이야기하는 것을 이해할 수 있지만 감각이 없다.
  짧은 단어를 사용하거나 이야기의 단어의 순서가 적절하지 않다.
- 2점 : 소리를 내지만 검사자는 이해할 수 없다.
- 1점 : 소리조차 내지 못한다.

답 ②

## 04. 다음 그림과 같은 치료중재의 가장 큰 목표는 무엇인가?

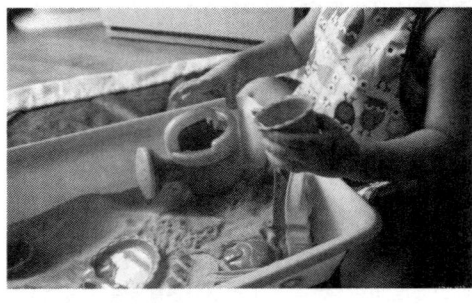

1) 일상생활활동능력 향상
2) 관절가동범위 증진
3) 감각통합능력 향상
4) 시지각 능력 향상
5) 인지기능 향상

**해설** 위 그림의 활동을 통해 촉각자극이 이루어져 감각통합 능력 향상을 촉진한다.

답 ③

## 05. 어떤 척수손상의 평가 방법을 나타낸 그림인가?

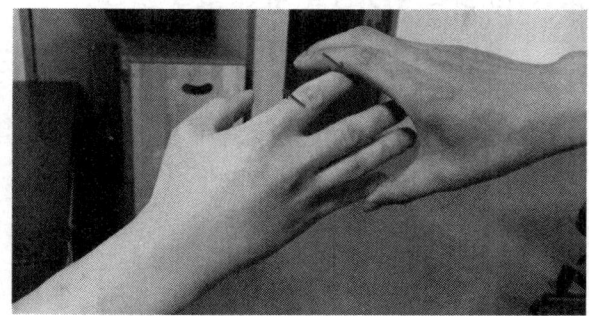

1) C7  2) C8  3) C4
4) T1  5) C5

**해설** 손가락 벌림(finger abduction)의 검사하는 그림이다. 손가락 벌림은 T1부터 가능하다.

답 ④

## 06. 다음 그림은 어떤 환자의 앉는 방법인가?

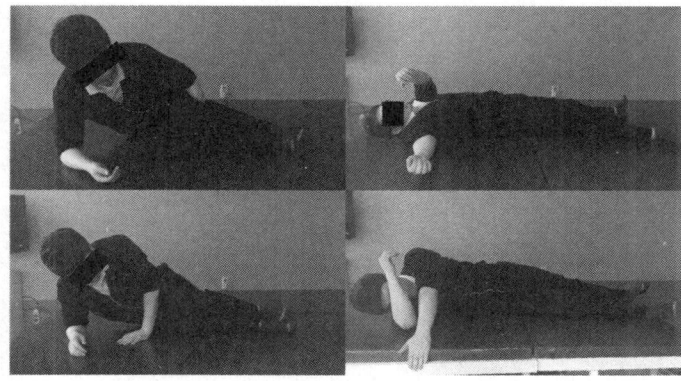

1) 요통환자
2) 뇌졸중 환자
3) C4 척수손상 환자
4) C6 척수손상 환자
5) 엉덩관절전치술 환자

**해설** 다음 그림은 C6 팔다리마비 환자의 누운 자세에서 다리 뻗고 앉기 과정을 나타내고 있다. C6 환자는 세갈래근(Triceps)의 마비로 인해서 몸을 받치기 위해 손으로 바닥을 밀기가 어려워져서 이 방법을 수행하기가 힘들 수 있다. 환자는 이 문제를 옆으로 누운 자세에서 한쪽 또는 양쪽 팔꿈치를 무릎쪽으로 가져가는 방법으로 해결한다. 이 자세에서 위쪽팔을 다리에 걸친 후 당겨서 앉는다.

답 ④

## 07. 다음 그림은 "월리를 찾아라"의 일 부분이다. 치료사가 환자에게 이 과제를 제공하였다면 향상시키려는 지각으로 가장 옳은 것은?

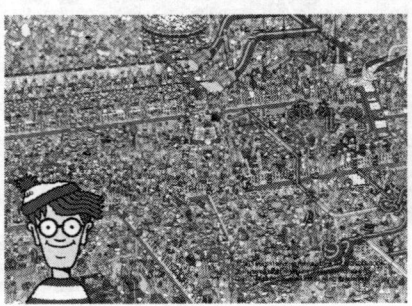

1) 공간관계(Spatial relation)
2) 공간 내 위치(Position in space)
3) 신체도식(Body schem)
4) 깊이지각(Depth perception)
5) 전경배경(Figure ground)

> **해설** 많고 다양한 사람그림 중 진짜 월리를 찾아야하는 과제이다.
> 1) 공간관계(Spatial relation) : 두 대상에 상대적으로 대상의 위치를 결정하는 능력
> 2) 공간 내 위치(Position in space) : 자신 도는 다른 형태와 대상에 대해 모양과 대상의 공간적 관계를 재인하는 능력
> 3) 신체도식(Body schem) : 신체에 대한 내적 자각과 신체 부위들 사이의 관계를 습득하는 능력
> 4) 깊이지각(Depth perception) : 대상, 형태와 관찰자 사이의 상대적 거리를 결정하고 차원의 변화를 결정하는 능력
> 5) 전경배경(Figure ground) : 전경과 배경 모양과 대상사이를 구별
>
> 답 ⑤

## 08. 다음 그림을 설명하는 놀이로 옳은 것은?

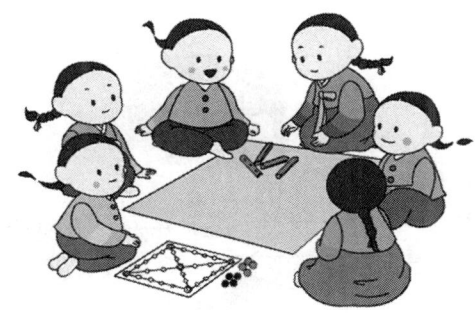

1) 혼자놀이  2) 평행놀이  3) 연합놀이
4) 협동놀이  5) 역할놀이

> **해설**
> • 혼자놀이 : 또래와의 상호작용이 없는 놀이
> • 평행놀이 : 또래와 옆에서 노나 상호작용은 거의 없는 놀이
> • 연합놀이 : 활동을 공유하면서 하는 그룹 놀이
> • 협동놀이 : 또래와 더 광범위하게 협동하며 더 조직화된 활동을 하는 놀이
>
> 답 ④

## 09. 조현병(정신분열증) 환자들이 다음과 같은 활동에 참여하였을 때 얻을 수 있는 치료 효과로 가장 적합한 것은?

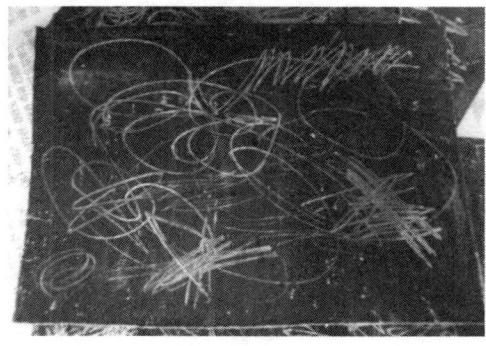

1) 공격성 소진
2) 기억력 향상
3) 긍정적 사고
4) 우울증 해소
5) 자신감 상승

> **해설**
> 스크래치는 활동 시 환자의 정서표현이 되며 색칠한 후 표면을 긁어내는 활동으로 환자의 공격성이 소진되고 부정적 충동을 승화시킨다.
>
> 답 ①

**10.** 다음과 같은 특징적 외모를 보이는 엔젤만 증후군에 대한 설명으로 옳은 것을 고르시오.

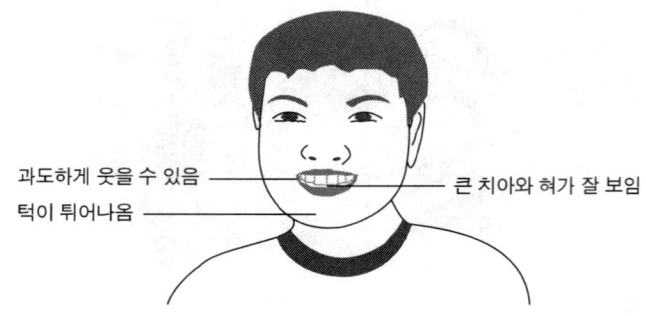

1) 말이 없거나 또는 거의 없다.
2) 여성보다 남성에서 발병률이 더 높다.
3) 가족력이 가장 큰 원인중 하나이다.
4) 가족적으로 발생한 경우 12번 염색체의 이상으로 발생한다.
5) 비정상적으로 머리가 크고, 뒷머리에 편편한 홈이 나타난다.

> **해설** 엔젤만 증후군(AngelmanSyndrome)은 발달이 지연되고, 말이 없거나 또는 거의 없고, 까닭없이 부적절하게 장시간 웃으며, 독특한 얼굴 이상이 나타나고, 발작과 경련이 나타나는 남성과 여성에 동등한 수로 영향을 미치는 매우 희귀질환이다. 대부분의 엔젤만 증후군은 가족력에 영향이 없지만 가족력의 영향이 있는 경우 15번 염색체와 관련이 있다. 엔젤만 증후군의 주요 특성은 비정상적으로 머리가 작고, 뒷머리에 편편한 홈이 나타나거나, 때때로 들쑥날쑥한 수평의 홈이 나타난다. 이 질환을 가진 아이들은 턱이 튀어나오고, 입이 비정상적으로 크며, 큰 치아와 혀가 잘 보입니다. 그리고 종종 쉽게 웃고, 과도하게 웃을 수 있다.
>
> 답 ①

## (11~13) 다음 사례를 읽고 질문에 답하시오.

> □ 성별 / 나이 : 남 / 55세
> □ 클라이언트 정보
> - 과거력 : 지난 주 좌반구 뇌졸중으로 우측 편마비가 될 때까지 전문대학에서 행정관으로 일했다. 의학적 과거력은 당뇨병과 5년 전 2번의 심장발작이 있었다. 그는 부인과 농장의 집에서 산다. 부인은 전기 회사에서 중간관리자로 일한다. 2명의 성인 자녀가 있고 가까이 살지는 않는다.
> 
> □ 작업치료 평가
> 급성기 - 관리 작업치료사는 그가 먹기, 몸단장, 구강 위생, 근거리 휠체어 이동에서 독립적이라고 보고했다. 그는 목욕, 화장실위생, 옷입기에 도움이 필요하다. 다른 작업수행과제는 급성기에 평가하지 않았다. 그는 우세손인 오른손에 전체적으로 근약화가 관찰되고 ① Modified Ashworth Scale에서 2등급의 근긴장도를 보였다. 어깨뼈는 내려가고, 어깨는 안쪽돌림, 팔꿈치와 손목 손가락은 굽혀져 있다. 수동관절가동범위는 어깨 관절의 가쪽돌림과 팔꿈치 폄에서 20도 제한을 제외하고 모두 정상범위이다.
> 
> □ 작업치료사의 임상 추론
> 작업치료사는 임상 추론의 과정을 거치며 "나는 부인이 그의 여러 건강 프로그램에 어떻게 반응할 지 궁금하다. 그녀는 남편이 직장으로 돌아가도록 지원할 것인지도 궁금하다. 또한 나는 집과 직장의 환경 접근성이 궁금하다."라고 생각하였다.

## 11. ①의 평가에 결과의 의미는 무엇인가??

1) 근 긴장의 증가가 없다.
2) ROM의 끝 부분에서 최소한의 저항이 있다.
3) ROM의 절반 이하에 걸쳐 최소한의 저항이 있다.
4) 대부분의 ROM에 걸쳐 근 긴장이 증가하지만, 쉽게 움직인다.
5) 심각한 근긴장의 증가가 있고, 수동적 움직임이 어렵다.

> **해설** 2등급은 대부분의 ROM에 걸쳐 근 긴장이 증가하지만, 쉽게 움직인다.
>
> 답 ④

## 12. 작업치료사는 임상추론과정 중 어떤 목적에 해당되는가?

1) 잠정적 가설 세우기
2) 환자에 대해 알기
3) 배경 이해하기
4) 환자의 진단 또는 상태 이해하기
5) 평가접근법 및 방법 고려하기

**해설** 환자의 배경 이해하기 위한 치료사의 추론 과정의 예이다.

답 ③

## 13. ① 평가 도구의 설명으로 가장 옳은 것은?

1) 근 긴장 혹은 수동운동에 대한 저항의 측정에 타당하지 않다.
2) 시간은 비교적 장시간이다.
3) 신뢰도는 하지관절보다 상지 관절에서 더 좋다.
4) 경직 측정에서 단지 상등도 정도의 타당도를 가진다.
5) 상등도의 아주 좋은 정도의 검사-재검사 신뢰도를 가진다.

**해설** 장점 - 근 긴장 혹은 수동운동에 대한 저항의 측정에 타당하다.
실행 시간은 비교적 단시간이다.
신뢰도는 하지관절보다 상지 관절에서 더 좋다.
단점 - 경직 측정에서 단지 중등도 정도의 타당도를 가진다.
경직(근긴장도의 신경적 요소)의 측정으로는 의문스럽다.
중등도에서 좋은 정도의 검사자간 신뢰도를 가진다.
중등도에서 아주 좋은 정도의 검사 – 재검사 신뢰도를 가진다.

답 ③

## (14~16) 다음 사례를 읽고 질문에 답하시오.

□ 성별 / 나이 : 남 / 23세
□ 진단명 : 외상성 뇌손상
□ 의뢰 사유 : 재활치료를 위해 작업치료사에게 치료계획을 의뢰하였다.
□ 작업치료 평가
 - 신체기능 저하
 - 손에 이상감각
 - 집중력이 낮음
 - 외부 자극에 대해 바로 반응함
 - 언어적 자극에 대해서만 눈을 뜸

## 14. 작업치료사의 치료계획으로 가장 옳은 것은?

1) 근지구력 향상 - 환자가 할 수 있는 최대한의 근력을 반복한다.
2) 부종 줄이기 - 등장성 수축보다는 등척성 수축을 하도록 한다.
3) 과감각 감소시키기 - 다양한 소재, 크기, 모양의 사물을 제공한다.
4) 감각인식력/분별력 유지하기 - 다양한 소재 제공과 딱딱하거나 부드러운 천을 만지도록 한다.
5) 관절가동범위 증가시키기 - 제한된 범위 안에서 반복된 움직임을 유도한다.

> **해설**
> • 근지구력 향상- 최대 근력의 50% 이하로 유지하며 반복 움직임을 한다.
> • 부종 줄이기 - 등척성 수축보다는 등장성 수축을 하도록 한다.
> • 과감각 감소시키기 - 다양한 소재 제공과 딱딱하거나 부드러운 천을 만지도록 한다.
> • 감각인식력 / 분별력 유지하기 - 다양한 소재, 크기, 모양의 사물을 제공한다.

답 ⑤

## 15. 위 환자의 의식 단계는?

1) Alert          2) Drowsiness       3) Stupor
4) Semicoma       5) Coma

> **해설** 기면(Drowsiness)
> 집중력이 감소하나 외부의 자극에 대해 바로 반응 할 수 있는 상태로 자극이 주어질 때에만 의사소통이 가능함

답 ②

## 16. 위 환자의 눈뜨기 글라스고우 혼수 척도는?

1) 5
2) 4
3) 3
4) 2
5) 1

> **해설** 언어적 자극, 명령, 말에 대해 눈을 뜨는 단계는 3단계에 해당된다.
>
> 답 ③

(17~19) 다음 사례를 읽고 질문에 답하시오.

> □ 성별 / 나이 : 남 / 34세
> □ 작업치료 평가
> 1. 평가 도구 설명
> 아래 평가 도구는 ①(_____)를 대상으로 고안되었다.
> 평가 도구의 구성
> - 4개의 컵과 두 개의 세로줄로 구멍이 뚫린 검사판
> - 핀, 워셔, 컬러로 구성
> - 초시계와 검사 기록지
> 2. 평가 내용
> 치료사 : 제가 '시작'하면 오른쪽 줄의 위에서부터 핀을 꽂아주세요. 제가 '그만'이라고 할 때까지 가능한 빨리 핀을 꽂아주세요. (시간이 흐른 후) "그만!!"

## 17. ①에 들어갈 대상으로 가장 옳은 것은?

1) 뇌졸중 환자
2) 고용 전 근로자
3) 척수 손상 환자
4) 모든 연령의 아동과 성인
5) 외상성 뇌 손상 환자

> **해설** Pudue Pegboard Test
> 공장의 근로자 선발을 위한 목적으로 개발되었다. 즉, 고용 전 근로자에게 선별평가로 진행되었고, 5세 이상 아동 및 성인에게 적용 가능하도록 고안되었다.
>
> 답 ②

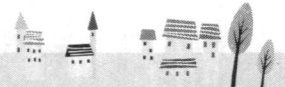

## 18. 위 평가의 측정 방식으로 옳은 것은?

1) 책상에 떨어트린 핀의 개수를 측정한다.
2) 30초 동안 넣은 핀의 개수를 측정한다.
3) 한 줄에 핀을 모두 넣은 시간을 측정한다.
4) 1분 동안 넣은 핀의 개수를 측정한다.
5) 위에 5개의 핀을 꽂은 시간을 측정한다.

**해설** 우세손 / 비우세손 핀 꽂기는 30초 동안 꽂은 핀애 개수를 측정한다.

답 ②

## 19. 위 평가 대상자가 우세손 15개, 비우세손 13개. 조립 5개를 하였다면 점수는 어떻게 되는가?

1) 42점
2) 44점
3) 46점
4) 48점
5) 50점

**해설** 우세손 15개 + 비우세손 13개 + 조립 5개×4개 = 48점

답 ④

(20~22) 다음을 읽고 질문에 답하시오.

> □ 성별 / 나이 : 남 / (   )개월
> □ 작업치료 의뢰 사유
> 부모가 생각하기에는 정상 발달로 보이나 혹시 발달에 문제가 있을 수 도 있어서 작업치료 평가를 의뢰함
> □ 작업치료 평가
> - 소리가 나면 소리나는 쪽을 쳐다본다.
> - 양쪽 2개의 자극을 제시하면 가까운 쪽을 먼저 잡으며, 놀이감을 입으로 가져간다.
> - 간단한 모양 구별이 가능하며, 동그라미, 네모, 세모의 차이점을 인식할 수 있다.

## 20. 이 아동은 몇 개월 된 아동인가?

1) 6개월  2) 7개월  3) 8개월
4) 9개월  5) 10개월

해설
- 6개월 된 아동이다.
- 3~6개월에 소리가 나면 그 쪽을 쳐다본다. 양쪽 2개의 자극을 제시하면 가까운 쪽을 먼저 잡으며, 놀이감을 입으로 가져간다.
- 6개월에 간단한 모양 구별이 가능하며, 동그라미, 네모, 세모의 차이점을 인식할 수 있다.

답 ①

## 21. 이 아동의 개월 수에서 발견할 수 있는 동작으로 옳은 것은?

1) 건포도를 만지면서 손바닥이 아닌 손가락으로 긁어 모을 수 있다.
2) 종이를 제공하면 아동은 목적적 방법으로 종이를 흔들고 모을 수 있다.
3) 아동은 종의 손잡이를 잡고 그 것을 목적적으로 흔들 수 있다.
4) 아동은 크래커나 쿠키를 의미 있게 빨 수 있다.
5) 고리 끈과 같은 것을 얻기 위하여 잡아당길 수 있다.

해설
1) 건포도를 만지면서 손바닥이 아닌 손가락으로 긁어 모을 수 있다. - 6개월
2) 종이를 제공하면 아동은 목적적 방법으로 종이를 흔들고 모을 수 있다. - 7개월
3) 아동은 종의 손잡이를 잡고 그 것을 목적적으로 흔들 수 있다. - 8개월
4) 아동은 크래커나 쿠키를 의미있게 빨 수 있다. - 9개월
5) 고리 끈과 같은 것을 얻기 위하여 잡아당길 수 있다. - 10개월

답 ①

## 22. 이 아동이 해당하는 피아제의 대상개념의 단계에 대한 설명으로 옳은 것은?

1) 움직이는 물체를 사라질 때까지 눈으로 추적한다.
2) 움직이는 물체의 이동 경로로부터 앞으로의 위치를 예상할 수 있다.
3) 숨겨진 물체를 손으로 꺼낸다.
4) 물체가 사라지는 것을 가장 최근 보았던 장소에서만 찾는다.
5) 가시적 전위에 의해서만 조작할 수 있을 뿐만 아니라 숨겨진 물체의 있을 수 있는 비가시적 전위를 스스로 표상하는 새롭게 발달한 상징능력을 사용할 수 있다.

> **해설**
> 1) 움직이는 물체를 사라질 때까지 눈으로 추적한다. - 1, 2단계(약 0~4개월)
> 2) 움직이는 물체의 이동 경로로부터 앞으로의 위치를 예상할 수 있다. - 3단계(약 4~8개월)
> 3) 숨겨진 물체를 손으로 꺼낸다. - 4단계(약 8~12개월)
> 4) 물체가 사라지는 것을 가장 최근 보았던 장소에서만 찾는다. - 5단계(약 12~18개월)
> 5) 가시적 전위에 의해서만 조작할 수 있을 뿐만 아니라 숨겨진 물체의 있을 수 있는 비가시적 전위를 스스로 표상하는 새롭게 발달한 상징능력을 사용할 수 있다. - 6단계(약 18~24개월)
>
> 답 ②

(23~25) 다음 사례를 읽고 질문에 답하시오.

```
□ 성별 / 나이 : 여 / 49세
□ 진단명 : 뇌출혈
□ 클라이언트 정보
- 1달 전에 뇌출혈로 인해, 현재 대학병원에서 재활치료를 받고 있는 환자이다.
□ 작업치료 평가
1. 기능 수준
- 팔의 기능이 있고 Gross grasp이 관찰된다.
- Sitting balance 정적(+), 동적(-)
- Standing balance 정적(-), 동적(-)
```

## 23. 위 환자의 보바스 회복단계는?

1) 1단계  2) 2a단계  3) 2b단계
4) 3단계  5) 4단계

> **해설** 3단계에 해당된다.
>
> 답 ④

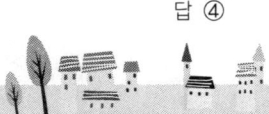

## 24. 위 환자의 손 기능에서 보바스 회복단계에 맞는 브론스트롬 회복단계는?

1) 1단계
2) 2단계
3) 3단계
4) 4단계
5) 5단계

> **해설** 브론스트롬 회복 3단계 : 손 전체로 잡기와 갈고리 형태잡기가 가능하나 놓기는 불가능하다.
>
> 답 ③

## 25. 위 환자가 할 수 있는 활동은?

1) 앉았다가 일어서서 깍지 끼고 콘 쌓기
2) 서서 창문 닦기
3) 앉아서 바닥에 있는 물건 깍지 껴서 줍기
4) 책상위에 팔 올리고 한손으로 콘 옮기기
5) 책상위에서 두 손을 포개서 걸레질

> **해설** 위 환자는 앉아 있을 때 정적 균형을 잡을 수 있으며, 브론스트롬 및 보바스 회복단계 3단계에 해당된다. 따라서 책상위에서 두 손을 포개서 걸레질이 현재 환자가 할 수 있는 능력이다.
>
> 답 ⑤

**(26~28) 다음 사례를 읽고 질문에 답하시오.**

> 다음 대화는 치료사가 환자에게 하는 평가 내용을 발취한 것이다.
> 치료사 : 여기에 다양한 각도에서 찍힌 네 개의 그림이 있습니다. 사진 속의 그림은 무엇입니까?
> 환　자 : 어....(실어증으로 인해 언어 표현 못함)
> 치료사 : 아. 그러면 ①(　　　　　)
> 치료사 : 다음 질문입니다. 사진에 사람이 보이시죠?
> 환　자 : 고개 끄덕거림
> 치료사 : ②이 사람 앞에는 무엇이 있습니까?, 왼쪽에는요? 컴퓨터는 이 사람의 어느 쪽에 있습니까? 이 사람의 뒤에는 무엇이 있습니까?

## 26. ①에 들어갈 치료사의 말로 가장 옳은 것은?

1) 다음 항목으로 넘어 갈께요.
2) 위 그림과 같은 것을 아래 그림에서 찾아보세요.
3) 글자로 써보세요.
4) 그럼. 제가 사물 이름을 말씀해드릴 테니 "예", "아니오"라고 답해 주세요.
5) 그럼. 손가락으로 그림과 같은 사물을 치료실에서 찾아서 가리켜주세요.

> **해설** LOTCA에서 시지각 능력에 대한 검사로, 언어에 문제가 있는 분에게는 평가 그림과 다르지만 같은 물건의 그림을 보여주며 찾도록 하여야 한다.
>
> 답 ②

## 27. 위 내용과 같은 성격을 가지고 있는 평가 도구는?

1) BIT
2) MMSE-K
3) MBI
4) B-O test
5) Jebsen-Taylor Hand Function Test

> **해설** 위 내용은 환자의 시지각 능력을 알 수 있다. 따라서 Behavior Inattention Test또는 MVPT와 같은 성격을 가지고 있다.
>
> 답 ①

## 28. ㉡에 문제가 있는 환자의 특징으로 옳은 것은?

1) 사물의 일 부분을 보고 사물을 유추하지 못한다.
2) 여러 물건에서 자신이 원하는 물건을 찾지 못한다.
3) 커피잔의 위치가 어디에 있는지 잘 모른다.
4) 물건의 크기가 바뀌면 잘 알아보지 못한다.
5) 안경을 껴야 된다.

**해설** 공간 관계(Spatial relationship)를 알아보는 평가내용이다.

답 ③

(29~31) 다음 사례를 읽고 질문에 답하시오.

☐ 성별 / 나이 : 남 / 33세
☐ 클라이언트 정보
제철회사에서 일하다 뜨거운 금속에 손을 데였다. 손에 심한 통증과 물질이 생기며 상처가 회복되는데 2주 정도 시간이 걸렸다.
☐ 작업치료 의뢰사유
화상치료를 위해 작업치료를 의뢰하였다.

## 29. 위 환자의 화상 깊이 정도는?

1) 표면화상
2) 표면일부화상
3) 깊은일부화상
4) 전층화상
5) 피부밑화상

**해설** 표면일부화상/표피2도화상은 심한 햇볕노출, 뜨거운 액체에 장시간 노출, 뜨거운 금속에 살짝 닿는 경우 발생된다. 표피와 진피 상층에 손상을 입으며 3주 이하의 회복시간을 보인다.

답 ②

## 30. 위 환자와 같은 진단의 환자에게 올바른 자세는?

1) 목을 약간의 굽힘
2) 어깨 관절 90°벌림
3) 45°안쪽돌림
4) 엉덩관절 10°모음
5) 무릎은 약간 구부림

> **해설** 목은 중립에서 약간 뒤로 젖히고, 가슴과 복부는 편다. 어깨관절은 90~100° 벌림, 45° 가쪽돌림, 60° 수평모음 유지시킨다. 팔꿈치와 무릎은 펴고 아래팔은 중립을 유지한다. 엉덩관절은 10~15° 벌려지도록 한다.
>
> 답 ②

## 31. 2주 뒤, 위 환자의 재활단계에 접근법으로 가장 옳은 것은?

1) 적절한 자세를 취하도록 한다.
2) 탈감각화 훈련을 시킨다.
3) 부종 감소를 위해 능동 운동을 시행한다.
4) 외부 활동을 자제한다.
5) 귀덮개를 착용한다.

> **해설** 2주 뒤 재활단계에서는 흉터 관리, 부종관리, 스플린트, 탈감각화, 근력강화, 환자교육등을 진행한다. 보기의 다른 접근법은 급성기 화상환자에 대한 접근법이다.
>
> 답 ②

**(32~34) 다음을 읽고 질문에 답하시오.**

> □ 성별 / 나이 : 여 / 68세
> □ 클라이언트 정보
> - 1년전 lumbar spinal stenosis 진단을 받은 박○○씨는 현재 가정에서 주부로 일하고 있다. 박씨는 3살된 딸을 잘 돌보고 싶다고 이야기 하며, 주부로 일 하기 전에는 요리사로 근무하였다.
> □ 작업치료 의뢰 사유
> 최근들어 허리 통증이 많이 심해져 약물 치료 및 물리 / 작업치료를 받기 위해 재활병원에 내원하였다.

## 32. 박○○씨 환자에게 필요한 평가도구는?

1) VAS
2) MMSE-K
3) LOTCA
4) BBS
5) 기능적 팔 뻗기

**해설** 주 호소가 허리 통증이므로 Visual Analogue Scale를 통해 통증 평가를 하여야 한다.

답 ①

## 33. 박○○씨 환자의 ADL 접근법으로 가장 옳은 것은?

1) 아이를 밀착하여 안고 무릎의 한쪽을 구부리고 앉는다.
2) 양치질을 할 때, 양발을 땅에 지지 한다.
3) 동선을 짧게 한다.
4) 최대한 푹신한 침대에 눕는다.
5) 바로 누운 자세로 잘 때 허리 아래에 베개를 둔다.

**해설** 요통방지를 위한 활동을 하여야 한다. 바로 누운 자세로 잘 때 무릎 밑에 베개를 두며, 견고한 매트리스를 사용하여야 한다. 세면대를 지지하거나 한발을 올린 채 세수하거나 양치를 하여야 한다. 동선을 짧게 하는 것은 에너지 보존의 법칙에 해당된다.

답 ①

## 34. 박○○씨 환자에게 작업치료 중재로 올바른 것은?

1) 30분정도 온치료와 냉치료를 한다.
2) 전기치료는 필요하지 않다.
3) 일의 단순화를 가르친다.
4) 주기적으로 스트레칭을 하도록 교육한다.
5) 약화된 근력을 위해 초반부터 근력운동을 열심히 한다.

> **해설** 요통환자를 위해 20분 이상 온치료와 냉치료를 하지 않고, 전기치료와 스트레칭을 시행하며, 통증으로 인 근력운동보다는 스트레칭을 하며 점진적으로 근력 운동을 시행한다.
> 
> 답 ④

### (35~37) 다음을 읽고 질문에 답하시오.

☐ 성별 / 나이 : 남 / 49세
☐ 의뢰 사유 : TV를 시청하면서 계속해서 이상한 말을 한다고 가족에 의해 의뢰되었다.
☐ 임상관찰
- 환자는 TV를 보면서 TV내용이 자신에게 특별한 메시지를 전달한다고 호소한다고 한다.
- 운전면허증에 있는 면허번호를 보고 비밀암호를 해독해야 가정을 지킬 수 있다고 호소한다고 한다.

## 35. 위 환자가 가지고 있는 질환은 무엇인가?

1) 우울증  2) 조증  3) 편집증
4) 망상  5) 인지장애

> **해설** 망상은 자신의 문화집단과는 다른 경험에 의해 가지게 되는 현실에서 벗어난 믿음이다. 순수 망상은 현실의 뒷받침이 없는 믿음이다. 예를 들어, 망상에 사로잡힌 사람은 텔레비전 쇼와 신문 기사가 그에게 특별 메시지를 전달한다든가, 또는 세상을 구하기 위해 운전면허증에 있는 비밀암호를 해독해야 한다고 믿는다.
> 
> 답 ④

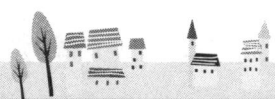

## 36. 위 환자가 보일 수 있는 증상으로 올바른 것은?

1) 자신이 미행당하고 있다고 한다.
2) 주위 사람을 끊임없이 경계한다.
3) 스스로 다른 사람과 거리를 두고 냉담하게 대한다.
4) 결코 일어날 수 없는 일에 대해 끊임없이 이야기한다.
5) 과다흥분, 주의산만 및 과잉행동을 보인다.

> **해설** 망상의 증상
> - 피해망상 : 자신이 미행당하고 있다고 얘기한다.
> - 과대망상 : 자신이 특별한 힘을 가졌다고 한다.
> - 색정광 : 누군가가 자신을 사랑하고 있다고 한다.
> - 신체망상 : 자신의 몸에 무언가 끔찍한 이상이 있다는 믿는다.

답 ①

## 37. 위 환자의 치료전략 중 자신의 치료적 사용 전략에 해당하는 것은?

1) 망상을 토론하는 일은 삼간다.
2) 망상이 진실이 아니라고 설득한다.
3) 경청보다는 지시가 효과적이다.
4) 망상과 관계있는 활동을 시행한다.
5) 안정과 신뢰를 유지할 수 있는 환경으로 조성한다.

> **해설** 토론은 그 부분을 강화하는 성향이 있기 때문에 사람의 망상을 토론하는 일은 삼가는 것이 최선이다. 그러나 이따금은 피할 수 없는 경우가 있다. 가능하다면, 활동이나 기타 현실에 바탕을 둔 무언가에 주의를 전환하려고 노력해야한다. 망상적인 사람에게 망상이 진실이 아니라고 설득하려는 시도는 무의미하며, 단지 소외감을 느끼게 하고 분노만 사게 된다. 따라서 관심을 가지고 경청하면서 하는 일에 초점을 유지하도록 한다.

답 ①

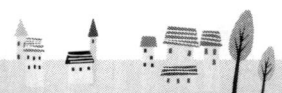

## (38~40) 다음을 읽고 질문에 답하시오.

□ 성별 / 나이 : 남 / 51세
□ 작업치료 평가
1. 주요 호소
- 남편의 의심증상이 심하고 이상한 소리를 한다며 아내에 의해 의뢰되었다.
2. 임상 관찰
- 불안한 모습을 보이며, 주변 사람들 그 누구도 믿지 못하고 의심을 한다고 한다.
- 매회 복권 당첨번호를 알 수 있다고 하며, 그 번호는 자기한테만 들린다고 한다.

## 38. 위 환자가 가지고 있는 질환은 무엇인가?

1) 조증　　　　　　2) 편집증　　　　　　3) 우울증
4) 인지장애　　　　5) 망상

> **해설** 편집증은 피해관념과 과대관념이 우세하게 나타나는 사고 유형이다. 일반적인 의심은 보통 편집사고라 부르는 반면, 매우 극단적이며 믿기 어려운 사고를 편집망상이라 칭한다.
>
> 답 ②

## 39. 위 환자가 보일 수 있는 증상으로 올바른 것은?

1) 다른 사람들과 지나칠 정도로 가깝게 지내려고 한다.
2) 주위 사람을 끊임없이 경계한다.
3) 다른 사람들이 그들을 버리려 한다고 생각한다.
4) 자신들은 형편없는 사람이라고 자책한다.
5) 독립성을 잃고 다른 사람에게 의존하려고 한다.

> **해설** 편집증의 증상으로는 주위 사람을 수상하게 여기며 끊임없이 경계한다. 또한, 다른 사람들이 그들을 얻으려고 애쓴다는 믿음으로 거절에 대해 자신을 보호한다. 마찬가지로, 어떤 식으로든 그들이 특별하다는 생각을 대신함으로써 낮은 자존감의 경험을 회피하려 하며, 다른 사람보다 더 훌륭하고 도덕적이며, 자립 능력이 뛰어나다는 믿음이 필요한 듯하다. 그들은 독립성을 잃고 다른 사람에게 의존해야 하는 것을 두려워한다.
>
> 답 ②

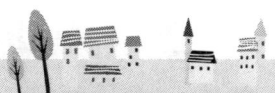

# 40. 위 환자의 치료전략 중 자신의 치료적 사용 전략에 해당하는 것은?

1) 어떠한 지시나 설명이든지 분명하고 일관성 있으며 직접적이고 명확하게 해야 한다.
2) 논쟁을 통해 그들의 생각을 수정하려고 해야 한다.
3) 기억력이 좋지 않으므로 약속을 하고 지키지 않고를 반복하여 기억하도록 한다.
4) 경쟁하는 게임이나 한 사람을 다른 사람과 비교하는 상황을 만든다.
5) 환자가 항상 우위에 있다고 느낄 수 있게 해야 한다.

> **해설** 작업치료사는 어떠한 지시나 설명이든지 분명하고 일관성 있으며 직접적이고 명확하게 해야 한다. 논쟁은 무의미하며 그들이 항상 이긴다. 흔히 비상한 기억력을 소유하고 있으므로 정직이 현명한 방법이며 지킬 수 있다는 확신이 없다면 약속해서는 안 된다. 경쟁에 의해 위협을 받기 때문에, 경쟁하는 게임이나 한 사람을 다른 사람과 비교하는 상황은 피해야 한다. 누가 환경을 통제하느냐의 문제는 편집증인 사람의 실제적 관심사이므로 환자가 우위를 점거할 기회를 제공해서도 안 된다.
>
> 답 ①

## (41~43) 다음을 읽고 질문에 답하시오.

☐ 성별 / 나이 : 남 / 43세
☐ 의뢰 사유 : 그의 과격한 행동을 보고 친구에 의해 의뢰되었다.
☐ 임상관찰
- 그는 운전을 하던 도중 앞차가 길을 막고 비키지 않는다며 차에서 내려 앞차의 운전자에게 욕설을 한다고 한다.
- 심한 경우 욕설과 함께 쇠방망이로 차를 부수는 행동을 하였다고 한다.

# 41. 위 환자가 가지고 있는 질환은 무엇인가?

1) 편집증　　　　2) 인지장애　　　　3) 조증
4) 망상　　　　　5) 분노, 적개심 및 공격성

> **해설** 분노는 강환 불쾌감이다. 적개심은 타인을 향한 적대적이고 위협적인 태도이다. 공격성은 사람 또는 사물에 대한 공격으로서 언어적, 신체적 또는 둘 다 일어날 수 있다.
>
> 답 ⑤

## 42. 위 환자가 보일 수 있는 증상으로 올바른 것은?

1) 울분과 불만을 터뜨리는 대신 신체적 또는 언어적 폭력을 사용한다.
2) 다른 사람들이 그들을 얻으려 애쓴다고 믿는다.
3) 자신이 특별한 힘을 가졌다고 생각한다.
4) 벽이 움직이는 것을 보거나, 거울에 낯선 사람의 얼굴이 보인다고 한다.
5) 독립성을 잃고 다른 사람에게 의존하려고 한다.

> **해설** 언어 학대와 신체적 폭력은 여러 충족되지 않은 욕구의 표현으로 볼 수 있으며 그들은 신체적으로 혹은 정신적으로 위협이나 속박을 느낄 수 있다. 울분이나 불만을 터뜨리는 방법의 하나로 신체적 또는 언어적 폭력을 사용한다.

답 ①

## 43. 위 환자의 치료전략 중 환경수정 전략에 해당하는 것은?

1) 그들을 화나게 만드는 사람과 같은 공간에서 문제를 해결 할 수 있도록 한다.
2) 어떤 방에서든 문은 열어 놓고, 치료진이 클라이언트보다 문 가까이 있어야 한다.
3) 환자의 정면에서 얼굴을 마주하고 대화를 한다.
4) 환자의 힘듦을 공감하기 위해 신체적 접촉을 한다.
5) 주변에 시선을 끌 수 있는 많은 도구들을 배치한다.

> **해설** 잠재된 폭력성 때문에. 적개심을 가진 사람은 그들을 화나게 만드는 사람과 격리되어야 하며 대화를 할 때는 네다섯 발자국 떨어진 위치에서 그 사람의 측면에 서서 얼굴을 직접적으로 마주하지 않아야 한다. 폭력을 쓸지도 모를 누군가와 단둘이 있는 것은 좋은 생각이 아니다. 어떤 방에서든 문은 열어 놓고, 치료진이 클라이언트보다 문 가까이 있어야 한다. 환자를 위로하려는 손길조차도 공격으로 간주 할 수 있기 때문에 신체적 접촉은 하지 않아야 한다. 날카로운 모든 물건과 주변에 무기가 될 만한 것은 모두 치워 놓아야 한다.

답 ②

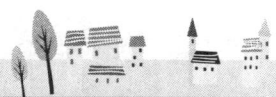

**(44~46) 다음을 읽고 질문에 답하시오.**

> □ 성별 / 나이 : 남 / 38세
> □ 작업치료 평가
> 1. 주요 호소
> - 성적인 발언 및 신체적 접촉을 직장동료에게 해서 회사생활이 힘들다.
> 2. 임상 관찰
> - 직장동료에게 성적인 발언을 서슴없이 한다.
> - 거절을 했음에도 불구하고 직장동료에게 계속 데이트 신청을 한다.
> - 어깨를 두드리는 등 신체적 접촉을 조금씩 한다.

## 44. 위 환자가 가지고 있는 질환은 무엇인가?

1) 편집증
2) 유혹 행동
3) 조증
4) 망상
5) 분노, 적개심 및 공격성

**해설** 유혹 행동이란 정상적으로 노골적인 성적 행동 또는 다른 사람에게 성적 반응을 유발하는 행동이다.
답 ②

## 45. 위 환자가 보일 수 있는 증상으로 올바른 것은?

1) 울분과 불만을 터뜨리는 대신 신체적 또는 언어적 폭력을 사용한다.
2) 공공장소에서 옷을 벗는다.
3) 정상적으로 노골적인 성적 행동 또는 다른 사람에게 성적 반응을 유발하는 행동을 한다.
4) 노골적인 자위행위를 한다.
5) 셔츠를 속옷 안으로 집어넣은 채 춤을 춘다.

**해설** 유혹 행동이란 정상적으로 노골적인 성적 행동 또는 다른 사람에게 성적 반응을 유발하는 행동이다.
답 ③

## 46. 위 환자의 치료전략 중 환경수정 전략에 해당하는 것은?

1) 북적대는 환경을 조성하도록 한다.
2) 개인 공간보다는 많은 사람들이 있는 곳이 적절하다.
3) 다른 사람과 접촉, 냄새나 온기에서 보호되어야 한다.
4) 자위행위를 추천한다.
5) 대운동 활동으로 많은 긴장과 성욕 해소를 하도록 한다.

해설  환경수정 전략은 신체 접촉을 피할 수 없는 북적대는 환경을 좋지 못하며, 환자는 개인 공간을 가져야 하고 다른 사람과 접촉. 냄새나 온기에서 보호되어야 한다.

답 ③

### (47~50) 다음을 읽고 질문에 답하시오.

- □ 성별 / 나이 : 남 / 32세
- □ 진단명 : ①
- □ 클라이언트 정보
- • 의뢰 사유 : 무언가 하다가 다른 일을 하려면 어려움이 있다고 호소하여 본인이 의뢰하였다.
- □ 작업치료 평가
- - 좀전에 하던 일들을 그만하고 다른 일을 하려고 하면 도무지 집중이 안된다고 호소한다.
- - 좀전에 하던 일이 머릿속에 맴돌아 새로운 활동을 계획하고 순서화하는데 어려움이 있어서 힘들다고 한다.

## 47. 위 환자가 가지고 있는 질환( ① )은 무엇인가?

1) 편집증
2) 유혹 행동
3) 성적 행동화
4) 주의력결핍과 비조직화
5) 분노, 적개심 및 공격성

해설  주의력결핍은 과제에 직접적으로 주의집중하거나 적당한 시간 동안 주의집중을 지속하는게 어려우며, 비조직화란 활동의 성공적인 완성을 저해하는, 계획과 순서의 부족이다.

답 ④

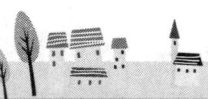

## 48. 위 환자가 보일 수 있는 증상으로 올바른 것은?

1) 과제에 직접적으로 주의집중하거나 적당한 시간 동안 주의집중을 지속하는게 어렵다.
2) 공공장소에서 옷을 벗는다.
3) 누군가 자신을 해치려 한다고 생각한다.
4) 무력함, 절망감 및 무가치함을 느낀다.
5) 주위사람을 항상 경계한다.

> **해설** 주의력결핍은 과제에 직접적으로 주의집중하거나 적당한 시간 동안 주의집중을 지속하는게 어려우며, 비조직화란 활동의 성공적인 완성을 저해하는, 계획과 순서의 부족이다.
>
> 답 ①

## 49. 위 환자의 치료전략 중 환경수정 전략에 해당하는 것은?

1) 이름을 큰 소리로 부른다.
2) 빈 벽을 마주하고 혼자서 활동하게 한다.
3) 반응이 없다면 팔이나 어깨를 정중하지만 단단하게 붙잡는다.
4) 몸짓과 툴툴거리는 소리는 통증과 관심을 나타내므로 주의한다.
5) 다양한 환경에 노출될 수 있도록 한다.

> **해설** 환경수정 전략은 빈 벽을 마주하고 혼자서 활동하게 한다면 주의산만은 줄어들 수 있다. 만일 내적으로 발생한 자극이 원인이라면, 그들의 주의집중을 모으는 강력한 자극이 필요하다.
>
> 답 ②

## 50. 위 환자의 치료전략 중 활동선택 전략에 해당하는 것은?

1) 목표가 유동적인 활동으로 구성한다.
2) 빈 벽을 마주하고 혼자서 활동하게 한다.
3) 최소 단계로 이루어져 있으며 분명한 순서로 구성된 활동이 적격이다.
4) 창의성이 필요로한 활동들로 구성한다.
5) 다양한 환경에 노출될 수 있도록 한다.

> **해설** 간단하고 구조화된 활동, 즉 최소 단계로 이루어져 있으며 분명한 순서로 구성된 활동이 적격이다. 창의적이거나 기준과 목표가 유동적인 활동은 비조직화를 더욱 가능시키므로 피해야 한다.
>
> 답 ③

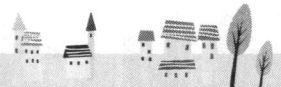

# 5회

# 1교시

## 01. 다음 중 뼈막에 관한 설명으로 옳은 것은?

1) 뼈막에는 혈관과 신경이 없다.
2) 뼈막의 기능은 뼈를 재생시키고 성장시킨다.
3) 뼈막이 비후되면 체중은 감소한다.
4) 뼈막은 근육의 부착부위가 되는 삼중막으로 구성되어 있다.
5) 뼈막은 뼈의 표면을 싸고 있는 부드럽고 약한 윤활막이다.

**해설**
- 뼈의 표면을 싸고 있는 질긴 섬유막 ** 관절 연골에는 뼈막이 존재 하지 않는다.
- 뼈막의 비후는 체중이 증가된다.
- 뼈막은 근육의 부착부위가 되는 이중막이다.
- 뼈막에는 혈관과 신경이 많이 분포한다.
- 뼈막은 뼈 조직과는 관통섬유에 의해 부착되어 있다.
- 뼈막의 기능 : 뼈의 보호, 영양공급, 성장, 재생

답 ②

## 02. 키가 커지려면 뼈의 어떤 부분이 증식해야 하는가?

1) 뼈막
2) 뼈끝연골
3) 해면뼈
4) 뼈잔기둥
5) 관절연골

**해설** 뼈 길이는 뼈끝연골의 성장에 따른다.

답 ②

## 03. 다음 중 피부의 색은 어떤 색소에 의해 결정되는가?

1) 혈색소
2) 빌리루빈
3) 멜라닌색소
4) 세로토닌
5) 빌리베르딘

**해설** 멜라닌 색소
- 사람의 피부 색은 멜라닌 색소에 따라 결정된다.
- 멜라닌에는 갈색에서 검은색을 띠는 유멜라닌(eu-melanin)과 황색에서 적색을 띠는 페오멜라닌(phe-omelanin) 두 종류가 있다.

답 ③

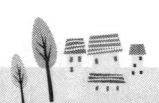
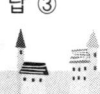

## 04. 다음 중 후두(larynx)에 대한 설명으로 옳은 것은?

1) 둘째~여섯째 목뼈 높이에 위치한다.
2) 식도 뒤에 위치한다.
3) 9쌍의 후두연골이 뼈대를 이루고 있다.
4) 입안과 인두 사이에 위치한다.
5) 후두어귀에는 후두덮개가 있다.

> **해설** 후두는 인두와 기관 사이의 약 4cm 정도 부위로, 넷째~여섯째 목뼈 높이, 그리고 식도 앞에 위치한다. 벽은 9개의 후두연골이 뼈대를 이루고 있으며, 입구인 후두어귀에는 후두덮개가 있다.
>
> 답 ⑤

## 05. 다음 중 인체에서 가장 큰 종자뼈는?

1) 무릎뼈
2) 손가락뼈
3) 발가락뼈
4) 어깨뼈
5) 갈비뼈

> **해설** 종자뼈
> • 힘줄, 인대 속에 있는 작은 뼈
> • 힘줄, 뼈의 마찰방지
> • 무릎뼈, 손가락뼈, 발가락뼈 등에 존재하며 인체에서 가장 큰 종자뼈는 무릎뼈 이다.
>
> 답 ①

## 06. 다음 중 한 개의 장기로 존재하는 내분비기관은?

1) 부신
2) 뇌하수체
3) 난소
4) 부갑상샘
5) 고환

> **해설** 뇌하수체는 나비뼈의 안장에 위치하는 단일 장기이다.
>
> 답 ②

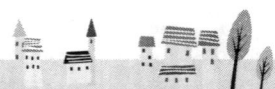

## 07. 다음 안구 구조물 중 상이 맺히지 않는 생리적 맹점은?

1) 황반
2) 수정체
3) 각막
4) 시신경유두
5) 홍채

**해설** 시신경 원반(Optic disc = 시신경 유두)
망막 위의 시신경이 모여 뇌로 들어가는 지점으로 생리적 암점이다.

답 ④

## 08. 다음 중 남성의 생식기는 무엇인가?

1) 음낭
2) 난소
3) 자궁
4) 자궁관
5) 음핵

**해설** 난소, 자궁, 자궁관, 음핵은 여성의 생식기에서 볼 수 있는 것이다.

답 ①

## 09. 다음 중 호르몬이 분비되는 부위와 호르몬의 연결이 옳은 것은?

1) 중간엽 호르몬 - 멜라닌색소자극호르몬
2) 뇌하수체 앞엽 호르몬 - 옥시토신
3) 뇌하수체 앞엽 호르몬 - 항이뇨호르몬
4) 뇌하수체 뒤엽 호르몬 - 난포자극호르몬
5) 뇌하수체 뒤엽 호르몬 - 성장호르몬

**해설**
- 뇌하수체 앞엽 호르몬 : 성장호르몬, 부신겉질자극호르몬, 갑상샘자극호르몬, 난포자극호르몬, 황체형성호르몬, 젖샘자극호르몬
- 중간엽 호르몬 : 멜라닌색소자극호르몬
- 뇌하수체 뒤엽 호르몬 : 항이뇨호르몬, 옥시토신

답 ①

## 10. 다음 중 우상복부에 위치하며 가장 재생력이 강한 장기는?

1) 위
2) 간
3) 쓸개
4) 이자
5) 콩팥

**해설** 간 : 오른쪽 위 배 부위에 위치하며 인체 단일 장기 중 가장 크고, 가장 재생력이 강하다

답 ②

## 11. 무릎관절에서 굽힘과 가쪽돌림 작용을 하는 근육은?

1) 오금근
2) 반막근
3) 두덩정강근
4) 반힘줄근
5) 넙다리두갈래근

**해설** 무릎관절의 굽힘과 가쪽돌림 작용을 하는 근육은 넙다리 두갈래근이다.

답 ⑤

## 12. 다음 중 들숨에 작용하는 근육은?

1) 바깥갈비사이근
2) 어깨근
3) 넓은등근
4) 가슴가로근
5) 갈비밑근

**해설**
- 들숨에 관여하는 근육 : 바깥갈비사이근, 갈비올림근, 위뒤톱니근, 가로막의 수축
- 날숨에 관여하는 근육 : 속갈비사이근, 갈비밑근, 아래뒤톱니근, 가로막의 이완

답 ①

## 13. 다음 중 뇌(Brain)가 발생되는 배엽은?

1) 내배엽
2) 중배엽
3) 중배엽과 내배엽
4) 외배엽과 내배엽
5) 외배엽

**해설** 신경계통의 발생은 외배엽이다. 단 신경아교세포 중 미세아교세포는 중배엽 발생이다. 척수, 말초신경, 뇌는 외배엽에서 발생된다.

답 ⑤

## 14. 다음 중 혀의 외래근과 고유근의 운동으로 대화, 삼킴 작용에 관여하는 신경은?

1) 혀밑신경　　　2) 더부신경　　　3) 미주신경
4) 혀인두신경　　5) 아래턱신경

> **해설** 혀밑 신경
> 혀밑 신경관을 통하며 혀의 외래근과 고유근의 운동으로 대화화 삼킴 작용에 관여한다.
>
> 답 ①

## 15. 평형과 청각기를 함유하고 있는 뼈는 무엇인가?

1) 이마뼈　　　2) 마루뼈　　　3) 뒤통수뼈
4) 관자뼈　　　5) 나비뼈

> **해설** 평형과 청각기인 귀가 위치한 곳은 관자뼈의 속이다.
>
> 답 ④

## 16. 위턱을 형성하고 코곁굴 중 가장 큰 뼈는?

1) 아래턱뼈　　　2) 위턱뼈　　　3) 관자뼈
4) 나비뼈　　　　5) 벌집뼈

> **해설** 위턱뼈
> • 위턱을 형성하고, 치아를 고정하며 코곁굴 중 가장 큰 뼈이다.
> • 위턱뼈는 이마뼈, 광대뼈, 입천장뼈, 코뼈와 관절한다.
>
> 답 ②

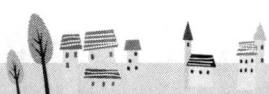

**17.** 허파꽈리(폐포, Alveolus)에서 가스교환의 원리로 옳은 것은?

1) 농도차에 의한 여과
2) 분압차에 의한 삼투
3) 농도차에 의한 확산
4) 농도차에 의한 삼투
5) 분압차에 의한 확산

> **해설** 허파꽈리의 산소와 이산화탄소의 분압 및 이곳을 지나는 모세혈관의 산소와 이산화탄소의 분압차에 의한 확산에 의해 가스 교환이 이루어진다.
>
> 답 ⑤

**18.** 다음 중 백혈구 중 항체생성과 면역기능에 관여하는 것은?

1) 단핵구
2) 호염기성 백혈구
3) 호산성 백혈구
4) 림프구
5) 호중성 백혈구

> **해설** 무과립 백혈구 - 림프구
> • 림프구는 혈액을 만드는 과정인 조혈과정을 통해 조상세포인 조혈모세포가 림프구계 조혈 모세포로 분화, 성숙하여 만들어지게 되는 백혈구의 한 종류이다.
> • 성숙된 림프구는 신체 내 면역 반응에 중추적인 역할을 하게 된다. 즉 항체생성과 면역기능에 관여한다.
>
> 답 ④

**19.** 다음 중 태아와 모체의 물질교환 장소로 옳은 것은?

1) 자궁
2) 난소
3) 태반
4) 양수
5) 양막

> **해설** 태반
> • 태아와 모체의 물질교환 장소
> • 태아의 생존과 성장에 필요한 물질교환을 매개하는 구조물이다.
> • 태아를 밖에서 싸고 있는 장막의 일부가 모체의 자궁내막에 접착하여 형성된다.
>
> 답 ③

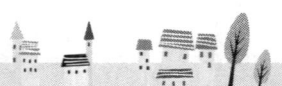

**20.** 성대돌기(Vocal process)가 있어서 발성에 관여하는 삼각뿔 연골은 무엇인가?

1) 잔뿔연골　　　　2) 후두덮개연골　　　　3) 모뿔연골
4) 반지연골　　　　5) 방패연골

> **해설** 모뿔연골
> 반지연골 위에 얹혀 있는 1쌍의 작은 연골인데, 이는 앞쪽으로 튀어나온 성대돌기를 갖고 있어 성문주름의 긴장도를 조절한다.
>
> 답 ③

**21.** 체내의 부갑상샘호르몬(Parathormone)의 과잉시 저지 호르몬은?

1) 인슐린(Insulin)
2) 칼시토닌(Calcitonin)
3) 아드레날린(Adrenalin)
4) 티록신(Thyroxine)
5) 알도스테론(Aldosteron)

> **해설**
> • 부갑상샘 호르몬 : 혈중의 $Ca^{2+}$ 상승
> • 칼시토닌 : 혈중의 $Ca^{2+}$ 저하
>
> 답 ②

**22.** 다음 중 우리 몸에서 운동범위가 가장 넓은 관절로 옳은 것은?

1) 발목관절　　　　2) 손목관절　　　　3) 손가락관절
4) 무릎관절　　　　5) 어깨관절

> **해설** 어깨관절
> • 절구관절 : 어깨관절, 엉덩관절이 있는데 운동성이 가장 큰 다축성 관절
> 　　　　　　굽힘, 폄, 벌림, 모음, 돌림운동이 가능하다.
>
> 답 ⑤

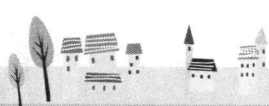

## 23. 월경주기(자궁속막주기)에서 황체형성호르몬(LH)의 분비가 최고에 달하는 시기는?

1) 월경 전기
2) 월경기
3) 증식기
4) 분비기
5) 월경 후기

**해설** 황체형성호르몬(LH)은 증식기 후반에서 증가하여 분비기 초에 최고에 달한다.

답 ④

## 24. 안구와 눈물샘의 부속기 등을 수용하는 얼굴 머리뼈의 움푹들어간 부위는?

1) 머리뼈우묵
2) 눈확
3) 얼굴뼈
4) 숫구멍
5) 비강

**해설** 눈확(= 안와) : 눈확은 안구와 눈 근육이 들어 있는 시각 추상체의 빈 공간이며 이마뼈, 위턱뼈, 광대뼈, 나비뼈, 벌집뼈, 눈물뼈, 입천장뼈 7개의 뼈가 이어져 형성된다.

답 ②

## 25. 다음 중 빗장뼈에 관한 설명으로 옳은 것은?

1) 갈비뼈와 어깨뼈를 연결하여 버팀 역할을 한다.
2) 상지운동의 출발점이 되며 위팔뼈대 전체를 몸통에 연결하는 유일한 골격
3) 아주 단단하여 어깨 타격 시에도 골절이 일어나지 않는다.
4) 복장 끝은 어깨뼈의 어깨봉우리와 관절하여 어깨빗장관절을 이룬다.
5) 봉우리 끝은 복장뼈의 빗장패임과 관절하여 복장빗장관절을 이룬다.

**해설** 빗장뼈
- 빗장뼈는 어깨뼈와 자유팔뼈를 연결하여 버팀역할을 하고 운동범위를 최대한 크게 해주며, 어깨의 어긋남을 방지해준다.
- 상지운동의 출발점이 되며, 위팔뼈대 전체를 몸통에 연결하는 유일한 골격이며 어깨를 받치고 있다.
- 어깨 타격시 가장 골절이 잘 일어난다.
- 복장끝과 어깨봉오리끝으로 구분되며 복장끝은 복장뼈의 빗장패임과 관절하여 복장빗장관절을 이루고, 봉우리 끝은 어깨뼈의 어깨봉우리와 관절하여 어깨빗장관절을 이룬다.

답 ②

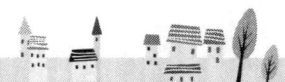

## 26. 다음 중 귀(Ear)에 대한 설명으로 옳은 것은?

1) 바깥귀와 속귀로 구분한다.
2) 속귀는 나비뼈에 들어 있다.
3) 바깥귀는 평형각을 담당한다.
4) 청각과 평형각을 감지하는 기관이다.
5) 귀지샘은 지방샘이다.

**해설** 귀는 바깥귀, 가운데귀 및 속귀로 구분하는데, 이들 대부분은 관자뼈 속에 수용된 구조물이다. 청각과 평형각의 본체는 모두 속귀에 있으며 바깥귀길에 있는 귀지샘은 일종의 땀샘이다.

답 ④

## 27. 근육이 자극을 받아 수축할 때 근육의 길이 변화 없이 단지 힘만 발생하는 근 수축 형태로 옳은 것은?

1) 등장성 수축
2) 등척성 수축
3) 등속성 수축
4) 긴장성 수축
5) 배출성 수축

**해설**
- 근육의 길이 변화 없이 단지 힘만 발생하는 근 수축 형태는 등척성 수축이다.
- 그에 비해 장력은 변화없이 근육의 길이가 짧아지는 수축은 등장성 수축이라 한다.

답 ②

## 28. 다음 중 반사활의 순서가 바르게 연결된 것은?

1) 효과기 → 수용체 → 감각신경 → 운동신경 → 반사중추
2) 수용체 → 감각신경 → 운동신경 → 반사중추 → 효과기
3) 수용체 → 감각신경 → 반사중추 → 운동신경 → 효과기
4) 운동신경 → 반사중추 → 수용체 → 감각신경 → 효과기
5) 반사중추 → 수용체 → 감각신경 → 효과기 → 운동신경

**해설** 반사활의 순서
수용체 → 감각신경 → 반사중추 → 운동신경 → 효과기

답 ③

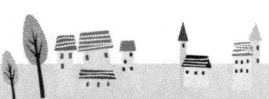

## 29. 양쪽 미주신경을 경부에서 절단하였을 때 심장박동수에 미치는 요인은?

1) 심박동수가 증가한다.
2) 심박동수가 감소한다.
3) 심박동수가 정지한다.
4) 심박동수에 아무 변화가 없다.
5) 심박동수가 부정 상태로 변한다.

> **해설** 미주신경의 부교감섬유는 심장을 지배하는데 부교감신경이 차단되기 때문에 심장박동수와 혈압이 상승하게 된다.

답 ①

## 30. 정서반응을 조절하고 기억의 중추라고 할 수 있는 곳은?

1) 뇌줄기        2) 뇌섬엽        3) 시상하부
4) 바닥핵       5) 변연계

> **해설** 변연계(limbic system)란 띠이랑, 치아이랑, 해마, 해마곁이랑, 편도체, 시상, 시상하부 등으로 구성된다. 이곳은 정신과 몸반응, 정서반응을 주체하는 곳이기 때문에 정서뇌라고도 하며, 또한 기억의 중추로도 작용한다.

답 ⑤

## 31. 공중보건학의 목적으로 옳은 것은?

1) 질병예방 - 수명연장 - 건강증진
2) 수명연장 - 조기발견 - 조기치료
3) 조기발견 - 조기치료 - 질병예방
4) 질병예방 - 건강증진 - 조기치료
5) 질병치료 - 생활수준향상 - 환경위생

> **해설** 공중보건학의 목적 : 질병예방, 수명연장, 건강증진

답 ①

## 32. 영국과 미국을 중심으로 전문적인 분화와 체계적인 종합화를 이루기 시작했으며, 질병의 치료, 예방 중심시대에서 사회학적 및 경제적 개념의 시대는?

1) 중세
2) 근세, 르네상스
3) 근대
4) 고대
5) 현대

**해설** 현대기는 공중보건의 발전기로서 영국과 미국을 중심으로 전문적인 분화와 체계적인 종합화를 이루기 시작했으며, 질병의 치료, 예방 중심시대에서 사회학적 및 경제적 개념의 시대이다.

답 ⑤

## 33. 다음 중 3차 보건의료와 관련되어 있는 것은?

1) 예방접종 사업
2) 급성질병관리
3) 노인성질병 관리
4) 입원환자 관리
5) 식수위생관리

**해설**
- 1차 보건의료 : 기초적인 보건의료를 제공하고 건강수준을 증진 시키며 질병을 예방하고 지역주민이 값싸고 쉽게 이용하는 기본진료를 뜻한다. 예방접종 사업, 식수위생관리 사업, 모자보건사업, 보건교육 사업, 지방병관리 사업, 경미한 질병의 일상적 치료 사업, 주민의 영양개선사업, 기초의약품 제공 등이 있다.
- 2차 보건의료 : 응급처치를 요하는 질병이나 급성질병 관리, 입원환자 관리 등 전문병원의 활동이 요구되는 보건의료사업을 마라며 의료인 역할이 중요하다.
- 3차 보건의료 : 회복기 환자, 재활환자, 노인간호, 만성질환 등 재활치료와, 노인성 질병관리 등이 있고 포괄적 보건의료의 의미로 치료의학과 예방의학이 조화를 이룬다.

답 ③

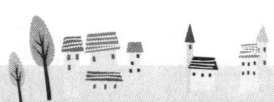

## 34. 다음 중 수인성 감염병의 역학적 특성으로 옳은 것은?

1) 환자발생이 폭발적이다.
2) 치명률이 높다.
3) 계절과 관계 있다.
4) 남자보다 여자가 더 잘 감염된다.
5) 노인의 발병률이 높다.

> **해설** 수인성 감염병의 역학적 특성
> - 치명률이 높은편이 아니다.
> - 계절과 관계없다.
> - 누구나 노출 가능하기 때문에 환자발생률이 폭발적이다.
> - 연령과 성별의 구별이 없다.
> - 급수시설이 오염원이다.

답 ①

## 35. 다음 중 바이러스성 감염병으로 옳은 것은?

1) 장티푸스
2) 디프테리아
3) 백일해
4) 홍역
5) 파상풍

> **해설**
> - 홍역은 호흡기계로 감염되는 바이러스성 감염병이다.
> - 1, 2, 3, 5번은 세균성 감염

답 ④

## 36. 어린이의 폐결핵 검사시 가장 먼저 실시하는 것은?

1) 직접촬영
2) 배양검사
3) 간접촬영
4) BCG 접종
5) 투베르쿨린 검사

> **해설** 폐결핵
> - 성인 : 간접촬영 - 직접촬영 - 배양검사(객담검사)
> - 어린이 : 투베르클린검사 - 간접촬영 - 직접촬영 - 배양(객담)검사
>   ※ BCG접종 후 면역획득 유무시기 : 약 6개월 후

답 ⑤

## 37. 다음 백신 중 생균 백신은?

1) 장티푸스
2) 파상풍
3) 디프테리아
4) 결핵
5) 콜레라

**해설** 인공능동면역 – Vaccine접종 후 면역
- 생균백신 : 두창, 홍역, 탄저, 광견병, 결핵(BCG), 폴리오(Sabin)
- 사균백신 : 장티푸스, 파라티푸스, 콜레라, 백일해, 일본뇌염, 폴리오(Salk)
- 톡소이드 : 디프테리아, 파상풍

답 ④

## 38. 다음 중 질병발생의 3대요소로 옳은 것은?

1) 병인, 환경, 유전
2) 병인, 환경, 숙주
3) 숙주, 환경, 감염
4) 감수성, 환경, 숙주
5) 유전, 감수성, 감염

**해설** 질병 발생의 3대 요소
병인, 숙주, 환경

답 ②

## 39. 다음 중 정신보건관리의 대상자는?

1) 지역사회 전체주민
2) 개인
3) 가정
4) 국제사회
5) 국가

**해설** 정신보건관리의 대상자는 지역사회 전체주민이다.

답 ①

**40.** 다음 중 도시형 인구 구조의 특징은?

1) 피라밋형  2) 항아리형  3) 기타형
4) 종형    5) 별형

해설 생산연령인구가 많이 유입되는 도시지역의 인구구성으로서 생산층 인구가 전체인구의 1/2 이상인 경우로서, 생산층 인구가 증가되는 형이 별형이다.

답 ⑤

**41.** 다음 중 여러 개의 분단으로 나누어 토론하고 전체 회의시 다시 종합하는 분단토의 방식을 무엇이라 하는가?

1) 심포지엄  2) 패널토의  3) 세미나
4) 분단토의  5) 포럼

해설 분단토의
여러 개의 분단으로 나누어 토론하고 전체 회의시 다시 종합하는 분단토의 방식이다.

답 ④

**42.** 우리나라의 WHO의 지역사무소와 사무국으로 알맞은 것은?

1) 동지중해 지역 – 알렉산드리아
2) 남북아메리카 지역 – 워싱턴
3) 동남아시아 지역 – 뉴델리
4) 서태평양 지역 – 마닐라
5) 유럽지역 – 코펜하겐

해설 한국을 비롯한 37개 국가가 서태평양지역 사무국(필리핀 마닐라)에 소속되어 있다.

답 ④

## 43. 다음 중 영아사망률이 가장 많이 발생하는 시기는?

1) 생후 1시간 이내
2) 생후 1주일 이내
3) 생후 3개월 이내
4) 생후 1년 이내
5) 생후 24시간 이내

**해설** 영아사망률: 생후 1년이내 사망자수 / 1년간 출생아수 X 1000

답 ④

## 44. 보건의료정책의 결정과정 중 정부의 행정기구가 정책을 시행하는 과정은?

1) 정책 평가단계
2) 정책 형성단계
3) 정책 채택단계
4) 정책 집행단계
5) 문제정의와 정책의제 형성단계

**해설** 보건의료정책의 결정과정
- 정책 형성 단계 : 문제 해결을 위해 실현 가능한 대안을 발전시키는 단계
- 정책 채택 단계 : 최종안을 선택하고 권위 있는 기관이 의결이나 합법성을 부여하기 위해 문제를 정립하고 정책목표설정, 달성하기 위한 대안을 선택하는 과정
- 정책 집행 단계 : 정부의 행정기구가 정책을 실행하는 과정
- 정책 평가 단계 : 정책 집행의 결과를 측정, 효과분석, 문제점 원인 분석, 결과 반영의 과정
- 문제정의와 정책의제 형성단계 : 심각한 정책문제를 정책당국이 해결하기 위한 정책의제를 오를 문제를 선정하는 단계

답 ④

## 45. 다음 중 보건통계의 목적으로 옳은 것은?

1) 보건수준 및 보건상태 평가
2) 인구의 구성 상태 평가
3) 질병의 치료방법 선정
4) 보건사업에 대한 개인의 지원 촉구
5) 보건사업의 수익성 창출에 기초자료로 이용

**해설** 보건통계의 목적
- 보건수준 및 보건상태 평가
- 보건사업에 대한 공공지원 촉구
- 보건사업에 대한 행정활동의 지침
- 보건사업의 우선순위 결정
- 보건사업의 성패 평가

답 ①

## 46. 도수근력검사(Manual muscle testing)측정 중 중력을 제거했더니 약간의 저항을 이기며 완전한 관절가동 범위의 움직임을 보여주었다. 등급은?

1) T
2) P+
3) F
4) F+
5) N

**해설**

| 등급 | 정의 | 내용 |
|---|---|---|
| 5 | 정상(N) | 최대의 저항과 함께 중력에 대항하여 완전한 관절가동범위까지 움직임 |
| 4 | 우(G) | 중등도의 저항과 함께 중력에 대항해서 완전한 관절가동범위까지 움직임 |
| 3+ | 양+(F+) | 약간의 저항과 함께 중력에 대항하여 완전한 관절가동범위까지 움직임 |
| 3 | 양(F) | 중력에 대항해서 완전한 관절가동범위까지 움직임 |
| 3- | 양-(F-) | 중력에 대항해서 불완전한 관절가동범위(50%이상)까지 움직임 |
| 2+ | 가(P+) | 중력에 대항해서 불완전한 관절가동범위(50%미만)까지 움직임 |
| 2 | 가(P) | 중력이 제거된 상태에서 완전한 관절가동범위까지 움직임 |
| 2- | 가(P-) | 중력이 제거된 상태에서 불완전한 관절가동범위까지 움직임 |
| 1 | 불가(T) | 근수축이 느껴지지만, 동작은 일어나지 않음 |
| 0 | 영(0) | 아무런 근수축도 느껴지지 않고, 보이지 않음 |

답 ②

## 47. 손목관절의 최대 PROM이 80°이며, 중력제거 시 AROM이 최대 80°인 환자가 약간의 저항과 함께 중력을 이기고 80° 굽힘 하였을 때 MMT 등급으로 옳은 것은?

1) Poor+
2) Fair -
3) Fair
4) Fair+
5) Good

**해설**

| 등급 | 정의 | 내용 |
|---|---|---|
| 5 | 정상(N) | 최대의 저항과 함께 중력에 대항하여 완전한 관절가동범위까지 움직임 |
| 4 | 우(G) | 중등도의 저항과 함께 중력에 대항해서 완전한 관절가동범위까지 움직임 |
| 3+ | 양+(F+) | 약간의 저항과 함께 중력에 대항하여 완전한 관절가동범위까지 움직임 |
| 3 | 양(F) | 중력에 대항해서 완전한 관절가동범위까지 움직임 |
| 3- | 양-(F-) | 중력에 대항해서 불완전한 관절가동범위(50%이상)까지 움직임 |
| 2+ | 가(P+) | 중력에 대항해서 불완전한 관절가동범위(50%미만)까지 움직임 |
| 2 | 가(P) | 중력이 제거된 상태에서 완전한 관절가동범위까지 움직임 |
| 2- | 가(P-) | 중력이 제거된 상태에서 불완전한 관절가동범위까지 움직임 |
| 1 | 불가(T) | 근수축이 느껴지지만, 동작은 일어나지 않음 |
| 0 | 영(0) | 아무런 근수축도 느껴지지 않고, 보이지 않음 |

답 ④

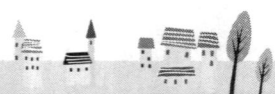

## 48. 다음 보기에서 관절가동범위가 바르게 짝지어진 것은 무엇인가?

1) 어깨 벌림(Shoulder abduction) : 0~185도
2) 손목 굽힘(Wrist flexion) : 0~85도
3) 아래팔 엎침(Forearm pronation) : 0~95도
4) 목 폄(Cervical extension) : 0~45도
5) 척추 가쪽 굽힘(Spinal lateral flexion) : 0~45도

> **해설**
> 1) 어깨 벌림(Shoulder abduction) : 0~170도
> 2) 손목 굽힘(Wrist flexion) : 0~80도
> 3) 아래팔 엎침(Forearm pronation) : 0~80도 또는 0~90도
> 5) 척추 가쪽 굽힘(Spinal lateral flexion) : 0~40도
>
> 답 ④

## 49. 대상자에게 어깨관절을 90°로 벌림시킨 자세에서 팔을 천천히 내리는 검사로 옳은 것은?

1) 애드손 검사
2) 루스 검사
3) 티넬 징후
4) 팔 떨어뜨리기 검사
5) 테니스 엘보 검사

> **해설** 팔떨어뜨리기 검사(Drop arm test)
> • 목적 : 회전근띠의 열상 검사
> • 자극 : 대상자에게 어깨관절을 90°로 벌림시킨 자세에서 팔을 천천히 내린다.
>
> 답 ④

## 50. 넙다리뼈를 잡아당기면 큰돌기가 아래쪽 방향으로 움직이는 것을 느낄 수 있으며 다시 놓으면 제 위치로 되돌아가는 현상은?

1) 알렌 테스트(Allen test)
2) 크보스텍 테스트(Chvostek test)
3) 번넬-리틀러 테스트(Bunnel-littler test)
4) 오토라니 크릭 테스트(Ortolani click test)
5) 텔레스코핑 현상(Telescoping)

**해설**
- 알렌 테스트(Allen test) : 노뼈동맥과 자뼈동맥이 손에 혈액을 충분히 공급하는지를 알아보는 검사
- 크보스텍 테스트(Chvostek test) : 제 7뇌신경(얼굴신경)을 검사하기 위한 것으로, 깨물근 위에 있는 귀밑샘 부분을 두드려 얼굴근육의 연축을 여부를 검사
- 번넬-리틀러 테스트(Bunnel-littler test) : 손의 내재근의 단축을 평가
- 오토라니 크릭 테스트(Ortolani click test) : 선천성 엉덩관절 탈구가 있을 때 굽힘 한 엉덩관절을 벌림, 바깥돌림하여 "딸가닥" 하는 소리가 나는지 보는 것으로, 이 소리는 넙다리뼈머리가 절구에 들어왔다가 벗어날 때 들리는 소리다.
- 텔레스코핑 현상(Telescoping) : 넙다리뼈를 잡아당기면 큰돌기가 아래쪽 방향으로 움직이는 것을 느낄 수 있으며 다시 놓으면 제 위치로 되돌아가는데 이러한 큰돌기의 비정상적인 앞뒤 동작을 텔레스코핑이라 한다.

답 ⑤

## 51. 소뇌 손상으로 인한 협응장애로 옳은 것은?

1) 무정위성 운동(Athetoid)
2) 발리즘(Ballism)
3) 무도병(Chorea)
4) 떨림(Tremor)
5) 운동거리 측정이상(Dysmetria)

**해설**
운동거리 측정이상(Dysmetria)
정확한 거리 판단의 어려움으로 위치가 변화하는 평가자의 손끝과 자신의 코를 번갈아 가며 집는 것이 어려움

답 ⑤

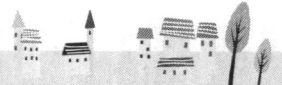

## 52. 단열된 반달연골(torn meniscus)은 무릎관절을 굽힘과 폄을 할 때 무릎관절에서 딸가닥 하는 소리를 느껴 볼 수도 있고 들어 볼 수도 있다. 무릎관절 선(knee joint line)의 안/바깥쪽을 촉진할 때 유발되는 압통은 반달연골이 단열된 것을 의미하는 것으로 뒤 반월판 단열(posterior meniscal tear)은 감별하기가 어렵기 때문에 어려운 진단을 돕기 위하여 고안된 것은?

1) 맥머리 테스트(McMurray test)
2) 크보스텍 테스트(Chvostek test)
3) 번넬-리틀러 테스트(Bunnel-littler test)
4) 오토라니 크릭 테스트(Ortolani click test)
5) 텔레스코핑 현상(Telescoping)

**해설**
- 맥머리 테스트(McMurray test) : 단열된 반월판(torn meniscus)은 무릎관절을 굴곡과 신전을 할 때 무릎관절에서 딸가닥 하는 소리를 느껴볼 수도 있고 들어볼 수도 있다. 무릎관절 선(knee joint line)의 내외측을 촉진할 때 유발되는 압통은 반월판이 단열된 것을 의미하는 것으로 뒤 반월판 단열(posterior meniscal tear)은 감별하기가 어렵기 때문에 어려운 진단을 돕기 위하여 고안되었다.
- 크보스텍 테스트(Chvostek test) : 제 7뇌신경(얼굴신경)을 검사하기 위한 것으로, 교근 위에 있는 이하 선 부분을 두드려 얼굴근의 연축을 여부를 검사
- 번넬-리틀러 테스트(Bunnel-littler test) : 손의 내재근의 단축을 평가
- 오토라니 크릭 테스트(Ortolani click test) : 선천성 고관절 탈구가 있을 때 굴곡한 고관절을 외전, 외회전하여 "딸가닥" 하는 소리가 나는지 보는 것으로 이 소리는 대퇴골두가 관골구에 들어왔다가 벗어날 때 들리는 소리다.
- 텔레스코핑 현상(Telescoping) : 대퇴골을 잡아당기면 대전자가 아래쪽 방향으로 움직이는 것을 느낄 수 있으며 다시 놓으면 제 위치로 되돌아가는데 이러한 대전자의 비정상적인 앞뒤 동작을 텔레스코핑이라 한다.

답 ①

## 53. Scapula adduction MMT 측정시 주동근 으로 옳은 것은?

1) 앞톱니근
2) 등세모근 중간섬유
3) 큰마름근
4) 어깨뼈 올림근
5) 넓은등근

**해설** Scapula adduction 주동근은 등세모근 중간섬유이다.

답 ②

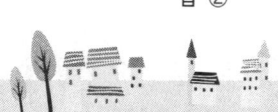

## 54. 비대칭적 긴장성 목반사(ATNR)이 있는 뇌졸중 환자의 특징으로 가장 옳은 것은?

1) 머리 돌림 없이 팔을 펼 수 있다.
2) 머리를 반대편으로 돌리지 않고도 팔을 굽힐 수 있다.
3) 양팔을 중심선이나 어느 쪽으로도 움직일 수 있다.
4) 물건을 입으로 가져오거나 양손으로 물건을 잡는데 어려움이 있다.
5) 반듯하게 누운 자세에서 팔의 움직임은 머리 자세에 의존하기 때문에 움직이기 쉽다.

> **해설** 비대칭적 긴장성 목반사(ATNR)이 있는 환자의 특징
> - 머리 돌림 없이 팔을 펼 수 없다.
> - 머리를 반대편으로 돌리지 않고는 팔을 굽힐 수 없다.
> - 양팔을 중심선이나 어느 쪽으로도 움직일 수 없다.
> - 물건을 입으로 가져오거나 양손으로 물건을 잡는데 어려움이 있다.
> - 반듯하게 누운 자세에서 팔의 움직임은 머리 자세에 의존하기 때문에 움직이기 힘들다.
>
> 답 ④

## 55. 팔렌검사의 이상반응으로 옳은 것은?

1) 반지손가락과 새끼손가락에 감각이상이 나타난다.
2) 엄지의 손마디 관절이 폄을 유지하지 못한다.
3) 정중신경 분포 부위에서 이상감각이나 통증이 나타난다.
4) 손목폄근의 이는 곳인 가쪽위관절융기에서 심한 통증이 발생한다.
5) 손의 경련, 악화, 주먹쥐기 수행의 어려움이 발생한다.

> **해설** 팔렌 검사
> 정중신경 검사로 손등을 맞대고 누른 상태에서 1분간 유지하며 짜릿하는 이상감각이 나타난다.
>
> 답 ③

## 56. 자세감각과 운동감각(Position and motion sense)에 대한 설명으로 옳은 것은?

1) 평가는 환자가 지칠 수 있으므로 빠르게 이루어져야한다.
2) 손가락 검사 시, 검사하는 손가락이 손바닥에 닿아 접촉의 단서를 제공하는 경우를 피하도록 한다.
3) 움직임의 방향을 인지하지 못하면(-)로 기록 한다.
4) 독특한 장애에 적용되는 특이상황, 결과에 대한 검사자의 의견은 기록지에 기록하지 않는다.
5) 검사는 산만한 장소에서 시행되어도 무관하다.

**해설** 평가는 움직임을 감지하기 쉽도록 느리고 조심스럽게 이뤄져야 한다. 검사는 편안한 환경 속에서 조용히 실시되도록 한다. 손가락 검사 시에는 검사자는 오른손으로 피검자 손가락의 말단부분을 쥐어서 검사자의 엄지와 시지가 피검자의 손가락에 압박감각에 대한 단서를 주는 경우를 피한다. 또한 검사하는 손가락은 다른 손가락으로부터 분리시키고 손바닥에 닿아 접촉의 단서를 제공하는 경우를 피하도록 한다. 점수는 움직임의 방향을 정확히 인지하면(+), 인지하지 못하면(0)을 기록한다. 독특한 장애에 적용되는 특이상황, 결과, 개인적인 다양성 등에 대한 검사자의 의견은 결과지에 기록한다.

답 ②

## 57. Semmes-weinstein 모노필라멘트 척도 해석 시 빨강색이 의미하는 것으로 옳은 것은?

1) 정상
2) 가벼운 촉각 감소
3) 보호감각 감소
4) 보호감각 소실
5) 검사불가

**해설**
1) 정상 - 녹색
2) 가벼운 촉각 감소 - 파란색
3) 보호감각 감소 - 보라색
4) 보호감각 소실 - 빨강색
5) 검사불가 - 빨간선 표시

답 ④

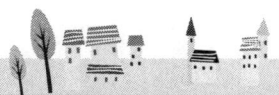

## 58. 행위상실증(Apraxia)에 대한 설명으로 옳은 것은?

1) 정상적인 이해력이 있어도 근력, 감각, 협응력의 손상이 있어 목적 있는 움직임을 수행하지 못하는 것이다.
2) 관념운동행위상실증은 구두 명령에 따라 운동 활동을 수행해 낼 수 있지만, 실제적인 물건을 사용하지 못 한다.
3) 관념행위상실증은 움직임의 개념을 형성하는 능력의 결손으로 물체를 적절하게 사용하지 못하는 것이다.
4) 구성행위상실증은 2차원이나 3차원적인 요소를 디자인 하는 데 어려움이 없다.
5) 행위상실증 환자에게는 말이나 설명하는 지시가 효과적이다.

> **해설** 행위상실증
> 근력, 감각, 협응력의 손상이 없고, 정상적인 이해력이 있어도 목적 있는 움직임을 수행하지 못하는 것으로 주로 좌측반구 손상에서 흔하다. 관념운동행위상실증은 구두 명령에 따라 운동 활동을 수행해내는 능력의 장애지만, 실제적인 물건을 사용하여 스스로 활동하면 정확하게 동작을 수행할 수 있다. 관념행위상실증은 움직임의 개념을 형성하는 능력의 결손으로 물체를 적절하게 사용하지 못하는 것이다. 구성행위상실증은 2차원이나 3차원을 디자인할 수 없다. 치료는 행위상실증은 말이나 설명하는 지시는 비효과적이다. 짧고 간결하게 해야 한다.
>
> 답 ③

## 59. 피부에 쓰여지는 숫자·글자·모양을 인식하는 능력의 손상으로 옳은 것은?

1) 착의행위상실증(Dressing apraxia)
2) 변시증(Metamorphosia)
3) 관념행위상실증(Ideational apraxia)
4) 구성실행증(Construc-tional apraxia)
5) 서화감각불능증(Agraphestfesia)

> **해설** 서화감각불능증(Agraphestfesia)
> 피부에 쓰여지는 숫자·글자·모양을 인식하는 능력인 서화감각의 검사이다. 이러한 능력의 손상을 서화감각불능이라 한다.
>
> 답 ⑤

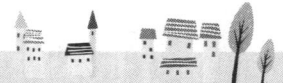

## 60. 다음은 MMSE-K항목 중 무엇을 평가하기 위함인가?

> 대상자에게 세 개의 단어(나무, 자동차, 모자)를 불러 준 뒤 바로 다시 말하라고 한다.

1) 기억 등록
2) 지남력
3) 계산력
4) 기억 회상
5) 판단력

**해설** MMSE-K 평가영역 중 기억등록 영역이다. 환자가 세 개의 단어를 말하지 못할 경우, 다시 한 번 단어를 알려준다.

답 ①

## 61. 큰 수술을 받은 7세 아이가 발가락 끝으로 걷고 엄지손가락을 빠는 행동을 하는 방어기제로 옳은 것은?

1) 부정
2) 합리화
3) 투사
4) 퇴행
5) 취소

**해설** 퇴행
예전보다 더욱 원시적인 발달 수준을 보이는 것. 행동의 미성숙한 패턴으로 되돌아간다.

답 ④

## 62. 방어 기제 중 승화(Sublimation)에 대한 정의로 가장 옳은 것은 무엇인가?

1) 성취할 수 없을 만한 것을 실제적인 목표나 사물로 대신하는 것
2) 받아들일 수 없는 감정이 다른 사람에 의한 것이라고 믿어 버리는 것
3) 수용 불가능한 소망을 사회적으로 수용할 만한 행동으로 전환하는 것
4) 심리적 충돌이 실제로 신체 증상으로 나타나는 것
5) 개인적인 결함을 커버하고자 하는 노력 ; 의식적인 노력이 될 수 있다.

**해설** 승화(sublimation)
수용 불가능한 소망을 사회적으로 수용할 만한 행동으로 전환하는 것

답 ③

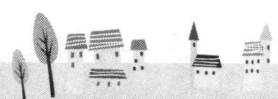

## 63. 다음의 예시는 방어 기제에 대한 예시이다. 어떤 방어기제를 말하는가?

> 협응이 좋지 않은 소녀가 배구 할 시간이 되면 두통이 생긴다.

1) 승화(Sublimation)
2) 동일시(Identification)
3) 이상화(Idealization)
4) 퇴행(Regression)
5) 전환(Conversion)

**해설** 전환(conversion)
심리적 충돌이 실제로 신체증상으로 나타나는 것

답 ⑤

## 64. 일상생활동작훈련을 시행하려고 한다. 치료사는 최소한 얼마의 시간을 환자와 함께 하여야 하는가?

1) 10분
2) 20분
3) 30분
4) 40분
5) 특별한 기준이 없다.

**해설** 일상생활동작훈련
1인의 작업치료사가 1인의 환자를 1대 1로 중점적으로 식사, 옷입고 벗기, 배변 및 위생훈련 등 일상생활동작 적응 훈련을 최소 20분 이상 실시한 경우에 산정한다.

답 ②

## 65. 화장실 이용하기의 발달순서로 옳은 것은?

> 가. 바지, 기저귀가 젖거나 축축할 때 손짓이나 행동으로 표시할 수 있음
> 나. 화장실 가려는 의사를 종종 표시할 수 있음
> 다. 변기에 혼자 앉아 용변을 볼 수 있다

1) 가-나-다
2) 나-다-가
3) 나-가-다
4) 다-가-나
5) 다-나-가

**해설**
- 바지, 기저귀가 젖거나 축축할 때 손짓이나 행동으로 표시할 수 있음(14개월)
- 화장실에 가려는 의사를 종종 표시 할 수 있음(21개월)
- 변기에 혼자 앉을 수 있음(30개월)

답 ①

## 66. 인지기술의 발달에서 가장 나중에 발달하는 것으로 옳은 것은?

1) 목적 지향적 행동을 반복
2) 다른 아이와 같이 놀기
3) 원하는 물건을 얻기 위한 동작들을 함
4) 익숙한 동작 흉내 내며 학습
5) 자신의 손의 움직임을 봄

> **해설**
> 1) 6~12개월
> 2) 24~36개월
> 3) 4~5개월
> 4) 6~8개월
> 5) 3~6개월
>
> 답 ②

## 67. Erikson의 심리사회적 발달 중 '근면성 대 열등감'은 Freud의 5단계 중 어떤 단계에 속하는가?

1) 구강기(Oral stage)
2) 항문기(Anal stage)
3) 남근기(Phallic stage)
4) 잠복기(Latent stage)
5) 생식기(Genital stage)

> **해설** 근면성 대 열등감
> - 6세부터 11세까지
> - 프로이드의 잠복기에 해당
> - 자아성장의 결정적인 시기
> - 기초적인 인지적 기술과 사회적 기술을 습득하면서 넓은 사회에서 통용되는 기술들을 배움
> - 아동이 자신감을 얻게 되면 근면성이 개발됨
>
> 답 ④

## 68. 치료사가 환자를 1대1 중점적으로 식사, 옷입고 벗기, 배변 및 위생훈련 등 최소 20분 이상 실시한 경우 산정하는 치료로 옳은 것은?

1) 복합작업치료
2) 특수작업치료
3) 일상생활동작 훈련치료
4) 삼킴장애 재활치료
5) 단순작업치료

**해설** 일상생활동작훈련치료
1인의 작업치료사가 1인의 환자를 1대1로 중점적으로 식사, 옷입고 벗기, 배변 및 위생훈련 등 일상생활동작 적응 훈련을 최소 20분 이상 실시한 경우에 산정한다.

답 ③

## 69. SOAP 작성시 다음설명에 대한 것으로 옳은 것은?

- STGs를 성취하기 위한 구체적인 치료의 정보를 기술한다.
- 치료장소/치료과정/차후평가 및 재평가 계획
- 퇴원계획
- 클라이언트 및 보호자 교육
- 필요한 도구 및 장비
- 다른 분야의 치료 서비스 의뢰 검토

1) Subjective
2) Objective
3) Assessment
4) Plan
5) Long term goal

**해설** plan
- STGs를 성취하기 위한 구체적인 치료의 정보를 기술한다.
- 치료장소 / 치료과정 / 차후평가 및 재평가 계획
- 퇴원계획
- 클라이언트 및 보호자 교육
- 필요한 도구 및 장비
- 다른분야의 치료 서비스 의뢰 검토

답 ④

## 70. 의무기록 작성 시, 중재 기록의 끝부분에 여백을 남겨 두지 않는 이유로 가장 옳은 것은?

1) 종이를 낭비하지 않기 위해
2) 클립을 끼워야 되기 때문에
3) 미관상 좋게 보이기 위해
4) 등록이 완성된 후에 덧붙여지는 추가 정보를 막기 위해
5) 다른 사람이 정보를 추가해야 되기 때문에

> **해설** 의무기록 작성 시, 중재 기록의 끝부분에 여백을 남겨 두지 않는 이유
> • 등록이 완성된 후에 덧붙여지는 추가 정보를 막기 위해
> • 중재 기록의 끝부분에 여백을 남겨 두어서는 안된다(서명 마지막 단어에서 연장되는 선을 그어야 된다).
>
> 답 ④

## 71. 의료기사 등은 최초로 면허를 받은 후부터 3년마다 실태와 취업상황을 누구에게 신고하여야 하는가?

1) 시·군·구청장
2) 시·도지사
3) 국가고시위원장
4) 보건복지부장관
5) 보건소장

> **해설** 의료기사등에 관한 법률 제 11조(실태 등의 신고)
> 의료기사등은 대통령령으로 정하는 바에 따라 최초로 면허를 받은 후부터 3년마다 그 실태와 취업상황을 보건복지부장관에게 신고하여야 한다.
>
> 답 ④

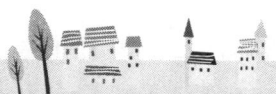

## 72. 의학을 전공하는 대학을 졸업하지 않고 허가받은 지역에서 10년이상 의료업무에 종사한 경력이 있어 면허를 받을 수 있는 자로 옳은 것은?

1) 전문의
2) 전공의
3) 의료지도원
4) 의료유사업자
5) 한지 의료인

**해설** 의료법 제 79조(한지 의료인)
- 이 법이 시행되기 전의 규정에 따라 면허를 받은 한지 의사, 한지 치과 의사 및 한지 한의사는 허가 받은 지역에서 의료업무에 종사하는 경우 의료인으로 본다.
- 한지 의사, 한지치과의사, 한지 한의사로서 허가 받은 지역에서 10년 이상 의료업무에 종사한 경력이 있는 자 또는 이 법 시행당시 의료업무에 종사하고 있는 자 중 경력이 5년 이상인 자에게는 보건복지부령으로 정하는 바에 따라 의사, 치과의사 또는 한의사의 면허를 줄 수 있다.

답 ⑤

## 73. 시각장애인만 받을 수 있는 자격으로 옳은 것은?

1) 안마사
2) 침사
3) 구사
4) 접골사
5) 경비보조

**해설** 의료법 제 82조(안마사)
안마사는 시각장애인 중 시·도지사에게 자격인정을 받아야한다.

답 ①

## 74. 안경사는 아동에 대한 안경의 조제·판매와 콘택트렌즈의 판매는 의사의 처방에 따라야 한다. 아동의 연령 기준으로 옳은 것은?

1) 3세 이하
2) 4세 이하
3) 5세 이하
4) 6세 이하
5) 7세 이하

**해설** 의료기사 등에 관한 법률 영 제 2조(의료기사, 의무시록사 및 안경사의 업무범위 등)
안경사 : 안경의 조제 및 판매와 콘택트렌즈의 판매 업무. 다만, 6세 이하의 아동에 대한 안경의 조제·판매와 콘택트렌즈의 판매는 의사의 처방에 따라야 한다.

답 ④

## 75. 작업치료사의 자격이 정지 되는 경우로 옳은 것은?

1) 검사 결과를 사실과 다르게 판시하는 행위
2) 면허증을 빌려 준 경우
3) 경제적 이익 등을 제공받은 때
4) 의료기사가 아닌 자로 하여금 의료행위를 하게 한 때
5) 증명서를 거짓으로 작성하여 내주는 행위

> **해설** 의료기사 등에 관한 법률 제 22조(자격의 정지)
> 품위를 현저히 손상시키는 행위를 한 경우(의료기사등의 업무 범위를 벗어나는 행위, 의사나 치과의사의 지도를 받지 아니하고 업무를 하는 행위, 학문적으로 인정되지 아니하거나 윤리적으로 허용되지 아니하는 방법으로 업무를 하는 행위, 검사 결과를 사실과 다르게 판시하는 행위)

답 ①

## 76. 의료인은 부득이한 사유로 몇 개월을 초과하여 의료기관을 관리할 수 없는 경우 폐업 또는 휴업 신고를 하여야 한다. 개월 수로 옳은 것은?

1) 1개월
2) 3개월
3) 6개월
4) 12개월
5) 18개월

> **해설** 의료법 제 40조(폐업·휴업 신고와 진료기복부등의 이관)
> 규칙 제 30조(폐업·휴업의 신고) 3항
> 법 제33조(개설 등) 제2항 및 제8항에 따라 의원·치과의원·한의원 또는 조산원을 개설한 의료인이 부득이한 사유로 3개월을 초과하여 그 의료기관을 관리할 수 없는 경우 그 개설자는 폐업 또는 휴업 신고를 하여야한다.

답 ②

## 77. 의료인의 보수교육 면제 또는 유예 대상자 여부를 확인하고, 확인서를 교부하여야 하는 자로 옳은 자는?

1) 보건복지부장관
2) 중앙회장
3) 보수교육 실시기관의 장
4) 전문학회의 장
5) 시·도지사

> **해설** 의료법 규칙 제 20조(보수교육)
> 중앙회장은 보수교육 면제 또는 유예 대상자 여부를 확인하고, 보수교육 면제 또는 유예 대상자에게 별지 제 10호의 3서식의 보수교육 면제·유예 확인서를 교부하여야 한다.

답 ②

## 78. 의료기관 개설자가 의료업을 폐업하여 진료기록부를 직접 보관할 수 있는 경우로 옳은 것은?

1) 시 · 도지사의 허락을 받는다.
2) 시 · 군 · 구청장의 허가를 받는다.
3) 관할 보건소장의 허가를 받는다.
4) 보건복지부장관의 허가를 받는다.
5) 중앙회장의 허가를 받는다.

> **해설** 의료법 제 40조 (폐업 · 휴업 신고와 진료기록부등의 이관)
> 의료기관 개설자가 보건복지부령으로 정하는 바에 따라 진료기록부 등의 보건계획서를 제출하여 관할 보건소장의 허가를 받은경우에는 직접 보관할 수 있다.

답 ③

## 79. 의료인이 아닌 자가 의료행위를 했을 경우 벌칙으로 옳은 것은?

1) 5년 이하의 징역이나 5천만원 이하의 벌금
2) 3년 이하의 징역이나 3천만원 이하의 벌금
3) 3년 이하의 징역이나 1천만원 이하의 벌금
4) 2년 이하의 징역이나 3천만원 이하의 벌금
5) 2년 이하의 징역이나 2천만원 이하의 벌금

> **해설** 의료법 제 87조(벌칙) 2항
> 의료인이 아닌 자가 의료행위를 했을 경우 5년 이하의 징역이나 5천만원 이하의 벌금

답 ①

## 80. 장애인에 대한 국민의 이해를 깊게 하고 장애인의 재활의욕을 높이기 위한 장애인 주간은?

1) 1주간
2) 2주간
3) 4주간
4) 6주간
5) 10주간

> **해설** 장애인 복지법 제 14조(장애인의 날)
> 장애인에 대한 국민의 이해를 깊게 하고 장애인의 재활의욕을 높이기 위하여 매년 4월 20일을 장애인의 날로 하며, 장애인의 날부터 1주간을 장애인 주간으로 한다.

답 ①

## 81. 의료기사가 타인에게 의료기사등의 면허증을 빌려 준 경우 벌칙으로 옳은 것은?

1) 5년 이하의 징역이나 2천만원 이하의 벌금
2) 3년 이하의 징역이나 3천만원 이하의 벌금
3) 3년 이하의 징역이나 1천만원 이하의 벌금
4) 2년 이하의 징역이나 3천만원 이하의 벌금
5) 2년 이하의 징역이나 2천만원 이하의 벌금

> **해설** 의료기사 등에 관한 법률 제 30조(벌칙)
> 법 9조 3항 : 타인에게 의료기사등의 면허증을 빌려 준 경우 3년 이하의 징역이나 3천만원 이하의 벌금
>
> 답 ②

## 82. 장애인 복지 향상을 위한 상담 및 지원 업무를 맡기기 위하여 장애인복지상담원을 두는 곳으로 옳게 묶인 것은?

1) 시·도
2) 시·군·구
3) 국가 및 지방자치단체
4) 시·군
5) 동사무소 및 면사무소

> **해설** 장애인복지법 제 33조(장애인복지상담원)
> • 장애인 복지 향상을 위한 상담 및 지원 업무를 맡기기 위하여 시·군·구에 장애인복지상담원을 둔다.
> • 업무를 할 때 개인의 인격을 존중하고, 업무상 알게 된 개인의 신상에 관한 비밀을 누설하여서는 아니 된다.
>
> 답 ②

**83.** 정신요양시설의 장은 정신요양시설에서 요양 서비스를 제공할 때 의료와 관련된 부분은 누구에게 자문을 하여야하는가?

1) 국가 및 지방자치체
2) 보건복지부장관
3) 시·도지사
4) 시·군·구청장
5) 정신건강의학과전문의

해설  정신건강증진 및 정신질환자 복지서비스 지원에 관한 법률 제23조(정신건강의학과전문의의 자문)
정신요양시설의 장은 정신요양시설에서 요양 서비스를 제공할 때 의료와 관련된 부분은 대통령령으로 정하는 바에 따라 정신건강의학과전문의에게 자문하여야 한다.

답 ⑤

**84.** 정신의료기관등의 장은 정신의료기관에 입원 한 사람이 퇴원 할 때 관할 지역에 정신건강복지센터가 없는 경우 통보하여야 하는 자로 옳은 것은?

1) 보건복지부장관
2) 시·도지사
3) 시·군·구청장
4) 보건소장
5) 정신건강의학과전문의

해설  정신건강증진 및 정신질환자 복지서비스 지원에 관한 법률 제52조(퇴원등의 사실의 통보)
① 정신의료기관등의 장은 제41조부터 제44조까지 또는 제50조에 따라 정신의료기관등에 입원등을 한 사람이 퇴원등을 할 때에는 보건복지부령으로 정하는 바에 따라 본인의 동의를 받아 그 퇴원등의 사실을 관할 정신건강복지센터의 장 또는 보건소의 장(관할 지역에 정신건강복지센터가 없는 경우만 해당한다)에게 통보하여야 한다. 다만, 정신건강의학과전문의가 퇴원등을 할 사람 본인의 의사능력이 미흡하다고 판단하는 경우에는 보호의무자의 동의로 본인의 동의를 갈음할 수 있다.
② 제1항에 따라 퇴원등의 사실을 통보받은 정신건강복지센터의 장 또는 보건소의 장은 해당 퇴원등을 할 사람 또는 보호의무자와 상담하여 그 사람의 재활과 사회적응을 위한 지원방안을 마련하여야 한다.

답 ④

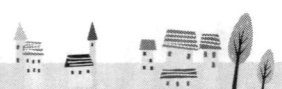

## 85.
정신질환자가 보호의무자의 동의를 받아 입원 하여 퇴원을 신청하였지만 정신건강의학과전문의 진단 결과 환자의 치료와 보호의 필요성이 있다고 하였다. 정신의료기관의 장은 퇴원 신청을 받은 때부터 얼마기간 내에 거부할 수 있는가?

1) 24시간
2) 36시간
3) 72시간
4) 7일
5) 14일

> **해설** 정신건강증진 및 정신질환자 복지서비스 지원에 관한 법률 제42조(동의입원등)
> ① 정신질환자는 보호의무자의 동의를 받아 보건복지부령으로 정하는 입원등 신청서를 정신의료기관등의 장에게 제출함으로써 그 정신의료기관에 입원등을 할 수 있다.
> ② 정신의료기관등의 장은 제1항에 따라 입원등을 한 정신질환자가 퇴원등을 신청한 경우에는 지체 없이 퇴원등을 시켜야 한다. 다만, 정신질환자가 보호의무자의 동의를 받지 아니하고 퇴원등을 신청한 경우에는 정신건강의학과전문의 진단 결과 환자의 치료와 보호 필요성이 있다고 인정되는 경우에 한정하여 정신의료기관의 장은 퇴원등의 신청을 받은 때부터 72시간까지 퇴원등을 거부할 수 있고, 퇴원등을 거부하는 기간 동안 제43조 또는 제44조에 따른 입원등으로 전환할 수 있다.
> ③ 정신의료기관등의 장은 제2항 단서에 따라 퇴원등을 거부하는 경우에는 지체 없이 환자 및 보호의무자에게 그 거부 사유 및 제55조에 따라 퇴원등의 심사를 청구할 수 있음을 서면 또는 전자문서로 통지하여야 한다.
> ④ 정신의료기관등의 장은 제1항에 따라 입원등을 한 정신질환자에 대하여 입원등을 한 날부터 2개월마다 퇴원등을 할 의사가 있는지를 확인하여야 한다.
>
> 답 ③

## 86.
장애인이 부양하는 자녀의 교육비를 지급받으려는 자는 필요한 서류를 첨부하여 누구에게 제출하여야 하는가?

1) 시·군·구청장
2) 시·도지사
3) 장애인복지시설
4) 건강보험심사평가원
5) 학교장

> **해설** 장애인복지법 규칙 제 24조(자녀교육비 지급대상자 선정)
> 자녀교육비를 지급받으려는 자는 학비지급신청서에 소득·재산신고서, 금융정보등의 제공 동의서와 재학증명서나 입학을 증명할 수 있는 서류를 첨부하여 시장·군수·구청장에게 제출하여야 한다.
>
> 답 ①

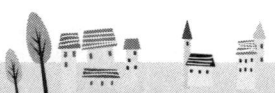

**87.** 장애인사용자동차의 소유자는 그 자동차를 다른 사람에게 양도·증여하거나 폐차 또는 등록말소를 하려는 경우에는 그 자동차에 사용 중인 장애인사용자동차 등표지를 어떻게 하여야 하는가?

1) 동사무소에 반납한다.
2) 장애인시설기관에 반납한다.
3) 보건보지부장관에게 반납한다.
4) 시장·군수·구청장에게 반납한다.
5) 읍·면·동장을 거쳐 시장·군수·구청장에게 반납한다.

> **해설** 장애인복지법 규칙 제 27조(장애인사용자동차등표지의 발급 등)
> 장애인사용자동차의 소유자는 그 자동차를 다른 사람에게 양도·증여하거나 폐차 또는 등록말소를 하려는 경우에는 그 자동차에 사용 중인 장애인사용자동차등 표지를 관할 읍·면·동장을 거쳐 시장·군수·구청장에게 반납한다.

답 ⑤

**88.** 수급자 또는 차상위계층으로서 장애로 인한 추가적 비용 보전이 필요한 장애인 등록자가 받을 수 있는 장애수당의 기준 나이로 옳은 것은?

1) 만 14세 이상
2) 15세 이상
3) 만 18세 이상
4) 18세 이상
5) 만 20세 이상

> **해설** 장애인 복지법 영 제 30조(장애수당 등의 지급대상자)
> 장애수당을 지급받을 수 있는 자는 18세 이상으로서 장애인으로 등록한 자 중 수급자 또는 차상위계층으로서 장애로 인한 추가적 비용 보전이 필요한 자

답 ④

**89.** 정신의료기관이 아닌 외부에서 작업요법을 시행하는 경우 1일 ___시간 1주 ___시간을 넘어서는 아니 된다. 빈칸으로 옳은 것은?

1) 3시간, 10시간
2) 4시간, 15시간
3) 5시간, 30시간
4) 6시간, 30시간
5) 8시간, 40시간

**해설** 정신건강증진 및 정신질환자 복지서비스 지원에 관한 법률 규칙 제 52조(작업요법)
정신의료기관에서의 작업은 1일 6시간, 1주 30시간 (정신의료기관이 아닌 외부에서 작업을 하는 경우에는 1일 8시간, 1주 40시간)을 넘어서는 아니 되며, 직업재활훈련실 등 작업에 필요한 시설을 갖춘 장소에서 하여야 한다.

답 ⑤

**90.** 양로시설에 입소하기 위하여 입소신청서를 제출하면 신청을 받아 입소대상자의 건강상태와 부양의무자의 부양능력등을 심사하여 입소여부와 입소시설을 결정한 후 이를 신청인 및 당해시설의 장에게 통지하여야 하는 자로 옳은 것은?

1) 시장·군수·구청장
2) 시·도지사
3) 국가 및 지방자치단체
4) 보건복지부장관
5) 노인복지시설의 장

**해설** 노인복지법 규칙 제 15조(양로시설등의 입소 절차 등) 3항
제 2항의 규정에 의한 신청을 받은 특별자치시장·특별자치도지사·시장·군수·구청장은 신청일 부터 10일 이내에 입소대상자의 건강상태와 부양의무자의 부양능력등을 심사하여 입소여부와 입소시설을 결정한 후 이를 신청인 및 당해시설의 장에게 통지하여야 한다.

답 ①

# 5회

# 2교시

## 01. 다음 설명 하는 이론은 무엇인지 고르시오.

> · 일상생활을 수행하기 위한 클라이언트의 능력에 초점
> · 전체적 관점으로 클라이언트를 볼 수 있어야하며 신체적, 정서적 상태를 모두를 염두 해야 함
> · 클라이언트 목표 성취를 위해 보조 도구의 사용을 통한 보상이 사용되며 손상 전의 기능적 역할로 다시 돌아가는 것이 가장 중요한 치료 초점

1) 재활치료적 이론의 틀
2) 신경 발달 이론의 틀
3) 인간 작업 이론의 틀
4) 행동주의 이론의 틀
5) 인지 지각 이론의 틀

**해설** 재활치료적 이론의 틀
· 일상생활을 수행하기 위한 클라이언트의 능력에 초점
· 전체적 관점으로 클라이언트를 볼 수 있어야하며 신체적, 정서적 상태를 모두를 염두 해야함
· 클라이언트 목표 성취를 위해 보조 도구의 사용을 통한 보상이 사용되며 손상 전의 기능적 역할로 다시 돌아가는 것이 가장 중요한 치료 초점

답 ①

## 02. 이완반응(relaxation response)와 관련된 실행 모델은 무엇인가?

1) 건강 모델
2) 정신역동 모델
3) 인간작업 모델
4) 인지-행동 모델
5) 인간행동 모델

**해설** 인지-행동 모델
단계적으로 목표에 성공적으로 도달했을 때 계획된 보상을 줌으로써(강화) 동기를 증가시킨다. 성공적인 적응을 나타내는 사고 및 행동을 형성하고, 적응성이 없는 사고 및 행동은 소멸시킨다. 이완반응(relaxation response) 및 독단적인 의사소통과 같이 자기조절을 위한 기술들은 또한 인지-행동치료의 구성 요소가 된다.

답 ④

## 03. 다음 중 옳은 것을 고르시오.

1) 중세에는 치료로서의 작업은 골고루 사용되었다.
2) 20세기 말부터 시작된 작업치료 분야의 도덕적 치료는 신체적 환자들을 위한 치료방법에서 출발 되었다.
3) 인본주의는 서구 유럽과 미국에 큰 영향을 미치게 되었고, 치료가 불가능해도 괜찮다는 긍정적 사고를 갖게 도와 주었다.
4) 19세기 말 미국은 다시 한번 치료적 도구로 일을 사용하게 되었다.
5) 스위스에서 미국으로 이민온 정신과 의사인 Kirbride는 도덕적 치료를 각 사람의 특성에 따라 활동을 통해 시간을 조직화 하는 능력이라고 요약 하였다.

> 해설
> 1) 중세에는 치료로서의 작업은 거의 사용되지 않았다.
> 2) 18세기 말부터 시작된 작업치료 분야의 도덕적 치료는 정신과 환자들을 위한 치료방법에서 출발 되었다.
> 3) 인본주의는 서구 유럽과 미국에 큰 영향을 미치게 되었고, 치료가 가능하다는 긍정적 사고로 변화 시키게 되었다.
> 5) 스위스에서 미국으로 이민 온 정신과 의사인 Adolf Meyer는 도덕적 치료를 각 사람의 특성에 따라 활동을 통해 시간을 조직화 하는 능력이라고 요약 하였다.
>
> 답 ④

## 04. 이마엽 손상을 받은 뇌졸중 환자가 일상생활에서 가스레인지 위에 있는 냄비를 맨손으로 옮기고 있는 행동을 보이려 한다. 어떤 인지상태의 문제인가?

1) 감소된 주의력과 집중력
2) 기억력
3) 활동의 시작과 종료
4) 안전 인식과 판단력 부족
5) 지연된 정보처리

> 해설 이마엽 손상은 통찰력 손상을 일으켜 사람의 한계 범위를 판단하고 또한 행동으로 옮기기 전에 충동적인 행동이나 행동의 결과를 고려하는 능력의 소실을 야기 할 수 있다.
>
> 답 ④

## 05. 다음이 설명하는 뇌졸중 이후 임상증상은 무엇인가?

- 청각을 통한 이해에 장애를 보이고, 유창하고 좋은 발음이지만 반복적인 준 실어증 발화가 특징적임
- 발화는 상당히 빠른 속도와 유창하지만 분석해보면, 무의미한 단어들의 연속체임을 알 수 있음

1) Global aphasia　　2) Broca's aphasia　　3) Wernicke's aphasia
4) Anomic aphasia　　5) Dysarthria

**해설**　Wernicke's aphasia
- 청각을 통한 이해에 장애를 보이고, 유창하고 좋은 발음이지만 반복적인 준 실어증 발화가 특징적임. 준 실어증적 발화는 적당한 단어를 대체하기 어렵다.
- 발화는 상당히 빠른 속도와 믿기 어려울 정도로 유창하지만 분석해보면, 무의미한 단어들의 연속체임을 알 수 있음

답 ③

## 06. 겉질제거와 대뇌제거 강직(Decorticate and Decerebrate rigidity)에 대한 설명으로 옳은 것은?

1) 겉질제거 강직에서는 팔(Upper Extremity)은 바깥돌림과 모음으로 경직된 굽힘 자세로 되어있다.
2) 겉질제거 강직에서는 다리(Lower Extremity)는 경직된 폄 자세로 되어있으나 바깥돌림 되어있고 벌림 되어있다.
3) 대뇌제거 강직에서는 팔와 다리 모두 경직성 폄, 모음 그리고 안쪽돌림 자세로 되어있다.
4) 대뇌제거 강직은 중간뇌와 추체외로계(Extrapyramidal tract)를 손상시킴으로써 일어난다.
5) 겉질제거 환자는 대뇌제거 환자보다 더 나쁜 예후를 가진다.

**해설**
1) 겉질제거 강직에서는 팔(Upper Extremity)은 안쪽돌림과 모음으로 경직된 굽힘 자세로 되어있다.
2) 겉질제거 강직에서는 다리(Lower Extremity)는 경직된 폄 자세로 되어있으나 안쪽돌림 되어있고 모음 되어있다.
4) 대뇌제거 강직은 뇌줄기와 추체외로계(Extrapyramidal tract)를 손상시킴으로써 일어난다.
5) 대뇌제거 환자는 겉질제거 환자보다 더 나쁜 예후를 가진다.

답 ③

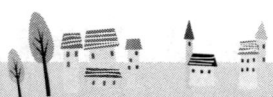

## 07. TBI환자의 혼수상태 평가 중 아래 내용에 해당하는 것으로 옳은 것은?

- 외상성 뇌손상 이후에 의식력을 전문가에 의해 검사하는 전통적인 방법이다.
- 평가항목으로 눈뜨기, 운동반응, 언어반응 3가지로 되어있다.

1) Rancho Los Amigos Scale
2) Glasgow Coma Scale
3) 외상후 기억상실(PTA)
4) MMSE-K
5) 최소의식상태(MCS)

**해설** Glasgow Coma Scale
외상성 뇌손상 이후에 의식력을 전문가에 의해 검사하는 전통적인 방법이다. 평가항목으로 눈뜨기, 운동반응, 언어반응 3가지로 되어있다.

답 ②

## 08. TBI환자에게서 간단한 지시에 반응을 보이지만 복잡한 지시에는 혼돈된 양상을 나타내고 있다. Rancho Los Amigos Scale 몇 단계인가?

1) Ⅰ 단계
2) Ⅱ 단계
3) Ⅲ 단계
4) Ⅳ 단계
5) Ⅴ 단계

**해설**
Ⅰ : 무반응 : 어떤 자극에도 반응이 없음
Ⅱ : 일반적 반응 : 자극에 대해 지속적이지 못하고 목적 없는 반응
Ⅲ : 국소적 반응 : 자극에 대해 구체적이지만 지속적이지 못한 반응
Ⅳ : 혼돈 – 흥분 반응 : 심각하게 흥분되고 고조된 반응, 공격적 일 수 있음
Ⅴ : 혼돈 – 부적절 반응 : 간단한 지시에 반응을 보이지만 복잡한 지시에는 혼돈된 양상
Ⅵ : 혼돈 – 적절 반응 : 보다 목표 지향적인 반응이 나타나지만 지시 필요
Ⅶ : 자동 – 적절 반응 : 일상과제를 자동적으로 완수하지만 로봇같이 반응하며 판단 및 문제해결은 부족하다.
Ⅷ : 목적적인 – 적절 반응 : 일상과제를 적절히 수행하지만 타인의 요구와 관점을 알아차리거나 계획을 수립하는데 있어서 도움을 필요로 하는 미세한 장애가 보인다.
Ⅸ : 목적적인 – 적절 반응 : 일상과제를 효율적으로 수행하나 문제를 예견하고 수행을 완성하는데 있어 전반적인 암시 필요하다.
Ⅹ : 목적적인 – 적절 반응 : 다양한 과제들에 적절히 반응하나 시간의 지연이 보이고 일시적인 차단이 필요하다.

답 ⑤

## 09. ALS환자의 임상적 특징에 대한 내용으로 옳은 것은?

1) 눈의 기능, 인지력 또는 대장, 방광기능에 영향을 미친다.
2) 감각기능의 손실이 있다.
3) 병이 진행될수록 근육위축, 체중저하, 경직 등이 나타난다.
4) 감정의 변화는 나타나지 않는다.
5) 진행숨뇌마비일 경우 사지와 몸통의 약화가 두드러지고, 때로는 구군의 마비가 나타난다.

> **해설**
> 1) 눈의 기능, 인지력 또는 대장, 방광기능에 영향을 주지 않는다.
> 2) 감각기능의 손실은 없다.
> 4) 감정의 변화가 나타난다.
> 5) 진행척수근육위축일 경우 사지와 몸통의 약화가 두드러지고, 때로는 구군의 마비가 나타난다.
>
> 답 ③

## 10. 다음 증상을 보이는 환자는 어떠한 지각 손상인가?

> 한○○씨는 그의 두 아이들과 운동을 할 때 농구공과 축구공, 야구공을 구별할 수가 없었다. 관찰만으로 공들의 차이를 구분하기 힘들이 각각의 공들이 실제보다 무겁거나 가볍게, 크거나 작은 것처럼 보였다.

1) 얼굴인식불능증
2) 색채인식불능증
3) 색채이름못대기증
4) 행위상실증
5) 변시증

> **해설** 변시증은 크기와 무게의 물리적 속성처럼 물체의 시각적 뒤틀림을 말한다.
>
> 답 ⑤

**11.** 다음 행동을 보이는 환자는 어떤 종류의 사지행위상실증(limb apraxia)에 해당하는가?

> • 연속된 활동을 요구하는 과제 제시 시 나타난다.
> • 예를 들어 양치하기 과제 수행 시에 치약 뚜껑을 열지 않고 치약을 짜는 등 과제 수행 순서에 문제를 보임

1) 관념운동행위상실증(Ideomotor apraxia)
2) 개념행위상실증(Conceptual apraxia)
3) 분리행위상실증(Disassociation apraxia)
4) 유도행위상실증(Conduction apraxia)
5) 관념행위상실증(Ideational apraxia)

**해설**

| 행위상실증 유형 | 유도 방법 | 기능적인 예 |
| --- | --- | --- |
| 관념운동행위상실증<br>(Ideomotor apraxia) | 수행하고자 하는 과제를 몸짓으로 나타낸다. 모방을 유도하고 실제 사물을 이용한다. | 움직임은 서툴지만 의도하는 움직임을 모방하게 된다. 과제를 완수하기 위해 도구를 사용하지만 둔하거나 서투를 수 있다. |
| 개념행위상실증<br>(Conceptual apraxia) | 도구 사용 : 도구의 작용, 도구와 대상의 관계 | 환자는 도구 사용하는데 어려움을 보인다. 칫솔대신에 치약을 사용하거나 포크로 머리를 빗는다. 등 |
| 분리행위상실증<br>(Disassociation apraxia) | 명령에 따른 몸짓 표현이 손상됨. 사물을 이용하고 모방하는 것을 더 잘한다. | 움직임을 몸짓으로 표현할 수는 없지만, 도구를 사용하고 모방 가능함 |
| 유도행위상실증<br>(Conduction apraxia) | 제스처를 모방하는 데 어려움이 있음. 몸짓으로 표현하도록 요구했을 때 더 잘 수행할 수 있음 | 실어증을 동반한 환자는 제스처를 이해하고 표현하는 데 어려움이 있을 수 있다. |
| 관념행위상실증<br>(Ideational apraxia) | 연속된 활동을 요구하는 과제(예를 들어 파이프를 청소하고, 담배를 집어넣은 다음 불을 붙인다) | 과제는 관념운동행위상실증보다 더 능숙하게 수행될 수 있지만 올바른 순서로 단계를 밟는데 어려움을 갖는다(예를 들어, 환자는 빈 담배 파이프에 불을 붙이고, 그 다음에 담배를 집어넣고 그리고 파이프를 청소할 것이다). |

답 ⑤

## 12. 척수손상환자의 항문 부위의 감각 소실을 보상하기 위해 거울을 보면서 반사적 배설을 자극하는 보조도구는?

1) 마우스 스틱
2) 드릴 스틱
3) 다용도 커프
4) 리처
5) 랩보드

**해설** 항문 부위의 감각 소실을 보상하기 위해 거울을 보면서 반사적 배설을 자극하는 보조도구는 드릴 스틱이다.

답 ②

## 13. 편측 무시에 대한 내용으로 옳은 것은?

1) 안보이는 쪽에 직접적인 탐색을 시도한다.
2) 탐색패턴은 조직화되고 일반적으로 효과적이다.
3) 수행의 정확도를 위해 다시 살펴본다.
4) 탐색패턴은 무작위적이고 일반적으로 비효율적이다.
5) 과제에 필요한 시간은 어려운 정도에 따라 더 걸린다.

**해설** 1, 2, 3, 5번은 시야손상에 대한 내용이다.
**편측무시**
- 왼쪽방향으로 직접적인 탐색을 위한 시도가 없다.
- 탐색패턴은 무작위적이고 일반적으로 비효율적이다.
- 환자는 수행의 정확도를 위해 다시 살펴보지 않는다.
- 과제를 빠르게 수행한다.
- 과제의 어려움과 상관없이 노력 수준이 일관적이지 않다.

답 ④

## 14. 관절가동범위의 대부분에서 저항을 느끼고 있다. MAS의 Grade는 어느 정도인가?

1) Grade 1
2) Grade 1+
3) Grade 2
4) Grade 3
5) Grade 4

**해설**
grade 0 : 근 긴장도 또는 저항의 증가가 없다.
grade 1 : 관절가동범위의 끝부분에서 약간의 저항을 느낌
grade 1+ : 전체 관절가동범위의 반이하에서 저항을 느낌
grade 2 : 관절가동범위의 대부분에서 저항을 느낌
grade 3 : 수동적을 움직이기 힘들 정도로 저항을 느낌
grade 4 : 굴곡 또는 신전에서 강직을 보임

답 ③

## 15. TBI환자의 혼돈관리 중 물리적 관리 전략에 대한 내용으로 옳은 것은?

1) 환자의 친숙한 물건을 가져오도록 하며 치료 시 눈에 보이는 곳에 위치시켜 혼돈의 영향을 최소화한다.
2) 환자의 집중력을 산란시키지 않는 조용한 환경을 마련한다.
3) 평온하고, 신뢰하며, 수용할 수 있도록 한다.
4) 시간 및 장소에 관한 정보를 제공하고 하루의 생활을 예측할 수 있도록 구조화한다.
5) 치료 회기 마다 치료사를 소개하여 관계를 정상화시키고, 환자에게 현재 및 앞으로 무엇을 하려는지 말해준다.

**해설**
물리적 관리 전략
1) 안전이 확보된 상태에서 자유로운 움직임 가능해질 때까지 장비나 도구들을 활용한다.
2) 세수하기, 공 잡기, 풍선치기, 간단한 옷 입기와 같은 대동작 위주의 훈련을 할 수 있다.
3) 환자가 불안해하거나 동요적인 행동들이 나타나는 시점에서 활동의 변화를 준비한다.
4) 평온하고, 신뢰하며, 수용할 수 있도록 한다.
환경적 관리 전략
1) 환자의 친숙한 물건을 가져오도록 하며 치료 시 눈에 보이는 곳에 위치시켜 혼돈의 영향을 최소화한다.
2) 시간 및 장소에 관한 정보를 제공하고 하루의 생활을 예측할 수 있도록 구조화한다.
3) 치료 회기 마다 치료사를 소개하여 관계를 정상화시키고, 환자에게 현재 및 앞으로 무엇을 하려는지 말해준다.
4) 환자의 집중력을 산란시키지 않는 조용한 환경을 마련한다.

답 ③

## 16. 다발성경화증의 인지기능을 보상하기 위한 전략에 대한 내용으로 옳은 것은?

1) 저녁에 복잡한 인지과제를 하도록 변경한다.
2) 한 번에 여러 가지 활동을 하게 한다.
3) 어려운 과제는 본인 스스로 해결하도록 한다.
4) 일일 플래너나 개인 정보 처리기 등의 기억력 보조도구를 사용한다.
5) 활동에 할당된 시간을 감소시킨다.

> **해설**
> 1) 아침에 복잡한 인지과제를 하도록 변경한다.
> 2) 한 번에 한 가지 활동을 하게 한다.
> 3) 어려운 과제는 다른 사람에게 위임한다.
> 5) 활동에 할당된 시간을 증가시킨다.
>
> 답 ④

## 17. 경수 2번 완전 사지마비 환자가 그림을 그리기 위해 필요한 보조도구는?

1) 마우스 스틱
2) 리처
3) 다용도 커프
4) 베어링 식사 장비
5) 건고정술 스플린트

> **해설**
> 경수 2번 완전 사지마비 환자일 경우 갈비 사이근, 배근육, 넓은등근과 같은 호흡 관련 근육이 마비된다. 경수 2번 완전 사지마비 환자가 그림을 그리기 위해 필요한 보조도구는 마우스 스틱이다.
>
> 답 ①

## 18. 다음 중 편마비 환자에게 고유수용성 감각을 자극하는 방법으로 가장 유용한 것은 무엇인가?

1) 따뜻한 팩을 사용하여 온열자극을 준다.
2) 촉각 자극을 준다.
3) 바늘로 자극을 준다.
4) 언어적인 지시를 내린다.
5) 몸통과 사지의 움직임을 유도하여 체중 지지면을 변화시킨다.

> **해설**
> 몸통과 사지의 움직임을 유도하여 체중 지지면을 변화시킴으로서 고유수용성 감각을 자극할 수 있다.
>
> 답 ⑤

## 19. 척수손상 환자의 level별 가능한 움직임에 대한 내용으로 옳은 것은?

1) C5 - elbow extention
2) C6 - wrist flexion
3) C7 - elbow extention
4) C8 - finger extention
5) T1 - finger adduction

해설
1) C5 - elbow flexion
2) C6 - wrist extention
3) C7 - elbow extention
4) C8 - finger flexion
5) T1 - finger abduction

답 ③

## 20. 아래 내용에서 말하는 ASIA Scale 손상척도는?

신경학적 손상 부위 아래의 운동기능이 잔존한다. 신경학적 손상 부의 아래의 주요 근육들 중 1/2 이상의 근육들이 도수근력 3단계 이상의 근력을 나타낸다.

1) ASIA A
2) ASIA B
3) ASIA C
4) ASIA D
5) ASIA E

해설
1) A - 완전 손상 : 천수 4-5번 부위에 감각 또는 운동기능이 나타나지 않는다.
2) B - 불완전 손상 : 천수부(S4-5)와 신경학적 손상 부위의 아래에 감각기능만 나타난다.
3) C - 불완전 손상 : 신경학적 손상 부위 아래의 운동기능이 잔존한다. 신경학적 손상 부의 아래의 주요 근육들 중 1/2 이상의 근육들이 도수근력 3단계 미만의 근력을 나타낸다.
4) D - 불완전 손상 : 신경학적 손상 부위 아래의 운동기능이 잔존한다. 신경학적 손상 부의 아래의 주요 근육들 중 1/2 이상의 근육들이 도수근력 3단계 이상의 근력을 나타낸다.
5) E - 정상 : 운동과 감각기능이 정상이다.

답 ④

**21.** 두 사람이 마주 보고 노래를 들으면서 서로의 행동을 보고 거울을 보듯이 오른쪽 왼쪽 움직임을 따라하는 활동은 어떤 능력을 향상시키기 위함인가?

1) 실행 능력
2) 공간 지각력
3) 시지각 능력
4) 시간 지남력
5) 언어 능력

해설 거울을 보듯 마주보고 하는 활동은 실행 능력 향상에 도움이 된다.

답 ①

**22.** 외상 후 기억상실(PTA) 에 대한 내용으로 옳은 것은?

1) 5분이하 - 경미
2) 1시간에서 24시간 - 중등도
3) 5분에서 60분 - 매우경미
4) 1일에서 7일 - 중등도
5) 1주에서 4주 - 극도로 심각

해설
- 5분 이하 – 매우 경미
- 5분에서 60분 – 경미
- 1시간에서 24시간 – 중등도
- 1일에서 7일 – 심각
- 1주에서 4주 – 매우 심각
- 4주 이상 – 극도로 심각

답 ②

## 23. 강제유도 운동치료에 대한 내용으로 옳은 것은?

1) 뇌졸중 환자의 건측 상지 기능을 향상시키기 위한 치료방법이다.
2) 8~12주 동안 마비측 팔을 매일 6시간 동안 하는 훈련이다.
3) 강제유도 운동치료의 최소조건은 손목 40도 폄, 손가락 20도 이상의 펴는 동작이 되어야 한다.
4) 뇌졸중 환자의 환측 상지 기능을 향상시키고 학습된 비사용 현상을 감소시키기 위한 방법이다.
5) 만성 뇌졸중 환자에게 적용하면 효과가 있다.

> **해설**
> - 강제유도 운동치료는 뇌졸중 환자의 환측 상지 기능을 향상시키고 학습된 비사용 현상을 감소시키기 위한 방법으로 강도 높은 훈련을 특징으로 함 건측 상지의 운동을 제한하고 환측 상지의 운동을 유도 함으로써 손상된 상지의 기능 및 사용을 향상시키는 재활치료이다.
> - 운동의 최소조건은 20도 이상으로 손목을 펴거나 10도 이상으로 손가락을 펴는 동작과 같은 최소 수위 운동 조건들을 만족시켜야 한다. 강제 유도 운동치료는 2~6주 동안 마비측 팔을 매일 6시간 동안 하는 훈련과 건측을 깨어 있는 시간의 90%동안 제한하는 강력한 연습을 강조한다.
>
> 답 ④

## 24. 구강 준비단계와 구강단계의 삼킴장애 증상과 치료에 대한 내용으로 옳은 것은?

1) 입술을 다물고 있어도 음식을 입 밖으로 흘리는 경우에 재활치료 전략은 볼과 입술에 감각 자극 방법을 시행하고, 볼과 입술의 수동 운동만을 적용한다.
2) 입술을 다물고 있어도 음식을 입 밖으로 흘리는 경우에 보상전략은 음식덩이 위치를 조절하여 손상되지 않은 쪽에 음식을 넣거나 마비측으로 고개를 기울인 자세로 변화시킨다.
3) 음식덩이를 모아서 덩어리를 만들지 못하는 경우는 입술이나 얼굴근육의 근력저하로 인해 나타난다.
4) 혀의 조절 능력 혹은 협응 능력의 저하는 액체나 으깬 음식을 음식덩이로 형성(Bolus formation)할 수 없고 입안에 음식을 유지할 수 없게 한다.
5) 음식덩이 형성이 어려운 환자의 재활치료로 혀에 감각 자극만을 시행해도 무난하다.

> **해설**
> 1) 입술을 다물고 있어도 음식을 입 밖으로 흘리는 경우에 재활치료 전략은 볼과 입술에 감각 자극 방법을 시행하고, 볼과 입술의 수동, 능동, 저항운동을 적용한다.
> 2) 입술을 다물고 있어도 음식을 입 밖으로 흘리는 경우에 보상전략은 음식덩이 위치를 조절하여 손상되지 않은 쪽에 음식을 넣거나 비마비측으로 고개를 기울인 자세로 변화시킨다.
> 3) 음식덩이를 모아서 덩어리를 만들지 못하는 경우는 혀의 조절 능력 혹은 협응 능력의 저하로 액체나 으깬 음식을 음식덩이로 형성할 수 없고 입안에 음식을 유지할 수 없다.
> 5) 음식덩이 형성이 어려운 환자의 재활치료로 혀에 감각 자극과 또는 혀의 수동, 능동, 저항 운동을 한다.
>
> 답 ④

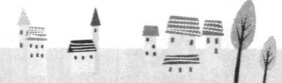

## 25. 삼킴 곤란 환자의 치료 과정에 대한 설명으로 옳은 것은?

1) 환자는 바닥이 평평한 휠체어에 앉아 양쪽 엉덩이에 체중이 고르게 분배되도록 한 후, 상체와 턱을 약간 들어 머리를 중심선에 똑바로 세우도록 한다.
2) 환자와 마주본 상태에서 엄지는 턱 위에 검지는 턱 관절에 두고 나머지 손가락은 턱 밑에 가지런히 두어 환자가 삼키는 동안 환자의 머리를 조절할 수 있다.
3) 머리 조절 능력이 많이 떨어지는 환자의 경우 삼킴 치료를 시행 할 수 없다.
4) 음식 덩이 형성이 어려운 환자의 경우 면봉에 레몬향을 묻혀 입술에 자극하면 근육의 움직임을 도울 수 있다.
5) 입술이나 볼에 움직임을 주기 위해 진동 자극을 준다.

> **해설**
> 1) 환자는 바닥이 평평한 휠체어에 앉아 양쪽 엉덩이에 체중이 고르게 분배되도록 한 후, 상체와 턱을 약간 숙여 머리를 중심선에 똑바로 세우도록 한다.
> 3) 머리 조절 능력이 많이 떨어지는 환자의 경우 치료사가 팔로 목 뒤를 받치고 엄지는 턱관절에 검지는 턱 위, 그리고 나머지 손가락은 자연스럽게 턱 아래에 두어 머리 자세를 조절 할 수 있다.
> 4) 음식 덩이 형성이 어려운 환자의 경우 면봉에 레몬향을 묻혀 혀와 잇몸, 치아에 자극하면 근육의 움직임을 도울 수 있다.
> 5) 입술이나 볼에 움직임을 주기 위해 얼음 막대나 차가운 숟가락과 같은 차가운 자극을 이용하여 빠르게 문질러 준다.

답 ②

## 26. 척수 손상의 완전 손상과 불완전 손상을 분류하기 위한 척도인 ASIA Scale중 다음에 해당하는 수준은 무엇인가?

- 손상 수준 이하의 운동신경의 불완전 마비
- 손상 수준 이하의 주요 근육의 근력이 F(3)이하로 기능적이지 못함

1) ASIA A
2) ASIA B
3) ASIA C
4) ASIA D
5) ASIA E

> **해설**
> - A – 완전 손상 : 엉치신경 4~5번 부위에 감각 또는 운동기능이 나타나지 않는다.
> - B – 불완전 손상 : 엉치부(4~5번)와 신경학적 손상 부위의 아래에서 감각 기능만 잔존한다.
> - C – 불완전 손상 : 신경학적 손상 부위 아래의 운동 기능이 잔존한다. 신경학적 손상 부위 아래의 주요 근육들 중 1/2 이상의 근육들이 도수근력검사 3단계 미만의 근력을 나타낸다.
> - D – 불완전 손상 : 신경학적 손상 부위 아래의 운동 기능이 잔존한다. 신경학적 손상 부위 아래의 주요 근육들 중 최소 1/2의 근육들이 도수근력검사 3단계 이상의 근력을 나타낸다.
> - E – 정상 : 운동과 감각 기능이 정상이다.

답 ③

## 27. 다음에 설명하는 척수손상 신경학적 수준으로 옳은 것은?

> 환자는 Tenodesis grasp을 사용 할 수 있지만 팔꿈치를 완전히 펴지는 못한다.

1) C5
2) C6
3) C7
4) C8
5) T1

**해설**
1) C5 – 팔꿈치 굽힘
2) C6 – 손목 폄
3) C7 – 팔꿈치 폄
4) C8 – 손가락 굽힘
5) T1 – 새끼손가락 벌림

답 ②

## 28. aphasia 환자와 의사소통 시 고려해야 할 사항으로 옳은 것은?

1) 긴 문장을 사용하게 하여 연습시킨다.
2) 대답을 무조건 할 수 있도록 요구한다.
3) 한 번에 여러 사람이 말해도 상관없다.
4) 소음은 신경쓰지 않아도 된다.
5) 발화와 함께 시각적 지시 또는 몸짓의 사용으로 환자의 이해를 돕는다.

**해설**
1) 간결한 문장을 사용한다.
2) 대답을 강압적으로 요구하지 않는다.
3) 한 번에 한 사람이 말할 때 이해가 촉진된다.
4) 소음은 혼동을 주기 때문에 주의하여야 한다.

답 ⑤

## 29. 뇌졸중 환자가 일상생활에서 이를 닦을 때 빗을 사용한다. 어떠한 인지-지각문제인가?

1) 운동행위상실증
2) 관념행위상실증
3) 공간무시
4) 공간관계 장애
5) 조직화와 순서장애

**해설** 이를 닦을 때 빗을 사용하는 것은 관념행위상실증의 상실되었을 때 나타나는 모습이다.

답 ②

## 30. 다발성 경화증의 신체적인 영향에 대한 설명으로 옳은 것은?

1) 시력장애, 안구증상
2) 후각장애, 시력장애
3) 청각장애, 시력장애
4) 시력장애, 청각장애
5) 운동실조, 청각장애

**해설** 시력장애, 안구증상, 운동마비, 운동실조, 감각장애, 방광 직장 장애, 정신증상, 눌어증, 삼킴곤란, 피로

답 ①

## 31. 목뼈보조기(Halo vest) 보조도구가 필요한 척수손상 수준은?

1) T10
2) C4
3) L2
4) L3
5) S1

**해설** 목뼈보조기(Halo vest) 보조도구가 필요한 척수손상 수준은 C4이다.

답 ②

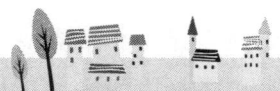

## 32. 척수 손상에 대한 설명으로 옳은 것은?

1) 여자가 남자보다 발생률이 높다.
2) 30%가 교통사고, 추락사고, 스포츠 사고, 총기 및 흉기사고로 인한 외상이다.
3) 척수손상의 기준은 완전한 기능을 하는 마지막 신경학적 분절이다.
4) 손상된 감각분절에 따라 경수, 흉수, 요수 손상으로 구분한다.
5) 척수는 33쌍의 척수신경으로 구성되어 있다.

**해설**
1) 남자가 여자보다 발생률이 높다.
2) 70%가 교통사고, 추락사고, 스포츠 사고, 총기 및 흉기사고로 인한 외상이다.
4) 손상된 신경학적 분절에 따라 경수, 흉수, 요수 손상으로 구분한다.
5) 척수는 31쌍의 척수신경으로 구성되어 있다.

답 ③

## 33. 외상성 뇌손상 환자의 의자차 자세로 옳은 것은?

1) 다리-엉덩관절 벌림(hip abduction), 가쪽돌림(external rotation) 증가
2) 골반-anterior pelvic tilt, Wedged Seat Insert(엉덩이, 다리의 폄긴장 감소, 굽힘(flexion) 촉진)
3) 머리-U자 모양 받침대를 머리의 가쪽으로 지지
4) 다리-무릎은 120도를 유지
5) 팔-어깨(모음, 안쪽돌림 유도)

**해설**
① 골반 – anterior pelvic tilt, Wedged Seat Insert( 엉덩이, 다리의 폄긴장 감소, 굽힘 촉진), 안전벨트 풀 수 있어야한다(불안감 감소)
② 몸통 – 가슴에 있는 안전띠(Kypkosis 감소, 적절한 가로막 호흡 도움)
③ 다리 – Abductor Wedge(엉덩관절(고관절) 모음(adduction), 안쪽돌림(internal rotation) 감소), 무릎 90도 유지, 두발(발 받침대에 위치 – 체중부하 촉진, 고유수용성 감각 입력)
④ 어깨(벌림(abduction), 바깥돌림(external rotation) 유도, 보조기(기능적인 자세 촉진, 경직 감소), lap tray(양측활동, 지지 증가)
⑤ 머리 – U자 모양 받침대(머리를 중앙으로 지지), 이마에 있는 안전끈(앞으로 숙여지지 않도록 보호, 환경적 자극 수용 증가)

답 ②

## 34. 좌측 뇌 손상의 특징으로 옳은 것은?

1) 운동계획 장애
2) 좌측 편마비
3) 좌측 무시
4) 의사소통 장애
5) 신체인식과 공간지각 관계가 부족

> **해설** 우측 뇌 손상의 특징
> • 운동계획 장애, 좌측 편마비, 좌측 무시, 신체인식과 공간지각 관계가 부족, 반맹
> 좌측 뇌 손상의 특징
> • 의사소통 장애, 입체 인식 불능, 실행증, 실인증
>
> 답 ④

## 35. 다음 중 오른쪽 어깨 부위에 이상감각(Paraesthesia)을 보인다면 이는 어느 신경근의 이상인가?

1) C4 뿌리부위
2) C6
3) C7
4) C8
5) T1

> **해설** 오른쪽 어깨부위는 C4 신경근이 지배한다.
>
> 답 ①

## 36. Rancho Los Amigos Scale의 5단계인 혼동-부적절한 반응에 대한 설명으로 옳은 것은?

1) 자극에 대해 지속적이지 못하고 목적 없는 반응 보임
2) 간단한 지시에 반응하지만 복잡한 지시에 혼돈된 양상을 보임
3) 심각하게 흥분되고 고조된 반응을 보임
4) 간단한 지시에 보다 목표지향적인 반응을 나타냄
5) 친숙한 환경에서 자동적으로 수행, 판단 및 문제해결력 부족으로 ADL 최소의 보조 필요함

> **해설** 5단계(혼동-부적절한 반응)
> 간단한 지시에 반응하지만 복잡한 지시에 혼돈된 양상, 매우 주의산만, 새로운 학습 불가능함
>
> 답 ②

## 37. 다음이 말하는 치료 접근법은?

> 정상적인 움직임과 운동 발달에 근거를 둔 접근법으로 대각선 패턴을 이용하여 환자의 자세, 운동성, 근력, 노력, 그리고 협응력을 키워주는 접근법

1) 관절 가동 범위 운동(ROM exercise)
2) 고유수용성 촉진 기법(PNF techniques)
3) 삼킴장애 재활 치료(dyphagia rehabilitation therapy)
4) 강제유도 운동치료(constraint-induced movement therapy)
5) 신경 발달 치료적 접근(NDT approach)

해설 고유수용성 촉진 기법(PNF techniques)
정상적인 움직임과 운동 발달에 근거를 둔 접근법으로 대각선 패턴을 이용하여 환자의 자세, 운동성, 근력, 노력, 그리고 협응력을 키워주는 접근법

답 ②

## 38. 다음 설명에 해당하는 질환은 무엇인가?

> 진행성 신경질환으로 CNS의 말이집(Myelin sheath)을 손상시킴

1) Poliomyelitis
2) Multiple Sclerosis
3) Myasthenia Gravis
4) Guillian-Barre Syndrome
5) Amyotrophic Lateral Sclerosis

해설 다발성경화증(Multiple Sclerosis)
진행성 신경질환으로 CNS의 말이집을 손상시킨다.

답 ②

## 39. 절단 환자의 수술적 기술 중 폐쇄(Closed) 방법의 장점으로 옳은 것은?

1) 배농(Drainage)를 허락한다.
2) 재원기간이 짧다.
3) 감염의 위험이 낮다.
4) 자유로운 배농(Drainage)을 증가시킨다.
5) 상처치료를 할 필요가 없다.

> **해설** 절단 환자의 수술적 기술 중 폐쇄(closed) 방법
> - 입원기간을 단축시킨다.
> - 자유로운 drainage를 감소시킨다.
> - 감염의 위험성을 증가시킨다.
>
> 답 ②

## 40. 다음 설명하는 것에 대해 올바른 것을 고르시오.

> - 20℃ 와 35℃의 찬물과 더운물에 번갈아가면서 담는다.
> - 20분 동안 찬물과 더운물에 1분씩 번갈아가면서 손을 담그는데 찬물과 더운물에 담는다.
> - 더운물과 차가운 물을 쓰는 것은 혈관 확장과 혈관 축소를 만들어 부종에 펌프활동을 만들어준다.
> - 이러한 기법은 부종이 감소되고 통증도 완화된다.

1) 올리기
2) 대조욕
3) 메뉴얼부종가동술
4) 능동적인 관절운동
5) 압박

> **해설** 대조욕
> - 20℃ 와 35℃의 찬물과 더운물에 번갈아가면서 담는다.
> - 20분 동안 찬물과 더운물에 1분씩 번갈아가면서 손을 담그는데 찬물과 더운물에 담는다.
> - 더운물과 차가운 물을 쓰는 것은 혈관 확장과 혈관 축소를 만들어 부종에 펌프활동을 만들어준다.
> - 이러한 기법은 부종이 감소되고 통증도 완화된다.
>
> 답 ②

## 41. 다음 설명하는 검사를 고르시오.

> • 주관터널 증후군을 위함 검사를 위해 사용
> • 3~5분 동안 완전히 폄된 손목과 함께 팔꿈치를 완전히 구부리도록 지시
> • 검사 결과 : 아래팔과 손의 자뼈신경 분포에서 울림이 나타나면 양성

1) Adson maneuver
2) Brachial plexus tension test
3) Tinel's sign
4) 손목압박검사
5) Elbow flxion test

**해설** Elbow flxion test
• 주관터널 증후군을 위함 검사를 위해 사용
• 3~5분 동안 완전히 폄된 손목과 함께 팔꿈치를 완전히 구부리도록 지시
• 검사 결과 : 아래팔과 손의 자뼈신경 분포에서 울림이 나타나면 양성

답 ⑤

## 42. 류마토이드 관절염에서 가장 많이 보여지는 엄지기형 타입은 무엇인가?

1) Type 1
2) Type 2
3) Type 3
4) Type 4
5) Type 5

**해설** 류마토이드 관절염에서 가장 많이 보여지는 엄지기형 타입
Type 1으로, MP joint의 만성 활막염으로 시작되고, IP joint의 과도한 늘임과 MP joint를 굽히게 된다.

답 ①

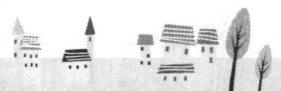

## 43. 다음 설명하는 것에 대한 것을 고르시오.

> • 연골과 뼈파괴의 방사선 증거 : 뼈 엉성증 증거도 포함
> • 섬유 또는 뼈 강직 없이 불완전탈구, 자뼈쪽치우침 혹은 과신장과 같은 관절기형
> • 폄근육위축
> • 마디결절과 힘줄윤활막염 같은 관절 바깥 물렁조직 병변

1) 초기
2) 중기
3) 중증기
4) 말기
5) 만성기

**해설** 중기
- 연골과 뼈파괴의 방사선 증거 : 뼈 엉성증 증거도 포함
- 섬유 또는 뼈 강직 없이 불완전탈구, 자뼈쪽치우침 혹은 과신장과 같은 관절기형
- 폄근육위축
- 마디결절과 힘줄윤활막염 같은 관절 바깥 물렁조직 병변

답 ③

## 44. 요통환자의 집 정돈하기 활동에 대한 설명으로 옳은 것은?

1) 물건을 들어서 옮기도록 한다.
2) 가장 자주 사용되는 냉동식품은 칸막이의 꼭대기 선반에 저장한다.
3) 자주 사용하는 품목들은 바닥에 놓고 보관한다.
4) 장시간 같은 자세를 유지한다.
5) 독립적인 생활을 위해, 주위사람의 도움을 받지 않도록 한다.

**해설** 요통환자의 집 정돈하기 활동
- 자주 사용되는 품목들은 허리와 가슴 높이의 선반에 놓는다.
- 가장 자주 사용되는 냉동식품은 칸막이의 꼭대기 선반에 저장한다.
- 무릎받침대를 활용한다.
- 물건을 들어 옮기기 보다는, 바퀴달린 수레나 밀어서 이동시킨다.
- 주위 사람을 최대한 활용하도록 한다.
- 주변 환경을 정리정돈 하는 습관을 가지도록 한다.
- 장시간 같은 자세를 유지하지 않도록 한다.

답 ②

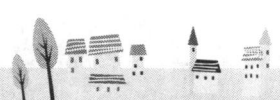

## 45. 다음 중 심부부분 화상에 대한 설명으로 옳은 것은?

1) 지속적인 햇빛에 의해 발생한다.
2) 지속적인 뜨거운 금속 및 액체의 접촉으로 발생한다.
3) 물집은 발생하지 않는다.
4) 감염 가능성이 전혀 없다.
5) 가벼운 접촉에는 통증을 느끼지 않는다.

> **해설** 심부부분 화상(심부 2도 화상)
> - 일반적 원인 - 불꽃, 지속적인 뜨거운 금속 및 액체
> - 조직 깊이 - 상피, 진피(피부 재생을 위한 부가물은 생존)
> - 임상 증상 - 홍반, 손바닥과 발바닥의 큰 물집과 손, 견고한 부위의 물집은 정상, 가벼운 접촉에도 심한 통증
> - 회복 시간 - 2주 이상, 감염이 발병하면 연장
> - 흉터 형성 - 흉터형성과 관절, web space, 얼굴에 구축 가능성 높음, 손가락의 단추구멍 변형 가능성 높음

답 ②

## 46. 다음은 류마티스 관절염의 진행 분류에 따른 보조기 적용이다. 보조기 적용을 보고 올바른 단계를 고르시오.

> - 관절 가동범위를 증가시키는 보조기
> - 기능 증진을 위한 주간용 보조기(통증감소, 안정성제공, 원치 않은 움직임제한, 적절한 자세관절)
> - 자세와 안정감을 제공하기 위한 야간용 보조기

1) 초기　　　　　　2) 중도　　　　　　3) 중등도
4) 말기　　　　　　5) 만성기

> **해설** 중도
> - 관절 가동범위를 증가시키는 보조기
> - 기능 증진을 위한 주간용 보조기(통증감소, 안정성제공, 원치 않은 움직임제한, 적절한 자세관절)
> - 자세와 안정감을 제공하기 위한 야간용 보조기

답 ②

**47.** 홍길동씨는 "손목 중앙의 통증 또는 불안정"이 관찰되었다. 어떤 기능장애를 말하는가?

1) Carpal tunnel 증후군
2) 반달뼈(Lunate bone) 탈골
3) 자뼈 신경 마비
4) 엄지 자뼈 평형 인대 불안정
5) 원위 노자관절 불안정

> **해설** 반달뼈(lunate bone) 탈골
> - 손상 패턴 : 손목 중앙의 통증 또는 불안정
> - 특징적인 발견 / 특별 검사 : Murphy의 징후(무엇을 쥐면 두번째 네번째 중수지절골 사이에, 세번째 중수지절골의 머리가 높게 나타나는 증상)
>
> 답 ②

**48.** 다음 중 설명하는 것은 엉덩관절과 다리관절 치환술에 사용하는 도구이다. 이 도구를 고르시오.

- 이 기구는 정형외과 기술사가 제작하고 설치
- 수술 후 약 3일 간 사용
- 수술 후 며칠간 손상된 다리의 지지를 위한 것이 목적이다.
- 클라이언트의 다리는 운동하는 동안 기구 밖으로 나오지 않게 한다.

1) Hemovac
2) 벌림쐐기
3) 평형 현수고정법
4) 항색전증 양말
5) 유발성 폐활량계

> **해설** 평형 현수 고정법
> - 이 기구는 정형외과 기술사가 제작하고 설치
> - 수술 후 약 3일간 사용
> - 수술 후 며칠간 손상된 다리의 지지를 위한 것이 목적이다.
> - 클라이언트의 다리는 운동하는 동안 기구 밖으로 나오지 않게 한다.
>
> 답 ③

## 49. 고관절 전치술을 한 환자가 목욕할 때 가장 필요한 것은?

1) 양말 보조기
2) 긴막대 목욕스폰지
3) 리쳐
4) 다리 들어 들어주는 장비
5) 워커 가방

> **해설**
> - 고관절 전치술을 한 환자가 목욕
> - 긴막대 목욕스폰지가 있어야 목욕 시 몸을 씻을 수 있다.
> - 이는 고관절의 과도한 굴곡을 예방하기 위해 필요로 한다.
>
> 답 ②

## 50. 다음 화상 깊이와 회복 시간이 올바르게 연결 된 것을 고르시오.

1) 얕은 화상 – 2주 이하
2) 얕은 부분 화상 – 3~7일
3) 깊은 부분 화상 – 2주 이상, 감염이 발병하면 연장
4) 전층 화상 – 상처 봉합을 위한 수술요함 ; 절단 및 재구성 필요
5) 피부밑 화상 – 큰 부위는 상처 봉합을 위한 수술, 작은 부위는 시간 지연을 요함

> **해설**
> 1) 얕은 화상 – 3~7일
> 2) 얕은 부분 화상 – 2주 이하
> 4) 전층 화상 – 큰 부위는 상처 봉합을 위한 수술, 작은 부위는 시간 지연을 요함
> 5) 피부밑 화상 – 상처 봉합을 위한 수술요함 ; 절단 및 재구성 필요
>
> 답 ③

## 51. 다음 설명하는 화상의 회복 단계를 고르시오.

> - 화상 후 72시간까지
> - 상처가 얕은 부분화상이고, 수술 없이 2주 이내 자연적으로 상처가 회복 된다면 상피가 회복 될 때까지의 시간

1) 초기
2) 급성기
3) 재활치료 단계
4) 중기
5) 말기

**해설**  급성기
- 화상 후 72시간까지
- 상처가 얕은 부분화상이고, 수술 없이 2주 이내 자연적으로 상처가 회복 된다면 상피가 회복 될 때까지의 시간

답 ②

## 52. 관절염 환자에게 가장 좋은 운동 방법으로 옳은 것은?

1) 등장성 운동(Isotonic exercise)
2) 등척성 운동(Isometric exercise)
3) 수동 관절 움직임 운동(Passive range of motion exercise)
4) 능동 관절 움직임 운동(Active range of motion exercise)
5) 피트니스 운동(Fitness exercise)

**해설**  관절염 환자에게 가장 좋은 운동 방법
관절염 환자에게는 관절에 무리가 가지 않는 등척성 운동이 가장 적절한 운동이다.

답 ②

## 53. 다음 설명을 듣고 의수기에 어떤 부분인지 고르시오.

> • 착용자가 말단장치의 엄지에 부착되어 있는 조절 케이블에 장력을 발생시키면 열림.
> • 장력이 제거 되면 고무밴드나 스프링이 말단장치의 손가락을 닫음
> • 말단장치의 잡는 힘은 고무밴드나 스프링 의수에 의해 결정

1) 어깨 걸이
2) 후크
3) VO 말단장치
4) 팔꿉밑 경첩
5) Ball-and - socket

**해설** VO 말단장치
• 착용자가 말단장치의 엄지에 부착되어 있는 조절 케이블에 장력을 발생시키면 열림
• 장력이 제거 되면 고무밴드나 스프링이 말단장치의 손가락을 닫음
• 말단장치의 잡는 힘은 고무밴드나 스프링 의수에 의해 결정

답 ③

## 54. 다음중 방어기제와 예시와 옳게 연결 된 것을 고르시오.

1) 대치 - 십대 소년이 종이가 없어서 숙제를 못했다고 말한다.
2) 승화 - 경찰 시험에 떨어진 젊은 남자가 경호원이 된다.
3) 퇴행 - 협응이 좋지 않은 소녀가 배구 할 시간이 되면 두통이 생긴다.
4) 전환 - 무엇인가 잘라 보고 싶은 아이가 커서 외과 의사가 된다.
5) 부정 - 엄마가 정신지체가 있는 아이를 의사로 만들 계획을 세운다.

**해설**
1) 합리화 - 십대 소년이 종이가 없어서 숙제를 못했다고 말한다.
2) 대치 - 경찰 시험에 떨어진 젊은 남자가 경호원이 된다.
3) 전환 - 협응이 좋지 않은 소녀가 배구 할 시간이 되면 두통이 생긴다.
4) 승화 - 무엇인가 잘라 보고 싶은 아이가 커서 외과 의사가 된다.

답 ⑤

## 55. 다음 설명에 맞는 적절한 유형은 무엇인가?

> 어린나이(25세 이전), 특히 사춘기 전후에 서서히 발병하며, 점차 감정의 둔마와 인격의 황폐화와 퇴행을 보임

1) 혼란형(Disorganized)   2) 편집형(Paranoid)   3) 긴장형(Catatonic)
4) 단순형(Simple)   5) 잔류형(Residual)

**해설**
- 혼란형 – 어린나이(25세 이전), 특히 사춘기 전후에 서서히 발병, 사고와 감정의 혼란, 점차 감정의 둔마와 인격의 황폐화와 퇴행을 보임. 환각을 보이며 망상은 그 내용이 다양하고 수시로 변하며 기이함
- 편집형 – 늦게(30대 전후)발병, 교육을 많이 받은 층에 호발. 타인에게 긴장되어 있고 의심이 많고 숨기는 것이 많다는 인상을 주며 망상, 환청이 주된 특징
- 긴장형 – 정신적 외상 후 급성으로 발병. 극심한 정신운동장애가 특징으로 혼미와 흥분 상태가 단독 또는 교대로 나타남
- 단순형 – 이상한 행동을 하고 게으르고 목적 없는 등 사회적 요구에 부응하지 못하며, 정동의 심한 둔마 등 증상이 심해지고 기능 감퇴가 천천히, 점진적으로 진행. 망상, 환각을 경험하지 않음
- 잔류형 – 정신분열병의 급성기 증상이 회복되어 정신병적 증상이 뚜렷하지 않은 경우임. 비논리적 사고, 사회적 고립 등이 남아 있는 경우

답 ①

## 56. 다음 중 다섯 가지 진단의 축이다. 옳게 연결 된 것을 고르시오.

1) AxisⅠ – 일반적인 의학적 질병
2) AxisⅡ – 임상적 주의의 초점이 되는 임상적 장애나 다른 요인들
3) AxisⅢ – 심리사회적, 환경적 문제들
4) AxisⅣ – 성격장애, 정신지체
5) AxisⅤ – 전반적인 기능상태의 평가

**해설**
1) AxisⅠ – 임상적주의의 초점이 되는 임상적 장애나 다른 요인들
2) AxisⅡ – 성격장애, 정신지체
3) AxisⅢ – 일반적인 의학적 질병
4) AxisⅣ – 심리사회적, 환경적 문제들

답 ⑤

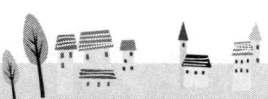

## 57. 다음 중 설명한 것에 대한 특징을 보이는 것은 무엇인지 고르시오.

- 사회적 손상이 두드러지고 일반적으로 다른 사람에 대한 인식이 부족하다.
- 의사소통에 심각한 손상(말하는 것이 지연되거나 결여되고 비언어적 암시를 이해하지 못함)
- 제한적이고 반복적인 행동이나 관심(같은 의식과 행동만을 반복함)
- 발달지연 또는 이상

1) 자폐
2) 전반적 발달 장애
3) 섬망
4) 치매
5) 주의력 결핍 및 파괴적 행동

**해설**  전반적 발달 장애
- 사회적 손상이 두드러지고 일반적으로 다른 사람에 대한 인식이 부족하다.
- 의사소통에 심각한 손상(말하는 것이 지연되거나 결여되고 비언어적 암시를 이해하지 못함)
- 제한적이고 반복적인 행동이나 관심(같은 의식과 행동만을 반복함)
- 발달지연 또는 이상

답 ②

## 58. 다음은 알코올 중독자들이 선호하는 방어구조이다. 설명에 대한 옳은 방어 구조를 고르시오.

- 어릴 적 예측하지 못한 경험을 했을 때 사용하던 방법
- 예) 세부상황에 대해 극도의 집중이나 완벽주의적 성향과 무관심이 번갈아 하며 나타남.

1) 부정
2) 이분법적 사고
3) 상호의존성
4) 행동허용
5) 사회생활 및 여가생활의 결여

**해설**  이분법적 사고
- 어릴 적 예측하지 못한 경험을 했을 때 사용하던 방법
- 예) 세부상황에 대해 극도의 집중이나 완벽주의적 성향과 무관심이 번갈아 하며 나타남.

답 ②

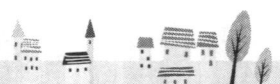

## 59. 다음 중 설명이 옳은 것을 고르시오.

1) 식이 장애는 왜곡된 신체상을 가지고 있고 체중 증가를 완강히 거부하며 비정상적 과체중을 보인다.
2) 경조증은 경한 고조에서 중등도의 저하까지 기분이 교차한다.
3) 순환성 기분장애는 기분이 상승되어 있지만 조증보다는 경하다.
4) 범 불안 장애는 2개이상 서로 관련없는 상황에 대해 불안해 할 때, 다른 Asix I 진단이 없을 때 진단을 내린다.
5) 불안장애에는 공포증, 공항장애만 있다.

해설
1) 식이 부진증은 왜곡된 신체상을 가지고 있고 체중 증가를 완강히 거부하며 비정상적 저체중을 보인다.
2) 순환성 기분장애는 경한 고조에서 중등도의 저하까지 기분이 교차한다.
3) 경조증은 기분이 상승되어 있지만 조증보다는 경하다.
5) 불안장애에는 공포증. 공항장애, 강박장애, 외상후 스트레스장애가 있다.

답 ④

## 60. 다음은 정신분열병의 하위 유형이다. 설명에 대해 옳은 것을 고르시오.

- 지리멸렬한 사고, 괴이한 의사소통, 거의 표현되지 않는 감정, 전반적으로 부적절한 기능을 보인다.
- 찡그린 얼굴을 하고 이상한 행동을 습관처럼 하거나 이해 할 수 없는 행동을 한다.
- 과거에는 파괴형이라고 하였다.

1) 긴장형  2) 와해형  3) 편집형
4) 미분화형  5) 잔류형

해설 **와해형**
- 지리멸렬한 사고, 괴이한 의사소통, 거의 표현되지 않는 감정, 전반적으로 부적절한 기능을 보인다.
- 찡그린 얼굴을 하고 이상한 행동을 습관처럼 하거나 이해 할 수 없는 행동을 한다.
- 과거에는 파괴형이라고 하였다.

답 ②

## 61. 다음 내용 중 옳은 것은?

1) 아편류 : 1회 사용만으로도 의존이 생길 수 있음
2) 항불안제 : 지각과 감정, 사고장애를 일으키고, 색깔이나 촉감이 풍부하게 느껴짐
3) 코카인 : 가장 널리 남용되는 환각제
4) 아편류 : 용량 증가 시 주의력 장애, 기억장애, 언어장애, 무감동, 정신운동지연
5) 코카인 : 신체적으로 교감신경계작용

> **해설**
> - 아편류 : 용량 증가 시 주의력 장애, 기억장애, 언어장애, 무감동, 정신운동 지연오며, 마약성 진통제로 강력한 신체적 의존과 중단했을 때 심각한 금단증상이 있음
> - 항불안제 : 졸리고 착란된 상태에서 말이 느려짐, 운동 부조화와 비틀거림, 주의력과 기억력 감퇴
> - 코카인 : 1회 사용만으로도 의존이 생길 수 있음. 대량 투여 시 탈진, 무력 배고픔, 과수면
> - 환각제 : 정신병과 유사한 증상 일으키며, 신체적으로 교감신경계 작용

답 ④

## 62. 알코올 환자의 작업치료 시 중재원칙에 대해 옳은 것을 고르시오.

1) 성취 가능한 목표보다 약간 높게 설정
2) 가족 및 간병자는 배제시킴
3) 물질로 인한 장해 및 의존성을 극복할 수 있다는 점을 강조
4) 클라이언트와 치료시설간의 관계 억제
5) 환자들의 공통적인 목표에 맞춰서 치료

> **해설** 작업치료의 중재원칙
> - 중재를 위하여 성취 가능한 목표 설정
> - 가족 및 간병자를 참여시킴
> - 각 클라이언트에 맞는 치료
> - 클라이언트와 치료시설간의 관계 촉진
> - 물질로 인한 장해 및 의존성을 극복할 수 있다는 점을 강조

답 ③

## 63. 다음 빈칸에 들어갈 말로 옳은 것을 고르시오.

- 섬망은 (　　), 빠른 발병, 치매는 (　　), 점진적 발병
- 섬망의 경과는 (　　)이며, 치매는 (　　)이다.

1) 만성, 급성적 / 진행성, 가역적
2) 급성, 만성적 / 진행성, 가역적
3) 만성, 급성적 / 가역적, 진행성
4) 급성, 만성적 / 가역적, 진행성
5) 만성, 만성적 / 진행성, 가역적

**해설**

| 섬 망 | 치 매 |
|---|---|
| 급성, 빠른 발병 | 만성적, 점진적 발병 |
| 의식수준 흐림 | 초기에는 의식수준장애 없음 |
| 격정, 혼미 | 각성 수준은 정상 |
| 흔히 경과가 가역적임 | 대개 진행성이며 황폐화 |

답 ④

## 64. 다음 설명에 대한 적절한 평가도구로 옳은 것은?

- 인지장애이론을 기초로 함
- 알렌의 인지단계를 6단계로 평가함

1) ACLS　　　　2) LOTCA – G　　　　3) MMSE – K
4) CDR　　　　5) GDS

**해설**
- ACLS : 인지장애이론을 기초로 개발되었으며, 환자의 인지수준을 평가, 알렌의 인지단계의 6단계로 평가함
- LOTCA-G : 노인의 지남력, 시지각능력, 공간지각력, 운동실행, 시운동조직력, 사고조작에 대한 능력과 장애를 평가하며, 개별 점수로 기초선과 치료 후의 변화 측정
- MMSE-K : 가장 널리 사용되는 치매 선별검사로, 지남력, 기억등록, 기억회상, 주의집중 및 계산, 언어기능, 이해 및 판단영역이 있으며, 30점 만점이다.
- CDR : 전반적인 인지 / 사회적 기능의 정도를 평가하기 위한 도구로, 기억력, 지남력, 문제해결능력 및 판단력, 사회 활동, 집안생활 과 취미, 위생 및 몸치장으로 구성되어져있다.
- GDS : 퇴행성 치매의 중증도를 평가하기 위한 도구이다.

답 ①

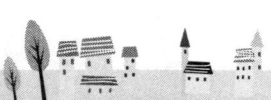

## 65. 다음 중 환각에 대한 설명으로 옳은 것을 고르시오.

1) 열등감과 무능함에 대한 방어로 생기는 사고이다.
2) 특별하다는 생각을 대신함으로써 낮은 자존감의 경험을 회피하려고 한다.
3) 뇌의 기능의 일시적 혹은 영구적 손상으로 인해 발생한다.
4) 행동보다는 그들의 고민에 대해 대화하고 감정을 말로 적합하게 표현하도록 도와주는 것이다.
5) 정신기능이 한 가지 이상 결손되거나 손상된 것이다.

> **해설**
> 1) 열등감과 무능함게 대한 방어로 생기는 사고이다. – 망상
> 2) 특별하다는 생각을 대신함으로써 낮은 자존감의 경험을 회피하려고 한다. – 편집증
> 4) 행동보다는 그들의 고민에 대해 대화하고 감정을 말로 적합하게 표현하도록 도와주는 것이다. – 분노, 적개심 및 공격성
> 5) 정신기능이 한 가지 이상 결손되거나 손상된 것이다. – 인지장애
>
> 답 ③

## 66. 뇌성마비 아동의 발달적 특징으로 옳은 것은?

1) 비고의적인 움직임
2) 이완성의 건 반응
3) 사지의 대칭적 이용
4) 원활한 혀의 움직임
5) 기초 반응과 자동 반사의 정상적 발달

> **해설** 뇌성마비 아동의 발달적 특징
> • 기초 반응과 자동 반사의 정체
> • 다양한 긴장
> • 건의 과도 반응
> • 사지의 비대칭적 이용
> • 경련
> • 빨지 못하거나 혀의 통제 불량
> • 비고의적인 움직임
>
> 답 ①

## 67. 바빈스키 반사에 대한 설명으로 옳은 것은?

1) 손가락을 구부리거나 물건을 잡으려고 한다.
2) 8~12개월 후 사라진다.
3) 먹을 것을 찾기 위함이다.
4) 걷는 것처럼 발을 움직인다.
5) 자극의 방향으로 고개를 돌려 빨려고 한다.

> **해설**  바빈스키 반사(babinski reflex)
> - 자극 : 발가락에서 발바닥 쪽으로 발바닥을 건드린다.
> - 반응 : 발가락을 벌리고 발을 오므린다.
> - 소멸시기 : 8~12개월 후 사라진다.

답 ②

## 68. 중간 지적장애를 가진 아동에 대한 설명으로 옳은 것은?

1) 3~7학년 수준의 학업 기술을 배울 수 있는 능력을 가진다.
2) 성인이 되면 대부분의 가족이 상주되어 있는 환경이나, 감독이 필요하다.
3) 행동, 신경근육, 정형외과와 관련된 문제를 가지고 있다.
4) IQ 25~40
5) 기본 생존 기술을 위해 보호자의 도움이 필요하다.

> **해설**  중간 지적장애
> - IQ 40~55
> - 사회에서 기능하기 위해 지지가 필요하다.
> - 학업적으로 2학년 이상으로 발전할 가능성은 낮지만, 대부분 반복적 일상 기능을 할 수 있다.
> - 보호된 직업 조건에서 무기술 또는 반기술 일을 할 수 있다.
> - 성인이 되면 대부분의 가족이 상주되어 있는 환경이나, 감독이 필요하다.

답 ②

## 69. 3~5세 아동의 자세조절, 양측통합, 반사통합을 검사하기 위한 하위항목들을 평가하는 감각통합평가 도구로 옳은 것은?

1) Sensory profile
2) Degangi-Berk test of sensory integration
3) SIPT
4) BOTMP
5) SPM

**해설**
- Degangi-Berk test of sensory integration
- 3~5세
- 치료사에 의한 직접평가 시행
- 자세조절, 양측통합, 반사통합을 검사하기 위한 하위항목들을 평가

답 ②

## 70. 실행장애를 가진 아동에 대한 설명으로 옳은 것은?

1) 관절에 무게가 가는 활동을 피한다.
2) 과활동성, 산만함 등의 특성을 동반할 수 있다.
3) 3세 까지는 실행의 어려움을 잘 발견하지 못한다.
4) 시끄러운 소리는 귀를 바늘로 찌르는 것 같이 느낀다.
5) 느리거나 빠른 머리움직임과 관련된 것을 공포스러워 한다.

**해설** 실행장애
협응적이고 자발적인 행동을 수행하는 데 문제가 있으며 미숙하고 서투르며 부주의하며 사고가 나기 쉽다. 걷기 전까지 정상적인 운동발달을 성취하며 3세 까지는 실행의 어려움을 잘 발견하지 못한다.

답 ③

## 71. 7세 이전의 ADHD 아동의 ADL을 방해하는 요소로 옳은 것은?

1) 과한 집중력
2) 즉흥성
3) 침착함
4) 참을성
5) 적극적인 놀이에 대한 참여

> **해설** 7세 이전의 ADHD 아동의 ADL을 방해하는 요소
> - 부주의
> - 과잉행동
> - 즉흥성
>
> 답 ②

## 72. 학습 장애를 가진 아동의 교육 장애에 대한 묘사로 가장 옳은 것은?

1) 하나의 학업과목에서만 발생한다.
2) 글씨를 쓰는데에는 능숙하다.
3) 색칠하는데 능숙하다.
4) 글 또는 말로 지시한 사항 이해하는데 어려움을 느낀다.
5) 읽던 페이지를 잘 찾아 가서 읽는다.

> **해설** 학습 장애를 가진 아동의 교육 장애
> - 하나 또는 그 이상의 학업과목에서 일어날 수 있다.
> - 칠판에서 받아 적기, 일반 및 필기체 글쓰기, 시간과 물건 정리, 글 또는 말로 지시한 사항 이해하기, 상징적 혼동(글자 뒤바꾸기), 자르기, 색칠하기, 그림 그리기, 페이지의 읽던 자리 기억하기에서 제한되거나 지연된 교육기술을 보인다.
>
> 답 ④

## 73. 운동실조형(Ataxic type) 뇌성마비의 설명으로 옳은 것은?

1) 핵황달에 의한 뇌바닥핵의 손상으로 나타난다.
2) 사지가 침범되는 사지마비 형태로 나타난다.
3) 소뇌 손상시 주로 나타나고 전체 뇌성마비 중 약 2~5% 차지한다.
4) 주변 뇌조직의 괴사로 인해 일어난다.
5) 높은 근긴장도로 수동 움직임시 심한 저항을 동반한다.

**해설**
1) 핵황달에 의한 뇌바닥핵의 손상으로 나타난다. - 무정위형 뇌성마비
2) 사지가 침범되는 사지마비 형태로 나타난다. - 이완형 뇌성마비
4) 주변 뇌조직의 괴사로 인해 일어난다. - 경직형 뇌성마비
5) 높은 근긴장도로 수동 움직임시 심한 저항을 동반한다. - 경직형 뇌성마비

답 ③

## 74. 듀센 근육퇴행위축(Duchenne's muscular dystrophy)에 대한 설명으로 옳은 것은?

1) 안면근육 움직임의 감소가 두드러진다.
2) 발병은 주로 이른 청소년기 때 일어난다.
3) 국소적인 근육에만 영향을 미친다.
4) 가장 드문 근육퇴행위축이다.
5) 주로 남아에게 나타난다.

**해설** 듀센 근육퇴행위축(Duchenne's muscular dystrophy)
- 가장 흔하고, 가장 심각한 근육퇴행위축이다.
- 디스트로핀 생성 결핍으로 인한 엑스연관열성 질환으로 유전된다.
- 주로 남아에게 나타난다.
- 주로 2~6세 사이에 나타나기 시작한다.
- 병발은 골반대의 근위 근육조직에서 시작하여 어깨대로 이동하며, 결국에는 모든 근육 집단에 영향을 미친다.

답 ⑤

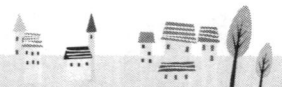

## 75. 신경계 손상으로 인해 경직이 증가되어 다리의 신전이 심하거나 머리와 어깨가 뒤로 젖혀지는 과근긴장 아동에게 적당한 자세별 옷입기로 옳은 것은?

1) 보호자 무릎에 엎드린 자세
2) 바로 누운 자세
3) 앉은 자세
4) 선 자세
5) 옆으로 누운 자세

**해설** 옆으로 누운자세
신경계 손상으로 인해 경직이 증가되어 다리의 신전이 심하거나 머리와 어깨가 뒤로 젖혀지는 과근긴장 아동에게 적당하다. 옆으로 누운 자세에서 옷입기는 근육의 경직과 비정상적인 반사를 억제하는데 도움을 준다.

답 ⑤

## 76. 아스퍼거 증후군에 대한 설명으로 옳은 것은?

1) 부주의, 과잉활동, 그리고 즉흥성을 나타낸다.
2) X연관 우성진행 신경질환이다.
3) 여아에게만 나타난다.
4) 언어기술에 있어서 임상적으로 뚜렷한 지연을 보이지 않는다.
5) 상동행동이 나타난다.

**해설** 아스퍼거 증후군
아동이 언어 기술에 있어서 임상적으로 뚜렷한 지연을 나타내지 않는다는 점에서 자폐증과 구별된다. 아스퍼거 증후군의 필수적인 특징은 사회적 상호작용의 심각하고 유지되는 장애, 그리고 행동, 관심, 활동의 제한되고 반복적인 패턴이다.

답 ④

## 77. 학교 내 작업치료와 관련된 매뉴얼에서 일상생활활동과 관련된 수행과 중재에 대한 설명으로 가장 옳은 것은?

1) 컴퓨터 사용하기를 훈련시킨다.
2) 수단적 일상생활활동은 포함되지 않는다.
3) 장애가 있는 아동이 학교환경 안에서(점심식사 테이블) 작업 활동하는 것도 포함
4) 작업 기술을 촉진하기 위한 그룹 프로그램 개발하기
5) 그룹 중재 동안 친구들과의 적절한 상호작용을 촉진하도록 한다.

> **해설**
> - 작업 수행 참여의 예
>   - 옷입기, 점심과 스낵 먹기, 화장실(소변 / 대변 관리), 기본적 위생과 몸 단장, 의사소통 보조도구 사용하기, 수업에서 식사준비하기, 컴퓨터 사용하기, 쇼핑, 청소하기
> - 작업치료 중재의 예
>   - 옷입기, 스스로 먹기를 가르치기 위해 체이닝 접근 방법(Chainning approach)을 사용한 직접적인 중재방법 제공하기
>   - 휠체어에서 화장실로 이동하기 위한 적절한 전략 가르치기
>   - 쇼핑, 요리하기, 청소하기와 같은 독립적인 생활기술에 참여를 촉진하기 위해 그룹 활동 제공하기
>
> 답 ①

## 78. 컵으로 마시기 가능하며 숨을 참고 1~3번 빨고 삼킴 후 숨을 쉬는 아동의 발달연령으로 옳은 것은?

1) 3~4개월
2) 5~6개월
3) 7~8개월
4) 9개월
5) 12개월

> **해설** 9개월
> - 혀를 외측으로 움직여 입 중앙에 놓인 음식물을 입 안쪽 가장자리로 보낸다.
> - 컵으로 마시기가 가능하며 숨을 참고 1~3번 빨고 삼킴 후 숨을 쉰다.
> - 씹는 동안 턱과 입술을 능동적으로 움직인다.
>
> 답 ④

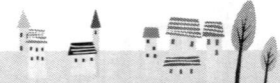

## 79. 자신의 신체를 보거나, 만지거나, 입으로 넣는 행위를 통해 탐색하는 발달연령으로 옳은 것은?

1) 0~3개월　　2) 3~6개월　　3) 6~12개월
4) 1~2세　　　5) 2~3세

> **해설** 3~6개월
> - 감정을 표현한다.
> - 다른 사람의 얼굴에 관심이 많다.
> - 아기를 들어 올려주었을 때 조용해진다.
> - 자신의 신체를 보거나, 만지거나, 입으로 넣는 행위를 통해 탐색한다.
> - 이름을 부르면 잠시 쳐다본다.
>
> 답 ②

## 80. Plaster cylindrical splint의 가장 큰 효과로 옳은 것은?

1) DIP 구축에 사용한다.
2) DIP 구축에 동적인 신장을 제공한다.
3) DIP 구축에 정적인 신장을 제공한다.
4) PIP 구축에 동적인 신장을 제공한다.
5) PIP 구축에 정적인 신장을 제공한다.

> **해설** Plaster cylindrical splint
> 몸쪽 손가락뼈사이 관절(PIP) 구축에 정적 신장을 제공하기 위하여 사용한다.
>
> 답 ⑤

## 81. 휠체어 사용자와 보호자를 위한 안전 요소중 옳지 않은 것은?

1) 클라이언트는 발판 위에 절대 올라서서는 안되며, 대부분 이동 동안에 '올려진' 상태에서 한다.
2) 대부분의 이동에서 가능하면 발판을 바깥으로 밀어 내는 것이 유리하다.
3) 경사로를 독립적으로 통과할 수 있다면 클라이언트는 휠체어를 추진하여 경사로를 올라가는 동안 몸을 약간 뒤쪽으로 숙여야 한다.
4) 보호자가 휠체어를 민다면, 보호자는 클라이언트의 팔꿈치가 팔걸이에서 나오거나 손이 손잡이에 닿지 않도록 해야 한다.
5) 브레이크는 모든 이동을 하는 동안 잠겨 있어야 한다.

**해설**
1) 클라이언트는 발판 위에 절대 올라서서는 안되며, 대부분 이동 동안에 '올려진' 상태에서 한다.
2) 대부분의 이동에서 가능하면 발판을 바깥으로 밀어 내는 것이 유리하다.
3) 경사로를 독립적으로 통과할 수 있다면 클라이언트는 휠체어를 추진하여 경사로를 올라가는 동안 몸을 약간 앞쪽으로 숙여야 한다.
4) 보호자가 휠체어를 민다면, 보호자는 클라이언트의 팔꿈치가 팔걸이에서 나오거나 손이 손잡이에 닿지 않도록 해야 한다.
5) 브레이크는 모든 이동을 하는 동안 잠겨 있어야 한다.

답 ③

## 82. 다음이 설명하는 Brunnstrom 회복 단계는 몇 단계인가?

> 팔 : 빠른 운동 시도 외에는 경직 없음. 독립적인 관절 움직임 가능
> 손 : 모든 잡기 및 쥐기 가능. 모든 관절가동범위의 폄가능

1) 1단계　　　　　2) 1단계　　　　　3) 4단계
4) 5단계　　　　　5) 6단계

**해설** Brunnstrom 회복 6단계
- 팔 : 빠른 운동 시도 외에는 경직 없음. 독립적인 관절 움직임 가능
- 손 : 모든 잡기 및 쥐기 가능. 모든 관절가동범위의 폄 가능

답 ⑤

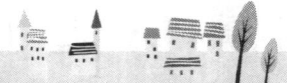

## 83. 척수 손상 환자의 배설 반사를 위해 항문을 자극할 때 손가락 마비를 보상하기 위해 사용하는 도구는?

1) Short opponens splint
2) Universal cuff
3) Mouse stick
4) Drill stick
5) Joy stick

> **해설** Drill stick
> 항문을 자극할 때 손가락 마비를 보상
>
> 답 ④

## 84. Cock up splint는 어떤 신경의 손상 시에 착용하는가?

1) 자신경(Ulnar nerve)
2) 정강신경(Tibial nerve)
3) 노신경(Radial nerve)
4) 겨드랑신경(Axillary nerve)
5) 근육피부신경(Musculocutaneous nerve)

> **해설** Cook up splint
> 팔꿉관절이나 앞팔의 운동은 제한시키지 않으며 단지 손의 무게를 받쳐주고, 손의 기능적 위치로 고정하는 역할을 한다. 노신경 마비로 손이 쳐졌을 때, 즉, 손목관절 처짐(wrist drop)이 되었을 때 많이 사용된다.
>
> 답 ③

## 85. 운전재활전문가가 차량 평가 시 고려해야 된 사항으로 옳은 것은?

1) 운전자가 차 안으로 들어가고 나갈 수 있어야 하며, 그 안에 휠체어나 스쿠터 또는 필요한 보조도구를 보관 할 필요는 없다.
2) 운전에 필요한 보조도구는 클라이언트의 차량에 호환이 되며, 보다 적절한 차량을 구입하기 위해 특별히 고려하지 않아도 된다.
3) 차량은 리프트 도구뿐만 아니라 휠체어나 스쿠터를 고려한 특수한 차량 모델을 결정할 필요는 없다.
4) 휠체어 측정과 무제 선정 시 싣는 도구가 특정한 휠체어 또는 스쿠터를 수용할 수 있는지는 필요한 경우에만 시행한다.
5) 운전재활전문가는 운전자, 휠체어, 운전자의 능력과 안정성 및 효율성을 위한 보조도구의 조절 능력을 포함하여 적절한 차량을 검사한다.

**해설**
1) 운전자가 차 안으로 들어가고 나갈 수 있어야 하며, 그 안에 휠체어나 스쿠터 또는 필요한 보조도구를 보관할 수 있어야 한다.
2) 운전에 필요한 보조도구는 클라이언트의 차량에 호환이 되며, 보다 적절한 차량을 구입하기 위해 특별히 고려해야 한다.
3) 차량은 리프트 도구뿐만 아니라 휠체어나 스쿠터를 고려한 특수한 차량 모델을 결정해야한다.
4) 휠체어 측정과 무제 선정 시 싣는 도구가 특정한 휠체어 또는 스쿠터를 수용할 수 있는지 확인해야 한다.

답 ⑤

## 86. 뇌손상 환자의 삼킴장애 중 인두단계에서 나타날 수 있는 임상적 특성으로 옳은 것은?

1) 건조한 입
2) 저작기능의 감소
3) 얼굴 긴장도의 변화
4) 입술 다물기의 감소
5) 반사의 감소와 이상 반사의 출현

**해설** 인두단계의 변화
- 반사의 감소와 이상 반사의 출현
- 혀의 기저부 수축 감소
- 후두덮개 기능의 손상
- 물렁입천장 기능의 저하
- 인두벽 수축 감소

답 ⑤

## 87. 삼킴장애 치료 기법 중 아래 내용에 해당하는 것은?

> 혀 유지 기법이라고도 불리며 삼키는 동안 후인두벽의 전방 움직임을 증가시키는 방법이다. 이 기법은 인두의 내경을 좁혀 음식덩이가 인두를 빠르게 지나가도록 하는 압력 생산을 돕는 보상적 방법으로 주로 사용된다.

1) 마사코 기법
2) 물렁입천장 운동
3) 혀 기저부 운동
4) 샤케어 운동
5) 호흡 운동

**해설** 마사코 기법
혀 유지 기법이라고도 불리며 삼키는 동안 후인두벽의 전방 움직임을 증가시키는 방법이다. 이 기법은 인두의 내경을 좁혀 음식덩이가 인두를 빠르게 지나가도록 하는 압력 생산을 돕는 보상적 방법으로 주로 사용된다.

답 ①

## 88. 비정상적인 반사 억제 기법에 대한 내용으로 옳은 것은?

1) 깨물기 반사, 뿌리 반사, 혀 밀어내기 반사는 정상적인 반사이다.
2) 깨물기 반사를 줄이기 위해서는 치아, 잇몸, 볼에 자극을 최대화 한다.
3) 아동의 경우 턱을 아래로 당겨서 입이 벌어지도록 유도하여 깨물기 반사를 억제하기도 한다.
4) 혀를 지속적으로 눌러주는 것은 깨물기 반사를 감소시키는데 도움이 있다.
5) 혀를 앞으로 당기거나 턱을 아래로 숙이면서 혀를 뒤로 넣으면 혀 밀어내기 반사를 감소시킬 수 있다.

**해설**
1) 깨물기 반사, 뿌리 반사, 혀 밀어내기 반사는 비정상적인 반사이다.
2) 깨물기 반사를 줄이기 위해서는 치아, 잇몸, 볼에 자극을 최소화 한다.
3) 아동의 경우 턱을 위로 밀어서 입이 벌어지도록 유도하여 깨물기 반사를 억제하기도 한다.
5) 혀를 뒤로 당기거나 턱을 아래로 숙이면서 혀를 뒤로 넣으면 혀 밀어내기 반사를 감소시킬 수 있다.

답 ④

## 89. 한국의 CBR의 역사 중, 민간주도형 사업은 언제 시작되었는가?

1) 1977년
2) 1982년
3) 1987년
4) 1992년
5) 1999년

> **해설** 민간 주도형 한국의 CBR
> 1987년에서 1995년까지 전형적인 농촌지역 시범사업으로 전주예수병원에서 주관하고 독일 기독교재단에서 재정적 지원을 하여 전북 북완주군 지역에 고산 장애인재활 센터를 설립하여 실시하였다.
>
> 답 ③

## 90. 삼킴장애의 평가방법 중 음식, 액체에 일정 비율의 바륨을 섞어서 환자에게 삼키게 한 후 결과를 해석하는 평가는 무엇인가?

1) 초음파 검사
2) 섬광조영검사
3) 광섬유 내시경 검사
4) 비디오투시조영검사
5) 압력측정방법

> **해설**
> 1) 초음파 검사 : 비방사성 영상도구로 혀 기능, 구강통과시간과 목뿔뼈의 움직임을 평가한다.
> 2) 섬광조영검사 : 방사선 동위원소로 표식이 된 식이를 삼키면 감마카메라로 촬영하여서 영상을 통해 검사하는 방법이다
> 3) 광섬유 내시경 검사 : 삼킴 전, 후의 인두와 후두기능을 관찰하기 위해 유연한 내시경을 비강을 통해 인두까지 넣어 방사선을 이용하지 않는 영상 평가방법이다.
> 5) 압력측정방법 : 삼킴과정 동안 인두 및 식도근육의 압력과 꿈틀운동을 측정하여 삼킴중에 배출력과 저항력의 정략적인 평가를 할 수 있는 방법이다.
>
> 답 ④

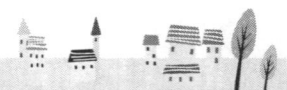

## 91. 다음 중 반 구조화된 면담과 비율척도로 진행되는 평가도구는 무엇인가?

1) Life Stressors and Social Resources Inventory-Adult form(LISRES-A)
2) 고용현장방문 직업분석(Job Analysis during Employer site visit)
3) 미국장애인보호법(Americans with Disabilities Act ; ADA) 작업장 평가
4) 작업환경척도(Work Environment Scale ; WES)
5) 작업환경영향척도(Workplace Environment Impact Scale ; WEIS)

> **해설** 작업환경영향척도(Workplace Environment Impact Scale ; WEIS)
> 반 – 구조화된 면담 & 비율척도로 개인의 경험과 그들의 업무환경에 대한인지 수준을 조사함. 고용되어 있거나 직장으로 복귀를 계획 중인 신체적 장애 및 신체 정신적 장애를 가진 개인들을 위하여 고안됨. 4점 서수 체계로 된 17항목의 질문지
>
> 답 ⑤

## 92. 다음 그림과 관련 있는 직업 평가 도구는 무엇인가?

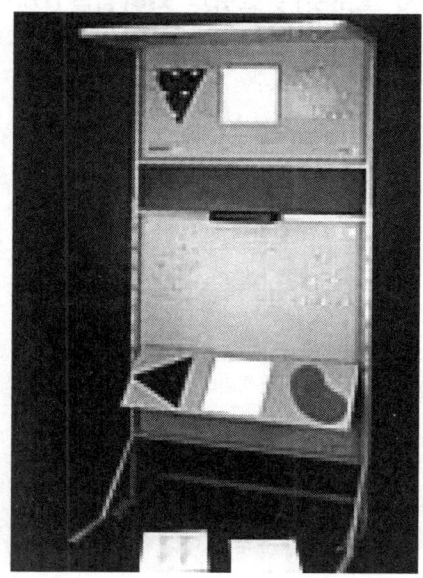

1) Purdue Pegboard
2) Valpar system
3) Crawford Small Parts
4) Bennett Hand Tool
5) Jewish Employment Vocational Service

> **해설** 그림은 서기, 구부리기, 기기, 팔 뻗기, 물건 다루기 및 조작하기 등의 기능적 능력을 측정하는 데 사용되는 Valpar 9번 몸 전체의 관절가동범위 표본작업이다.
>
> 답 ②

## 93. 다음은 정면과 옆면에 추천되는 의자의 특성이다. 바르게 연결된 것을 고르시오.

1) 옆면, 의자깊이 51cm
2) 옆면, 등받이 높이 15~23cm
3) 정면, 수직 높이 조절 범위 12cm
4) 정면, 발판에서 좌석까지 거리 41cm
5) 정면, 등받이 넓이 30~43cm

> **해설**
> 1) 옆면, 의자깊이 41cm
> 3) 정면, 수직 높이 조절 범위 15cm
> 4) 정면, 발판에서 좌석까지 거리 46cm
> 5) 정면, 등받이 넓이 32~36cm

답 ②

## 94. 무거운 클라이언트를 매일 여러 번 들어 올리거나 옮기는 작업치료사의 인간공학적 위험요소에 대항하는 방법으로 가장 적절한 것은?

1) 클라이언트에게 다이어트를 권한다.
2) 클라이언트에게 신뢰를 심어주기위해 힘들더라도 혼자 한다.
3) Hoyer 리프트를 사용한다.
4) 휠체어에 앉은 상태로 치료한다.
5) 치료사를 변경한다.

> **해설** 감소된 힘으로 작업수행을 해야 하므로 Hoyer 리프트를 사용하거나 동료에서 도움을 요청한다.

답 ③

## 95. 일의 강도의 정의로 옳은 것을 고르시오.

1) 정적인 - 20파운드 정도로 가끔 혹은 10파운드 정도로 자주 일어나는 정도
2) 중간 - 20~50파운드의 힘으로 가끔 혹은 10~25파운드의 힘으로 자주 혹은 10파운드 이하로 더 자주, 신체적 요구는 가벼운 경우보다 많음
3) 중간 - 20파운드 정도로 가끔 혹은 10파운드 정도로 자주 일어나는 강도
4) 가벼운 - 들어올리기, 나르기, 밀기, 당기기, 혹은 다른 물건 움직이기 등의 10파운드 정도로 가끔 혹은 거의 일어나지 않음
5) 힘든 - 100파운드 이상으로 가끔, 50파운드 정도로 자주, 20파운드 정도로 지속하는 경우

> **해설**
> 1) 가벼운 - 20파운드 정도로 가끔 혹인 10파운드 정도로 자주 일어나는 정도
> 3) 가벼운 - 20파운드 정도로 가끔 혹은 10파운드 정도로 자주 일어나는 강도
> 4) 정적인 - 들어올리기, 나르기, 밀기, 당기기, 혹은 다른 물건 움직이기 등의 10파운드 정도로 가끔 혹은 거의 일어나지 않음
> 5) 매우 힘든 - 100파운드 이상으로 가끔, 50파운드 정도로 자주, 20파운드 정도로 지속하는 경우
>
> 답 ②

## 96. 노화에 따른 신체적 특성으로 옳은 것을 고르시오.

1) 시각기능 : 제 1위의 안구질환은 녹내장
2) 청각기능 : 65세 이상의 노인 중 13%, 여성이 흔히 더 영향을 받음
3) 미각 / 후각 : 매운맛과 쓴맛을 느끼는 수용체에 영향을 받음
4) 뼈 : 칼슘량 감소, 골다공증으로 인한 골절의 위험 증가
5) 관절 : 주위조직의 탄력성 증가로 인한 통증

> **해설**
> 1) 시각기능 : 제 1위의 안구질환은 백내장
> 2) 청각기능 : 65세 이상의 노인 중 13%, 남성이 흔히 더 영향을 받음
> 3) 미각 / 후각 : 짠맛과 단맛을 느끼는 수용체에 영향을 받음
> 5) 관절 : 주위조직의 탄력성 감소, 관절가동범위 저하, 변형성 관절증, 통증
>
> 답 ④

## 97. 다음 설명한 MET수준을 고르시오.

> - 앉은채로 스펀지 목욕하기, 서서 스펀지 목욕하기, 옷 입고 벗기, 앉은채로 따뜻한 물로 샤워하기, 시속 2~3마일의 속도로 걷기, 시속 1.2마일의 속도로 휠체어 밀기
> - 먼지털기, 도넛반죽하기, 작은 옷 손세탁하기, 진공청소기를 이용하여 청소하기, 식사준비하기, 설거지, 골프

1) 1~2 MET
2) 2~3 MET
3) 3~4 MET
4) 4~5 MET
5) 5~6 MET

**해설** 2~3MET
- 앉은채로 스펀지 목욕하기, 서서 스펀지 목욕하기, 옷 입고 벗기, 앉은채로 따뜻한 물로 샤워하기, 시속 2~3마일의 속도로 걷기, 시속 1.2마일의 속도로 휠체어 밀기
- 먼지털기, 도넛반죽하기, 작은 옷 손세탁하기, 진공청소기를 이용하여 청소하기, 식사준비하기, 설거지, 골프

답 ②

## 98. 다음은 어떤 종류의 치매에 대한 설명인가?

> - 가장 흔한 원인질환
> - 정확한 원인은 알려지지 않았음
> - 신경전달물질인 아세틸콜린의 부족, 아밀로이드 베타 단백질의 생성, 환경적 요소, 이전의 외상성 뇌손상, 유전적 면역요소 등이 관련됨
> - 위험 요인 : 연령증가, 가족력, **APOE e4** 유전자형 확인, 저학력, 우울증 등

1) 알츠하이머병
2) 혈관성 치매
3) 루이체 치매
4) 이마관자엽 치매
5) 크로이츠펠트야콥병

**해설** 알츠하이머병은 퇴행성 뇌질환으로, 치매의 가장 흔한 원인질환으로 알려져 있다.

답 ①

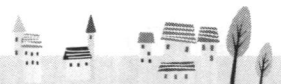

## 99. 다음 설명하는 것에 대해 올바른 것을 고르시오.

> • 종양이 5cm 또는 미만의 크기 : 주변조직의 침범 없음
> • 결절포함 : 국소적 양성 결절 없음
> • 원격전이 : 원격전이 없음

1) Ⅰ      2) Ⅱ      3) Ⅲ
4) Ⅳ      5) Ⅴ

**해설** Ⅰ
• 종양이 5cm 또는 미만의 크기 : 주변 조직의 침범 없음
• 결절포함 : 국소적 양성 결절 없음
• 원격전이 : 원격전이 없음

답 ①

## 100. 다음 설명한 것을 고르시오.

> • 유기체의 어떤 해로운 유전자가 노년에 이르러 활성화되면 유기체의 생존을 불가능하게 한다는 견해
> • 두가지유형의 유전자 즉, 젊음과 활기, 성장과 성숙을 촉진시키는 유전자와 구조를 파괴시키는 유전자가 존재한다는 것
> • 한 유전자가 두 개의 측면을 지니고 있어 초기에는 청년기의 측면이 작용하고, 중년이후에는 노쇠의 측면이 활성화 되는 이중적인 역할을 한다는 것

1) 유전자 이론      2) 프로그램 이론      3) 오류와 복구 이론
4) 텔로메라제 이론      5) 교차결합 이론

**해설** 유전자 이론
• 유기체의 어떤 해로운 유전자가 노년에 이르러 활성화되면 유기체의 생존을 불가능하게 한다는 견해
• 두가지유형의 유전자 즉, 젊음과 활기, 성장과 성숙을 촉진시키는 유전자와 구조를 파괴시키는 유전자가 존재한다는 것
• 한 유전자가 두 개의 측면을 지니고 있어 초기에는 청년기의 측면이 작용하고, 중년이후에는 노쇠의 측면이 활성화 되는 이중적인 역할을 한다는 것

답 ①

# 5회

# 3교시

## 01. 다음 그림에서 사용된 상지의 패턴은 무엇인가?

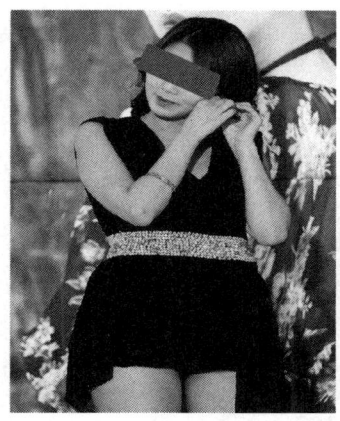

1) D1굴곡, D1신전
2) D1굴곡, D2굴곡
3) D1신전, D2굴곡
4) D1신전, D2신전
5) D1굴곡, D2신전

**해설** 위의 그림은 고유수용성 신경근 촉진접근법에 대한 양측성패턴 중 비대칭성 패턴들(asymmetric patterns)에 대한 그림이다. 비대칭성 패턴들은 양쪽 체지가 몸통의 회전을 촉진하기 위해 동시에 움직임을 몸의 한 방향으로 실행. 좌측팔은 D2굴곡한 상태에서 우측 팔은 D1굽힘하는 자세로, D1굴곡자세는 어깨관절 굽힘, 모음, 바깥돌림, 팔꿈관절은 굽힘이나 폄, 아래팔은 뒤침, 손목은 노뼈측으로 굽힘, 손가락 굽힘과 모음, 엄지모음. D2굽힘 자세는 날개뼈 올림, 모음, 회전, 어깨 굽힘, 벌림, 바깥돌림, 팔꿈관절 굽힘이나 폄, 아래팔은 뒤침, 손목은 노뼈측으로 폄, 손가락 폄과 벌림, 엄지벌림

답 ②

## 02. 다음 그림의 설명으로 옳은 것은?

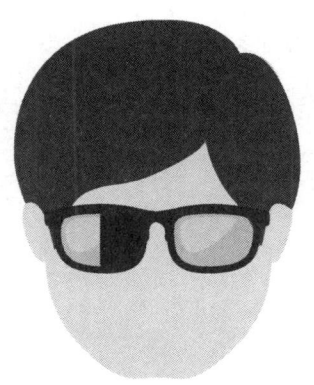

1) Lt. 시각무시
2) Rt. 시각무시
3) Rt. 편측무시
4) Lt. 복시
5) Rt. 복시

**해설** 복시완화를 위한 부분 폐색방법
손상되지 않은 쪽, 코 쪽 반만 가린다.

답 ⑤

## 03. 다음은 시지각 능력단계를 나타내는 그림이다. 빈칸에 들어가는 능력에 대한 설명으로 옳은 것은?

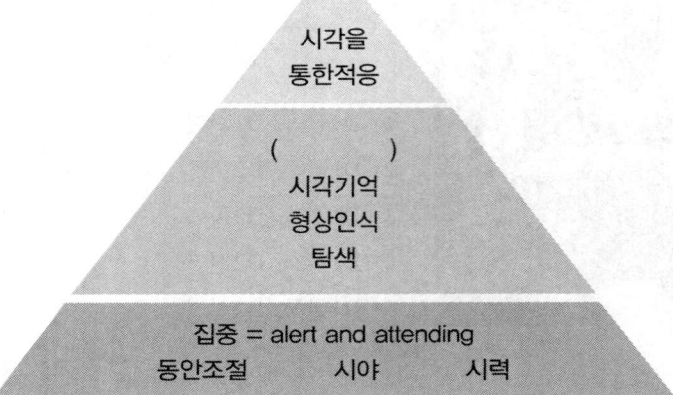

1) 수직 - 계측정 모델 중에 가장 낮은 기술이다.
2) 문제를 풀고, 정보를 정신적으로 조작하고, 다른 감각정보를 통합하는 능력이다.
3) 시각기억이 없어도 일어날 수 있다.
4) 시각집중의 산물이다.
5) 단순한 시각분석이 가능하며, 모든 학문을 하는데 기초가 된다.

> **해설** 시각인지
> • 시지각의 수직 – 계층적 모형 중에 가장 높은 기술
> • 지식을 얻고 문제를 풀고 계획을 세우고, 의사를 결정하기 위해 정보를 정신적으로 조작하고, 다른 감각정보를 통합하는 능력
> • 복잡한 시각분석이 가능하기 때문에 모든 학문을 하는데 기초가 됨
> • 다음단계의 기술인 시각기억이 없다면 일어날 수 없다.
> • 시상을 일시적으로 단기기억에 저장할 수 있어야 하고, 이것은 장기기억이미지에 저장할 수 있어야함
>
> 답 ②

## 04. 정상삼킴 단계 중 인두단계로 옳은 것은?

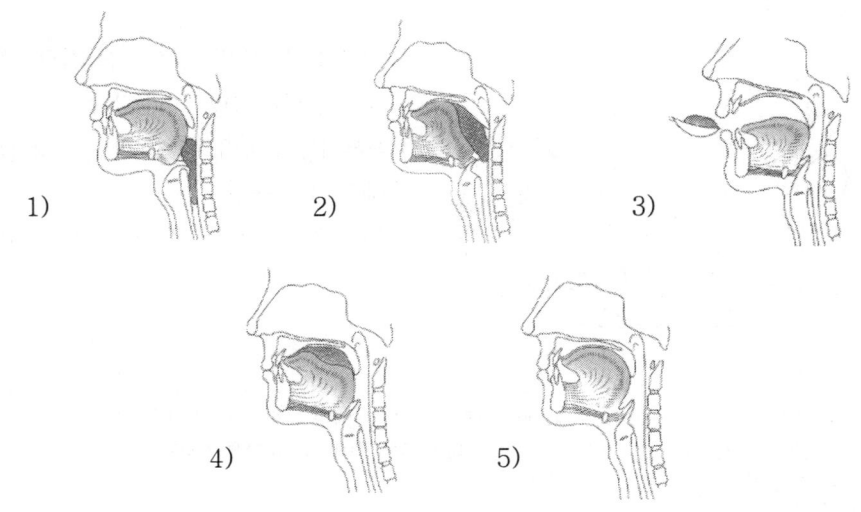

**해설**

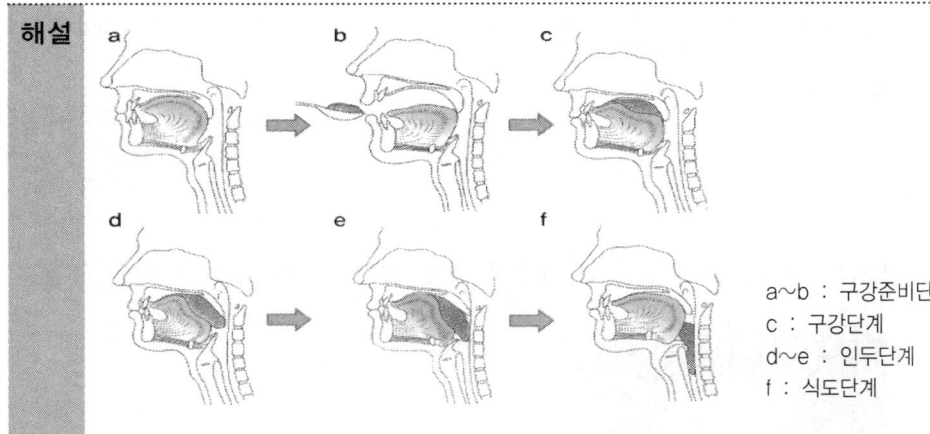

a~b : 구강준비단계
c : 구강단계
d~e : 인두단계
f : 식도단계

답 ②

## 05. 다음은 불완전척수손상환자의 손상부위를 나타낸 그림이다. 다음에 대한 설명으로 옳은 것은?

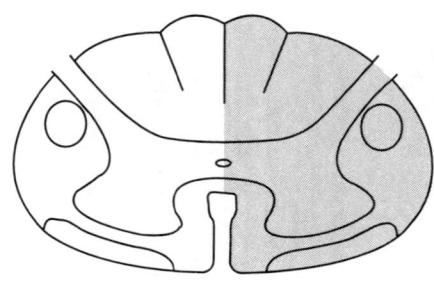

1) 대칭성 운동마비, 통각, 온도감각소실
2) 상지의 마비 심함, 이상감각
3) 운동기능의 마비, 동측 고유수용성 감각 소실, 반대측 촉각 손실
4) 동측 위치감각, 고유수용성 감각, 식별감각 소실
5) 감각과 운동의 결손형태는 다양

**해설**
- 다음 그림은 Brown-Sequard syndrome(브라운 세카르 증후군)으로, 척수의 한쪽면만 손상을 입었을 때 생긴다. 손상된 수준 이하에는 운동기능의 마비, 같은 쪽의 고유수용성 감각의 소실, 통각과 온도감각의 소실, 반대쪽의 촉각이 손실된다.
- 1번은 앞척수증후군에 대한 설명
- 2번은 중심척수증후군에 대한 설명이다.
- 4번은 뒤척수증후군으로 손상부위 이하로 동측의 위치감각, 고유수용성 감각, 식별감각은 소실되지만, 운동기능과 통각, 가벼운 촉각은 보존.
- 5번은 말총신경증후군에 대한 설명이다.

답 ③

## 06. 다음 그림과 같이 스스로 식사를 하고 있다면 FIM 점수로 옳은 것은?

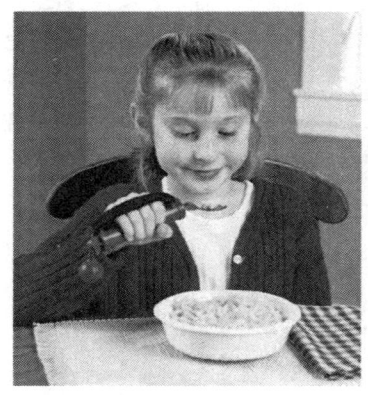

1) 7점
2) 6점
3) 5점
4) 4점
5) 3점

**해설**
- 완전 독립(7점) : 적정 시간 안에 보조도구 없이 안전하게 수행
- 부분 독립(6점) : 보조자 없이 혼자 수행이 가능하나 보조도구, 안전에 대한 고려가 필요하고 적정 시간 이상이 걸리는 경우

답 ②

## 07. 다음 그림에서 A의 용어로 옳은 것은?

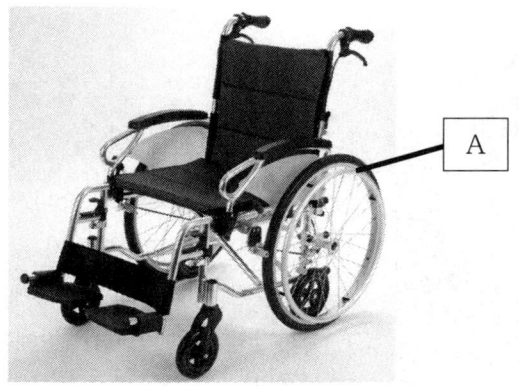

1) 틀(Frame)
2) 팔걸이(Armrest)
3) 손틀(Handrims)
4) 브레이크(Brakes)
5) 뒤쪽바퀴(Rear Wheels)

**해설**

답 ③

## 08. 다음과 같은 방법으로 일상생활활동을 하는 최소 수준으로 옳은 것은?

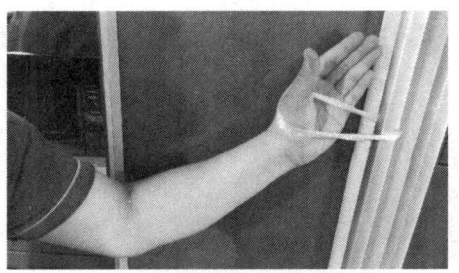

1) C5
2) C6
3) C7
4) C8
5) T1

**해설** C6 수준에서 가능한 움직임은 Wrist extension이며, 손목과 Tenodesis를 이용하여 고리를 잡을 수 있다.

답 ②

## 09. 다음 질환의 특징에 대해서 옳은 것은?

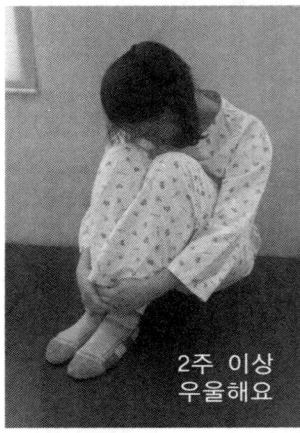

2주 이상 우울해요

1) 신체적인 통증 호소가 없다.
2) 자신감이 있고 피곤해하지 않는다.
3) 식욕감퇴, 체중감소, 수면장애 등이 나타나지 않는다.
4) 노년기의 경우, 인지기능장애는 동반한다.
5) 반복되는 청소나 씻기 등의 강박증상이 나타난다.

**해설** 우울증의 특징
- 정서적으로 우울하며 슬픈 느낌
- 자신감이 없고 피곤해하며 일하기를 싫어하고 혼자만 있으려하고 생활의 재미나 즐거움을 느낄 수 없고 평소 해오던 직업을 포기하려함
- 사고가 느리고 질문에 대한 답변이 매우 느리며 미래의 실패에 대한 불안, 거절, 보복에 대한 우려 때문에 무슨 일이든 결정을 못하고 우유부단해짐
- 신체증상 : 체중감소, 식욕부진, 소화장애, 변비, 가슴 답답함, 두통, 수면장애 등

답 ④

## 10. 다음과 같은 평가방법은 어떠한 신경 손상을 추정하기 위한 것인가?

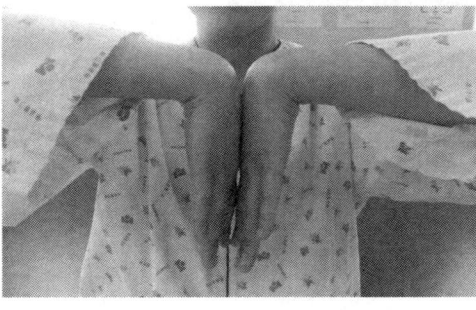

1) 자신경(Ulnar nerve)
2) 노신경(Radial nerve)
3) 정중신경(Median nerve)
4) 겨드랑신경(Axillary nerve)
5) 근육피부신경(Musculocutaneous nerve)

**해설**
- Phalen's test는 Carpal tunnel syndrome을 알아보기 위한 것으로 손등을 서로 반대로 맞대고 손목을 완전 굽힘시킨 상태에서 1분 동안 유지한다.
- 양성반응으로는 정중신경(median n.)의 감각지각부위(엄지, 검지, 중지, 약지의 1/2)에 1분 이내 찌릿한 느낌이 발생하는 것이다.

답 ③

(11~13) 다음 사례를 읽고 질문에 답하시오.

□ 성별 / 나이 : 남 / 27세
□ 작업치료 평가
오른손바닥과 손가락의 Semmes-Weinstein 모노필라멘트 검사 결과

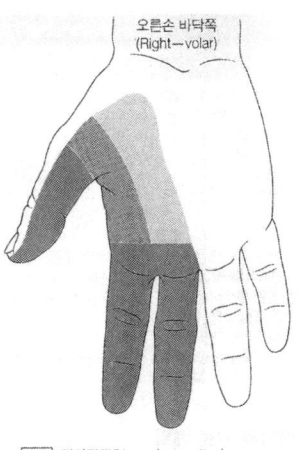

흉터 부위의 촉각압력 역치검사에서 박씨는 흉터를 직접 만지는 걸 싫어 했다. 흉터조직에 촉감을 느끼는 재질로 문지를 때 박씨는 부드러운 재질을 선호했고, 굵은 삼배나 벨크로같이 거친 자극에는 내성이 전혀 없는 것으로 보고되었다. 손가락 끝부분에 ① _____를 사용하여 ② 이동 검사한 경우는 어떤 손가락도 느끼지 못했고, 정적 검사에서도 손가락과 엄지의 느낌이 전혀 없었다. 오른 손바닥의 노쪽 부위에 실시한 촉각위치감각 검사는 18~25mm를 보였다.

## 11. ①에 들어갈 평가 도구는 무엇인가?

1) Automated Tactile Testing Device
2) Pressure-Specified sensory device
3) Moberg Picking-up test
4) Tuning forks
5) Disk-criminator

해설   Disk-criminator - 두점 식별을 측정함

답 ⑤

## 12. 박○○씨는 어떤 신경 손상이 의심되는가?

1) Radial nerve
2) Median nerve
3) Ulnar nerve
4) Musculocutaneous nerve
5) Axillary nerve

해설 Median nerve의 손상으로 나타나는 마비이다.

답 ②

## 13. ②의 설명으로 가장 옳은 것은?

1) 먼쪽에서 몸쪽으로 측정한다.
2) 60세 이상이면 4~6mm로 측정한다.
3) 4~60세이면 1~3mm로 측정한다.
4) 환자에게 적절한 자극을 주면 안되므로 약하게 압력을 주어야 한다.
5) 환자가 정확하게 지각하는 최단 거리를 알기 위해 간격을 넓힌다.

해설 동적 두점식별 검사
• 자극 – 5~8mm 간격에서 시작하고 손가락의 장축을 따라 측면에서 측면으로, 몸쪽에서 먼쪽으로, 임의로 한 점 또는 두 점을 움직인다. 환자에게 적절한 자극이 되도록 충분한 압력을 주어야 한다. 환자가 정확하게 지각하는 최단 거리를 알기 위해 간격을 좁힌다.
• 반응 – 환자는 1번, 2점, 또는 모르겠음이라고 응답한다(4~60세 : 2~4mm, 60세 이상 : 4~6mm).

답 ②

(14~16) 다음의 사례를 읽고 아래 각 문항에 대해서 정답을 고르시오.

> □ 성별 / 나이 : 여 / 77세
> □ 작업치료 의뢰 사유
> 임상관찰을 통해 독립적으로 과제를 수행하는 동안 어떤 장애가 있는 지 확인하기 위하여 작업치료를 의뢰함
> □ 작업치료 평가
> 식사하기
> - 왼쪽 상지의 약화로 그릇이나 용기를 열거나 자를 수 없으며 그릇의 오른쪽에 있는 음식만 먹는 경향을 보이며 수저를 그릇의 왼쪽으로 가져갈 수 없다.
> - 식사를 마친 후 왼쪽 잇몸과 볼 사이에 음식물이 남아있다.
> 화장실 이동하기
> - 왼쪽 다리에 무게를 실기 어렵고 몸통을 조절하는 능력이 결여되어(변기에 앉을 때 옆으로 쓰러진다.)
> - 화장실에서 이동 시 중등도의 신체적인 도움이 필요하다.

## 14. 위 내용을 보아 위 환자의 장애진단명으로 옳은 것은?

1) 알츠하이머 병(Alzheimer's Disease)
2) 류마티스 관절염(Rheumatoid arthritis)
3) ALS(Amyotrophic Lateral Sclerosis)
4) THR(Total Hip Replacement)
5) CVA(Cerebrovascular Accident)

**해설** 위 내용을 보아 왼쪽으로 마비, 편측무시가 나타나고 신체적 약화를 보이며 삼킴장애까지 초래하는 것을 보아 CVA로 인한 증상이다.

답 ⑤

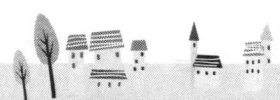

**15.** 위 내용을 보아 작업치료사가 가옥구조 변경 시 화장실을 변경하고자 할 때 가장 필요하다고 생각되는 것은?

1) 세면대의 높이
2) 미끄럼 방지
3) 화장실 넓이
4) 안전바 설치
5) 화장실 문 크기

**해설** 화장실 이동시 도움이 필요하고 변기에 앉아 있을 때도 옆으로 기울어 안전바가 가장 필요하다고 생각된다.

답 ④

**16.** 위 내용을 보아 연하치료를 하고자 할 때 해야 할 치료방법은?

1) Double swallowing
2) Mendelsohn maneuver
3) Chin tuck
4) Effortful swallowing
5) 풍선 불기

**해설** 이 환자의 문제점은 구강이므로 인, 후두 치료 방법들보다 구강 내 치료 방법인 풍선불기가 적합하다.

답 ⑤

(17~19) 다음 사례를 읽고 질문에 답하시오.

> 아래의 내용은 치료사가 환자 평가 내용을 일부 발췌한 것이다.
> - 아래 -
> 치료사 : "이 검사는 한 손만을 이용해서 디스크를 구멍 안으로 넣는 검사입니다." 반드시
> ① (　　) 자세에서 오른쪽에서 시작하셔야 합니다. ② (　　)에 있는 디스크를 구멍판의
> ③ (　　) 구멍에 넣어주세요. 한 줄이 완성되면 다음 줄도 같은 방법으로 하시면 됩니다.
> 치료사 : 모든 구멍에 디스크를 채워주시면 되고, 떨어지면 ④ (　　). 점수는 여러 횟수를 더한 총
> 시간입니다.
> 치료사 : "자. 준비. 시작!"

## 17. ①에 들어갈 말로 가장 옳은 것은?

1) 의자에 앉은
2) 일어선
3) 휠체어에 앉은
4) 본인이 하고 싶은
5) 한 손은 허리에 올리고, 한손은 책상 위에 올려놓은

**해설** Minnesota Manual Dexterity Test는 일어선 자세에서 검사하도록 한다.

답 ②

## 18. ②, ③에 들어갈 말로 가장 옳은 것은?

1) ② 왼쪽 제일 아래    ③ 왼쪽 제일 아래
2) ② 왼쪽 제일 아래    ③ 왼쪽 제일 위쪽
3) ② 오른쪽 제일 아래    ③ 오른쪽 제일 아래
4) ② 오른쪽 제일 아래    ③ 오른쪽 제일 위
5) ② 오른쪽 제일 위    ③ 오른쪽 제일 위

> **해설** Minnesota Manual Dexterity Test 중 Placing Test는 오른쪽 제일 아래에 있는 디스크를 오른쪽 제일 위 구멍에 넣고, 오른쪽으로 왼쪽으로 구멍에 디스크를 옮기는 평가이다.
>
> 답 ④

## 19. ④에 들어갈 말로 가장 옳은 것은?

1) 신경쓰지 마시고 계속 진행하세요.
2) 주워서 넣어주세요.
3) 처음부터 다시 평가하겠습니다.
4) 네. 그만 하겠습니다.
5) 손을 바꿔서 해주세요.

> **해설** Minnesota Manual Dexterity Test 는 디스크가 떨어지면 주워서 구멍에 넣어야 된다.
>
> 답 ②

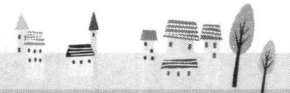

(20~22) 다음 사례를 읽고 질문에 답하시오.

> □ 성별 / 나이 : M / 19세
> □ 진단명 : SCI
> □ 작업치료 평가
> - 식사 : universal cuff를 이용해 독립적으로 가능
> - 목욕 : 어깨와 발을 씻는데 도움이 필요
> - 상의 / 하의 : 단추를 잠그는데 도움이 필요
> - 몸단장 : universal cuff를 이용해 독립적으로 가능
> - 호흡 : 자발 호흡 가능
> - 배뇨 / 배변 : 카테터를 착용하며, 한달에 1번 변실금이 있음
> - 용변처리 : 전반적인 도움이 필요
> - 이동
>  : Sliding board를 이용해 욕조 및 휠체어로 이동 가능, 도움 없이 침상 앉기, 침상에서 상체 돌리기 가능
>  : 수동휠체어를 이용하여 실외 200m 이동 가능하나, 계단은 오르고 내릴 수 없음
>  : 자동차와 바닥으로 이동은 불가능함

## 20. 위 평가도구의 이름은 무엇인가?

1) SCIM-Ⅲ  2) FIM  3) MBI
4) A-ONE  5) AMPS

해설  SCIM-Ⅲ에 대한 평가이다.

답 ①

## 21. 위 평가도구에 대한 설명으로 옳은 것은?

1) 직접적인 관찰만을 통해 평가해야한다.
2) 15가지 항목을 평가한다.
3) 자조관리 점수의 합은 20점이다.
4) 호흡과 괄약근 조절 점수의 합은 30점이다.
5) 이동성에 대한 점수의 합은 50점이다.

해설  SCIM-Ⅲ는 직접적인 관찰과 면접을 통해 평가하며 17개 항목으로 구성되어 있으며, 자조관리 점수 20점, 호흡과 괄약근 조절 점수 40점, 이동성에 대한 점수 40점으로 구성되어 있다.

답 ③

## 22. 위 평가 결과를 바탕으로 평가 점수는 몇 점인가??

1) 32점
2) 34점
3) 36점
4) 38점
5) 40점

> **해설**
> • 식사 1점　　• 상체 목욕 1점　　• 하체 목욕 1점
> • 상의 착의 1점　• 하의 착의 1점　• 몸단장 2점
> • 호흡 10점　　• 배뇨 0점　　• 배변 5점
> • 용변처리 0점　• 침상이동과 욕창방지 4점　• 침대-휠체어 옮겨앉기 1점
> • 계단오르기 0점　• 10m 이동 2점　• 10~100m 이동 2점
> • 실외 이동 2점　• 침대-변기-욕조 옮겨앉기 1점　• 휠체어-자동차 옮겨 앉기 0점
> • 바닥-휠체어 옮겨 앉기 0점
>
> 답 ②

### (23~25) 다음 사례를 읽고 질문에 답하시오.

□ 성별 / 나이 : M / 54세
□ 진단명 : TBI
□ 작업치료 의뢰 사유
재활치료를 위해 작업치료를 의뢰함
□ 작업치료 평가(임상 관찰)
- TBI 사지마비 환자
- MAS : G3/G3, PROM : Full range, MBI : 0
- NG - tube 영양공급
- 통증에 눈을 뜸, 언어에 반응이 없고, 통증에 비정상정인 굽힘 반응을 보임
- 상지는 굽힘 시너지, 하지 폄 시너지

## 23. 이 환자의 휠체어 자세는?

1) 부드러운 등받이를 쓴다.
2) 머리 지지대를 이용해 머리 젖혀준다.
3) 골반 후방경사시킨다.
4) 무릎 사이에 벌림웨지를 이용해 벌림을 만들어준다.
5) PROM으로 근긴장도 증가시킨다.

> **해설** 외상성 뇌 손상 환자의 휠체어 자세는 딱딱한 등받이, 머리를 중립, 골반 전방 경사를 유지시켜주며, PROM 운동을 하면 근 긴장도가 낮아진다.
>
> 답 ④

## 24. 이 환자에게 필요한 평가 도구는?

1) LOTCA
2) MMSE-K
3) MVPT
4) COPM
5) Rancho Los Amigo Scale

**해설** 외상성 뇌손상 환자이기에 Rancho Los Amigo Scale를 검사하여야 한다.

답 ⑤

## 25. 위 환자의 근 긴장도 정도는?

1) 굽힘근/폄근 rigidity
2) 수동적인 움직임이 어려움
3) 대부분의 관절가동범위에서 저항이 느껴짐
4) 관절가동범위 1/2이하에서 저항이 느껴짐
5) 관절가동범위의 끝부분에서 최소한의 저항이 느껴짐

**해설** MAS 3등급은 근긴장의 증가로 수동적인 움직임에 어려움이 관찰된다.

답 ②

(26~28) 다음 사례를 읽고 질문에 답하시오.

> 아래의 내용은 치료사가 환자 평가 내용을 일부 발취한 것이다.
> - 아 래 -
> 치료사 : 삼각형, 원, 정육면체, 다이아몬드, 복잡한 도형의 그림을 보여드릴 테니 빈 종이에 그려주세요(2개의 그림을 그림). 26초.
> 치료사 : 패그와 패그보드, 삼각형 디자인이 그려져 있죠? 그림과 같이 만들어 주세요(모양은 정확하나 줄 배열이 틀림). 69초.
> 치료사 : 책자에 있는 그림과 같이 색깔 적목을 쌓아 주세요(완벽하게 수행함). 97초.

## 26. 위 평가를 하며 치료사가 실수 한 부분은 무엇인가?

1) 시간을 측정할 필요가 없으나 측정하였다.
2) 예시를 보여주지 않았다.
3) 환자가 시범적으로 한번 할 수 있는 기회를 주지 않았다.
4) 학력을 물어보지 않았다.
5) 그림을 그릴 때, 환자에게 제시하는 도형의 순서가 틀렸다.

해설  원, 삼각형, 다이아몬드, 정육면체, 복잡한 도형의 순으로 제시해야 된다.

답 ⑤

## 27. 위 3가지 하위 항목의 점수의 합은 어떻게 되는가?

1) 8점
2) 9점
3) 10점
4) 11점
5) 12점

해설  도형 보고 그리기 2점, 패그보드 구성하기 3점, 색깔 적목을 이용한 만들기 4점으로 총 9점이다.

답 ②

## 28. 위 평가에 대한 설명으로 가장 옳은 것은?

1) 피로가 관찰되면, 여러 회기로 나누어서 실시한다.
2) 검사자는 피검사자 뒤에 서서 평가한다.
3) 발달장애 아동에게도 적용이 가능하다.
4) 지남력 항목은 10점으로 구성되어 있다.
5) 무학일 경우 가산지남력에 1점을 가산하여야 된다.

> **해설** LOTCA는 환자의 컨디션에 따라 여러 회기로 나눠서 평가가 가능하며, 치료사는 피검사자와 마주 앉아 평가한다. LOTCA는 뇌손상 환자를 대상으로 고안되었으며, 8점의 지남력을 가지며, 무학 가산은 하지 않는다.
>
> 답 ①

**(29~31) 다음 사례를 읽고 질문에 답하시오.**

- □ 성별 / 나이 : M / 13세
- □ 진단명 : 근이영양증
- □ 임상 관찰
- ① 눕거나 앉았다가 일어설 경우 몸을 굴리고, 손으로 무릎이나 허벅지를 짚으면서 일어난다.
- 걸을 때는 골반의 상하 움직임이 큰 걸음걸이가 특징이며 종아리 근육이 과하게 비대해져있다.
- 조금만 걸어도 쉽게 피곤함을 느낀다.

## 29. 위 양상과 같은 진단명은 무엇인가?

1) 듀센형
2) 얼굴어깨대위팔형
3) 근육긴장퇴행위축형
4) 사지대형
5) 하지대형

> **해설** 근육병 중, 듀센형에 대한 설명이다.
>
> 답 ①

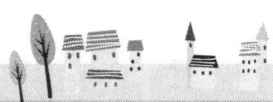

## 30. ⓛ은 무엇에 대한 설명인가?

1) Gower's sign
2) Trendelenburg gait
3) Wing scapular
4) Low Cross syndrome
5) Crcumduction gait

해설  Gower's sign에 대한 설명이다.

답 ①

## 31. 위의 환자에게 맞는 중재는?

1) 에너지보존
2) 관절보호
3) 과제지시 단순화
4) 인지교육
5) 일의 단순화

해설  근육병으로 인해 근력 및 근지구력이 많이 부족하므로 에너지 보존에 법칙에 따라 중재하여야 한다.

답 ①

(32~34) 다음 사례를 읽고 질문에 답하시오.

> □ 성별 / 나이 : M / 65세
> □ 클라이언트 정보
> 정년 퇴직을 하고 아파트 경비원으로 근무하고 있다.
> □ 주요 호소
> - 최근 들어 피로감을 호소한다.
> - 한번씩 손이 떨리며 보행을 시작할 때 어려움을 느낀다.
> - 어깨가 점점 앞으로 구부러지며 때로는 몸이 한쪽으로 기울어진다.

## 32. 위 증상의 진단명은 무엇인가?

1) 길랑바레증후군
2) 파킨슨씨의 병
3) 소아마비
4) 근육병
5) 다발성 경화증

> 해설: 파킨슨씨의 병에 대한 증상을 호소하고 있다.
>
> 답 ②

## 33. 위 환자의 증상에 다른 중재로 가장 옳은 것은?

1) 자율신경계 - 음식물을 소량씩 자주 섭취하도록 한다.
2) 심리사회 - 호흡 운동을 한다.
3) 먹기 - 흡인성 폐렴 방지를 위해 고개를 10도 뒤로 젖힌다.
4) 소동작 - 바닥에 8자를 그려 걷는 훈련을 한다.
5) 자세 균형 - 편측 운동을 많이 한다.

> 해설: 자율신경계에 문제가 있을 수 있으므로 음식물을 소량씩 자주 섭취하도록 한다. 폐렴 방지를 위해 고개를 30도 뒤로 젖히며 말하기 중재로 호흡 운동을 하며, 편측 운동보다는 양측운동을 하며, 대동작 훈련을 위해 보행 훈련을 하도록 한다.
>
> 답 ①

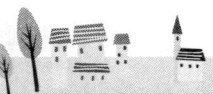

## 34. 위 환자에게 부족한 신경전달물질을 투여 하였을 때, 환자에게 호전을 보이지 않은 이유는 무엇인가?

1) 약물의 부작용이 심하기 때문에
2) 뇌에서 합성이 안되기 때문에
3) 뇌에 들어가지 못하기 때문에
4) 진행성으로 진행되기 때문에
5) 아직까지 근본적인 원인이 밝혀지지 않았기 때문에

> **해설** 뇌에는 Blood Brain Barrier로 인해 물과 당분만이 뇌로 들어 갈 수 있다. 도파민은 BBB를 통과하지 못하므로 레바도파를 투여하여야 한다. 하지만, 레바도파를 투여하면 처음에는 호전을 보이나, 흑색질에 이상이 있으면 레바도파를 도파민으로 바꿔주지 못하기 때문에 증상의 호전은 감소한다.
>
> 답 ③

### (35~37) 다음 사례를 읽고 질문에 답하시오.

- 성별 / 나이 : 남 / 54세
- 의뢰 사유 : 주보호자인 딸은 알아보고 잘지내나, 다른 자식들을 알아보지 못한다며 딸에 의해 의뢰되었다.
- 임상관찰
- 2년전 아내와 사별을 하였으나 가족들에게 "너희 엄마 언제오니?"라며 묻는다고 한다.
- 주보호자인 딸과는 잘 지내나, 다른 자식들은 알아보지 못한다고 한다.
- 대화를 하다가 신경질을 내면서 집을 나가서 찾아오지 못해서, 이웃주민이 집을 찾아 주어서 돌아왔다고 한다.

## 35. 위 환자가 가지고 있는 질환은 무엇인가?

1) 섬망　　　　　　　2) 우울증　　　　　　　3) 강박장애
4) 알츠하이머 치매　　5) 알코올 중독

> **해설** 치매는 단기기억과 장기기억의 손상이 특징이다. 또 다른 치매 진단기준은 사고력이나 판단력 손상의 증거, 사회적 또는 작업적 손상, 섬망은 나타나지 않는 기질적 원인 등이다.
>
> 답 ④

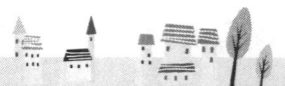

## 36. 위 환자에게 나타날 수 있는 특징으로 올바른 것은?

1) 지적 기능은 원래대로 유지된다.
2) 사회적 기능의 진행적이고 심각한 저하를 보인다.
3) 상태가 나빠져도 일상생활 기능은 유지된다.
4) 뇌실의 크기에는 변화가 없다.
5) 신경섬유다발의 변화는 없다.

> **해설** 알츠하이머 치매는 지적, 사회적, 작업적 기능의 진행적이고 심각한 저하를 분명하게 보이며, 상태가 점점 나빠지고 병이 진행됨에 따라 일상생활 기능도 저하된다. 뇌 검사에서는 육안으로도 알 수 있는 지표들(예: 뇌실의 크기)과 현미경 검사를 통해 알 수 있는 지표들(예: 신경섬유다발)의 분명하고 특징적인 변화를 볼 수 있다.
>
> 답 ②

## 37. 위 환자에게 보상전략으로 올바른 것은?

1) 음식을 데울 때 가스렌지보다는 전자렌지를 사용한다.
2) 보상전략은 사용하지 않도록 한다.
3) 서랍장 안에 있는 물건은 사생활보호를 위해 밖에서 보고 모르도록 한다.
4) 독립적인 일상생활이 불가능하여도 보호자 또는 간병인에 대한 교육이 필요하지 않다.
5) 기능향상을 위해 주변환경은 항상 어지럽혀져 있도록 놔둔다.

> **해설** 치매의 보상전략의 일례는 바람직한 활동을 단순화하여 수행하게 하는 것이다.
> • 음식을 데울 때 가스렌지보다는 전자렌지 사용
> • 주변 환경을 정리한다(서랍장 안에 있는 물건의 이름을 서랍장 밖에 써 붙인다.).
> • 기능이 저하되어 혼자 힘으로는 더 이상 독립적인 생활이 가능하지 않을 때, 가족이나 다른 보호자 또는 간병인과 함께 환자를 격려하여 최소한의 도움으로 가능한 한 독립적인 수행을 할 수 있도록 하는 과정으로 전환한다.
>
> 답 ①

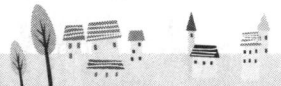

**(38~39) 다음 사례를 읽고 질문에 답하시오.**

□ 성별 / 나이 : 남 / 42세
□ 작업치료 평가
1. 주요 호소 : 주변 사람들과 소통을 잘 했으면 한다.
2. 임상 관찰
- 찡그린 얼굴을 자주한다.
- 주변 사람들이 이해하기 힘든 행동들을 반복적으로 한다.
- 괴이한 의사소통으로 주변 사람들과 소통하는데 많은 문제가 있다.

## 38. 위 환자는 정신분열증 중 어떤 유형에 해당하는가?

1) 긴장형   2) 와해형   3) 편집형
4) 미분화형  5) 잔류형

**해설** 정신분열증의 하위유형 및 증상
• 긴장형 : 정신운동의 혼란이 매우 심한 것이 특징이며, 움직임의 결여, 경직된 움직임, 움직임에 대한 저항, 목적 없는 과잉행동, 괴이하고 경직된 자세
• 와해형 : 지리멸렬한 사고, 괴이한 의사소통, 거의 표현되지 않는 감정, 전반적으로 부적절한 기능
• 편집형 : 더욱 체계화된 망상적 사고
• 미분화형 : 다른 세 하위유형의 진단에 대한 근거가 충분하지 않는 경우
• 잔류형 : 뚜렷한 정신병적 증상은 없지만 음성증상을 보이는 경우

답 ②

## 39. 위 환자의 치료접근 중 여가에 대한 접근으로 올바른 것은?

1) 지역사회에서 하는 무료 이벤트 및 지역 신문, 게시판 등을 통하여 정보를 얻도록 한다.
2) 그룹 내에서 한 가지 과제를 함께 수행하면서 사회적 행동을 연습 하도록 한다.
3) 조용한 공간에서 사무직을 맡거나 조용하고 침착한 직원들과 함께 있도록 한다.
4) 환자의 전반적인 수행기능, 특히 일상생활 향상을 목표로 접근한다.
5) 지역사회와 작업에 참여함에 있어 습관, 일과, 역할을 구조화 해 준다.

**해설** 1) 지역사회에서 하는 무료 이벤트 및 지역 신문, 게시판 등을 통하여 정보를 얻도록 한다. - 여가
2) 그룹 내에서 한 가지 과제를 함께 수행하면서 사회적 행동을 연습 하도록 한다. - 사회기술, 의사소통과 대인관계 맺기, 행동 및 일상생활 기술
3) 조용한 공간에서 사무직을 맡거나 조용하고 침착한 직원들과 함께 있도록 한다. - 일과 생산적인 활동
4) 환자의 전반적인 수행기능, 특히 일상생활 향상을 목표로 접근한다. - 인지기능
5) 지역사회와 작업에 참여함에 있어 습관, 일과, 역할을 구조화 해 준다. - 규칙적인 생활양식과 일과, 습관의 발전과 유지

답 ①

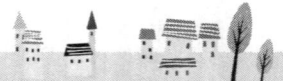

**(40~41) 다음 사례를 읽고 질문에 답하시오.**

> □ 성별 / 나이 : 여 / 32세
> □ 의뢰 사유 : 불안감으로 사회생활이 힘들다고 한다.
> □ 임상관찰
> - 미래에 좋은 일이 없을 것 같다는 삶에 대한 공포감과 불안감을 항상 가지고 있다.
> - 사고의 전환이 힘들고 사회생활에 적응하는 것이 많이 힘들다고 한다.

## 40. 위 환자가 가지고 있는 질환은 무엇인가?

1) ADHD
2) 혈관성 치매
3) 정신분열증
4) 성격장애
5) 기분장애

> **해설** 성격적 특성은 넓은 범위의 사회적·개인적 상황에서 나타나는 환경 및 자기 자신에 대한 지각과 관계, 사고의 지속적인 패턴을 말하며, 성격 특성이 고정적이고 부적응적이며 심각한 기능적 손상이나 내적 고통을 줄 때만 성격장애로 규정된다.
>
> 답 ④

## 41. 위 환자가 가지고 있는 질환의 세 가지 증상군의 분류 중 A증상군 장애로 올바른 것은?

1) 편집성, 분열성, 분열형
2) 반사회성, 경계성, 연극성, 자기애적 성격
3) 회피성, 의존성, 강박형
4) 편집성, 경계성, 의존성
5) 분열성, 분열형, 자기애적 성격

> **해설** 성격장애의 세 가지 증상군 분류
> • A증상군 : 편집성, 분열성, 분열형
> • B증상군 : 반사회성, 경계성, 연극성, 자기애적 성격
> • C증상군 : 회피성, 의존성, 강박형
>
> 답 ①

**(42~44) 다음 사례를 읽고 질문에 답하시오.**

> □ 성별 / 나이 : 남 / 42세
> □ 의뢰 사유 : 존재하지 않는 누군가가 자신에게 계속 이상한 소리를 한다고 호소하여 가족에 의해 의뢰되었다.
> □ 임상관찰
> - 누군가 자신에게 무언가를 계속 하라고 말한다고 호소한다고 한다.
> - 음악이나 이상한 소리 들리며 자신의 이름이 어디선가 계속 들린다고 얘기한다.

## 42. 위 환자가 가지고 있는 질환은 무엇인가?

1) 분노, 적개심 및 공격성
2) 편집증
3) 망상
4) 우울증
5) 환각

**해설** 환각은 외부 현실과 일치하지 않는 감각 경험이다. 환각이 있는 사람은 존재하지 않는 사물을 보고, 듣고, 느끼고, 냄새 맡고 맛을 느낀다. 일반적인 환각은 목소리가 들리고, 동물이나 사람 또는 빛이 보이고, 피부가 타거나 스멀거리는 느낌이다.

답 ⑤

## 43. 위 환자가 보일 수 있는 증상으로 올바른 것은?

1) 타인을 향한 적대적이고 위협적인 태도를 보인다.
2) 끊임없이 주위 사람들을 경계한다.
3) 자신이 미행당하고 있다고 말한다.
4) 무력함, 절망감 및 무가치함과 자책감을 느낀다.
5) 비난하는 목소리를 들으며 음악이나 이상한 소리가 들린다고 한다.

**해설** 환각은 환청(소리)이 가장 흔히 발생한다. 환청을 겪는 사람은 무언가를 하라는 말(명령 환각)이나 비난하는 목소리를 들으며 음악이나 이상한 소리 또는 누군가가 그들의 이름을 부르는 소리를 듣는다. 환시 또한 일반적이며 벽이 움직이는 것을 보거나, 거울에 낯선 사람의 얼굴이 보이거나, 사람이 투명하게 또는 납작하게 보이는 사고가 나타난다.

답 ⑤

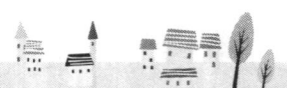

## 44. 위 환자의 치료전략 중 환경수정 전략에 해당하는 것은?

1) 방음장치가 되어 압박이 적은 곳으로 이동한다.
2) 다른 사람이 없이 혼자 있을 수 있도록 한다.
3) 조용하고 부드러우며 정중한 대화를 한다.
4) 환각이 실제인지 아닌지에 대한 논쟁을 한다.
5) 단순하고 고도로 구조화된 활동을 한다.

> **해설** 환각 환자의 환경수정 전략은 과도한 환경 자극이 있는 스트레스 상황에 놓일 때 환각이 발생하므로 방음장치가 되어 압박이 적은 곳으로 이동하는 것이 환각을 줄이거나 완전히 사라지게 할 것이다. 반면, 어떤 다른 자극의 결핍이 환각을 증가시킬 수 있으므로 클라이언트를 다른 사람이 없이 전적으로 혼자 두지 않아야 한다.
>
> 답 ①

## (45~47) 다음 사례를 읽고 질문에 답하시오.

□ 성별 / 나이 : 여 / 30세
□ 의뢰 사유 : 환자가 친한 친구들과 관계가 어떤 관계인지 계속해서 확인하려고 하여 친구들이 힘들어한다며 친구에 의해서 의뢰되었다.
□ 임상관찰
- 그녀는 주변의 사람들과 친해지려 하지 않는다고 한다.
- 친한 사람에게는 자신과 어떤 관계인지를 계속해서 확인하려 한다고 한다.
- 자신과 친해지려는 주변 사람들에 대해서는 관계 발전이 되지 않도록 행동을 취한다고 한다.

## 45. 위 환자가 가지고 있는 질환은 무엇인가?

1) 조증          2) 편집증          3) 우울증
4) 인지장애      5) 망상

> **해설** 편집증은 피해관념과 과대관념이 우세하게 나타나는 사고 유형이다. 일반적인 의심은 보통 편집사고라 부르는 반면, 매우 극단적이며 믿기 어려운 사고를 편집망상이라 칭한다.
>
> 답 ②

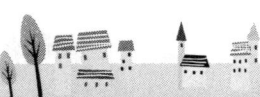

## 46. 위 환자가 보일 수 있는 증상으로 올바른 것은?

1) 다른 사람들과 지나칠 정도로 가깝게 지내려고 한다.
2) 주위 사람을 끊임없이 경계한다.
3) 다른 사람들이 그들을 버리려 한다고 생각한다.
4) 자신들은 형편없는 사람이라고 자책한다.
5) 독립성을 잃고 다른 사람에게 의존하려고 한다.

> **해설** 편집증의 증상으로는 주위 사람을 수상하게 여기며 끊임없이 경계한다. 또한, 다른 사람들이 그들을 얻으려고 애쓴다는 믿음으로 거절에 대해 자신을 보호한다. 마찬가지로, 어떤 식으로든 그들이 특별하다는 생각을 대신함으로써 낮은 자존감의 경험을 회피하려 하며, 다른 사람보다 더 훌륭하고 도덕적이며, 자립 능력이 뛰어나다는 믿음이 필요한 듯하다. 그들은 독립성을 잃고 다른 사람에게 의존해야 하는 것을 두려워한다.
>
> 답 ②

## 47. 위 환자의 치료전략 중 자신의 치료적 사용 전략에 해당하는 것은?

1) 어떠한 지시나 설명이든지 분명하고 일관성 있으며 직접적이고 명확하게 해야 한다.
2) 논쟁을 통해 그들의 생각을 수정하려고 해야 한다.
3) 기억력이 좋지 않으므로 약속을 하고 지키지 않고를 반복하여 기억하도록 한다.
4) 경쟁하는 게임이나 한 사람을 다른 사람과 비교하는 상황을 만든다.
5) 환자가 항상 우위에 있다고 느낄 수 있게 해야 한다.

> **해설** 작업치료사는 어떠한 지시나 설명이든지 분명하고 일관성 있으며 직접적이고 명확하게 해야 한다. 논쟁은 무의미하며 그들이 항상 이긴다. 흔히 비상한 기억력을 소유하고 있으므로 정직이 현명한 방법이며 지킬 수 있다는 확신이 없다면 약속해서는 안 된다. 경쟁에 의해 위협을 받기 때문에, 경쟁하는 게임이나 한 사람을 다른 사람과 비교하는 상황은 피해야 한다. 누가 환경을 통제하느냐의 문제는 편집증인 사람의 실제적 관심사이므로 환자가 우위를 점거할 기회를 제공해서도 안 된다.
>
> 답 ①

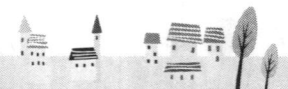

(48~50) 다음 사례를 읽고 질문에 답하시오.

□ 성별 / 나이 : 남 / 30세
□ 진단명 : ①
□ 클라이언트 정보
• 의뢰 사유 : 공격적이고 부정적인 증상을 많이 보인다.
□ 작업치료 평가
- 환각증상 및 망상증상을 보인다.
- 입원 시 간호사 및 의사에게 공격적인 모습과 부정적이고 충동적인 모습으로 혼란스러운 감정상태를 보였다.

## 48. 위 환자가 가지고 있는 질환( ① )은 무엇인가?

1) ADHD
2) 혈관성 치매
3) 정신분열증
4) 알코올중독
5) 기분장애

> **해설** 정신분열증의 특징적인 증상
> • 말을 통해 드러나는 사고가 매우 무질서하고 이상하다.
> • 사고가 어느 대상에서 다른 것으로 옮겨 갈 때 논리적인 관계가 명확하다.
> • 환각은 보편적인 증상으로 나타나는데 환청이 가장 빈번하다.
> • 감정이나 느낌을 표현하는 능력이 저하된다.
> • 다른 사람들과의 상호작용 등 일상생활에 대한 동기도 저하된다.
>
> 답 ③

## 49. 위 환자에게 나타날 수 있는 특징으로 올바른 것은?

1) 말을 통해 드러나는 사고가 매우 논리적이다.
2) 환청이 빈번하게 나타난다.
3) 감정이나 느낌에 대한 표현을 적절하게 한다.
4) 일상생활에 대한 동기부여가 잘 된다.
5) 사고의 전환이 논리적이다.

> **해설** 48번 문제 해설 참조
>
> 답 ②

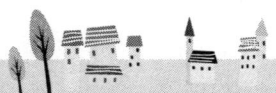

## 50. 위 환자와 같은 질환의 양성증상으로 올바른 것은?

1) 무관심
2) 감정표현 저하
3) 목적 지향적 행동의 감소
4) 자발성의 감소
5) 무질서한 말과 행동

**해설**
- 정신분열증의 양성증상 : 환각, 망상, 연상 이완, 무질서한 말과 행동 등
- 정신분열증의 음성증상 : 무관심, 감정표현 저하, 목적 지향적 행동의 감소, 자발성의 감소, 위생관리 및 자기관리의 퇴행, 일상생활 기능 및 참여의 감소, 사회적 고립, 정신운동 지연 등

답 ⑤

**백신 작업치료사 문제집(2판)**

| | |
|---|---|
| 인 쇄 | 2018년 7월 25일 |
| 발 행 | 2018년 7월 30일 |
| 저 자 | 북샘터학술편찬국 |
| 발 행 인 | 이 태 환 |
| 발 행 처 | (주)북샘터 |
| | 서울시 도봉구 노해로 62길 6, 2층(창동) |
| 출판등록 | 2010년 7월 19일 제251-2010-38호 |
| 전 화 | (02) 454-2077 |
| 팩 스 | (02) 454-2076 |
| 전자우편 | bs2077@daum.net |

정 가  40,000원

Copyright ⓒ 2018, Booksaemter Publishing, Inc.
- 본 서는 저자와의 계약에 의해 (주)북샘터에서 발행합니다. 이 책의 일부 혹은 전체 내용을 출판사 발행인의 서면 동의 없이 무단으로 복사, 복제, 전재, DTP, 인터넷상에 게재하는 것은 저작권법에 저촉 됩니다.
- 낙장이나 파본된 책은 구입처나 본사에서 교환하여 드립니다.

ISBN  978-89-6847-141-4